实用内科疾病
诊治精要

SHIYONG NEIKE JIBING ZHENZHI JINGYAO

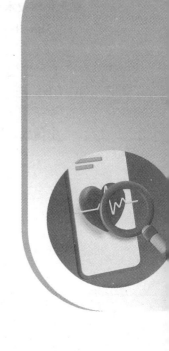

周 欣 等◎主编

长江出版传媒
湖北科学技术出版社

图书在版编目（CIP）数据

实用内科疾病诊治精要/周欣等主编. -- 武汉：
湖北科学技术出版社，2022.12
　ISBN 978-7-5706-2308-2

　Ⅰ．①实… Ⅱ．①周… Ⅲ．①内科-疾病-诊疗
Ⅳ.①R5

中国版本图书馆CIP数据核字（2022）第229795号

责任编辑：许可　　　　　　　　　　　　　　　　　封面设计：胡博

出版发行:湖北科学技术出版社　　　　　　　　电话:027-87679426
地　　　址:武汉市雄楚大街268号　　　　　　　邮编:430070
　　　　　（湖北出版文化城B座13-14层）
网．　址:http://www.hbstp.com.cn

印　　刷:山东道克图文快印有限公司　　　　　　邮编:250000

787mm×1092mm　　1/16　　　　　　　　24.75印张　585千字
2022年12月第1版　　　　　　　　　　　2022年12月第1次印刷
　　　　　　　　　　　　　　　　　　　　　定价：88.00 元

本书如有印装质量问题　可找本社市场部更换

《实用内科疾病诊治精要》编委会

主　编

周　欣	临沂市人民医院
刘　娟	枣庄市市中区人民医院
刘冬燕	梁山县人民医院
高　第	昌乐齐城中医院
叶丽花	湖北省中西医结合医院
张　敏	潍坊盛德内科医院有限公司

副主编

马洪宝	烟台肺科医院
潘高英	达州市中心医院
李欣欣	盐城市第一人民医院
庞　敏	德州市中医院
杜　艳	山东省招远第一中学
纪　猛	湖北医药学院附属襄阳市第一人民医院
牛纪珍	山东省文登整骨医院
彭小菁	山东省文登整骨医院
崔金梅	青岛西海岸新区区立医院
张桂红	聊城市茌平区胡屯镇卫生院
陈秀英	联勤保障部队第970医院威海院区

前　言

作为医学科学的一大重要支柱,内科学在临床医学中,有着极其重要的位置,是学习和掌握许多其他临床学科的重要基础,它的实践与发展对临床诊疗有着重大的意义。通过一代代医学工作者的不断研究与实践,对人体各系统、各器官疾病进行深入剖析,对疾病发生、发展的确切机制提出针对性的解答,探寻疾病的本质,以此推进临床诊疗的具体实施,提出最优的解决方案,提高诊疗技术的适用性,实现理论知识与临床实践的相互结合与相互促进,更加完善相关疾病的诊疗方案,提高防治疾病的能力。因此,需要医务工作者于临床实践中总结经验,不断学习,深入研究,此次成书亦有此初衷,在介绍临床常见疾病的定义、病因、病理、分期、分型、临床表现与治疗规则的同时,关注临床实际中的应用,注重与实践的结合,对内科学相关疾病的临床诊治尽可能详尽地归纳与总结。

本书主要对呼吸系统疾病、循环系统疾病、消化系统疾病、泌尿系统疾病、神经系统疾病、血液和造血疾病等各系统的内科常见病及其诊治经过进行了简要的阐述与说明,包括常见症状与实验室检查,以及由此对应的诊断与部分鉴别诊断、常用治疗方法等,各章阐述以贴合临床实用为主,意在呈现临床诊治的关键信息与各科室疾病的诊疗特点,兼具实用性与科学性,该书成书较为简单实用、条理清晰,密切联系临床实践,希望可以为读者带来些许参考价值。

由于时间仓促,加之编者水平所限,书中难免有不足之处,敬请各位读者批评指出。

编　者

目　　录

第一章　呼吸系统疾病

第一节　急性上呼吸道感染

急性上呼吸道感染是指鼻腔、咽或喉部急性炎症的总称。

一、病因和发病机制

急性上呼吸道感染 70%～80% 由病毒引起,主要有流感病毒(甲、乙、丙)、副流感病毒、呼吸道合胞病毒、腺病毒、鼻病毒、埃可病毒、柯萨奇病毒、麻疹病毒、风疹病毒等。

细菌感染可直接或继病毒感染之后发生,以溶血性链球菌为多见,其次为流感嗜血杆菌、肺炎球菌和葡萄球菌等,偶见革兰氏阴性杆菌。其发病的主要表现为鼻炎、咽喉炎或扁桃体炎

当有受凉、淋雨、过度疲劳等诱发因素存在时,可使全身或呼吸道局部防御功能降低,原已存在于上呼吸道的条件致病菌或从外界侵入的病毒可迅速繁殖,引起急性上呼吸道感染。

急性上呼吸道感染不仅具有较强的传染性,而且可引起严重并发症,应积极防治。

二、临床表现

根据病因不同,临床表现可有不同的类型。

(一)普通感冒

俗称"伤风",又称急性鼻炎或上呼吸道卡他,以鼻咽部卡他症状为主要表现,一般无发热及全身症状,或仅有低热、不适、轻度畏寒和头痛。检查可见鼻腔黏膜充血、水肿、有分泌物,咽部轻度充血,如无并发症,一般 5～7d 后痊愈,但亦可持续数周以上。白细胞检查多为正常或减少。

(二)流行性感冒

简称流感,是由流感病毒引起的。主要通过飞沫传播,具有传染性。潜伏期 1～3d,最短数小时,最长 3d。起病多急骤,症状变化很大,主要以全身中毒症状为主,呼吸道症状轻微或不明显,临床表现和轻重程度差异颇大。

1.单纯型

最为常见,先有畏寒或寒战、发热,继之全身不适、腰背发酸、四肢疼痛、头昏、头痛,部分患者可出现食欲不振、恶心、便秘等消化道症状。发热可高达 39～40℃,一般持续 2～3d 渐降。本型中较轻者,全身和呼吸道症状均不显著,病程仅 1～2d,类似一般感冒,单从临床表现较难确诊。

2.肺炎型

本型常发生在婴幼儿,或原有慢性基础疾患,如二尖瓣狭窄、肺心病、免疫力低下的患者以及孕妇、年老体弱者。其特点是,在发病后 24h 内,可出现高热、烦躁、呼吸困难、咳血痰和明显发绀,全肺可有呼吸音减低、湿啰音或哮鸣音,但无肺实变体征。

3.中毒型

较少见。临床表现为高热不退、神志昏迷，成人常有谵妄，儿童可发生抽搐，并出现脑膜刺激征。少数患者由于血管神经系统紊乱或肾上腺出血，导致血压下降或休克。

4.胃肠型

主要表现为恶心、呕吐和严重腹泻，病程2～3d，恢复迅速。

(三)以咽炎为主要表现的感染

1.病毒性咽炎和喉炎

由鼻病毒、腺病毒、流感病毒、副流感病毒以及肠病毒、呼吸道合胞病毒等引起。临床特征为咽部发痒和灼热感，疼痛不持久，也不突出，当有吞咽疼痛时，常提示有链球菌感染，咳嗽少见。

2.疱疹性咽峡炎

常由柯萨奇病毒A引起，表现为明显咽痛、发热，病程约为1周。检查可见咽充血，软腭、腭垂、咽及扁桃体表面有灰白色疱疹及浅表溃疡，周围有红晕。多于夏季发病，多见于儿童，偶见于成人。

3.咽结膜热

主要由腺病毒、柯萨奇病毒等引起。临床表现有发热、咽痛、畏光、流泪、咽及结合膜明显充血，病程4～6d，常发生于夏季，于游泳时传播，儿童多见。

4.细菌性咽—扁桃体炎

多由溶血性链球菌引起，次为流感嗜血杆菌、肺炎链球菌、葡萄球菌等引起。起病急，明显咽痛、畏寒、发热、体温可达39℃以上。检查可见咽部明显充血，扁桃体肿大、充血，表面有黄色点状渗出物，颌下淋巴结肿大、压痛，肺部无异常体征。

三、实验室检查

(一)血象

病毒性感染，白细胞计数多为正常或偏低，淋巴细胞比例升高，细菌性感染有白细胞计数和中性粒细胞增多以及核左移现象。

(二)病毒和病毒抗原的测定

视需要可用免疫荧光法、酶联免疫吸附检测法、血清学诊断和病毒分离鉴定，以判断病毒的类型，区别病毒和细菌感染。细菌培养可判断细菌类型和检测药物敏感性试验。

四、诊断

根据病史、流行情况、鼻咽部发生的症状和体征，结合周围血象和胸部X线检查可做出临床诊断。进行细菌培养和病毒分离，或病毒血清学检查、免疫荧光法、酶联免疫吸附法、血凝抑制试验等试验，可确定病因。

五、鉴别诊断

(一)过敏性鼻炎

临床上类似于"伤风"，所不同者过敏性鼻炎起病急骤、鼻腔发痒、频繁喷嚏、流清水样鼻涕，发作与环境或气温突变有关，有时异常气味亦可引起发作，数分钟至1～2h内缓解。检查表现为：鼻黏膜苍白、水肿，鼻分泌物可见嗜酸性粒细胞增多。

(二)急性传染病前驱症状

如麻疹、脊髓灰质炎、脑炎、严重急性呼吸窘迫综合征(SARS)等,在患病初期也可有,上呼吸道症状,在这些病的流行季节或流行区应密切观察,并进行必要的实验室检查,以资区别。

六、治疗

上呼吸道病毒感染目前尚无特殊抗病毒药物,通常以对症处理、休息、忌烟、多饮水、保持室内空气流通、防治继发细菌感染为主。

(一)对症治疗

可选用含有解热镇痛、减少鼻咽充血和分泌物、镇咳的抗感冒复合剂或中成药,如对乙酰氨基酚(扑热息痛)、双酚伪麻片、银翘解毒片、板蓝根等。儿童忌用阿司匹林或含阿司匹林药物以及其他水杨酸制剂,因为此类药物与流感的肝脏和神经系统并发症即 Reye 综合征相关,偶可致死。

(二)支持治疗

休息、多饮水、注意营养,饮食要易于消化,特别对于儿童和老年患者更应重视。密切观察和监测并发症,抗菌药物仅在明确或有充分证据提示继发细菌感染时有应用指征。

(三)抗流感病毒药物治疗

现抗流感病毒药物有两类,即离子通道 M_2 阻滞剂和神经氨酸酶抑制剂。其中 M_2 阻滞剂对甲型流感病毒有效,治疗患者中约有 30% 可分离到耐药毒株,而神经氨酸酶抑制剂对甲、乙型流感病毒均有很好作用,耐药发生率低。

1.离子通道 M_2 阻滞剂

金刚烷胺和金刚乙胺。

(1)用法和剂量。

金刚烷胺:

A.1～9 岁,5mg/kg/d(最多每日 150mg),每日 2 次。

B.10～12 岁,100mg,每日 2 次。

C.13～16 岁,100mg,每日 2 次。

D.≥65 岁,≤每日 100mg。

金刚乙胺:

A.1～9 岁,不推荐使用。

B.10～12 岁,不推荐使用。

C.13～16 岁,100mg,每日 2 次。

D.≥65 岁,每日 100mg 或 200mg。

(2)不良反应:金刚烷胺和金刚乙胺可引起中枢神经系统不良反应,有神经质、焦虑、注意力不集中和轻微头痛等症状,其中金刚烷胺较金刚乙胺的发生率高。胃肠道反应主要表现为恶心和呕吐,这些副作用一般较轻,停药后大多可迅速消失。

(3)肾功能不全患者的剂量调整:金刚烷胺的剂量在肌酐清除率≥50mL/min 时,酌情减少,并密切观察其不良反应,必要时可停药,血透对金刚烷胺清除的影响不大。肌酐清除率<10mL/min 时金刚乙胺推荐减为 100mg/d。

2.神经氨酸酶抑制剂

目前有 2 个品种,即奥司他韦和扎那米韦,我国目前只有奥司他韦被批准临床使用。

(1)用法和剂量:奥司他韦:成人 75mg,每日 2 次,连服 5d,应在症状出现 2d 内开始用药,1 岁以内不推荐使用。扎那米韦:6 岁以上儿童及成人剂量均为每次吸入 10mg,每日 2 次,连用 5d,应在症状出现 2d 内开始用药。6 岁以下儿童不推荐使用。

(2)不良反应:奥司他韦不良反应少,一般为恶心、呕吐等消化道症状,也有腹痛、头痛、头晕、失眠、咳嗽、乏力等不良反应的报道。扎那米韦吸入后最常见的不良反应有头痛、恶心、咽部不适、眩晕、鼻出血等症状。个别哮喘和慢性阻塞性肺疾病(COPD)患者使用后可出现支气管痉挛和肺功能恶化。

(3)肾功能不全的患者无须调整扎那米韦的吸入剂量。对肌酐清除率<30mL/min 的患者,奥司他韦减量至 75mg,每日 1 次。目前尚无较好的特异性病原治疗,较常用的有金刚丸、吗啉胍、利巴韦林及阿糖胞苷。

(四)抗菌药物治疗

如有细菌感染,可根据病原菌选用敏感的抗菌药物。经验用药常选青霉素、第一代头孢菌素、大环内酯类或氟喹诺酮类。

第二节 支气管炎

一、急性气管－支气管炎

支气管炎是由感染、理化刺激或过敏因素等引起的气管－支气管黏膜的急性炎症。治疗后黏膜结构可完全恢复正常。冬季发病率较高。

(一)病因与发病机制

上呼吸道感染向下蔓延以及吸入刺激性气体或烟雾、粉尘、花粉、真菌孢子等,均可引起支气管炎。病毒感染多为呼吸道合胞病毒、副流感病毒、流感病毒及腺病毒所致。在此基础上常继发细菌感染,常见的致病菌为肺炎球菌、流感嗜血杆菌、链球菌及葡萄球菌。

(二)临床表现

起病较急,常先有上呼吸道感染症状。

1.全身症状

多轻微,如发热、头痛等,一般 3～5d 可消退。

2.呼吸道表现

主要表现为咳嗽,先为干咳或少量黏液痰,后为黏液脓性痰,痰量增多,偶有痰中带血。体检可闻散在、易变的干、湿啰音。

(三)实验室检查

白细胞计数正常或升高,X 线检查大多正常,亦可显示肺纹理增多。

（四）诊断

根据病史、咳嗽和咳痰，两肺散在干、湿性啰音，以及血象及胸部 X 线检查，即可做出临床诊断，但应与支气管肺炎、肺结核、支气管肺癌等相鉴别。

（五）治疗

1.一般治疗

脱离致病环境，保暖，适当休息，多饮水。

2.对症治疗

（1）镇咳：①刺激性咳嗽可给予蒸气或雾化吸入。②若为过敏因素所致者，可应用抗组织胺药物，如氯苯那敏 4mg，每日 3 次。③干咳较剧烈时，可选用镇咳剂喷托维林（枸橼酸维静宁）25mg，每日 3 次；咳美芬 20mg，每日 3 次，因上述两药有阿托品样作用，青光眼患者慎用，心功能不全伴肺瘀血者禁用；可待因 15～30mg，每日 3 次，此药有成瘾性；苯丙哌林（磷酸苯哌丙烷）20mg，每日 3 次，副作用少，镇咳作用强于可待因。亦可选用下列镇咳剂：地布酸钠、咳平、普罗吗酯、右美沙芬、依普拉酮、那可丁、贝母、复方樟脑酊等。④咳嗽伴喉痒可用各种止咳糖浆或含片如复方甘草片、碘含片、薄荷含片等。

（2）祛痰：痰稠不易咳出时，可通过补充水分（多饮水、蒸气吸入以及静脉输液）、气溶胶疗法以及祛痰剂的应用等方法来稀化，常用祛痰剂有以下几种。①溴己新（盐酸溴己铵）16mg，每日 3 次；复方甘草合剂 10mL，每日 3 次；②氯化铵 0.3～0.6g，每日 3 次；③愈创甘油醚 0.2g，每日 3 次；④愈咳糖浆 5～10mL，每日 3 次；⑤碘化钾片 0.3～0.6g，每日 3 次，或 10％碘化钾溶液 10mL，每日 3 次。

此外，尚可选用多种中药化痰制剂，如蛇胆陈皮散、蛇胆川贝散（液）、川贝枇杷膏等。

3.抗感染治疗

目前，对病毒性感染主要采用对症治疗，因尚无肯定的特效病原疗法，可早期应用干扰素、金刚烷胺等。有细菌感染者，可根据主要的致病菌及严重程度选用适当的抗生素，口服或注射给药，常单一用药即可，一般 3～5d 为一疗程。具体用药参见"肺炎"等章节。

（六）疗效标准

1.痊愈

症状、异常体征消失，实验室检查完全恢复正常。

2.显效

病情明显好转，但症状、异常体征及实验室检查中有一项未完全恢复正常。

3.进步

用药后病情有所好转，但不够明显。

4.无效

用药 72h 后病情无明显进步或加重者。

二、慢性支气管炎

慢性支气管炎（下称慢支）为气管－支气管黏膜及其周围组织的慢性非特异性炎症，冬季多发，临床上以长期反复发作的咳嗽、咳痰和（或）喘息为特征。当慢支、支气管哮喘、肺气肿 3 个疾病伴有持续性气道阻塞时，则称为慢性阻塞性肺病（COPD）。

(一)病因与发病机制

慢支的病因是多方面的,在机体全身或呼吸道局部抵抗力减弱的基础上,外因(如吸烟、感染、理化刺激、过敏等)长期反复作用于反应性尚非亢进的气道,使其黏液分泌增加,纤毛活动减弱,组织结构破坏,纤维组织增生,以至气道狭窄,发展成为慢支。

(二)临床表现

1.症状

多于寒冷季节或上呼吸道感染后发病,出现咳嗽、咳痰或喘息症状,咳嗽以夜间或清晨为重,痰多为白色黏液痰,伴发细菌感染时,则为黏液脓性痰,偶有痰中带血。部分患者出现喘息。

2.体征

肺部检查早期可正常,或有散在、多变的干、湿啰音,喘息型者可闻哮鸣音。

(三)实验室检查

1.血液检查

急性发作期可见白细胞及中性粒细胞增多,部分患者嗜酸性粒细胞增多。

2.痰液检查

涂片可见白细胞、脓细胞。培养常见肺炎球菌、流感嗜血杆菌等。

3.X线检查

轻者可无异常,重者肺纹理增多、紊乱。

4.肺功能检查

早期多正常,小气道功能检查显示,75%肺活量最大呼气流速($V_{max}75$)、下降,闭合气量增加。当有气道阻塞时,表现为阻塞性通气功能障碍,1s用力呼气容积(FEV1.0),最大通气量(MVV)、用力肺活量(FVC)、最大呼气中段流速(MMEF)下降。

(四)诊断

(1)咳嗽、咳痰或伴喘息,每年发病持续3个月或以上,连续2年或以上,并排除上呼吸道及其他心、肺疾患(如支气管哮喘、肺结核、支气管扩张、尘肺、上呼吸道阻塞、肺癌、心脏病、心功能不全等),可做出诊断。

(2)如每年发病持续不足3个月而有明确的客观检查依据(如X线、肺功能等)时也可诊断。

(3)临床分型。①单纯型:主要表现为咳嗽、咳痰。②喘息型:主要表现除咳、痰外尚伴喘息。

(4)病情分期。①急性发作期:一周内出现脓性或黏液脓性痰,痰量明显增多或伴有发热等其他炎性表现,或咳、痰、喘等症状任何一项明显加剧。②慢性迁延期:指不同程度的咳、痰、喘症状,迁延到1个月以上。③临床缓解期:经过治疗或自然缓解2个月或以上。

(五)治疗

1.治疗原则

去除激发因素,分期施治,防治结合。

(1)抗感染:根据感染的严重程度和致病菌决定种类单一或联合用药以及给药途径。慢支急性发作期常有多种致病菌存在,其中以肺炎球菌及流感嗜血杆菌最重要,近年来革兰氏阴性杆菌明显增多,故常选用广谱抗生素或联合用药,以后根据痰培养和药敏试验结果加以调整,否则易形成耐药菌株。使用抗生素同时注意祛痰,抗感染无效常因支气管分泌物引流不畅所致。感染严重时,常首选青霉素 G 与氨基糖苷类(常用者为阿米卡星、庆大霉素、妥布霉素)联合应用。亦可选用半合成青霉素[哌拉西林、苯唑西林、阿莫西林,优力新(氨苄西林+青霉烷砜)等],或第一、二代头孢菌素(头孢唑啉、头孢拉啶、头孢呋辛),或第三代喹诺酮类药(环丙沙星)单独或与氨基糖苷类联合应用。病情危重或上述抗生素无效时可选用第三代头孢菌素(头孢哌酮、头孢噻甲羧肟、头孢噻肟、拉氧头孢等)。亦可选用下列较新的抗生素,新灭菌(阿莫西林+氟氯西林)、复方替卡西林(替卡西林+棒酸)、奥格门汀(氨苄西林+棒酸)、氨曲南、泰宁(伊米配能+西司他丁)等,病情较轻者或病情改善后可用口服制剂巩固治疗,常用药物有大环内酯类(麦迪霉素、螺旋霉素、交沙霉素)、青霉素类(氨苄西林、阿莫西林、新灭菌等)、头孢类(头孢唑啉、头孢拉啶、头孢呋辛酯)以及第三代喹诺酮类(依诺沙星、氧氟沙星、环丙沙星等)及SMZco,多西环素等。一般均为常规剂量。

(2)祛痰、止咳:基本同急性支气管炎,但需注意以祛痰为主,清除呼吸道分泌物,保持呼吸道通畅,除各种祛痰剂之外,最重要的措施包括先吸入一种 β_2 受体兴奋剂,再吸入热水蒸气,并用胸部物理疗法(叩击胸部及体位引流),以及正确的咳嗽技巧。这套措施每日至少 2 次,第一次在晨起后,第二次在晚上睡觉前,因夜间分泌物易聚于气道内。吸入 β_2 受体兴奋剂(如沙丁胺醇或特布他林气雾剂)后,舒张支气管,提高患者的耐受性,促进有力的咳嗽,此后再吸入热水蒸气,使分泌物稀释、松动,叩击和震动胸壁有利于痰液排出。正确的咳嗽应是深呼吸后有意识的咳嗽,采取使肺部病变最重的区域居上的体位,更为有效。最有效的黏液溶解措施是使患者保持良好的水合状态,可多饮水,病情严重时,需静脉输液。镇咳剂一般忌用,只能用于剧烈干咳时,且不应选用强烈镇咳药(如可待因),以免导致病情恶化。

(3)湿化与雾化治疗:可使呼吸道增湿、稀化痰液以及扩张支气管、局部消炎等作用。目前常用超声雾化器进行气溶胶疗法。

常用药物及剂量如下。①稀化痰液:a.蒸馏水。b.盐水 0.45%、0.9%和 5%溶液。c.碳酸氢钠 2%～4%溶液。d.N-乙酰半胱氨酸 5%～10%溶液,每次 5～10mL。e.α 糜蛋白酶,每次 5mg,溶于生理盐水 5mL。f.安利维尔,是 0.125% tyloxapol 与 2%碳酸氢钠、5%甘油的混合物,每次 5～10mL。注意:需先或合用支气管扩张剂。②平喘:a.氨茶碱,每次 2.5%溶液 3～5mL,加生理盐水 5～7mL。b.地塞米松,每次 1mg 溶于生理盐水 10mL。③抗感染:a.地塞米松,每次 0.75mg 溶于生理盐水 10mL。b.青霉素 G,每次 10 万～50 万 U 溶于生理盐水 30～50mL。c.庆大霉素,每次 4 万 U 溶于生理盐水 30～50mL。d.氯霉素,每次 125mg 溶于生理盐水 30～50mL。e.红霉素,每次 125mg 溶于蒸馏水 30～50mL。

目前大多数平喘剂已有计量雾化吸入器,无须经超声雾化吸入。各种抗生素均可雾化吸入,但其疗效难以肯定。气溶胶疗法可引起低氧血症、过度增湿、感染等副作用,应注意防治。

(4)支气管扩张剂及肾上腺皮质激素的应用:支气管扩张剂可解除支气管痉挛,有利于排痰及通气。它不仅是保持呼吸道通畅的重要辅助药物,更是治疗慢性单纯性支气管炎及COPD患者的基础药物,所有患者均应给予扩支剂,且即使应用扩支剂未取得客观效果,一般仍应给予维持量氨茶碱配合 β_2 受体兴奋剂,以防支气管痉挛的再次发生。

肾上腺皮质激素具有非特异性抗炎作用,减轻呼吸道黏膜充血、水肿及黏液腺分泌功能,且能强力扩张支气管,但激素可有较多副作用,故应用激素治疗慢支的指征为:第一,病情急剧加重时或经最大限度地扩支疗法,仍有明显气道阻塞或又复发,可给予小至中剂量激素(如泼尼松 $10\sim40$mg/d)短期应用,疗程不超过 2 周,一般 $5\sim7$d 内即可停药。第二,正在口服维持量激素以及一些过去加重时需激素来解痉的慢支急性加重期患者,应给予一个较高剂量疗程的激素直至病情缓解。某些患者须用维持量时,应尽可能采用隔日一次的给药方式,并尽量争取以局部吸入来部分或全部替代口服激素。常用二丙酸倍氯米松,每次吸二剂(100μg),每日 4 次,可取代 7.5mg 泼尼松口服量,一疗程 $3\sim4$ 周。支气管扩张剂及激素的具体应用见"支气管哮喘"章节。

2.缓解期治疗

主要目的为预防复发、提高机体免疫力、改善呼吸功能,提高生活质量。

(1)去除病因和诱因:首先是戒烟,目前认为戒烟是唯一肯定能阻止 COPD 进展的方法。防止理化刺激,若职业或环境接触在发病中起重要作用,可考虑改变职业或居住环境。

(2)预防感冒及肺部感染:注意保暖、避免受凉并进行耐寒锻炼。还可使用流感疫苗预防感染的发生。感染一旦发生则应及早治疗。关于使用抗生素预防感染的问题有争论,倾向于不用,因其效果不肯定,且有引起耐药菌株产生或二重感染等副作用。

(3)肺康复治疗。

(4)免疫治疗:灵芝片、左旋咪唑等可试用于免疫功能低下者,亦可选用以下方法以提高机体的非特异性或(和)特异性抗病能力。①卡介苗:可提高机体的细胞免疫功能,可在前臂划痕接种死卡介苗,每毫升含死卡介苗 75mg,每周 $1\sim2$ 次。亦可肌肉注射卡介苗素,每次 1mL,每周 3 次,疗程 1 年。②核酪:核酪是麻疹病毒疫苗的培养液,皮下或肌肉注射,每周 2 次,每次 $2\sim4$mL,在发病季节前应用 $3\sim6$ 个月。③气管炎疫苗:常用三联菌苗(甲型链球菌、白色葡萄球菌和奈瑟球菌)在发病季节前开始应用,自 0.1mL 开始,每次递增 0.1mL,直至 1mL 为维持量,每周皮下注射 1 次,疗程至少 3 个月以上,有效者应持续应用 $2\sim3$ 年。④脂多糖:发病季节前开始应用,从 0.2mL 开始,每次递增 0.2mL,直至 1mL,每周 2 次,$3\sim6$ 个月为一疗程,可提高机体的非特异性免疫力。⑤某些生物制剂:现有多种生物制剂如免疫活性肽、免疫核糖肽、白细胞介素-α 等可试用于免疫功能低下者。

(六)疗效标准

1.痊愈

咳、痰、喘症状消失,观察两年以上无复发。

2.显效

咳、痰、喘症状消失保持 2 个月或以上。

3.进步

临床症状减轻但达不到显效者。

4.无效

用药后 72h 病情无明显进步或恶化者。

第三节　肺　炎

一、总论

肺炎是肺实质的炎症,可由多种病原体引起,如细菌、病毒、真菌、寄生虫等,其他如放射性、化学、过敏因素等亦能引起肺炎。肺炎是常见病,在各种致死病因中居第 5 位,老年或机体免疫力低下者(用免疫抑制剂、器官移植、肿瘤、糖尿病、尿毒症、艾滋病患者或嗜酒、药物依赖久病体衰者)伴发肺炎时,病死率高。

正常的呼吸道防御机制(支气管内纤毛运载系统、肺泡内的吞噬细胞等)使气管隆凸以下的呼吸道无菌,许多因素可以损伤这些防御功能和人体免疫力,致使病原菌到达下呼吸道,滋生繁殖,引起肺泡毛细血管充血、水肿,肺泡内有纤维蛋白渗出和细胞浸润,气体交换亦有不同程度的障碍。临床上有发热、心悸、气促等症状,也有肺浸润、炎症体征和某些 X 线表现。除某些由葡萄球菌和革兰阴性菌所致的坏死性病变外,肺炎治愈后一般不留瘢痕,肺可以恢复其原来的结构和功能。

肺炎可按病因和解剖加以分类。临床诊断亦可将两种分类结合起来。

(一)病因分类

痰液或经纤支镜刷取物以及支气管灌洗液的镜检和病原体培养,活检肺组织以及血清学检查等有助于辨明感染的病原体。

1.细菌性肺炎

(1)需氧革兰阳性球菌:如肺炎链球菌(即肺炎球菌)、金黄色葡萄球菌、甲型溶血性链球菌等。

(2)需氧革兰阴性菌:如肺炎克雷白杆菌、流感嗜血杆菌、大肠埃希杆菌、铜绿假单胞菌等。

(3)厌氧杆菌如:棒状杆菌、梭形杆菌等。

2.病毒性肺炎

如腺病毒、呼吸道合胞病毒、流感病毒、麻疹病毒、巨细胞病毒、单纯疱疹病毒等。

3.支原体肺炎

由肺炎支原体引起。

4.真菌性肺炎

如白色念珠菌、曲菌、隐球菌、放线菌等感染。

5.其他病原体所致肺炎

如立克次体(如 Q 热立克次体)、衣原体(如鹦鹉热衣原体)、弓形虫(如鼠弓形虫)、原虫(如卡氏肺孢子虫)、寄生虫(如肺包虫、肺吸虫、肺血吸虫)等。

在上述众多病因中,细菌性肺炎最为常见,约占肺炎的 80%。在医院内感染所致细菌性肺炎中,肺炎球菌约占 30%,金黄色葡萄球菌占 10%,而需氧革兰阴性杆菌(铜绿假单胞菌、肺炎克雷白杆菌、流感嗜血杆菌、肠原杆菌、硝酸盐阴性杆菌等)则增至约 50%,其余为耐青霉素 G 的金黄色葡萄球菌、真菌和病毒。一些以往较少报道的病原体(如军团菌、卡氏肺孢子虫、衣原体等)相继出现,一些非致病菌也在适宜条件下成为机会致病菌。住院患者多数免疫功能低下,加之抗癌药物、免疫抑制剂的使用等,以及多种医源性因素(如留置各种导管、辅助呼吸、雾化吸入等的污染)和抗生素的不恰当使用,以致病原体更趋复杂多变。革兰阴性杆菌肺炎的病死率仍较高(30%～40%),老年及重危患者尤为难治。住院患者有的已有严重创伤、多脏器衰竭、营养不良和酸碱及电解质平衡紊乱,故诊治肺炎的同时还要全面兼顾,采取综合措施。

物理化学和过敏因素亦可引起肺炎。放射线可以损伤肺组织,表现为炎性反应,可以发生肺广泛纤维化。吸入化学物质,包括刺激性气体和液体,可以发生支气管及肺损伤,严重的化学性肺炎可发生呼吸衰竭或呼吸窘迫综合征。机体对某些过敏原(外界侵入的、感染性的或自身免疫性的)发生变态反应或异常免疫反应,肺部形成嗜酸性粒细胞浸润症,可为斑片、云雾状散在或游走性病灶,血嗜酸性粒细胞增多,伴有或轻或重的呼吸系统症状。

(二)解剖分类

1.大叶性(肺泡性)肺炎

病原菌先引起肺泡炎变,然后通过肺泡间孔向其他肺泡蔓延,以致肺段的一部分或整个肺段、肺叶发生炎变。典型病例表现为肺实变,而支气管一般未被累及。

2.小叶性(支气管性)肺炎

病原体通过支气管侵入,引起细支气管、终末细支气管和肺泡的炎症,常继发于其他疾病,如支气管炎、支气管扩张、上呼吸道病毒感染,以及长期卧床的重危患者。支气管腔内有分泌物,故常闻及湿啰音,无实变的体征和X线征象。由于下叶常受累,X线显示为沿着肺纹理分布的不规则斑片状阴影,边缘密度浅而模糊。

3.间质性肺炎

以肺间质为主的炎症,可由细菌或病毒引起,多并发于小儿麻疹和成人慢性支气管炎。支气管壁和支气管周围受累,有肺泡壁增生和间质水肿。由于病变在肺的间质,故呼吸道症状轻,异常体征也不多。X线表现为一侧或双侧肺下部的不规则条索状阴影,从肺门向外伸展,可呈网状,其间有许多小片肺不张阴影。

二、肺炎球菌肺炎

肺炎球菌肺炎由肺炎球菌或称肺炎链球菌所引起,临床常见,居社区获得性肺炎首位,占院外感染肺炎中的50%以上。肺段或肺叶呈急性炎性实变,患者有寒战、高热、胸痛、咳嗽和血痰等症状。近年来,由于抗菌药物的广泛应用,临床上轻症或不典型病较为多见。

(一)病因、发病机制和病理

肺炎球菌为革兰阳性球菌,常成对(肺炎双球菌)或呈链状排列(肺炎链球菌),菌体外有荚膜,荚膜多糖体具有特异抗原性,根据血清试验现已知有86个亚型,成人致病菌多属1～9及12型,以3型毒力最强,而儿童中为6、14、19及23型,这些细菌为上呼吸道正常菌群,只有当免疫力降低时方始致病。少部分发生菌血症或感染性休克,若未及时恰当治疗,可导致死亡。

肺炎球菌在干燥痰中能存活数月,但阳光直射1h,或加热至52℃,10min,即可灭菌,对石炭酸等消毒剂亦甚敏感。

发病以冬季和初春为多,这与呼吸道病毒感染流行有一定关系。患者常为原先健康的青壮年人以及老人和婴幼儿,男性较多见。吸烟者、痴呆者及充血性心衰、慢性病、慢支炎、支气管扩张、免疫缺陷患者均易受肺炎球菌侵袭。多数患者先有轻度上呼吸道病毒感染,或者受寒、醉酒或全身麻醉史,使呼吸道防御功能受损,细菌被吸入下呼吸道,在肺泡内繁殖。肺炎球菌不产生毒素,不引起原发性组织坏死或形成空洞,其致病力是由于含有高分子多糖体的荚膜对组织的侵袭作用,首先引起肺泡壁水肿,迅速出现白细胞和红细胞渗出,含菌的渗出液经 Cohn 孔向肺的中央部分扩散,甚至延及几个肺段或整个肺叶。因病变开始于肺的外周,故叶间分界清楚,且容易累及胸膜。病理改变有充血期、红肝变期、灰肝变期和消散期,表现为肺组织充血水肿,肺泡内浆液渗出,红、白细胞浸润,吞噬细菌,继而纤维蛋白渗出物溶解、吸收,肺泡重新充气。实际上四个病理阶段并无绝对分界,在使用抗生素的情况下,这种典型的病理分期已不多见,病变消散后肺组织结构多无损坏,不留纤维瘢痕。极个别患者肺泡内纤维蛋白吸收不完全,甚有成纤维细胞形成,形成机化性肺炎,老人及婴幼儿感染可沿支气管分布(支气管肺炎)。若未及时使用抗生素,5%～10%可并发脓胸,15%～20%细菌经淋巴管、胸导管进入血循环,形成肺外感染如胸膜炎、关节炎、心包炎、心内膜炎、腹膜炎、中耳炎等。

(二)临床表现

潜伏期 1～2d,患者常有受凉、淋雨、疲劳、醉酒、精神刺激、病毒感染史,半数病例有数日的上呼吸道感染的先驱症状。起病多急骤,有高热,半数伴寒战,体温在数小时内可以升到 39～40℃,高峰在下午或傍晚,呈稽留热型,与脉率相平行。患者感全身肌肉酸痛,患侧胸部疼痛,可放射到肩部、腹部,咳嗽或深呼吸时加剧。痰少,可带血丝或呈铁锈色。胃纳锐减,偶有恶心、呕吐、腹痛或腹泻。有头痛、乏力、肌肉酸痛、黄疸等,易与急性胃肠炎混淆。

患者呈急性病容,面颊绯红,皮肤干燥,口角和鼻周可出现单纯性疱疹。当肺炎病变广泛,通气/血流比例减低,出现低氧血症,表现为气急、发绀。有败血症者,皮肤和黏膜可有出血点,巩膜黄染。颈有阻力提示可能累及脑膜。心率增快,有时心律不齐;早期肺部体征无明显异常,仅有胸廓呼吸运动幅度减小,叩诊轻度浊音,呼吸音减低和有胸膜摩擦音。发病 2～3d 进入实变时有典型的体征,如叩诊浊音、语颤增强和支气管呼吸音。消散期可闻及湿啰音,因延及胸膜而致胸痛,为刺痛,随呼吸、咳嗽加剧,亦使呼吸变为浅速。重症可伴肠胀气,上腹部压痛可能由于炎症累及膈胸膜外周所致。严重感染可伴发休克、弥散性血管内凝血、成人呼吸窘迫综合征和神经症状,如神志不清、烦躁不安、嗜睡、谵妄、昏迷等,须密切观察,积极救治。

本病自然病程大致 1～2 周,发病第 5～10d 时,发热可以自行骤降或逐渐减退。使用有效的抗菌药物可使体温在 1～3d 内恢复正常,患者顿觉症状消失,逐渐恢复健康。

(三)并发症

肺炎球菌肺炎的并发症近年来已较少见。严重败血症或毒血症患者可并发感染性休克,有高热(但也有体温不升)、血压下降、四肢厥冷、多汗、口唇青紫。并发心肌炎时心动过速,出现心律失常,如期前收缩、阵发性心动过速或心房纤颤。并发胸膜炎时,胸液为浆液纤维蛋白性渗出液,偶可发生脓胸、心包炎、心内膜炎等。

(四)实验室检查

血白细胞计数多数在(10～20)×10^9/L,中性粒细胞多在 80% 以上,并有核左移或胞质内可见毒性颗粒,年老体弱、酗酒、免疫力低下者的白细胞计数常不增高,但中性粒细胞百分比仍高。在抗菌药物使用前做血培养,20%可呈阳性。痰涂片检查有大量中性粒细胞和革兰阳性成对或短链状球菌,在细胞内者更有意义。痰培养 24～48h 可以确定病原体。聚合酶链反应(PCR)检测和荧光标记抗体检测可提高病原学诊断率。为了避免痰标本污染,可在漱口后采集深咳痰液,或经纤支镜用防污染刷采集标本或支气管肺泡灌洗液标本,能灵敏检出细菌,但不能作为常规方法。

早期仅见肺纹理增粗或受累的肺段、肺叶稍模糊。由于肺泡内充满炎性渗出物,在实变阴影中可见支气管气道征,近年来,典型的大叶实变已较少见肋膈角可有少量胸腔积液征。在肺炎消散期,X 线显示炎性浸润逐渐吸收,可有片状区域吸收较早,呈现"假空洞"征。多数病例在起病 3～4 周后才完全消散,老年人病灶消散较慢,有可能发展为机化性肺炎,X 线表现为外形不整齐、内容不均匀的致密阴影。

(五)诊断

有典型症状、体征的病例,再经胸部 X 线检查,不难诊断。

(六)鉴别诊断

1.肺结核

急性结核性肺炎临床表现与肺炎球菌肺炎相似,X 线亦有肺实变,但结核病常有低热、乏力症状,病程长,患者一般情况差,痰内可找到结核杆菌。X 线显示病变多在肺尖或锁骨上下,密度不均,历久不消散,且可形成空洞和肺内播散,而肺炎球菌肺炎经青霉素治疗 3～5d,体温多能恢复正常,肺内炎症也较快被吸收。

2.其他病原体引起的肺炎

葡萄球菌肺炎和克雷白杆菌肺炎的临床表现均较严重。革兰阴性杆菌肺炎多见于体弱、心肺慢性疾病或免疫缺损患者,多为院内继发感染。痰和(或)血的细菌阳性培养是诊断不可缺少的依据。病毒性和支原体肺炎一般病情较轻,白细胞常无明显增加,临床病程、痰液病原体分离和血液免疫学试验对诊断有重要意义。

3.急性肺脓肿

早期临床表现与肺炎球菌肺炎相似,但随着病程的发展,高热、咳嗽,大量脓臭痰为肺脓肿的特征,致病菌有金葡球菌、克雷白杆菌及其他革兰阴性杆菌和厌氧菌。X 线显示脓腔和液平,较易鉴别。

4.肺癌

少数周围型肺癌 X 线影像颇似肺部炎症,但一般不发热或仅有低热,周围血白细胞计数不高,痰中找到癌细胞可以确诊。肺癌可伴发阻塞性肺炎,经抗生素治疗后炎症消退,肿瘤阴影渐趋明显,或者伴发肺门淋巴结肿大,肺不张。对于有效抗生素治疗下炎症久不消散,或者消散后又复出现者,尤其是年龄较大的患者,要注意观察,有时需 X 线体层摄片,CT、MRI 检查,痰脱落细胞和纤支镜检查等,以免耽误诊断。肺癌多发生于 40 岁以上男性,男女发病比率为 2∶1。

5.其他疾病

肺炎伴有胸痛时,需与渗出性胸膜炎、肺梗死鉴别。胸腔积液体征和 X 线有其特征。肺梗死有静脉血栓形成的基础,咯血较多见,很少出现口角疱疹。下叶肺炎有时出现腹部症状,应以 X 线和其他检查与膈下脓肿、胆囊炎、胰腺炎和阑尾炎等进行鉴别。

(七)治疗

1.抗菌药物治疗

一经诊断,应立即开始抗生素治疗,不必等待细菌培养结果。对肺炎球菌肺炎,青霉素 G 为首选,轻症可用红霉素,亦可用林可霉素。重症患者还可改用其他第一代或第二代头孢菌素或氟喹诺酮类药物。

2.支持疗法

患者应卧床休息,注意保暖,注意足够蛋白质、热量和维生素等的摄入,观测呼吸、心率、血压及尿量,注意可能发生的休克。鼓励饮水每日 1~2L。轻症患者不需常规静脉输液,确有失水者可输液,保持尿比重在 1.020 以下,血清钠保持在 145mmol/L 以下。由于发热使水分及盐类缺失较多,故一般用 1/4~1/2 生理盐水加 5％葡萄糖水静滴。中等或重症患者($PaO_2<$ 8.0kPa,即<60mmHg 或有发绀)应给氧;若呼吸衰竭进行性发展,须考虑气管插管、气管切开及机械呼吸。腹胀、鼓肠可用腹部热敷和肛管排气,如果有明显的麻痹性肠梗阻或胃扩张,应停止口服药物而用胃肠减压,直到肠蠕动恢复。烦躁不安、谵妄、失眠者,可服安定 5mg 或水合氯醛 1~1.5g,禁用抑制呼吸的镇静剂。

3.并发症的处理

用适当抗菌药物后,高热一般在 24h 内消退,或数日逐渐下降。体温再升或 3d 后仍不退者,应考虑肺炎球菌的肺外感染,如脓胸、心包炎或关节炎等。

4.感染性休克治疗

应注意以下几个方面:

(1)补充血容量:只有当血容量得到适当补充后,血管活性药物的作用才能有效地发挥。一般先输给低分子右旋糖酐或平衡盐液以维持血容量,减低血液黏稠度,预防血管内凝血。有明显酸中毒者,可加用 5％碳酸氢钠。

(2)血管活性物质的应用:输液中加入适量血管活性药物(如多巴胺、异丙肾上腺素、间羟胺),使收缩压维持在 12~13.33kPa(90~100mmHg)左右,然后逐渐减量,但感染性休克时,往往小血管强烈收缩,外周阻力增加,心排血量下降,致使组织血液灌流减少。故在补充血容量的情况下,血管扩张药(α 受体阻滞剂酚妥拉明、β 受体兴奋剂异丙基肾上腺素、去甲肾上腺素、多巴胺)能改善微循环,使皮肤变暖,肤色变红,脉压增宽。当休克并发肾衰竭时,可用利尿药,合并心衰时可酌用强心剂,毛花苷 C 静注。

(3)控制感染:加大青霉素剂量,每日 400 万~1000 万 U 静脉滴注,亦可用头孢唑啉或 2~3 种广谱抗生素联用。对病因不明的严重感染(如败血症、胸膜炎)可单用头孢他啶、头孢曲松,待确定病原菌后再做适当调整。

(4)糖皮质激素的应用:对病情严重,抗生素和血管活性药不能控制时,可静滴氢化可的松 100~200mg 或地塞米松 5~10mg。

(5)纠正水、电解质和酸碱紊乱:输液不宜太快,以免发生心力衰竭和肺水肿。输新鲜血较库存血为好。随时监测和纠正钾、钠和氯紊乱以及酸、碱中毒。

（6）补液过多过速或伴有中毒性心肌炎时易出现心功能不全：应减慢输液，用毒毛花苷 K 或毛花苷 C 静脉注射。

(八)预后

肺炎球菌肺炎预后良好，但有以下因素存在时预后差：年老，原先患有慢性心、肺、肝、肾疾病者；体温和白细胞计数不高者以及免疫缺陷者；病变广泛、多叶受累者；并发症严重如有周围循环衰竭者。

三、葡萄球菌肺炎

(一)概述

葡萄球菌肺炎是由葡萄球菌所引起的急性肺部化脓性感染，可分为原发性（吸入性）及继发性（血源性）两种。常发生于免疫功能已经受损的患者，如糖尿病、血液病（白血病、淋巴瘤、再障等）、艾滋病、肝病、营养不良、酒精中毒以及原已患有支气管－肺病者。儿童患流感或麻疹时，葡萄球菌可经呼吸道入侵而引起肺炎，若未给予恰当治疗，病死率较高。皮肤感染灶（痈、疖、毛囊炎、蜂窝织炎、伤口感染）中的葡萄球菌亦可经血循环而产生肺部感染，细支气管往往受阻而伴发气囊肿，尤多见于儿童患者。葡萄球菌肺炎临床中毒症状严重，病情较重，可导致组织破坏，空洞形成肺脓肿，脓肿可以溃破而引起气胸、脓胸或脓气胸，有时还伴发化脓性心包炎、胸膜炎等。

(二)病因

葡萄球菌为革兰阳性球菌，有金黄色葡萄球菌（简称金葡菌）和表皮葡萄球菌两类，前者可引起全身多发性化脓性病变，血浆凝固酶使细菌周围产生纤维蛋白，保护细菌不被吞噬。凝固酶阴性的葡萄球菌为条件致病菌。

(三)临床表现

本病起病多急骤，有高热、寒战、胸痛、呼吸困难、咳痰症状，痰为脓性，量多，带血丝或呈粉红色乳状。病情严重者可早期出现周围循环衰竭。院内感染病例起病稍缓慢，但亦有高热、脓痰等。肺部 X 线显示肺段或肺叶实变，或呈小叶样浸润，其中有单个或多发的液气囊腔。X线阴影的易变性是金葡菌肺炎的另一重要特征。

(四)诊断

根据全身毒血症状、咳嗽、脓血痰、白细胞计数明显增高、中性粒细胞比例增加进行诊断，核左移并有毒性颗粒，X线表现片状阴影伴有空洞和液平，可见肺气囊，常伴有胸腔积液，可做出初步诊断。确诊有赖于痰的阳性细菌培养。

(五)治疗

应在早期将原发病灶清除引流，同时选敏感抗菌药物。医院外感染的金葡菌肺炎，首先用苯唑西林。对于院内感染和部分院外发病者，多为凝固酶阳性的金葡菌，90％以上产生青霉素酶，应予耐酶的半合成青霉素或头孢菌素，如甲氧西林、苯唑西林（新青霉素Ⅱ）、头孢呋辛钠等，合并使用氨基糖苷类如阿米卡星等，亦有较好疗效。对甲氧西林亦耐药的金葡菌称甲氧西林耐药株（MRSA），可用万古霉素治疗，静脉滴注，亦可用万古去甲霉素。重度混合感染可使用第三代头孢菌素、氟喹诺酮类等，此外利福平、磷霉素、红霉素等对葡萄球菌肺炎亦有一定疗效。

四、克雷白杆菌肺炎

(一)概述

克雷白杆菌肺炎亦称肺炎杆菌肺炎,是由肺炎克雷白杆菌引起的急性肺部炎症,多见于老年、营养不良、慢性酒精中毒、已有慢性支气管－肺疾病和全身衰竭的患者。

(二)病因

肺炎克雷白杆菌为革兰阴性杆菌,常存在于人体上呼吸道和肠道,当机体抵抗力降低时,便经呼吸道进入肺内而引起大叶或小叶融合性实变,以上叶右肺较为多见。病变中渗出液黏稠而重,致使叶间隙下坠。细菌具有荚膜,在肺泡内生长繁殖时,引起组织坏死、液化,形成单个或多发性脓肿。病变累及胸膜、心包时,可引起渗出性或脓性积液,偶可引起血行播散和脑膜炎,易于机化,纤维素性胸腔积液可早期出现粘连。

(二)临床表现

本病起病急剧,有高热、畏寒、咳嗽、痰量多和胸痛表现,严重者可有发绀、气急、心悸症状,约半数患者有畏寒,可早期出现休克。临床表现类似严重的肺炎球菌肺炎,但痰呈黏稠脓性、量多、带血,呈灰绿色或砖红色,可有血痰,呈胶冻状。X线显示肺叶或大叶实变,有多发性蜂窝状肺脓肿,叶间隙下坠。克雷白杆菌肺炎的预后差,病死率高。

(三)诊断

本病确诊有待于痰的细菌学检查,并与葡萄球菌、结核菌以及其他革兰阴性杆菌所引起的肺炎相鉴别。年老、白细胞减少、菌血症及原有严重疾病患者预后较差。

(四)治疗

及早使用有效抗生素是治愈的关键,原则为第二、第三代头孢菌素联合氨基糖苷类抗生素,如头孢噻肟钠或头孢他啶静滴合并阿米卡星或妥布霉素肌注或静滴。亦可选择哌拉西林钠与氨基糖苷类联用,部分病例使用氟喹诺酮类、氯霉素、四环素及 SMZ-TMP 亦有效。除抗生素治疗外,支持疗法、对症治疗也不容忽视。

五、军团菌肺炎

(一)概述

军团菌病是由革兰染色阴性的嗜肺军团杆菌引起的一种以肺炎为主的全身性疾病。

(二)临床表现

起病缓慢,也可经 2～10d 潜伏期而急骤发病。本病可呈暴发流行,患者可有乏力、肌痛、头痛和高热寒战。痰量少、黏性、可带血,也可有恶心、呕吐和水样腹泻等胃肠道症状。严重者有神经精神症状,如感觉迟钝、谵妄,并可出现呼吸衰竭和肾小球肾炎、心内膜肾炎、腹膜肾炎、弥散性血管内凝血、肾衰等并发症和休克。

(三)诊断

1.X 线胸片

早期显示片状肺泡浸润,继而肺实变,下叶较多见,单侧或双侧病变,可为大片状阴影,亦可为斑点状、结节状、条索状等。病变进展迅速,可伴有胸腔积液,脓肿与空洞仅见于免疫抑制患者。

2.实验室检查

周围血白细胞计数正常或稍增高,嗜中性粒细胞核左移。尿可有蛋白、血尿或管型。一般白细胞数减少者预后差。支气管抽吸物、胸液、支气管肺泡灌洗液作 Ciemsa 染色可以查见细胞内的军团杆菌。

(四)治疗

首选红霉素,每日 1～2g,分 4 次口服,重症以静脉给药,用药 2～3 周。新型大环内酯类药物,如阿奇霉素抗菌作用强于红霉素。利福平对军团菌有抑制作用,但易产生耐药性,不能单独使用,10mg/(kg·d),一次口服。氟喹诺酮类药物是杀菌剂,在有免疫抑制或症状严重的病例是首选药物,氨基糖苷类和青霉素、头孢菌类抗生素对本病无效。

六、肺炎支原体肺炎

(一)概述

肺炎支原体肺炎是由肺炎支原体所引起的呼吸道感染疾病,有咽炎、支气管炎和肺炎。肺炎支原体是能在无细胞培养基上生长的最小微生物之一,平均直径 125～150μm,无细胞壁,支原体经口、鼻的分泌物在空气中传播,引起散发的呼吸道感染或者小流行。

(二)临床表现

本病约占非细菌性肺炎的 1/3 以上,或各种原因引起的肺炎的 10％,常于秋季发病,好发于青少年。一般起病缓慢,有乏力、咽痛、咳嗽、发热、食欲缺乏、肌痛等,半数病例无症状。2～3d 后,出现明显的呼吸道症状,如阵发性刺激性咳嗽,干咳或少量黏痰。少数病例发生少量胸腔积液,极少数病例伴发中枢神经症状,亦有心包炎、心肌炎、肝炎、关节炎、血小板减少性紫癜等并发症。查体咽部中度充血,颈淋巴结可肿大,少数有斑丘疹、红斑,肺部闻及干湿啰音。X线显示,肺部多种形态的浸润影,呈节段性分布,以肺下野为多见,有的从肺门附近向外伸展,呈现浅淡、边缘模糊阴影,偶见大叶性分布病变,少数可见胸腔积液。支原体肺炎可在 3～4 周自行消散,早期使用适当的抗生素可以减轻症状,缩短病程。

(三)实验室检查

一般周围血白细胞总数正常或稍增多,以中性粒细胞为主。起病后 2 周,约 2/3 的患者冷凝集试验阳性,滴定效价大于 1∶32,特别是当滴度逐步升高时,4 倍以上有诊断价值。约半数患者对链球菌 MC 凝集试验阳性。诊断的进一步证实有赖于血清中支原体 IgM 抗体的测定。抗原检测可用 PCR 法,但试剂药盒还有待改进,以提高敏感性和特异性。本病轻型须与病毒性肺炎、军团菌肺炎相鉴别。病原体分离阳性和血清学试验对鉴别诊断很有帮助。

(四)治疗

首选红霉素,成人每日剂量 2g,分 3 次口服。罗红霉素每日 0.3g,分 2 次口服或阿奇霉素每日 0.5g,每日 1 次,共 3d,效果亦佳。治疗一般持续 2～3 周,支原体灭活疫苗的预防效果差。

第四节　支气管哮喘

支气管哮喘,简称哮喘,是由多种细胞(如嗜酸性粒细胞、肥大细胞、T淋巴细胞、嗜中性粒细胞、气道上皮细胞等)和细胞组分参与的气道慢性炎症性疾患。这种慢性炎症导致气道高反应性的增加,通常出现广泛多变的可逆性气流受限,并引起反复发作性的喘息、气急、胸闷或咳嗽等症状,常在夜间和(或)清晨发作、加剧,多数患者可自行缓解或经治疗缓解。治疗不当也可产生不可逆性气流受限,因此,合理的防治至关重要。

一、病因

哮喘的病因还不十分清楚,大多认为与多基因遗传有关,同时受遗传因素和环境因素的双重影响。

许多调查资料表明,哮喘的亲属患病率高于群体患病率,并且亲缘关系越近,患病率越高,患者病情越严重,其亲属患病率也越高。哮喘患儿双亲大多存在不同程度气道反应性增高。目前,哮喘的相关基因尚未完全明确。

环境因素主要包括某些激发因素,吸入物,如尘螨、花粉、真菌、动物毛屑、二氧化硫、氨气等各种特异和非特异性吸入物;感染,如细菌、病毒、原虫、寄生虫等;食物,如鱼、虾、蟹、蛋类、牛奶等;药物,如普萘洛尔、阿司匹林及血管紧张素转换酶抑制剂等;气候变化、运动、妊娠等都可能是哮喘的激发因素。其发病与遗传、过敏及感染(特别是呼吸道病毒感染)等因素有关。

二、发病机制

哮喘的发病机制尚不完全清楚,多数人认为哮喘与变态反应、气道炎症、气道反应性增高及神经等因素相互作用有关。

(一)变态反应

当变应原即过敏性抗原进入具有特应性体质的机体后,可刺激机体通过T淋巴细胞的传递,由B淋巴细胞合成特异性IgE,并结合于肥大细胞和嗜碱性粒细胞表面的高亲和性的IgE受体($FceR_1$)。IgE也能结合于某些B细胞、巨噬细胞、单核细胞、嗜酸性粒细胞、NK细胞及血小板表面的低亲和性Fca受体($FceR_2$),但是$FceR_2$与IgE的亲和力比$FceR_1$低10～100倍。若变应原再次进入体内,可与结合在FceR上的IgE交联,使该细胞合成并释放多种活性介质导致平滑肌收缩、黏液分泌增加、血管通透性增高和炎症细胞浸润等。炎症细胞在介质如组胺、慢反应物质的作用下又可分泌多种介质,使气道病变加重,平滑肌痉挛与腺体分泌增加,炎症浸润增加,产生哮喘的临床症状。

根据变应原吸入后哮喘发生的时间,可分为速发型哮喘反应(IAR)、迟发型哮喘反应(LAR)和双相型哮喘反应(OAR)。

(二)气道炎症

气道慢性炎症被认为是哮喘的本质,表现为多种炎症细胞特别是肥大细胞、嗜酸性粒细胞和T淋巴细胞等多种炎症细胞在气道的浸润和聚集。这些细胞相互作用可以分泌出多种炎症介质和细胞因子,这些介质、细胞因子与炎症细胞互相作用构成复杂的网络,使气道反应性增高,气道收缩,黏液分泌增加,血管渗出增多。

(三)气道高反应性(AHR)

表现为气道对各种刺激因子出现过强或过早的收缩反应,是哮喘患者发生发展的另一个重要因素。由于多种炎症细胞、炎症介质和细胞因子的参与,使气道上皮和上皮内神经损害而导致气道高反应性。

(四)神经机制

神经因素也被认为是哮喘发病的重要环节,支气管受复杂的自主神经支配,除胆碱能神经、肾上腺素能神经外,还有非肾上腺素能非胆碱能(NANC)神经系统。

三、病理

支气管管壁增厚、黏膜肿胀充血,黏液栓塞。早期显微镜下可见气道上皮下有肥大细胞、肺泡巨噬细胞、嗜酸性粒细胞、淋巴细胞与中性粒细胞浸润。气道黏膜下组织水肿,微血管通透性增加,支气管内分泌物潴留,支气管平滑肌痉挛,纤毛上皮剥离,杯状细胞增殖及支气管分泌物增加等病理改变。若哮喘长期反复发作,晚期表现为支气管平滑肌肌层肥厚,气道上皮细胞下纤维化等,致气道重构和周围肺组织对气道的支持作用消失,造成局部肺不张、肺气肿和肺大泡等,剧烈发作可并发气胸。

四、临床表现

(一)症状

支气管哮喘典型性发作前常有先兆症状,有哮鸣音的呼气性呼吸困难或发作性胸闷和咳嗽,如不及时治疗可迅速出现喘息,严重者被迫采取坐位或呈端坐呼吸,干咳或咳大量白色泡沫痰,甚至出现发绀等,有时咳嗽为唯一的症状(咳嗽变异型哮喘)。哮喘症状可在数分钟内发作,经数小时至数天,用支气管舒张药或自行缓解。

(二)体征

胸部呈过度充气状态,有广泛的哮鸣音,呼气音延长,但有轻度哮喘或非常严重哮喘发作,哮鸣音可不出现。心率增快、奇脉、胸腹反常运动和唇、指发绀常出现在严重哮喘发作患者中。心源性哮喘发作时出现奔马律或心律失常,可有心电图异常。

五、实验室和其他检查

(一)血液检查

发作时可有嗜酸性粒细胞增高,但多不明显,如并发感染可有白细胞数增高,分类中性粒细胞比例增高,血清 IgE 升高。

(二)痰液检查

涂片在显微镜下可见较多嗜酸性粒细胞。

(三)呼吸功能检查

在哮喘发作时有关呼气流量的全部指标均显著下降。在发作时可有用力肺活量减少、残气容积增加、功能残气量和肺总量增加,残气容积占肺总量百分比增高。缓解期可逐渐恢复,有效支气管舒张药可使上述指标好转。

（四）动脉血气分析

哮喘严重发作时可有缺氧，PaO_2降低，由于过度通气可使$PaCO_2$下降，pH上升，表现为呼吸性碱中毒，如重症哮喘，病情进一步发展，气道阻塞严重，可有缺氧及二氧化碳潴留，$PaCO_2$上升，表现呼吸性酸中毒，缺氧明显，可合并代谢性酸中毒。

（五）胸部 X 线检查

早期在哮喘发作时可见两肺透亮度增加，呈过度充气状态。在缓解期多无明显异常，如并发呼吸道感染，可见肺纹理增加及炎性浸润阴影。同时要注意肺不张、气胸或纵隔气肿等并发症的存在。

（六）特异性变应原的检测

可用放射性过敏原免疫吸附试验（RAST）测定特异性 IgE 过敏性哮喘患者血清 IgE 可较正常人高 2～6 倍，过敏原皮试（＋），亦可用激发试验。

六、诊断

（一）诊断标准

（1）反复发作喘息、气急、胸闷或咳嗽，多与接触变应原、冷空气、物理、化学性刺激、病毒性上呼吸道感染、运动等有关。

（2）发作时在双肺可闻及散在或弥漫性、以呼气相为主的哮鸣音，呼气相延长。

（3）上述症状可经治疗缓解或自行缓解。

（4）排除其他疾病所引起的喘息、气急、胸闷和咳嗽。

（5）临床表现不典型者（如无明显喘息或体征）应至少具备以下一项试验阳性：①支气管激发试验或运动试验阳性。②支气管舒张试验阳性（FEV1 增加 15％以上，且 FEV1 增加绝对值＞200mL）。③最大呼气流量（PEF）日内变异率或昼夜波动率≥20％。

符合 1～4 条或 4、5 条者，可以诊断为支气管哮喘。

（二）分期

根据临床表现，支气管哮喘可分为急性发作期、慢性持续期和缓解期。急性发作期指在慢性咳嗽、咳痰和喘息基础上 1 周内症状加重，或出现痰量增加，伴炎症表现，经治疗或自然缓解 2 个月或以上；慢性持续期是指在相当长的时间内，每周均不同频度和（或）不同程度地出现症状（喘息、气急、胸闷、咳嗽等）；缓解期系指经过治疗或未经治疗症状、体征消失，肺功能恢复到急性发作前水平，并维持 4 周以上。

七、鉴别诊断

（一）心源性哮喘

心源性哮喘常见于左心衰竭，发作时的症状与哮喘相似，但心源性哮喘多有高血压、冠状动脉粥样硬化性心脏病、风湿性心脏病和二尖瓣狭窄等病史和体征。表现阵发性咳嗽，常咳出粉红色泡沫痰，两肺可闻及广泛的湿啰音和哮鸣音，左心界扩大，心率增快，心尖部可闻及奔马律，心电图异常。胸部 X 线检查时，可见心脏增大，肺瘀血征，有助于鉴别。若一时难以鉴别，可雾化吸入 $β_2$ 受体激动剂或静脉注射氨茶碱缓解症状后，进一步检查，忌用肾上腺素或吗啡，以免造成危险。

(二)喘息型慢性支气管炎

实际上为慢支合并哮喘,多见于中老年人,有慢性咳嗽史,喘息长年存在,有加重期。有肺气肿体征,两肺可闻及湿啰音。

(三)支气管肺癌

为最常见的肺部原发性恶性肿瘤,发病及死亡率上升,多发于 40 岁以上男性。男女比例(5∶1)。中央型肺癌由于肿瘤压迫导致支气管狭窄或伴发感染时,可出现喘鸣音或类似哮喘样呼吸困难,肺部可闻及哮鸣音,但肺癌的呼吸困难及喘鸣症状进行性加重,常无诱因,咳嗽可有血痰,痰中可找到癌细胞。胸部 X 线、CT 或 MRI 检查或纤支镜检查常可明确诊断。

(四)嗜酸性粒细胞性肺浸润

见于热带性嗜酸性细胞增多症、肺嗜酸性粒细胞增多性浸润、外源性变态反应性肺泡炎等。致病原为寄生虫、原虫、真菌、花粉、化学药品、职业粉尘及不明原因的致敏原等,多有接触史。症状较轻,患者常伴有发热。胸部 X 线检查可见多发性、此起彼伏的淡薄斑片浸润阴影,轻者可自行消失或再发。重症肺组织活检嗜酸性粒细胞增高,血沉快,冷凝集试验阳性,也有助于鉴别。

八、治疗

(一)脱离变应原

部分患者能找到引起哮喘发作的变应原或其他非特异刺激因素,应立即使患者脱离变应原的接触。

(二)药物治疗

哮喘治疗药物根据作用机制可分为具有抗炎作用和症状缓解作用两大类,某些药物兼有以上两种作用。

1.糖皮质激素

糖皮质激素是最有效的抗变态反应炎症药物,其主要的作用机制包括干扰花生四烯酸代谢,减少白三烯和前列腺素的合成;抑制嗜酸性粒细胞的趋化与活化;抑制细胞因子的合成;减少微血管渗漏;增加细胞膜上 β_2 受体的合成等。给药途径包括吸入、口服和静脉应用等。

(1)吸入给药:这类药物局部抗炎作用强;通过吸气过程给药,药物直接作用于呼吸道,所需剂量较小;通过消化道和呼吸道进入血液,药物的大部分被肝脏灭活,因此全身性不良反应较少。口咽部局部的不良反应包括声音嘶哑、咽部不适和念珠菌感染。吸药后及时用清水含漱口咽部,选用干粉吸入剂或加用储雾罐可减少上述不良反应。吸入糖皮质激素后,全身不良反应的大小与药物剂量、药物的生物利用度、在肠道的吸收、肝脏首关效应及全身吸收药物的半衰期等因素有关。目前上市的药物中,丙酸氟替卡松和布地奈德的全身不良反应较少。吸入型糖皮质激素是长期治疗持续性哮喘的首选药物。

气雾剂:目前我国临床上常用的糖皮质激素有 3 种,其每日剂量高低和互换关系如下。

二丙酸倍氯米松:①低剂量:200～500μg;②中剂量:500～1000μg;③高剂量:>1000μg。

布地奈德:①低剂量:200～400μg;②中剂量:400～800μg;③高剂量:>800μg。

丙酸氟替卡松:①低剂量:100～250μg;②中剂量:250～500μg;③高剂量:>500μg。

干粉吸入剂:包括二丙酸倍氯米松碟剂、布地奈德都保、丙酸氟替卡松碟剂等。一般而言,使用干粉吸入装置比普通定量气雾剂方便,吸入下呼吸道的药物量较多。糖皮质激素气雾剂和干粉吸入剂通常需连续、规律地吸入1周后方能奏效。

溶液:布地奈德溶液经以压缩空气或高流量氧气为动力的射流装置雾化吸入,对患者吸气配合的要求不高,起效较快,适用于哮喘急性发作时的治疗。

(2)口服给药:急性发作病情较重的哮喘或重度持续(4级)哮喘吸入大剂量激素治疗无效的患者应早期口服糖皮质激素,以防止病情恶化。一般使用半衰期较短的糖皮质激素,如泼尼松、泼尼松龙或甲强龙等。对于糖皮质激素依赖型哮喘,可采用每日或隔日清晨顿服给药的方式,以减少外源性激素对脑垂体－肾上腺轴的抑制作用。泼尼松的维持剂量最好$\leqslant$10mg/d。对于伴有结核病、寄生虫感染、骨质疏松、青光眼、糖尿病、严重忧郁或消化性溃疡的哮喘患者全身给予糖皮质激素治疗时应慎重,并应及时随访。

(3)静脉用药:严重急性哮喘发作时,应经静脉及时给予大剂量琥珀酸氢化可的松(400～1000mg/d)或甲基泼尼松龙(80～160mg/d)。无糖皮质激素依赖倾向者,可在短期(3～5d)内停药;有激素依赖倾向者应延长给药时间,控制哮喘症状后改为口服给药,并逐步减少激素用量。地塞米松抗炎作用较强,但由于血浆和组织中半衰期长,对脑垂体肾上腺轴的抑制时间长,故应尽量避免使用或短时间使用。

2.β₂受体激动剂

通过对气道平滑肌和肥大细胞膜表面β₂受体的兴奋,舒张气道平滑肌、减少肥大细胞和嗜碱性粒细胞脱颗粒和介质的释放、降低微血管的通透性、增加气道上皮纤毛的摆动等,缓解哮喘症状。

β₂受体激动剂种类较多,可分为短效(作用维持4～6h,如沙丁胺醇、特布他林、丙卡特罗、非诺特罗)和长效(维持12h),后者又可分为速效(数分钟起效,如福莫特罗)和缓慢起效(半小时起效,如沙美特罗)两种。

(1)短效β₂受体激动剂:常用的药物如沙丁胺醇和特布他林等。

吸入:可供吸入的短效β₂受体激动剂包括气雾剂、干粉剂和溶液等,这类药物松弛气道平滑肌作用强,通常在数分钟内起效,疗效可维持数小时,是缓解轻至中度急性哮喘症状的首选药物,也可用于运动性哮喘的预防,如沙丁胺醇每次吸入100～200μg或特布他林250～500μg,必要时每20min重复1次。1h后疗效不满意者,应向医生咨询或去看急诊。这类药物应按需间歇使用,不宜长期、单一使用,也不宜过量应用,否则可引起骨骼肌震颤、低血钾、心律失常等不良反应。经压力型定量手控气雾剂(PMDI)和干粉吸入装置吸入短效β₂受体激动剂不适于重度哮喘发作,其溶液(如沙丁胺醇、特布他林、非诺特罗及其复方制剂)经雾化泵吸入适用于轻至重度哮喘发作。

口服:如沙丁胺醇、特布他林、丙卡特罗片等,通常在服药后15～30min起效,疗效维持4～6h。用法:如沙丁胺醇片2～4mg,特布他林1.25～2.5mg,每日3次;丙卡特罗25～50μg,每日2次。虽使用较方便,但心悸、骨骼肌震颤等不良反应比吸入给药时明显。缓释剂型和控释剂型的平喘作用维持时间可达8～12h,特布他林的前体药班布特罗的作用可维持24h,可减少用药次数,适用于夜间哮喘的预防和治疗。长期、单一应用β₂受体激动剂可造成细胞膜β₂受体的向下调节,表现为临床耐药现象,故应予避免。

注射:虽然平喘作用较为迅速,但因全身不良反应的发生率较高,已较少使用。

(2)长效 β_2 受体激动剂:这类 β_2 受体激动剂的分子结构中具有较长的侧链,因此具有较强的脂溶性和对 β_2 受体较高的选择性。其舒张支气管平滑肌的作用可持 12h 以上。目前在我国上市的吸入型长效 β_2 受体激动剂有两种,经气雾剂或碟剂装置给药,给药后 30min 起效,平喘作用维持 12h 以上。推荐剂量 $50\mu g$,每日 2 次吸入。福莫特罗,经都保装置给药,给药后 $3\sim5min$ 起效,平喘作用维持 $8\sim12h$ 以上,平喘作用具有一定的剂量依赖性,推荐剂量 $4.5\sim9\mu g$,每日 2 次吸入。

吸入长效 β_2 受体激动剂适用于支气管哮喘(尤其是夜间哮喘和运动诱发哮喘)的预防和持续期的治疗。福莫特罗因起效迅速,可按需用于哮喘急性发作时的治疗。

近年来,推荐联合使用吸入糖皮质激素和长效 β_2 受体激动剂治疗哮喘。这两者具有协同的抗炎和平喘作用,可获得相当于(或优于)应用加倍剂量吸入型糖皮质激素时的疗效,并可增加患者的依从性,减少较大剂量糖皮质激素引起的不良反应,尤适合于中至重度持续哮喘患者的长期治疗。

3.茶碱

茶碱具有舒张支气管平滑肌作用,并具有强心、利尿、扩张冠状动脉、兴奋呼吸中枢和呼吸肌等作用。有研究资料显示,低浓度茶碱具有抗炎和免疫调节作用。

(1)口服给药:包括氨茶碱和控(缓)释型茶碱,用于轻至中度哮喘发作和维持治疗,一般剂量为每日 $6\sim10mg/kg$。控(缓)释型茶碱口服后昼夜血药浓度平稳,平喘作用可维持 $12\sim24h$,尤适用于夜间哮喘症状的控制。茶碱与糖皮质激素和抗胆碱药物联合应用具有协同作用,但本品与 β 受体激动剂联合应用时易于出现心率增快和心律失常,应慎用,并适当减少剂量。

(2)静脉给药:氨茶碱加入葡萄糖溶液中,缓慢静脉注射[注射速度不宜超过 $0.2mg/(kg \cdot min)$]或静脉滴注,适用于哮喘急性发作且近 24h 内未用过茶碱类药物的患者。负荷剂量为 $4\sim6mg/kg$,维持剂量为 $0.6\sim0.8mg/(kg \cdot h)$。由于茶碱的"治疗窗"窄以及茶碱代谢存在较大的个体差异,可引起心律失常、血压下降,甚至死亡,在有条件的情况下应监测其血药浓度,及时调整浓度和滴速。茶碱有效、安全的血药浓度范围应在 $6\sim15mg/L$。影响茶碱代谢的因素较多,如发热、妊娠、肝脏疾患、充血性心力衰竭以及合用西咪替丁或喹诺酮类、大环内酯类药物等,使其排泄减慢,应引起临床医师们的重视,并酌情调整剂量。

多索茶碱的作用与氨茶碱相同,但不良反应较轻。双羟丙茶碱(喘定)的作用较弱。

4.抗胆碱能药物

吸入抗胆碱能药物,如溴化异丙托品、溴化氧托品和溴化泰乌托品等,可阻断节后迷走神经传出支,通过降低迷走神经张力而舒张支气管。其舒张支气管的作用比 β_2 受体激动剂弱,起效也较慢,但长期应用不易产生耐药,对老年人的疗效不低于年轻人。

本品有气雾剂和雾化溶液两种剂型。经 PMDI 吸入溴化异丙托品气雾剂,常用剂量为 $40\sim80\mu g$,每日 $3\sim4$ 次;经雾化泵吸入溴化异丙托品溶液的常用剂量为 $50\sim125\mu g$,每日 $3\sim4$ 次。溴化泰乌托品系新近上市的长效抗胆碱能药物,对 M_3 受体具有选择性抑制作用,仅需每日 1 次,吸入给药。

本品与 β_2 受体激动剂联合应用具有协同、互补作用。本品对有吸烟史的老年哮喘患者较为适宜,但对妊娠早期妇女和患有青光眼或前列腺肥大的患者应慎用。

5.白三烯调节剂

白三烯调节剂包括半胱氨酰白三烯受体拮抗剂和 5-脂氧化酶抑制剂,是一类新的治疗哮喘药物,目前在国内应用的主要是半胱氨酰白三烯受体拮抗剂。

半胱氨酰白三烯受体拮抗剂通过对气道平滑肌和其他细胞表面白三烯受体的拮抗,抑制肥大细胞,嗜酸性粒细胞释放出的半胱氨酰白三烯的致喘和致炎作用,产生轻度支气管舒张和减轻变应原、运动和 SO_2 诱发的支气管痉挛等作用,并具有一定程度的抗炎作用。

本品可减轻哮喘症状,改善肺功能,减少哮喘的恶化,但其作用不如吸入型糖皮质激素,也不能取代糖皮质激素。作为联合治疗中的一种药物,本品可减少中至重度哮喘患者每日吸入糖皮质激素的剂量,并可提高吸入糖皮质激素治疗的临床疗效。本品服用方便,尤适用于阿司匹林过敏性哮喘和运动性哮喘患者。

本品较为安全。虽然有文献报道,接受这类药物治疗的患者可出现 Churg-Strauss 综合征,但其与白三烯调节剂的因果关系尚未肯定,可能与全身应用糖皮质激素剂量的减少有关。5-脂氧化酶抑制剂可能引起肝脏损害,需监测肝功能。

通常口服给药:扎鲁司特 20mg,每日 2 次;孟鲁司特 10mg,每日 1 次;异丁司特 10mg,每日 2 次。

6.其他治疗哮喘药物

色甘酸钠和奈多罗米钠是一种非皮质激素类抗炎药,可抑制 IgE 介导的肥大细胞等炎症细胞中炎症介质的释放,并可选择性抑制巨噬细胞、嗜酸性粒细胞和单核细胞等炎症细胞介质的释放。这类药物适用于轻度持续哮喘的长期治疗,可预防变应原、运动、干冷空气和 SO_2 等诱发的气道阻塞,可减轻哮喘症状和病情。吸入这类药物后的不良反应很少。

(1)抗组胺药物:口服第二代抗组胺药物(H_1 受体拮抗剂)如酮替芬、氯雷他定、阿司咪唑、氮卓斯汀、特非那定等具有抗变态反应作用,其在支气管哮喘治疗中的作用较弱,可用于伴有过敏性鼻炎的哮喘患者的治疗,这类药物的不良反应主要是嗜睡。阿司咪唑和特非那定可引起严重的心血管不良反应,应谨慎使用。

(2)其他口服抗变态反应药物:如曲尼司特、瑞吡司特等可应用于轻至中度哮喘的治疗,主要不良反应是嗜睡。

(3)可能减少口服激素剂量的药物:包括口服免疫调节剂(甲氨蝶呤、环孢素、金制剂等)、某些大环内酯类抗生素和静脉应用免疫球蛋白等,其疗效尚待进一步研究。

(4)变应原特异性免疫疗法(SIT):该法通过皮下给予常见吸入变应原提取液(如螨、猫毛、豚草等),可减轻哮喘症状和降低气道高反应性,但对其远期疗效和安全性尚待进一步研究与评价。变应原制备的标准化工作也有待加强。哮喘患者应用此疗法期间应严格的在医师指导下进行,目前适用于舌下给药的变应原免疫疗法。

(5)中药:可辨证施治,并酌情使用某些确有疗效的中(成)药。

(三)急性发作期的治疗

哮喘急性发作的严重性决定其治疗方案,哮喘急性发作的病情严重程度判定标准中,各类别中的所有特征并不要求齐备,如果患者对起始治疗的反应差,或症状恶化很快,或患者存在可能发生死亡的高危因素,应按照下一个更为严重的级别治疗。

(四)慢性持续期的治疗

哮喘治疗应以患者的病情严重程度为基础,并根据病情控制变化增减(升级或降级)的阶梯治疗原则选择治疗药物,通常达到哮喘控制并至少维持 3 个月,可试用降级治疗,最终达到使用最少药物维持症状控制。

第五节　支气管扩张症

支气管扩张症主要是一个解剖学上的概念,指的是由于支气管壁平滑肌及结缔组织的破坏而导致一支或多支大支气管或中等大小支气管的不可逆扩张、变形。而支气管管壁的破坏,常是由于反复或慢性炎症及纤维化所致,临床上表现为慢性咳嗽,咳脓痰及反复咯血。

一、病因及发病机制

大多数支气管扩张起病于幼年时期,这一阶段,支气管在发育阶段,管壁较薄弱,若遇支气管肺炎、肺结核、百日咳、麻疹等感染,日后易形成支气管扩张,但先天性因素所致支气管扩张很少见,部分病例伴有囊性纤维化、纤毛无力症、Kartagener 综合征等。

支气管扩张主要发病因素是支气管肺组织感染及支气管阻塞。支气管感染破坏支气管管壁,黏液分泌增加,管壁充血水肿,易致支气管阻塞,而支气管阻塞,可致引流不畅而诱发支气管肺部感染,支气管阻塞后,可引起肺不张,胸腔负压增加,由于失去弹性肺泡组织的缓冲,而直接作用于支气管管壁,牵拉管壁使支气管扩张变形,或周围肺组织纤维化牵拉管壁,致支气管扩张变形。可见感染与阻塞二者相互影响促使支气管扩张的发生和发展。

支气管扩张从形态学上分为以下两种。

(1)柱状支气管扩张:支气管轻度扩张,常有黏液栓阻塞,通常只需保守治疗。

(2)囊状支气管扩张:常侵犯大支气管,是最严重的一种类型。

支气管扩张常累及肺下叶,左下叶病变又多于右下叶。舌叶支气管开口接近下叶背支,常被下叶感染累及,亦易发生支气管扩张,右中叶支气管细长,周围有多组淋巴结,常因非特异或结核性淋巴结炎,而压迫管腔至中叶不张,故亦是支气管扩张好发部位。而上叶支气管扩张最常继发于肺结核及肺脓肿。

二、临床表现

支气管扩张通常多数病例在儿童期有支气管肺炎、肺结核、麻疹、百日咳病史,慢性咳嗽、咳大量脓性痰和(或)反复咯血为其典型症状。痰量与体位有一定关系,并发呼吸道感染时痰量明显增多,痰液放置后可有分层现象。咯血常因呼吸道感染诱发,咯血量可由痰中带血到大量咯血。有部分病例没有典型的慢性咳嗽、脓痰表现,而仅有反复咯血,称为干性支气管扩张,多见于上叶支气管病变。活动后气促、发绀、杵状指(趾)、疲乏不适,多见于病变较广泛的病例。

体格检查最典型的体征是病变部位固定性的、中至粗大的湿啰音,咳嗽后啰音部位不变。

病情轻者体检可无异常发现,慢性重症支气管扩张病例可发现肺气肿、肺心病及右心衰的表现。

三、实验室检查

(一)X 线检查

一般支气管扩张患者胸部平片上可无明显异常,有时可发现肺纹理增多,粗乱,较重的囊状支气管扩张,平片上可见沿支气管分布的卷发状阴影,但还不能依此确诊支气管扩张。支气管碘油造影是诊断支气管扩张最重要的依据,对明确支气管扩张分型、严重程度、部位及范围是必不可少的方法,但碘油造影有一定痛苦及危险性,对于不合作的患者,症状轻不拟行手术治疗者或估计病变严重,尤为双侧性的病例,以及心肺功能不全者,均不宜行此检查。

(二)薄层 CT 检查

是近年来广泛应用于呼吸系统疾病诊断的非创伤性检查,可发现支气管囊状或囊柱状改变甚至明显的柱状改变。有资料表明,CT 诊断支气管扩张敏感度及特异度分别为 71% 和 86%,对于不宜做造影患者的支气管扩张的诊断、确定范围及严重程度有很大帮助。

四、诊断

(1)长期咳嗽,咳大量脓痰及/或反复咯血病史。

(2)下肺部持续中到粗湿啰音。

(3)X 线检查有肺纹理增深、粗乱或伴卷发状阴影者。

(4)支气管碘油造影或 CT 检查阳性者。

(5)急性感染期白细胞总数增高,中性粒细胞比例升高、核左移。

凡具备前三项者,一般即可做出临床诊断。

五、治疗

支气管扩张的治疗有内科保守治疗及外科手术治疗两种方法,内科治疗的目的在于缓解及控制症状,而外科治疗则认为可根治该病。由于近年来随着抗生素的进展,内科治疗后呼吸道感染易于控制,缓解期延长,使外科手术治疗的必要性日趋降低。

(一)控制感染

控制感染是支气管扩张急性感染时期的主要治疗措施,是否应用抗生素治疗主要根据患者症状决定,如患者症状明显增多,或由白黏液痰转为黏液脓痰,咯血并出现全身中毒症状发热等,则应加强抗生素治疗。抗生素选择最好依据痰细菌培养的结果来选用(参见"肺炎"章节),在痰培养结果出来前,或痰培养为阴性时,抗生素可选用下列经验性方案。

1.轻度感染

(1)氨苄西林胶囊,每次 250～500mg,口服,每日 4 次。

(2)复方新诺明片,每次 2 片,口服,每日 2 次。

(3)阿莫西林/克拉维酸钾胶囊,375～750mg,口服,每日 3 次。

2.中、重度感染

(1)氨苄西林 4～6g 加生理盐水 500mL,静脉滴注,每日 1 次(亦可分次静脉滴注)。

(2)替卡西林/克拉维酸钾 3.2g 加生理盐水 100mL,静脉滴注 30min 以上,每日 3～4 次。

根据情况亦可选用阿莫西林/克拉维酸钾针剂、环丙沙星、头孢噻肟钠、头孢他啶和亚胺配南/伊司他丁等药物。对于青霉素过敏者可选用红霉素等大环内酯类抗生素。

3.疗程

10～14d,或治疗持续至患者体温正常,痰量明显减少一周左右可考虑停药。用药 3～5d 左右无效者,应根据痰细菌培养结果选用敏感抗菌药物或更换用药或联合用药,如患者痰和呼吸中有恶臭味应考虑混合厌氧菌感染,可选用头孢西丁或加用 0.5% 甲硝唑 20mL 静脉滴,半个月为一疗程。

(二)体位引流

扩张变形的支气管因缺乏弹性和纤毛上皮脱落,因而自动排痰困难,一般多采用体位引流,排除积痰,减少继发感染及中毒症状,其作用有时不亚于抗生素。即把病变部位抬高,利用重力作用将痰引流至肺门处,再行咯出,如病变在下叶基底部者,患者取俯卧位,头及上身向下伸出床外,紧贴床沿,两手撑在地面或矮凳上,深呼吸后,咳嗽,将痰排出,如患者体力差,可俯卧,将床脚抬高,头向下。病变在左肺舌叶或右肺中叶时,患者平卧,床脚抬高,头向下,患侧胸下垫高,体位引流。每日 2～4 次,每次 15～30min。痰液黏稠时,可先用生理盐水雾化吸入使痰液变稀薄,或支气管扩张剂缓解小支气管痉挛,均有利于痰液引流。在患者痰液较多时,应注意痰液逐渐排出,以防痰液过多涌出而致窒息,也要注意避免过分增加患者的负担,发生意外。

另外,可选用溴己新 8～16mg 或痰之保克 30mg,口服,每日 3 次,以溶解黏痰,促进痰液排出。

(三)咯血的治疗

咯血时应让患者卧床休息,适当镇静及服用止血药。

(四)根治病灶

口、鼻、鼻窦感染病灶应及时清除。若合并上呼吸道感染的病灶,如齿槽溢脓、副鼻窦炎等必须彻底治疗,否则脓液可流入支气管致使支气管反复感染。

(五)中医治疗

1.急性感染期

以清热化痰、解毒排脓为主,可用千金草茎汤和桔梗汤加减。药用:南沙参 15g、石斛 15g、冬瓜仁 30g、生苡仁 30g、苇茎 30g、鱼腥草 30g、百部 10g、桔梗 10g、枇杷叶 10g、桃仁 40g、败酱草 15g、银花 30g、连翘 30g、甘草 10g。

2.慢性感染期

清热化痰肃肺。方用:清金化痰汤加减。药用:黄芩 10g、山栀 10g、桔梗 10g、麦冬 20g、桑白皮 10g、贝母 10g、知母 10g、瓜蒌仁 10g、鱼腥草 30g、甘草 l0g。

对于咯血、胸闷,可选用泻白化血汤,药用桑皮 20g、地骨皮 l5g、生甘草 20g、粳米 10g、花蕊石 30g、三七粉 15g、血余炭 20g。

(六)手术治疗

是治疗支气管扩张的根治方法,适用于反复发作急性上呼吸道感染或大咯血、病变范围不超过 2 个肺叶、年龄在 10～40 岁、全身情况良好、无严重心肺功能障碍的患者。对于病变广泛、心肺功能严重障碍者或症状轻微的局限性支气管扩张,均不宜或不必手术治疗。手术多采用病变肺叶切除术,有资料报道,10%～40%的患者术后有咯血及感染等支气管扩张症状再发。

对支气管扩张的治疗效果,总的来说尚不令人满意,但由于广谱抗菌药物的应用以及外科治疗的发展,支气管扩张患者的预后已有较为明显的改善。

第六节　阻塞性肺气肿

阻塞性肺气肿(以下称肺气肿)是由慢支或其他原因引起的终末细支气管远端的气腔扩大,同时伴有肺泡壁的破坏。

一、病因及发病机制

慢支及其他肺部疾病反复发作,导致气道阻塞,肺泡过度通气,并使肺泡壁弹性减弱、破坏,形成肺气肿。关于肺气肿的发病机理至今尚未完全阐明,现认为,无论是弹性蛋白酶生成增多或弹性蛋白酶抑制物生成减少或者两者并存,均可导致肺气肿。部分肺气肿患者有家族性,即因先天性遗传缺乏 α_1 抗胰蛋白酶所致。

肺气肿的基本病理变化为肺泡壁的破坏,致使充气间隙扩大而数量减少。

二、临床表现及实验检查

肺气肿的突出症状是逐渐加重的呼吸困难,早期体征不明显,随后出现肺含气过多的一系列体征,临床上分为三型,即气肿型、支气管炎型及混合型。前两型可分别从以下几个方面对比。

(一)气肿型(A 型、PP 型)

1.病理改变

全小叶型肺气肿

2.临床表现

①起病:以呼吸困难为主起病隐袭。②一般外貌:消瘦型,四肢凉。③年龄:多大于 50。④发绀:轻度或无。⑤咳嗽:轻。⑥咳痰:少。⑦呼吸困难:明显。⑧呼吸音:减弱。⑨湿性啰音:稀少。⑩右心衰:晚期发生。

3.胸部 X 线

肺野:肺透亮度增加,肺纹理减少,膈肌低平;心脏:滴状心

4.肺功能

FEV_1(1秒量):降低。TLC(肺总量):增加。FRC(功能残气量):显著增加。RV(残气容量):显著增加。MVV(最大通气量):显著减少。DLCO(CO 弥散量):下降。肺顺应性:静态 Cst 增加,动态 Cdyn 正常或稍低。肺弹性回缩力:明显减低。

5.血液检查

血细胞比容多>45%;PaO_2休息时轻度降低,运动时显著降低;$PaCO_2$晚期升高。

6.肺动脉高压

正常或轻度升高。

7.心排血量

常低。

(二)支气管炎型(B型、BB型)

1.病理改变

严重支气管炎伴小叶中央型肺气肿。

2.临床表现

①起病:以咳嗽为主。②一般外貌:肥胖型,四肢暖。③年龄:多小于 50 岁。④发绀:显著。⑤咳嗽:重。⑥咳痰:多,黏稠。⑦呼吸困难:不明显。⑧呼吸音:明显减弱。⑨湿性啰音:多密布。⑩右心衰:多发生。

3.胸部 X 线

肺野:正常或纹理增多。心脏:心影扩大。

4.肺功能

FEV_1(1 秒量):降低。TLC(肺总量):正常或轻度增加。FRC(功能残气量):中度增加。RV(残气容量):中度增加。MVV(最大通气量):中度减少。DLCO(CO 弥散量):正常或下降。肺顺应性:静态 Cst 接近正常,动态 Cdyn 很低。肺弹性回缩力:不低。

5.血液检查

血细胞比容多$<50\%$,PaO_2休息时显著降低,$PaCO_2$多明显升高。

6.肺动脉高压

多明显升高。

7.心排血量

多接近正常。

三、诊断

(一)病史

有慢性支气管炎或支气管哮喘的既往病史,有咳嗽、咳痰并出现逐渐加重的呼吸困难等临床症状。

(二)体征

出现桶状胸,呼吸运动减弱,触诊语颤减弱,叩诊呈过清音,肺下界下降,听诊呼吸音普遍减弱,呼气延长。

(三)胸部 X 线

两肺野透亮度增强,肺血管纹理外带纤细、稀疏,而内带增粗和紊乱,膈肌下降,心影狭长。

(四)肺功能检查

最大通气量低于预计值的 80%,残气容积占肺总量的百分比超过 40%或 1s 用力呼气容积占用力肺活量比值低于 60%。

四、治疗

肺气肿的治疗基本上与慢性支气管炎相同。除药物对症治疗和防治病因及并发症外,主要是采用康复治疗,改善呼吸功能,提高患者的生活质量。

(一)应用支气管扩张剂

口服或雾化吸入。

(二)呼吸锻炼

主要目的在于通过各种方法改善肺泡通气,提高呼吸耐力,常用方法如下。

1.腹式呼吸

即呼吸时腹部"吸鼓呼瘪"吸与呼时间比为 1∶2 或 1∶3,缓呼深吸,每分钟呼吸频率 8~10 次,每日 2~3 次,每次 20~30min。

2.吹气锻炼

最简单的方法是缩唇呼气,用鼻吸气,口呼气,呼气时口唇收拢,似吹口哨样。吸与呼时间比为 1∶2 或 1∶3。亦可采用吹瓶法锻炼,即将两个盛有水的瓶子串联起来,用力将第一个瓶内的水吹向第二个瓶。

3.阻力负荷呼吸锻炼

利用肺力泰(吸气阻力器)锻炼,可增加呼吸肌耐力与肌力。

4.膈起搏

通过体外膈肌起搏器用电刺激膈神经引起膈肌收缩,改善通气功能。

(三)医疗体育

根据患者情况,因人而异,选用散步、太极拳、登梯、气功等活动,提高患者耐力,但应注意,活动量须从小到大,活动时间逐渐延长。

(四)氧气疗法

慢阻肺患者伴有明显低氧血症时,需给予氧气吸入。

(1)严重劳力性低氧血症患者(PaO_2＜40mmHg)运动时给予低流量氧气吸入,可提高运动耐量。

(2)长期家庭氧疗:指每日吸氧在 15h 以上,坚持两年半以上。主要适用于休息时亦有严重低氧血症的患者(PaO_2＜55mmHg)。一般由鼻导管给氧 1~3L/min,使 $PaO2$ 提高到 60~80mmHg。已有许多研究表明,长期家庭氧疗不但提高生活质量,而且显著提高生存率。且连续 24h 吸氧者比夜间吸氧 12h 肺血管阻力降低更明显,存活率高。现有压缩氧桶、氧浓缩器、液态氧和轻便氧气筒可用于长期家庭氧疗。

(五)营养疗法

阻塞性肺气肿患者的营养问题又重新引起重视。许多研究结果表明,本病患者由于能量的大量消耗和补充不足,大多伴有较严重的营养不良,且病情的严重程度与营养不良的程度密切相关。体重下降明显者,气道阻塞严重,呼吸肌易疲劳而导致呼吸功能不全,生存时间较短,血浆胶体渗透压愈低,气体交换障碍愈明显。营养不良对肺气肿及感染的发生、发展均有促进作用,可影响抗胰蛋白酶的产生,并增强弹性蛋白酶的活性,同时削弱抗氧化系统的作用,使蛋白酶－抗蛋白酶失衡,促进肺气肿的发生、发展。因此,对阻塞性肺气肿患者保持足够的能量供给,有利于控制感染,防治肺气肿,减少急性发作和呼吸衰竭的发生,提高生活质量及存活率。

阻塞性肺气肿患者营养疗法的指征及方法如下。

(1)体重明显下降≥10％及白蛋白＜30g/L,血清转铁蛋白＜1.5g/L时,即应给予葡萄糖及脂类,补充能量以达到患者基础能量消耗,并注意蛋白质(1.0～2.5g/kg/d)及维生素、盐类等的补充。

(2)并发感染时,除了葡萄糖、脂类、盐类外,特别要补充足够的氨基酸。

五、疗效标准

目前尚无统一疗效标准,如能控制感染及其他并发症,加强体质锻炼,症状缓解则可视为好转,本病病理改变为不可逆性,临床尚无治愈方法。

第七节　肺脓肿

广义而言,各种原因导致的脓性物质在肺实质病损局部积聚均称为肺脓肿。临床上,肺脓肿通常指由于病原微生物导致肺实质局灶坏死、脓腔形成的肺内感染,但不包括结核等分枝杆菌感染导致的局灶坏死、空洞。

一、病因及发病机制

(一)常见诱因

1.吸入性

意识障碍、食道疾病、口咽及牙周脓肿,易致感染性物质吸入肺内。

2.支气管阻塞

支气管内肿瘤和异物。

3.血性传播

如菌血症、败血症。

4.邻近感染扩散

膈下脓肿或肝脓肿。

5.肺炎伴发

葡萄球菌、克雷白杆菌肺炎。

(二)发病机理

机体抵抗力低下或伴发其他组织感染时,致病菌入侵机体,早期在肺组织引起感染性炎症,随后发展至中央性坏死。坏死组织破溃进入支气管后,即形成空洞,同时伴有周围肺组织炎症。局部肺循环栓塞、异物及肿瘤阻塞及压迫,导致局部血供不足,易发生坏死伴发感染形成脓腔。

(三)病原菌

本病大多数为多种细菌混合感染引起。常见的致病菌有梭形杆菌、类杆菌、厌氧球菌、金黄色葡萄球菌及克雷白杆菌等,其他如化脓性链球菌、肺炎链球菌、流感嗜血杆菌、绿脓杆菌、放线菌、嗜肺军团菌、诺卡菌和溶组织阿米巴等,可致肺脓肿。

(四)病理变化

肺脓肿主要病理变化为炎症破坏和部分修复交织,其程度不一,病变组织可迅速坏死液化,形成局限性有脓液的空洞,其外周常有肉芽组织包围。厌氧菌感染时,组织坏死倾向较大,脓液和破坏组织得以部分排出后,空洞壁表面常可见残留坏死组织。

多数肺脓肿为单发性,多发性亦多见于单侧。吸入性肺脓肿病灶出现的部位受重力和支气管解剖位置的影响,平卧位吸入易发生于下叶背段或上叶后段,直立位吸入易发生于右下叶下段,侧位吸入易发生于上叶后前段的腋亚段。

二、临床表现

(一)症状

起病可急可慢,早期出现肺炎症状,如畏寒、乏力、食欲缺乏、高烧、咳嗽和胸痛,明显寒战不常见,若出现,常提示有脓肿形成。脓腔形成后,痰液明显增多,出现腐烂、带有异常臭味的痰液,提示厌氧菌感染。由金葡萄、革兰氏阴性杆菌和阿米巴引起的肺脓肿,起病更为急剧,但腐烂、恶臭痰液不多。

(二)体征

与肺脓肿的大小、部位有关,有时无明显异常体征。脓肿周围常可闻及湿啰音,叩诊可呈浊音或实音,如空洞较大可出现鼓音和空瓮性呼吸音,血源性肺脓肿常为阴性体征,慢性肺脓肿患者可出现慢性病容、贫血、消瘦以及杵状指。

三、实验室检查

(一)X线表现

病变早期可呈现大片浓密模糊浸润阴影,边缘不清;脓肿形成后可显示脓腔和液平,四周多为较浓密炎症浸润影像,恢复期,病灶部位可仅残留少量纤维条索阴影。

(二)白细胞计数及分类

呈急性感染血象,外周血白细胞可高达 $30.0 \sim 40.0 \times 10^9 / L$,中性粒细胞升高达 90% 以上,核左移明显,可有中毒颗粒出现。慢性患者白细胞数稍升高或正常,粒细胞和血红蛋白减少。

(三)细菌学

咯出痰液应立即作培养,一般培养和厌氧培养可有致病菌生长,常有 α 溶血链球菌。奈瑟球菌等,但是否为肺脓肿的致病菌尚需仔细分析,应排除口腔常存菌的污染,血培养有致病菌生长,则有助于血源性肺脓肿的诊断。

四、诊断

(一)吸入性肺脓肿

(1)诱发本病因素,如口腔化脓感染,异物吸入、昏迷等。

(2)起病急、有室颤、发热、咳嗽、咳黏痰和胸痛等,随后咳大量脓性痰或脓臭痰,体检可闻肺部湿性啰音。

(3)外周血白细胞总数和中性粒细胞均增高,痰液培养有致病菌生长。

(4)X线胸片早期可见肺部炎性阴影,继而形成脓腔,脓腔内有液平面,周围有浓密炎性浸润阴影。

(二)血源性肺脓肿

(1)有皮肤创伤感染等化脓性病灶病史。

(2)原有畏寒、高热等全身脓毒血症的症状,以后出现咳嗽、咯痰症状。

(3)周围血白细胞计数增多。

(4)胸部 X 线可见两肺多发性散在小块炎性病灶,或边缘较整齐的球形病灶,其中可见透亮区及液平面。

五、治疗

主要选用合适抗生素和恰当的体位引流方法。

若为吸入性肺脓肿,厌氧菌引起感染,可选择青霉素、克林霉素或青霉素加甲硝唑。宜静脉分次给药。当热退、临床症状减轻后,改用口服或肌注治疗,总疗程至少 3~6 周或至胸片显示病灶完全消失或仅残留小的、稳定的病灶,后者可能需要 8~16 周或更长。

金黄色葡萄球菌所致的肺脓肿应选择耐青霉素酶的青霉素类或第一代头孢菌素。若为耐甲氨苯青霉素金葡株(MRSA)感染,可考虑选用万古霉素分次静脉滴注,氯霉素疗效不够理想,即使体外培养提示敏感,也不宜作为首选用药。

体位引流可帮助排出脓液,缩短病程,但巨大脓肿引流时,应特别小心,以免污染其他肺叶。当药物加体位引流疗效不佳且又有手术禁忌证,经皮作肺脓肿穿刺引流可能有帮助,但需特别小心,以免脓液污染胸腔造成脓胸。纤支镜检查不仅可帮助诊断不典型肺脓肿,了解有无新生物或异物阻塞支气管,还有助于吸排脓液和局部注射抗生素,促进病灶恢复。

经积极内科治疗,脓腔仍不闭合或出现危及生命的大出血、支气管新生物或阻塞等可考虑手术治疗。外科手术通常做肺叶切除,若并发脓胸,胸腔穿刺引流疗效不佳时,需作胸膜切开引流。

六、疗效标准

(一)治愈

症状、异常体征消失,胸部 X 线检查脓腔消失,周围炎症吸收,病变区残留少许纤维条索状阴影。

(二)好转

体温正常,咳嗽、咯痰明显减轻,胸部 X 线检查炎症和空洞明显缩小。

第八节 肺 栓 塞

肺血栓栓塞(PTE)是指来自静脉或右心的栓子进入肺循环,造成肺动脉及其分支阻塞所引起的疾病,严重者可使肺循环受阻,脉动脉压急剧增高,引起急性右心扩张和右心功能不全,称为"急性肺源性心脏病"。本病在欧美的发病率较高,据统计,美国每年因 PTE 死亡人数超过 5 万人,亚非各国发病率较低。根据尸检资料国外肺栓塞的总发生率为 5%~14%,国内则为 3%。肺栓塞的临床表现轻重不一,易造成漏诊及误诊,生前获得确诊的仅占 10%~30%,

因此,进一步提高对本病认识有重要意义。

一、病因及发病机制

(一)血栓来源

80%～90%的肺栓塞是由下肢深部静脉系统血栓迁徙所致,源于盆腔静脉、肾静脉、肝静脉,以及锁骨下静脉或上腔静脉长期留置导管处的血栓。有时非血栓物质如脂肪颗粒、羊水、空气、瘤细胞团等亦可引起。据国内报道,有30%左右的栓子来自右心室,特别是心脏病患者合并心肌梗死、心房纤颤、心功能不全时,易发生附壁血栓引起的肺栓塞和肺梗死(肺栓塞后肺组织缺血、坏死)。

(二)基础疾病

肺栓塞常发生在有基础疾病的患者,我国有学者报道以心脏病最多,占40%,恶性肿瘤(包括白血病)次之,占35%,血栓性静脉炎占13%,感染性疾病占15%,妊娠占4%,骨折占2%,肝硬化占1%。其他基础疾病和病因有烧伤、肾移植、人工气腹、体外循环及镰状细胞贫血等。

(三)诱发因素

血液瘀滞、静脉损伤、高凝状态是促进深静脉血栓的三要素。

1.血液瘀滞

长期卧床、肥胖、心功能不全、静脉曲张和妊娠等情况易发生血液瘀滞。

2.静脉损伤

外科手术、创伤及烧伤后常易引起静脉损伤,尤其以盆腔和腹部的恶性肿瘤切除等大手术及下肢较大的矫形手术后更易引起下肢静脉血栓形成和肺栓塞。

3.高凝状态

某些凝血和纤溶系统异常,易引起静脉血栓和肺栓塞,如抗凝血酶Ⅲ、蛋白C和蛋白S及纤溶系统中某些成分缺乏等。

二、临床分类及诊断标准

(一)分类

1.重症

(1)广泛肺栓塞:临床诊断为急性肺源性心脏病。

(2)复发性肺栓塞:临床诊断为血栓栓塞性肺动脉高压症。

(3)弥漫性微小肺栓塞:临床诊断为呼吸窘迫综合征。

2.轻症

(1)亚广泛性肺栓塞:临床诊断为单发性或多发性肺栓塞。

(2)肺栓塞:临床诊断为肺梗死。

(二)诊断要点

(1)有易致本病的基础疾病或诱因,如恶性肿瘤、血栓性静脉炎、心脏病、手术、妊娠、长期卧床等病史。

(2)临床表现有发热、出汗、心悸、胸痛、咳嗽、痰中带血等,重者出现呼吸困难、意识丧失,体检可有肺部栓塞区干、湿啰音,血压下降等。

(3)白细胞计数升高,SGOT、SGPT、LDH 及胆色素等可增高。

(4)心电图出现右心肥大,肺性 P 波,电轴右偏及右束支传导阻滞等异常。

(5)X 线检查肺部圆形或楔形浸润阴影,可有少量胸腔积液,肺门区肺动脉扩大,横膈上升。

(6)肺血流放射性核素分布出现肺血流灌注缺损,则有助于肺栓塞的诊断,肺吸入扫描无缺损。

(7)肺血管造影出现切断像、壁缺损、充盈缺损等。

三、治疗

(1)一般治疗。

卧床休息:绝对卧床,避免深呼吸,剧烈咳嗽及其他一切体力活动,以免血栓再脱落。

吸氧:通过鼻导管或面罩给予高浓度的氧,以克服缺氧,减轻气急,防止心脏、呼吸功能不全的发生。

镇痛:哌替啶 50～100mg,肌注,或吗啡 5～10mg,皮下注射,昏迷、休克、呼吸衰竭者禁用。

抗休克:异丙基肾上腺素 1～2mg 和多巴胺 40～80mg 或多巴胺 40～80mg 加间羟胺 40～100mg 加入 5% 葡萄糖注射液 500mL 中静脉滴注。亦可用多巴酚丁胺 5～15mg/kg,静滴,对心脏有正性肌力作用和扩血管作用,以上药物调整滴速或浓度以维持收缩压在 12kPa(90mmHg)左右。

治疗:心功能不全可用毒毛旋花子甙 K 或毛花苷 C 静注。

防止继发感染:根据病情选用抗生素。

解除支气管痉挛:可用氨茶碱,罂粟碱或阿托品静注,用以改善呼吸困难,有利于血管扩张。必要时可用地塞米松 10mg 静注。

(2)抗凝治疗:诊断确立后立即进行抗凝治疗,防止新的血栓形成及新的肺栓塞的发生。

肝素疗法:主要是通过与抗凝血酶Ⅲ结合,使其结构改变,从而使其易与凝血酶因子Ⅸ结合,使二者失活,阻断凝血反应。同时肝素又能抑制血栓表面的血小板聚集,并减小 5-羟色胺等活性物质的释放。用法:①间断静脉给药:适用于轻症患者,每 4h 50mg,或每 6h 750mg。②持续静脉给药:适用于中、重症患者,开始用冲击量 50～100mg,静注,以后持续静滴,每日用量 250～300mg,最多达 400mg。③间断皮下注射,每 4h 50mg,每 8h 100mg 或每 12h 200mg。疗程:通常血栓需经 7～10d 溶解或机化,一般主张用 10～14d,以后改口服抗凝药。

口服抗凝剂:主要为双香豆素类衍生物,常用的有双香豆素、双香豆素乙酯、醋硝香豆素片和华法林等。a.用法:口服抗凝剂应在肝素停用前 5～7d 开始,如双香豆素乙酯 10～15mg/d,如凝血酶原时间延长至对照组的 1.5～2 倍,则达到它们的完全抗血栓作用。b.疗程:可持续应用,至少需 3 个月,长则达 9 个月。对完全恢复或无血栓形成倾向存在之患者,治疗可在 6～8 周后停止。

(3)溶栓治疗。

(4)外科治疗:由于内科疗法的进步,外科治疗的适应证范围明显缩小,仅限于有肝素治疗禁忌证或疗效欠佳患者。手术治疗有取栓术、气囊扩张术。

四、疗效标准

大约 10% 的肺栓塞患者在急性期致命,其中 75% 在症状出现后 60min 内死亡,其余的 25% 在以后的 48h 内死亡。

(一)治愈

休克、心功能不全纠正,临床症状及异常体征、胸部 X 线改变消失。

(二)好转

心功能不全好转,临床症状减轻,胸部 X 线改变部分消失。

第九节　肺源性心脏病

肺源性心脏病(肺心病)是指由胸廓、支气管－肺组织和肺血管疾病导致的右心室肥厚或扩大,并除外继发于左心或先天性心脏病者。根据起病缓急和病程长短,一般分为急性和慢性两类。

一、急性肺心病

急性肺心病是指由手肺动脉主干或其分支发生广泛栓塞,使肺动脉压急剧升高导致的急性右心室扩张,右心功能不全。

(一)临床表现

主要由肺栓塞、急性肺动脉高压、右心室扩大和心排血量减少所致。

(1)突发呼吸困难,胸痛,发绀,甚至意识丧失,如并发有肺梗死,可有发热,咯血及血性胸水。

(2)心排血量急剧下降引起面色苍白、大汗、脉搏细数、低血压甚至休克。

(3)右心功能不全,可致颈静脉怒张、肝大且压痛、黄疸、下肢水肿。

(4)肺动脉高压,右心室扩大及其引起的三尖瓣相对关闭不全,可致心浊音界扩大,肺动脉瓣区第二心音亢进、三尖瓣区双期杂音,并可出现各种心律失常。

(二)诊断

(1)有肺栓塞或发生肺栓塞倾向之病史。

(2)突发呼吸困难,剧烈胸痛伴急性右心功能不全。

(3)肺动脉高压之症状、体征。

(4)胸部 X 线、心电图及心电向量提示肺栓塞、右室扩大及心律失常,伴低氧血症。

(5)放射性核素灌注肺扫描或选择性肺动脉造影见肺栓塞。

病因、发病机制、实验检查及治疗等详见本书"肺栓塞"章节。

二、慢性肺源性心脏病

慢性肺源性心脏病是由慢性支气管炎、肺气肿、其他肺胸疾病或肺血管疾病引起肺动脉高压,从而导致右心室肥厚或扩大者。

(一)病因和发病机制

病因按原发部位不同可分为三类:以支气管肺疾病所致最常见,其中最主要原因为慢支、阻塞性肺气肿,占 80% 以上;其次为肺结核、支气管扩张、支气管哮喘、尘肺等。胸廓运动障碍性疾病,如胸廓畸形、神经肌肉疾患较少见,由肺血管疾病,如肺栓塞症,原发性肺动脉高压等所致者甚少。

本病发生的先决条件是肺动脉高压,低氧血症是形成肺动脉高压的主要原因,高碳酸血症及呼吸性酸中毒可促进其形成。其次,慢支反复发作及严重肺气肿可使肺小血管狭窄、纤维化、闭塞、肺毛细血管床毁损、减少,造成肺动脉高压,继发性红细胞增多,血黏滞度增加,及血容量增多,可促进肺动脉高压的形成。

(二)临床表现

肺心病临床表现主要为原发病,肺动脉高压及右心室肥大,肺心功能不全及其他多脏器受损症状及体征。本病发展缓慢,按肺、心功能代偿与否分为两期。

1.肺、心功能代偿期(缓解期)

主为原发病和肺动脉高压及右心室肥大表现,咳、痰、喘、活动后心悸、气急,明显肺气肿征,心音低钝,肺动脉瓣区第二心音亢进,三尖瓣区收缩期有杂音,剑突下心脏收缩期搏动。

2.肺、心功能失代偿期(急性加重期)

主要表现呼吸或(和)心功能不全以及多脏器受损。呼吸功能不全主要表现为呼吸困难、发绀、多汗、头痛、神经精神症状;心功能不全主要表现为右心功能不全,其主要表现为体循环瘀血,颈静脉怒张,肝大并有压痛,肝颈回流征阳性,下肢水肿,心率增快,可有舒张期奔马律,并可出现各种心律失常,以室上性心律失常多见。此外,此期可出现多种酸碱失衡及水、电解质平衡紊乱。

其他多脏器受损包括:①肺性脑病;②上消化道出血;③肾功能不全;④休克;⑤播散性血管内凝血(DIC)。

(三)实验室检查

1.血液检查

可有红细胞数及压积增高;全血及血浆黏滞度增高及白细胞增多;部分患者肝、肾功能异常;可有各种电解质紊乱,低钠、低氯、低钾、高钾、低镁等。

2.痰液检查

痰培养可见细菌或霉菌生长。

3.动脉血气分析

PaO_2 及 SaO_2 下降,呼吸衰竭时,$PaO_2 < 8.0kPa(60mmHg)$,$PaCO_2 > 6.6kPa(50mmHg)$,pH 值可正常、降低或升高。

4.肺阻抗血流图及其微分图

可见波幅下降,Q-B 时间延长,BY 时间缩短,Q-B/B-Y 比值增大。

5.胸部 X 线、心电图、心电向量图、超声心动图改变

见下述诊断标准。

(四)诊断

慢性肺源性心脏病的诊断须具备下列必备条件:慢性肺胸疾病或肺血管病;肺动脉高压,右心室肥厚或扩大及右心功能不全表现;临床上排除其他可引起上述改变的心脏病。

具体标准如下(第三次全国肺心病专业会议)。

(1)慢性肺胸疾病或肺血管病变主要根据病史、体征、心电图、X线,并可参考放射性同位素、超声心动图、心电向量图,肺功能或其他检查判定。

(2)右心功能不全主要表现为颈静脉怒张、肝大压痛、肝颈反流征阳性、下肢浮肿和静脉压增高等。

(3)肺动脉高压、右心室增大的诊断依据。

A.体征:剑突下出现收缩期搏动,肺动脉瓣区第二音亢进,三尖瓣区心音较心尖部明显增强或出现收缩期杂音。

B.X线征象和诊断标准(见X线检查)。

C.心电图诊断标准(见心电图检查)。

D.超声心电图诊断标准(见超声心动图检查)。

E.心电向量图诊断标准(见心电向量图检查)。

F.放射性同位素:肺灌注扫描肺上部血流增加、下部减少,提示可能有肺动脉高压。

注:D、E、F项有条件的单位可作诊断参考,本标准在高原地区仅供参考。

但上述标准,由于有些检查在某层医疗单位不易做到,故提出慢性肺源性心脏病基层诊断参考条件如下。

(1)慢性胸肺疾患或(和)具有明显肺气肿征。

(2)气急、发绀能除外其他心肺病所致者,或出现无其他原因可以解释的神智改变。

(3)剑突下明显增强的收缩期搏动或(和)三尖瓣区(或剑突下左侧)心音较心尖部明显增强或出现收缩期杂音。

(4)肝大压痛,肝颈反流征阳性或(和)踝以上水肿伴颈静脉怒张。

(5)静脉压增高。

(6)既往有肺心病史或右心衰竭史者。

以第1条为基数,加上第2~6条中任何一条即诊断为肺心病。

慢性肺源性心脏病X线诊断标准如下。

(1)右下肺动脉干扩张:横径≥15mm或右下肺动脉横径与气管横径比值≥1.07,或经动态观察较原右下肺动脉干增宽2mm以上。

(2)肺动脉段中度凸出或其高度≥3mm。

(3)中心肺动脉扩张和外围分支纤细两者形成鲜明对比。

(4)圆锥部显著凸出(右前斜位45°)或锥高≥7mm。

(5)右心室增大(结合不同体位判断)。

具有上述五项中的一项可以诊断。

慢性肺源性心脏病心电图诊断标准如下。

主要条件:

(1)额面平均电轴≥90°。

(2)VlR/S≥1。

(3)重度顺钟向转位(VlR/s≤1)。

(4)aVR R/S 或 R/Q≥1。

(5)RV1+SV5>1.05mV。

(6)V$_{1\sim3}$呈 Qs、Qr、rs(需除外心梗)。

(7)肺型 P 波。①P 电压>0.22mV。②电压>0.2mV 呈尖峰型,结合 P 电轴>80°。③当低电压时 P 电压>1/2R,呈尖峰型,结合电轴>80°。

次要条件:

(1)肢导联低电压。

(2)右束支传导阻滞(不完全性或完全性)。

具有一条主要条件的即可诊断,两条次要条件的为可疑肺心病的心电图表现。

慢性肺源性心脏病超声心动图诊断标准如下。

主要条件:

(1)右心室流出道内径>30mm。

(2)右心室内径>20mm。

(3)右心室前壁的厚度>5.0mm,或有前壁搏动幅度增强者。

(4)左/右心室内径比值<2。

(5)右肺动脉内径>18mm,或肺动脉干>20mm。

(6)右心室流出/左心房内径比值>1.4。

(7)肺动脉瓣曲线出现肺动脉高压征象者(a 波低平或<2mm,有收缩中期关闭征等)。

参考条件:

(1)室间隔厚度>12mm,搏幅<5mm 或呈矛盾运动征象者。

(2)右心房增大,>25mm(剑突下区)。

(3)三尖瓣前叶曲线 DE,EF 速度增快,E 峰呈尖高型,或有 AC 间期延长者。

(4)二尖瓣前叶曲线幅度低,CE<18mm,CD 段上升缓慢,延长,呈水平位或有 EF 下降速度减慢,<90mm/s。

说明:

(1)凡有胸肺疾病的患者,具有上述两项条件者(其中必具一项条件)均可诊断肺心病。

(2)上述标准仅适用于心前区探测部位。

(五)治疗

急性加重期治疗:原则是治肺为主,治心为辅。积极控制感染,纠正呼吸和心功能不全是治疗的关键。

1.控制感染

呼吸道感染是肺心病加重的主要原因。感染的病原体多为病毒、细菌,常起源于病毒感染,随之继发细菌感染,后者为主要矛盾。控制感染是肺心病治疗中的重要环节,治疗措施包括以下两种。

(1)综合治疗:应用支气管扩张药和各种祛痰措施,清除呼吸道分泌物,可使抗生素更有效发挥作用。供给足够的营养,特别是足够的氨基酸和能量,并可适当输注血液制品(人血白蛋白、丙球等)和应用免疫促进剂(转移因子、植物血凝素),接种卡介苗等,保持和提高机体的防御能力。

(2)合理应用抗生素:根据临床表现、血象、痰涂片革兰染色结果及各种抗生素的药理及药代动力学,结合近年来肺心病感染的细菌学变迁特点和细菌耐药性,初步选用抗生素,以后按痰培养药敏结果及治疗效果加以调整。本病需足量、足疗程(2～4周以上或至感染控制)、联合(2～3种)抗生素静脉滴注。具体参见"肺炎"章。

2.呼吸功能不全的治疗

原则是保持呼吸道通畅,积极控制感染、合理氧疗、改善肺泡通气,以纠正缺氧与二氧化碳潴留。

(1)保持呼吸道通畅:分泌物积滞于呼吸道,不仅影响通气功能,且易使感染扩散,故须采取有效措施祛痰。包括以下几种。

稀化痰液。

刺激咳嗽:正确的咳嗽方法,叩击胸部,高渗盐水雾化吸入以及药物(快速静脉推注尼可刹米0.375～0.75g)可刺激咳嗽。

辅助排痰:包括体位引流、勤翻身、胸背部叩击,必要时经鼻或口插入吸引管或经纤支镜吸痰或行气管插管或气管切开术。

扩张支气管:可选用氨茶碱、沙丁胺醇、肾上腺皮质激素等。其中,首选氨茶碱静脉给药,由于肺心病患者多有心功能不全或(和)肝功能差,能使氨茶碱半衰期延长,常给予1/2负荷量,可缓慢静脉注射氨茶碱125mg。在支气管严重痉挛或并发肺性脑病时,可小量短期应用糖皮质激素,可选用地塞米松5～15mg(或氢化可的松100～400mg),溶于5%葡萄糖,500mL中静脉滴注,在抗生素治疗下应用3～5d后停药。

气管插管和气管切开:经上述措施无效时,为解除气道内痰液阻塞及二氧化碳潴留,可考虑气管插管或气管切开。

(2)氧疗:氧疗是纠正或缓解缺氧迅速有效的方法,是治疗呼吸衰竭的重要措施,但氧对机体亦可产生毒副作用,故须注意以下几点。

氧疗指征:根据临床缺氧表现(发绀、心率加快,呼吸困难和神志障碍等)和血气分析结果决定。

氧疗方法:缺氧不伴二氧化碳潴留(Ⅰ型呼吸功能不全)者,因呼吸中枢对二氧化碳有正常的反应性,根据缺氧程度可吸低(<35%)、中(30%～50%)或高浓度(>50%)。缺氧伴有二氧化碳潴留(Ⅱ型呼吸功能不全)时,须采用控制性氧疗,即低流量(1～2L/min)、低浓度(24%～28%)持续给氧,一般开始时吸24%的氧,以后根据监测结果可稍提高浓度,通常不超过30%。氧浓度与氧流量关系为:吸入氧浓度(%)=21+4×氧流量(L/min)。对Ⅱ型呼吸功能不全者强调控制性氧疗是因为呼吸中枢对二氧化碳的敏感性降低,主要靠缺氧的刺激,吸氧后随着PaO_2升高,必然伴有不同程度的PaO_2升高,且原来缺氧越重或$PaCO_2$越高或吸入氧浓度越高,氧疗后$PaCO_2$上升亦越快、越高,越易引起二氧化碳麻痹(肺性脑病);低浓度吸氧即可提高氧分压,PaO_2、SaO_2至生理需要的水平。对低浓度吸氧无效患者,即使提高氧浓度到30%以上亦无效,因为此时肺泡通气量已很低,需用辅助通气治疗;间歇给氧既不能防止二氧化碳潴留,更有加重缺氧之弊。经抗感染、畅通呼吸道等治疗后仍有低氧血症者,应行长期家庭氧疗。

氧疗途径：常用为鼻导管（单或双侧）、鼻塞和 Venturi 面罩。

（3）改善通气功能。①呼吸兴奋剂：有明显缺氧及二氧化碳潴留，尤其是伴有神志不清者，在呼吸道通畅的前提下，氧疗的同时，可应用呼吸兴奋剂。常用者有以下几种。尼可刹米：首剂 2 支（0.75g）静脉推注，继以 10 支（3.75g），溶于 5％葡萄糖溶液 500mL 中作静脉滴注；亦可 4～8 支（1.5～3.0g）静滴，每日 1～2 次，总量不超过 5g/d。副作用有恶心、呕吐、颜面潮红、肌肉抽搐等。山梗菜碱：1～2 支（3～6mg）静脉注射，每 2～4h1 次，或首剂 1～2 支静推，继以 4～6 支加入 300mL 液体静滴。多沙普仑：能选择性兴奋呼吸中枢。作用强，安全范围大，疗效优于其他呼吸兴奋剂，且副作用少。一般剂量为 0.5～2mg/kg 溶于 500mL 液体中静注，每日总量不超过 2.4g。此外，也可选用贝美格、利他灵、氨苯噻、香草酸二乙胺、巴豆丙酰胺等。②呼吸器的应用：人工通气就是使用人工方法或机械装置通气以代替、控制或改变自主呼吸的一种治疗。它可达到增加通气量，改善吸气分布、提高换气效率等作用，是治疗严重呼吸衰竭的有效措施。近年来，由于呼吸机的改进，人工通气得到了广泛应用，发达国家使用定容型附有同步间歇强制加压呼吸（SIMV）装置的人工呼吸机基本上解决了通气功能衰竭的治疗问题，使肺心病患者的碳酸血症死亡率大大减少。

（4）纠正水电解质紊乱及酸碱失衡：呼吸功能不全患者常伴有多种酸碱失衡及水电解质平衡紊乱，以呼酸、呼酸合并代酸、呼酸合并代碱以及低钾、低氯、低镁、低钠较常见，其中有相当一部分为医源性。治疗原发病，改善通气功能，纠正缺氧及降低 $PaCO_2$ 为治疗的主要措施。

注意及时补充电解质，促进机体代偿功能的发挥，防止医源性酸碱失衡及电解质紊乱的发生。

（5）其他治疗措施。①禁用或慎用镇静剂：肺心病患者失眠、躁动多为低氯血症和高碳酸血症所致，治疗的关键在于改善肺泡通气，禁止使用抑制呼吸的镇静药或安眠药，如吗啡、氯丙嗪、异丙嗪、苯巴比妥等，必要时可给予安定 2.5～5mg，口服，或 5～10mg 肌注，或者 10％水合氯醛 5～10mL，灌肠。②慎用脱水剂：脱水剂可使痰稠不易排出，致水、电解质失衡。脱水剂主要用于中枢性呼吸功能不全，肺心病呼吸功能不全所致脑水肿。神经症状主要通过改善肺泡通气来治疗。重症肺性脑病、颅内压增高症状较明显时，可给予 20％甘露醇 125～250mL 快速静脉滴注，每日一次，短期应用。③防治胃内容及吞饮物吸入。

3.心功能不全的治疗肺心病

患者经上述抗感染、改善呼吸功能治疗后，心功能不全多能改善。必要时可选用以下药物。

（1）血管扩张剂：近年来，血管扩张剂在肺心病中的应用越来越广泛，因其不仅可减轻心脏前或（和）后负荷，部分制剂还可减低肺动脉压和气道阻力。常用药物有：酚妥拉明（苄胺唑啉）10～20mg 加入 500mL 液体中，静滴，每日 1 次；硝普钠 25mg 加入 250～500mL 中，静注，每日 1 次；酚妥拉明 10mg＋肝素 50mg 加入 500mL 葡萄糖液中静滴，每日 1 次，7～10d 为一疗程。异山梨酯 10mg，每 6h 1 次。亦有报道应用多巴胺、肼苯达嗪、心病定及中药复方丹参和川芎嗪治疗取得较好疗效。

（2）利尿剂：可利尿、消肿、减轻心脏前负荷，但有引起低钾、低氯碱中毒及使痰黏稠等副作用,故应谨慎使用,应用原则为小量、短疗程、间歇应用缓和的制剂,兼用或交替应用排钾和保钾利尿剂,并注意钾及氯、钠的补充。一般选用氢氯噻嗪 25mg,每日 1～3 次,或 50mg,每日 1 次,服用 3～5d,疗效不佳时可合用或交替使用氨苯蝶啶 50mg,1 日 2 次,或螺内酯 20mg,每日 3～4 次。重度水肿可临时应用呋塞米 20mg 口服,每日 2 次或肌注、静注,依他尼酸 25mg 口服,每日 2 次,或溶于 20mL 液体中缓慢静注。

(3)强心剂:肺心病患者对洋地黄药物疗效较差,且耐受性差,易发生毒性反应,故仅用于感染已控制,呼吸功能不全已纠正,利尿剂及血管扩张剂不能奏效者或出现急性左心衰者。选用作用快、排泄快、制剂小剂量使用,一般用量约为常规剂量的 1/2～1/3。常用有毒毛旋花子甙 K 0.125～0.25mg,或毛花苷 C 0.2～0.4mg,溶于 20％～50％葡萄糖液 20mL 内缓慢静脉推注。应注意不能单以心率快慢或下肢浮肿是否消退来判断疗效。

第十节　肺 结 核

肺结核由结核杆菌引起的慢性传染病。1882 年 Roch 发现结核杆菌,第一次明确结核病的病原体。20 世纪 50 年代初起我国一直沿用 1948 年苏联结核病分类法,到 1978 年才制定我国结核病分类法。

1944 年以来,由于一系列抗结核药物的发现及其他治疗方法的发展,结核病(主要为肺结核)的发病率一度急骤下降,但近 20 年来,由于变异、耐药菌株的出现及人类免疫缺陷病毒感染与艾滋病急剧流行,人们对结核病防治措施的放松,结核病的发病又明显回升,以至重新成为严重威胁人类的最常见传染病之一。据 1990 年 WHO 对全球结核病疫情调查报道表明,全球约有 1/3 的人口感染了结核菌,每年约有 800 万新结核患者发生,约有 300 万结核患者死亡。1993 年 WHO 宣布全球结核病处于紧急状态并提出"阻止结核病于源头"等策略。

一、病因及发病机制

(一)结核杆菌

结核杆菌属放线菌属,分枝杆菌科的分枝杆菌属。使人致病的主要是人型菌;牛型菌感染较少见。结核杆菌没有分泌内、外毒素的能力,推测其致病力在于菌壁外层使邻近菌体首尾相接、由茧蜜糖二霉菌酸构成的膜性索状因子,或具有强酸作用的硫脂等有关。

(二)传染途径与致病作用

1.呼吸道传染

为本病主要传染途径,痰菌阳性(开放性肺结核),患者是主要传染源,患者咳嗽、打喷嚏时带菌飞沫及痰经过尘埃传入对方呼吸道,侵入肺部。

2.消化道传染

为次要途径,如服用含牛型结核菌未经良好消毒或灭菌的牛奶。

3.其他

如通过皮肤、泌尿生殖器等。

人体感染结核菌后是否患病取决于细菌的数量、毒力及人体的免疫功能,感染结核菌不一定患结核病。机体对结核菌的初感染与再感染有不同的反应,称为科赫现象。小儿肺部首次感染结核菌后细菌被巨噬细胞吞噬后经淋巴管被带到肺门淋巴结,致其肿大,少量细菌可进入血流向全身播散(隐性菌血症期),若机体抵抗力低下,则至全身或肺急性播散型结核。成人(儿童期多已感染过结核菌或接种过卡介苗)再感染时,机体已有相当的免疫力,多不引起局部淋巴结肿大及全身反应,而肺部病灶表现为渗出性病变、干酪性坏死或空洞形成,此即是初感染与再感染的不同。

(三)人体反应性

指免疫与变态反应,人体对结核菌的自然免疫(先天性)是非特异性的,接种卡介苗或结核感染后所获得的免疫力(后天性)具有特异性。结核病的免疫主要是细胞免疫,表现为 T 淋巴细胞致敏和单核巨噬细胞作用的增强。为细胞免疫的迟发反应即Ⅲ型变态反应。结核菌侵入人体 4~8 周后,机体对结核菌及代谢产物产生过敏反应,可能有少部分患者表现为多发性关节炎(结核感染过敏性关节炎或结核性风湿病)、皮肤结节红斑及疱疹性角膜结膜炎等。

二、临床表现

(一)轻症

患者可无症状。

(二)全身中毒征

主要表现为潮热、盗汗、乏力、食欲减退、消瘦,重症者可有持续高热及多关节炎等。

(三)呼吸系统症状、体征

可有咳嗽、咳痰、胸痛及咯血等,多数肺部体征不明显,少数可有实变及空洞征。

三、分型

1978 年全国结核病防治工作会议制定的我国五型分类法如下。

Ⅰ型:原发型肺结核即原发综合征。

Ⅱ型:血行播散型肺结核。

Ⅲ型:浸润型肺结核。

Ⅳ型:慢性纤维空洞型肺结核。

Ⅴ型:结核性胸膜炎。

另分进展期、好转期与稳定期三个期。

四、实验室检查

1.肺部 X 线检查

可呈肺门淋巴结肿大,上肺野片状阴影,粟粒状结节影,肺空洞影及胸腔积液等。

2.细菌学检查

痰结核菌检查、培养及动物接种。结核菌素包括旧结素 OT 及新纯蛋白衍生物 PPD 试验,ELISA 法检测 PPD-IgG 及 PCR 结核菌抗原检测均对诊断有辅助作用。

五、诊断

1.原发型肺结核

(1)本病多发生于儿童。

(2)症状大多轻微而短暂,可有低热、轻咳和食欲不振等;少数患者因肺门肿大淋巴结压迫支气管,可有阵咳和哮鸣(局限性)。

(3)结核菌素试验呈强阳性。

(4)X线胸片显示肺部原发病灶、淋巴管炎和肺门肿大淋巴结三者组成似哑铃状,也可仅见肺门肿大淋巴结或伴肺门部炎性浸润。

2.急性粟粒型肺结核

(1)大多起病急,全身中毒症状明显,有高热、虚弱和昏睡等,部分患者起病较慢,先有数天的乏力和精神不佳,然后出现高热和盗汗等。

(2)周围血白细胞数正常或减少,血沉加速。

(3)结核菌素试验阳性,免疫功能低下者对结核菌素试验可无反应(或阴性)。

(4)X线胸片显示两肺有弥漫性细小,如粟粒样病灶,病灶等大、均匀地播散于两肺。亚急性或慢性粟粒型肺结核:血行播散灶大小不均,新旧不等,对称分布于两肺上、中部。

3.浸润型肺结核

(1)本病多见于曾感染过结核的成年人。

(2)当病情进展时,有发热、盗汗、乏力、咳嗽和咯血等,病变部位有时可闻及湿性啰音。

(3)结核菌素试验阳性。

(6)病情进展时血沉增快。

(5)X线胸片显示肺部有斑片状或炎性浸润阴影,有些病例显示肺部有空洞形成和支气管播散症病灶,结核性球形病灶或干酪性肺炎也属本型。

(6)痰液检查可查到结核菌。

4.慢性纤维空洞型肺结核

(1)本型多半是由于浸润型肺结核未获得充分治疗而形成,病情迁延,症状时有起伏,常有咳嗽、咳痰或咯血症状。

(2)体征:患侧胸廓塌陷,气管偏患侧,患侧呼吸音减低并有固定的湿性啰音。

(3)痰液中经常可找到结核菌,血沉增速。

(4)X线胸片可见肺部有浸润病变,纤维条索阴影和播散病灶并存,并有厚壁空洞和多个小透亮区。由于肺组织纤维收缩,气管和纵隔牵向病侧,无病灶的肺组织形成代偿性肺气肿。

5.结核性胸膜炎

(1)胸痛,伴有发热、乏力和食欲不佳。严重时可有呼吸困难。

(2)患侧胸廓较饱满,叩诊浊音,呼吸动度弱和呼吸音减低,可闻及摩擦音。

(3)结核菌素试验多半呈强阳性,血沉增快。

(4)X线检查可见胸腔积液或包裹积液征象。

(5)超声波检查胸腔有液平面。

(6)胸水常规大多呈草黄色透明,少数可为血性,胸水常规检查符合渗出液。

(7)胸液中腺苷脱氨酶(ADA)一般在 450 个/L 以上,溶菌酶、血管紧张素转化酶等可增高,可作为辅助性鉴别诊断资料。

(8)胸膜活检病理检查可协助诊断,有时胸水培养约 20% 有结核菌生长。

六、治疗

(一)结核病化疗的现代观点

抗结核化疗的理论基础就是要达到抑菌、杀菌的目的,尽可能使病变组织修复,保持长久的临床治愈。良好的抗结核药应具备以下条件。

(1)常规剂量可使血液中和吞噬细胞内的药物浓度与该处这一药物对结核菌的最低抑制菌浓度间有很高的比值。

(2)常规剂量的安全性很大,即治疗量与毒性剂量间的比值大。

(3)对不同条件中各种菌群均有抑菌或杀菌作用。

(4)合理的联合用药可延缓或防止继发性耐药性发作外,并能消灭结核菌的自然变异株,加速杀菌,增强化疗效果。

临床结核病化疗失败原因:①不规则用药或过早停药,②化疗方案不合理,③耐药性的产生。

(二)肺结核的治疗和管理原则

(1)化疗应以主要传染源,即初治痰菌涂片阳性为重点和首要对象,其次依序为初治痰涂片或培养阴性患者,复治痰涂片阳性患者,痰菌阴性而 X 线具活动性患者。

(2)化疗一般可不住院治疗,仅少数危重患者,有严重合并症和使用抗结核药物有严重副作用的患者才需住院治疗。

(3)在多种化疗方案中选择与本地区情况相适应的化疗方案。

(4)所有治疗患者必须严格管理,保证患者规律治疗和完成疗程。

(5)考核治疗效果,以痰菌转阴与否为主要依据。

(三)国际通用的 12 种抗结核药物

其作用机理、抗菌效能、耐药界限如下。

1.异烟肼(INH,H)

(1)主要机理:作用方式多种,主要抑制 DNA 合成。

(2)作用部位:细胞内外,强大杀菌。

(3)最低抑菌浓度:$0.02\sim0.05\mu g/mL$。

(4)耐药界限(改良罗氏培基):$1\mu g/mL$。

2.链霉素(SM,S)

(1)主要机理:抑制菌体蛋白合成。

(2)作用部位:细胞外作用强,pH7.8 时最强。

(3)最低抑菌浓度:$0.1\sim1.0\mu g/mL$。

(4)耐药界限(改良罗氏培基):$10\mu g/mL$。

3.利福平(RFP,P)

(1)主要机理:阻碍 DNA 合成。

(2)作用部位:细胞内外作用,强大杀菌。

(3)最低抑菌浓度:$0.02\sim0.5\mu g/mL$。

(4)耐药界限(改良罗氏培基):$50\mu g/mL$。

利福平衍生物:包括利福定(KFD)、利福喷汀(环戊哌利福霉素)。对短暂繁殖菌具有强大杀菌作用;对 C^+ G^- 及部分非典型抗酸杆菌病毒亦有效。

4.吡嗪酰胺(PZA,Z)

(1)主要机理:体内转化吡嗪酸抗菌,阻碍脱氢酶活性。

(2)作用部位:为细胞内最强杀菌作用(或酸性环境)。

(3)最低抑菌浓度:体内抑菌 $12.5\mu g/mL$;杀菌 $50\mu g/mL$。

(4)耐药界限(改良罗氏培基):$50\mu g/mL$。

5.乙胺丁醇(EMB,E)

(1)主要机理:抑制核酸代谢,妨碍戊糖及脂类代谢。

(2)作用部位:细胞内外作用相仿,抑菌作用。

(3)最低抑菌浓度:$1\sim5\mu g/mL$。

(4)耐药界限(改良罗氏培基):$5\mu g/mL$。

6.对氨基水杨酸钠(RAS)

(1)主要机理:阻碍核酸合成。

(2)作用部位:作用于细胞外。

(3)最低抑菌浓度:$1\sim10\mu g/mL$。

(4)耐药界限(改良罗氏培基):$1\sim10\mu g/mL$。

7.乙硫异烟胺、丙硫异烟胺

(1)主要机理:抑制菌体蛋白合成。

(2)作用部位:细胞内外作用相仿。

(3)最低抑菌浓度:$0.6\mu g/mL$ 有杀菌作用。

(4)耐药界限(改良罗氏培基):$25\mu g/mL$。

8.卡那霉素(KM,K)

(1)主要机理:阻碍蛋白合成对,S.CPM.v 单项交叉耐药。

(2)作用部位:细胞外。

(3)最低抑菌浓度:$0.5\sim2.5\mu g/mL$。

(4)耐药界限(改良罗氏培基):$100\mu g/mL$。

9.卷曲霉素(CPM)

(1)主要机理:阻碍蛋白合成,对 K 单项交叉耐药,对 V 完全交叉耐药。

(2)作用部位:细胞外。

(3)最低抑菌浓度:$1\sim8\mu g/mL$。

(4)耐药界限(改良罗氏培基):$100\mu g/mL$。

10.紫霉素(VM,V)

(1)主要机理:阻碍蛋白质合成,对 K、CPM 交叉耐药。

(2)作用部位:细胞外。

(3)最低抑菌浓度:$1\sim5\mu g/mL$。

(4)耐药界限(改良罗氏培基):$100\mu g/mL$。

11.氨硫脲(TB₁)

(1)主要机理:阻碍核酸合成。

(2)作用部位:细胞外。

(3)最低抑菌浓度:$2\mu g/mL$。

(4)耐药界限(改良罗氏培基):$10\mu g/mL$。

12.环丝氨酸(C)

(1)主要机理:妨碍细胞壁黏多糖合成。

(2)作用部位:细胞内外相仿,对SHP耐药效果好,对G＋菌、立克次体有效。

(3)最低抑菌浓度:$20\mu g/mL$。

(4)耐药界限(改良罗氏培基):$40\mu g/mL$。

注意,临床用药需注意常见抗结核药物的剂量、应用方法及常见副作用。

近年来,国内外倾向将常见抗结核药制成复合新剂型,以方便患者服用。我国有根据抗结核标准化的治疗方案,将不同剂型抗结核药进行科学组合,其特点为抗结核作用强,临床疗效高,用药剂量准,服药次数少,促使患者合理用药规律用药,保证抗结核治疗的实施。

(四)化疗方案

1.初治痰涂片阳性患者

ZSHRZ/4HR或2HRZE/4HR方案即强化期每日链霉素(或乙胺丁醇)、异烟肼、利福平和吡嗪酰胺各1次,共4个月。治疗结束后,痰菌阴转率达98%～100%,2年复发率仅为1%～2%。6个月疗效尚不理想,可延长至8～9个月。

2.初治涂阴培阳患者

可采用上述初治涂阳患者短程化疗6个月方案。

3.复治涂阳患者

分析过去治疗情况,无耐药性产生可能者,可采用初治涂阳方案规律化疗,有耐药性者,可仍用属敏感的主要抗结核药及选用后备抗结核药(卡那霉素、对氨水杨酸、丙硫异烟胺)进行规律治疗,疗程8～10个月,可使30%～60%的患者痰菌转阴,空洞缩小或闭合。

4.初治涂阴患者

粟粒型肺结核或空洞性病变及病变广泛,特别是有明显干酪性病变患者应采用初治涂阳患者的化疗方案。病变范围较小的涂阳患者可采用$2SHR_2/2H_2R_2$,即每日1次,使用2个月,后2个月改用异烟肼、利福平,每周2次。

5.难治肺结核的处理

应采取多种措施综合治疗,首先根据药敏及用药史,选择敏感药物至少应2种以上。目前喹诺酮类第三代药物,如环丙沙星、氧氟沙星等,已应用于难治病例。应重视并发病的诊治,加强免疫治疗,有条件者可考虑手术治疗。

(五)萎陷疗法及手术治疗

肺结核患者经规则化疗,其痰菌仍阳性,或单侧局限不可逆性病变,或空洞未闭合者,再延长疗程亦难取得痰菌阴转的效果,宜采用手术治疗,使病变消除(手术切除)或机化(萎陷手术),痰菌阴转。双侧病变无手术治疗条件者,则可行气腹(萎陷疗法),以使空洞萎陷逐渐闭合,病变吸收,达到治愈的目的。

(六)抗结核药物的新进展

1.喹诺酮类药物

环丙沙星、氧氟沙星均有杀灭结核杆菌作用,目前临床多用于耐药难治病例,痰菌转阴率为 14.3%～44.4%。

(1)氧氟沙星(OFL):其杀菌机制为抗 DNA 旋转酶,阻断 DNA 复制。其特点有:①细胞内杀菌作用强;②痰中浓度可达血中 50%;③与其他药物有协同效应;④对耐 S、H、R、E 等均敏感。

(2)Sprafloxacin(SPFX):抗菌活性大于 OFL,在细菌、吞噬细胞内作用较 OFL 强。本药如与 RFP、KM 等联用,效果较好。

2.新合成利福霉素衍生物(KRMs)

其杀菌作用强,与利福平无交叉耐药性。

七、疗效标准

(一)痊愈

(1)症状消失。

(2)痰菌阳性者阴转。

(3)X 线检查病灶硬结纤维化。

(4)胸膜炎者胸水完全吸收。

(二)好转

(1)症状消失。

(2)痰菌阳性者转阴。

(3)X 线检查病灶有吸收,范围缩小。

(4)胸膜炎者胸水未完全吸收。

(三)无效

临床及实验检查均无改善。

第二章 循环系统疾病

第一节 高 血 压

现代医学研究表明,高血压患者不仅表现为血压升高等血流动力学异常,而且还伴有多种物质代谢障碍。因此,高血压的定义与以往的认识有所不同。目前认为高血压系指原因不明的以动脉压升高为主要临床表现的全身性疾病。不仅伴有心、血管、脑及肾脏的器质性和功能性损害,而且还有多种物质代谢异常。

我国采用 1979 年 WHO 高血压专家委员会确定的高血压标准,即收缩压≥140mmHg(21.3kPa),或舒张压≥90mmHg(12.7kPa)。1979—1980 年全国高血压普查资料表明,我国成人高血压总患病率为 7.73%,1991 年我国高血压抽样普查其患病率上升为 11.8%,较 1979—1980 年增加了 50%,发病率随年龄增长而升高。因此,高血压也是中老年人最常见的心血管病。本病发病还存在着明显的地区差异,我国北方发病率高于南方,城市高于农村。

但近些年来,农村发患者数有所增加。

一、发病因素及机制

(一)发病因素

1.体重

超重是血压升高的重要独立危险因素。我国中年男子体重指数为 19.6～24.3kg/m^2。

2.膳食营养

(1)电解质:摄入钠盐过多或钾钙摄入不足均可致血压升高。成人每日钠盐摄入量应控制在 5g 以下,钙摄入量至少为 800mg。

(2)脂肪酸:降低膳食总脂肪,减少饱和脂肪酸,增加多不饱和脂肪酸,可使人群血压下降。

(3)蛋白质氨基酸:鱼类蛋白有降压及预防脑卒中的作用,酪氨酸不足,可致血压升高。

(4)微量元素:镉可使血压升高,而锌可防止镉的升压作用。

(5)酒精:每日饮酒 32～34g 以上者,血压可升高。

3.心理社会因素

包括职业、经济、劳动种类、文化程度及人际关系等。创造良好的心理环境对预防高血压具有重要意义。

(二)发病机制

大量研究资料表明,多种因素参与高血压的发病,包括遗传、环境、解剖、适应性、神经系统、内分泌、体液因子及血流动力学等。由于血压水平取决于心排出量、血容量及外周血管阻力,故其中任一因素都可成为致血压升高的原因。大量的资料证明外周血管阻力升高是高血压发生的主要原因,愈来愈多的数据支持外周血管敏感性和反应性异常以及血管壁的结构改变是高血压的主要发病机理。心排出量和血容量的增加是高血压发生的次要条件。

二、临床表现

高血压早期可无特异性临床表现,常在偶测血压时发现血压升高,或表现为非特异性大脑皮层功能失调,如头痛、头昏、记忆力减退、心慌失眠等,当出现靶器官损害时,才有特殊的临床表现。

(一)心脏损害

心脏在高血压中是直接受累的重要器官。据 Framingham 研究资料表明,高血压、左室肥大及心功能不全三者间呈明显关系。在心功能不全的老年患者中,75%有高血压。超声心动图检查发现,50%以上的轻中度高血压患者都有左室肥厚,最终发展为心功能不全。另一方面冠脉微循环阻力升高引起冠脉阻力血管中层肥厚。由此产生的心肌肥厚(冠脉因素)约占30%。当冠脉阻力升高时,冠脉循环的贮备能力降低就会加重并存的心肌缺血。

心律失常的发生率随左室肥厚程度而有增加的趋势。左室肥大的高血压患者易出现室性心律失常,因此,也有发生心搏骤停的危险,应常规进行动态心电图监测。

(二)肾脏损害

高血压对肾脏的损害作用可分为以下三方面。

在早期一个相当长的时间内只表现为肾脏自身调节功能有减弱。

一般经 5～10 年后,可出现轻中度肾小动脉硬化,继而累及肾单位为良性肾小动脉硬化,其病理改变有不可逆性。表现为夜尿增多,伴尿电解质排泄增加,随病情进展则可出现蛋白尿、血尿、管型尿等改变,严重时可出现氮质血症及尿毒症。

约 7%的患者在病程中突然转化为恶性高血压而伴有进行性肾损害,称之为恶性肾动脉硬化,是一种以血压显著升高和广泛性急性小动脉损害为特点的临床综合征。其中 89%～100%的患者可伴有肾功能异常。肾脏发生缺血性萎缩,肾功能进行性恶化,出现严重的氮质血症和尿毒症,致血压进行性升高,形成恶性循环。大量动物试验及临床研究证明这些血管的损害是可逆性的,通过降压治疗可使病变得到缓解甚至痊愈。

(三)脑损害

高血压是脑卒中的首要危险因素。据北京医院统计,76.5%的脑卒中患者有高血压史。

高血压引起脑卒中的常见类型有以下三种。

1.脑出血

根据出血部位可分为大脑、脑干、小脑及脑室出血。其中以大脑出血最常见。患者多呈昏迷、面色潮红、鼾声呼吸或潮式呼吸。病侧瞳孔偏大伴面部及肢体偏瘫、高热、视盘水肿,预后不良。

脑干出血可表现为意识丧失、呕吐、潮式呼吸、针尖样小瞳孔、高热、去大脑强直、多在数小时内死亡。小脑出血少见,其中暴发型占 20%,患者突然昏迷伴高热,在短期内迅速死亡,来不及做出诊断。普通型患者常突然高热,然后逐渐出现意识障碍且迅速恶化,有脑膜刺激征及脑干颅神经受损体征。脑室出血多为继发性,是脑出血的终末期表现。

2.腔隙性梗死

腔隙性梗死是大脑前、中、后动脉,基底动脉的穿通动脉分支阻塞出现脑组织软化灶即腔隙灶,多呈圆形,直径约 1.5～2.0mm。多个腔隙灶则称为"腔隙状态"。临床可分为以下几种类型。

(1)单纯运动性卒中。

(2)单纯感觉性卒中。

(3)感觉－运动性卒中。

(4)共济失调不全偏瘫综合征。

(5)构音不全－手笨拙综合征。

(6)腔隙状态。

3.高血压脑病

高血压脑病是一种短暂性脑功能障碍,主要表现为头痛、惊厥及意识障碍,即称为高血压脑病三联征。

(四)高血压眼底改变

高血压视网膜病变一旦形成则永不消退,因此,视网膜及血管病变在高血压的诊断、鉴别诊断、治疗及预后的判断方面均有一定的意义。目前多采用 Wagener 与 Keith 的 4 级分类法,Ⅰ级,视网膜小动脉普遍变细,反光增强;Ⅱ级,动静脉交叉压迫;Ⅲ级,眼底出血渗出;Ⅳ级,视盘水肿。

视网膜病变的程度与血压水平成正相关。当舒张压＞17.5kPa(131mmHg),收缩压为20～28kPa(180～210mmHg)则眼底改变的发生率分别为 100% 和 85.4%。此外,眼底病变还能反映靶器官损害的程度。高血压眼底改变患者中,62.5% 有左室肥大,87.5% 有肾功能受损。

三、诊断

至少 2 次以上不同时间所测血压达高血压标准且排除继发性高血压即可诊断为高血压。然后根据病情进展速度及靶器官受损程度进行分型和分期,最后做出完整诊断。

绝大多数高血压患者病情进展缓慢,经若干年后才逐渐出现靶器官损害,称缓进型。缓进型高血压可根据靶器官损害程度分三期。

第一期:仅有血压升高而无靶器官损害。

第二期:除血压升高外,并有下列一项者。①左室肥大(体检、X 线、心电图或超声心动图),②眼底动脉普遍或局部狭窄,③蛋白尿或血肌酐浓度轻度增高(106～177mmol/L),④超声或 X 线示动脉粥样斑块(颈、主、额、股动脉)。

第三期:血压升高并有下列一项者,脑卒中或高血压脑病或暂时脑缺血发作,心力衰竭,心绞痛,心肌梗死,肾功能衰竭,血肌酐＞177mmol/L;眼底出血或渗出,可有视盘水肿。血管病变包括动脉夹层和动脉闭塞性疾病。

约有 7% 的高血压患者可表现为急进型,当同时符合以下三个条件者则可诊断为急进型高血压:①病情进展快,常在 0.5～2 年时间内出现严重的心肾脑等重要器官损害及其功能障碍;②舒张压持续≥17.5kPa(130mmHg);③Ⅲ级或Ⅳ级眼底改变。

四、鉴别诊断

高血压需与以下几种常见的继发性高血压相鉴别。

(一)肾实质疾病

其占高血压的 5%～10%,最常见的病因为肾小球肾炎、肾盂肾炎及多囊肾。此外也可见于阻塞性泌尿道病变,糖尿病性肾小球硬化、痛风、高钙及某些止痛药所引起的间质性肾炎、结缔组织病、肾肿瘤、肾淀粉样变及放射性肾炎等。近年来,肾移植术后的高血压引起了人们的重视,其发生率为 60%～70%,原因是多方面的。

肾性高血压一般出现在肾功能显著损害时,肾实质性高血压与高血压的鉴别如下。

1.肾性高血压

(1)年龄:青少年。

(2)病史:多有肾病史。

(3)贫血浮肿貌:明显。

(4)尿液改变:大量蛋白尿管型红细胞。

(5)肾功能:明显氮质血症尿毒症。

(6)血浆蛋白:低蛋白血症。

(7)眼底改变:不明显。

(8)左室肥大:不明显。

2.高血压

(1)年龄:中老年。

(2)病史:多有高血压史。

(3)贫血浮肿貌:无。

(4)尿液改变:微量蛋白尿或正常。

(5)肾功能:轻度氮质血症或正常。

(6)血浆蛋白:正常。

(7)眼底改变:明显高血压眼底改变。

(8)左室肥大:常有左室肥厚扩大。

(二)肾血管性高血压

占高血压的 0.2%～10%,在我国引起肾动脉狭窄的主要原因为大动脉炎(64%),其次为先天性肾动脉纤维肌性结构不良(32%)和肾动脉硬化(5%)。其临床特点为:①病程短;②血压明显升高,收缩压>26.2kPa(200mmHg)占 75%以上,舒张压>16kPa(120mmHg)占 90%;③对一般降压药不敏感,对转化酶抑制剂(ACEI)反应良好;④腹部常可闻及血管杂音;⑤肾素活性及血管紧张素Ⅱ水平明显升高;⑥静脉肾盂造影,两肾全长之差≥1.5cm,或患侧显影迟缓,密度降低或不显影均有助于诊断。数字减影(DSA)、肾动脉造影可明确显示肾动脉狭窄部位范围程度,远端分支侧支循环及胸腹动脉等情况,对手术适应证及手术方法的选择有重要意义。

(三)原发性醛固酮增多症

由于肾上腺皮质增生或肿瘤,分泌过多醛固酮引起水钠潴留血压升高。临床可表现为中度血压升高,肌无力、肌麻痹呈周期性发作,口渴多尿(24h 尿量>3000mL)。

1.实验检查

①血清钾<3mmol/L,同时 24h 尿钾>30mmol;②唾液钠/钾离子比值<0.4(正常>1);③血浆醛固酮/肾素活性之比值>400(正常<200);④24h 尿醛固酮增加。

2.定位诊断

放射性碘化胆固醇肾上腺扫描,肾上腺 B 超及 CT 扫描的诊断准确性分别为 90%、70%~80%和 85%~93%。

(四)其他

可引起继发性高血压的疾病还有库欣综合征、嗜铬细胞瘤、先天性主动脉缩窄及妊娠高血压等。

五、预防及治疗

(一)治疗目标及原则

据许多国家及地区统计,心血管病的死亡人数在人口总死亡数中占首位,而促进心血管病的重要危险因素是高血压。积极治疗高血压可使脑卒中及冠心病的死亡率分别下降 48.4%和 34.6%。

1.治疗目标

降压治疗的主要目的是预防或减少心脑血管病的发生及死亡。并纠正合并存在的多种物质代谢异常。因此,目前认为高血压治疗的目标是多方面的。

(1)确定血压控制的目标值:一般情况下,血压应降至正常范围以血压控制在 16/10.67 kPa(120/80mmHg)为理想水平。老年人或有靶器官损害的高血压患者,以收缩压降至 18~20kPa(140~150mmHg)为宜。应长期有效控制 24h 血压在正常水平。

(2)使肥厚心肌逆转。

(3)降低血黏度。

(4)抑制血小板聚集。

(5)维持适应脑血流。

(6)纠正多种物质代谢的异常。

2.治疗原则

(1)轻型高血压无靶器官损害者,可先行非药物治疗 3~6 个月,无效则应药物治疗。

(2)非药物治疗无效或中重度高血压有靶器官损害者,或合并糖尿病、冠心病者均应采用药物治疗。

(3)除非某些高血压急症,否则应使血压在数日内逐渐下降,避免血压下降过猛过快所导致的心脑缺血。

(4)血压控制后,可停药观察 3~6 个月,若血压稳定,可不必服药,否则终身服药。

(二)非药物治疗

1.控制体重

当体重指数>25kg/m² 为超重,>30kg/m² 为肥胖,常需减轻体重,其措施为控制过量的饮食,增加运动量。

2.限盐

WHO建议高血压患者每日摄盐量应控制在5g以下。当患者不易耐受时,可采用以下方法:①将盐集中放入一个菜中,②充分利用酸味佐料,③肉食用烧烤方法烹制加上芳香类蔬菜,④调制成糖醋味。

3.限制饮酒

饮酒可致血儿茶酚胺、肾素系统活性及细胞内钙离子浓度增加引起外周血管阻力升高,故高血压患者每日饮白酒量应限制在50g以下。

4.体力活动

运动可降低血压,减轻体重,提高胰岛素敏感性,降低血清总胆固醇及低密度脂蛋白胆固醇,提高高密度脂蛋白胆固醇。以快步行走、慢跑、骑自行车、游泳为宜。一般认为1～8个月,每周3次,每次30～120min。当运动中出现呼吸困难或胸痛等症状时,应予以高度重视,以免发生意外。太极拳及气功适合于老年及有心血管并发症的高血压患者。

(三)药物治疗

1.常用降压药的特点及作用机制

(1)利尿剂:利尿剂使用的初期由于排钠利尿使血容量降低而降压,继之可使小动脉平滑肌细胞 Na^+ 减少,使血管扩张致血压下降。20世纪70年代就已确定以利尿剂为基础的梯形治疗方案降压效果好,使脑卒中发生率明显降低,长期使用,可致血糖血脂及血尿酸升高,血钾降低。因此,糖尿病、脂质代谢异常及痛风患者慎用。对肥胖患者及容量依赖性高血压患者的疗效较好,仍可作为首选的降压药。此外,它还是一种较好的辅助降压药,与其他降压药合用可成倍增加疗效,其副作用小且价格低廉。

(2)β受体阻滞剂:其作用于肾上腺素能神经支配的效应器β阻滞剂受体部位,竞争性地抑制儿茶酚胺释放,从而使血压下降。此外,还可通过抑制肾素释放,降低心排出量而降压,为安全有效易于耐受的降压药,故广泛用于临床,长期使用可使血糖血脂升高。

β阻滞剂适于下列高血压患者,即高动力循环状态的年轻患者,合并冠心病心绞痛或心律失常的患者。支气管哮喘、阻塞性肺部疾病、糖尿病、周围血管病、心动过缓、传导阻滞及严重心功能不全禁用。

β阻滞剂应用注意事项:①当有心功能不全时,在必要情况下可与洋地黄类药物联合应用。②用药过程中,虽在安静时心率减慢达50次/min,但无明显心排出量减少的症状或在运动后心率增快者,可不必减量。相反,则应减量或停药。③当β阻滞剂过量时,可用阿托品对抗。

(3)α受体阻滞剂:选择性 α_1 阻滞剂通过降低周围血管阻力而降压。其最大优点是能改善血糖和血脂的代谢。适于有糖尿病、周围血管病、哮喘及高血脂血症的高血压患者。其和利尿剂或β阻滞剂联用时有协同作用,故可作为第一线降压药。

(4)钙拮抗剂:钙拮抗剂通过抑制心肌及血管平滑肌细胞 Ca^{2+} 内流,抑制兴奋—收缩偶联,降低血管平滑肌张力及外周血管阻力而使血压下降。

各种不同的钙拮抗剂在不同程度上有以下特点:①抑制心肌细胞内 Ca^{2+} 内流、抗心绞痛。②防止心肌细胞钙超负荷,保护心肌。③抑制窦房结自律性及房室传导。④抑制平滑肌细胞兴奋收缩偶联,降低平滑肌张力,扩张冠脉、脑、肾及肺的外周血管。⑤抑制血小板聚集,改善血流变学变化。⑥抑制兴奋一分泌偶联,影响多种腺体分泌。⑦在细胞水平对心脏及血管的保护作用。

其中二氢吡啶类降压效果更明显、起效快、降压效果稳定,尤其对合并有冠心病心绞痛、心律失常、外周血管病变、呼吸道疾病及脑血管病的高血压患者均可首选。尼莫地平及尼卡地平可通过血脑屏障选择性扩张脑动脉。适合于合并脑血管病的高血压患者。氨氯地平(络活喜)、非洛地平(波依定)拉西地平(乐息平)等长效制剂及硝苯地平的控释片(如释心通等),每日只需服药 1 次就能有效地控制血压及心绞痛达 24h 之久。

(5)血管紧张素转换酶抑制剂(ACEI):ACEI 通过抑制血管紧张素Ⅱ(ATI)生成及增加血管壁缓激肽释放而具有显著的血管扩张作用。在降压同时,其具有以下特点:①增加心、脑及肾脏的血流。②降低儿茶酚胺水平。③逆转高血压性血管病变。最近重要的临床试验结果表明,培哚普利、西拉普利能使高血压患者特征性的阻力动脉在结构上的重构完全恢复正常,在结构异常得到纠正同时,动脉对血管收缩因子的反应也可恢复正常,内皮功能改善。目前许多降压药并不能使血管的结构和功能病变发生逆转。④使左室肥大(LVH)逆转。ACEI 能改善大动脉顺应性及冠脉血流储备,减少心肌间质纤维化,逆转内皮功能不全能明显降低心衰及心梗后病残率与死亡率。⑤减缓肾小球滤过率的下降。抑制出球小动脉的收缩。

近年来,长效的 ACEI 不断问世,其中包括依那普利、培哚普利、贝那普利、赖诺普利一福森普利及西拉普利等。每日只需服药 1 次即能有效地控制血压达 24h 之久。其为高血压患者合并下列疾病时的首选降压药:心功能不全、糖尿病、痛风、高脂血症、精神分裂症、支气管哮喘、心律失常及周围血管病(如雷诺病)等,孕妇慎用。

(6)其他降压药:①交感神经中枢抑制剂,包括可乐定及甲基多巴,其通过交感神经传出冲动的减弱使外周交感张力降低而使血压下降。②外周交感神经元阻滞剂,包括利舍平、降压灵、胍乙啶、苄甲胍及异喹胍等。前两者是通过交感神经末梢递质的排空和耗竭使血压下降,后三者主要通过选择性地阻滞交感神经末梢,使去甲肾上腺素释放减少而降压。上述两类药物的共同特点为:有停药反应、嗜睡、精神抑郁、口干、便秘、水钠潴留、消化道症状及性功能减退等副作用,故目前较少应用。③直接血管扩张剂,可直接扩张小动脉平滑肌而降压。在降压同时,常伴有 3 种继发性不良反应,即反射性交感神经活性升高而致外周血管阻力增加,心排出量增加及心率增加;肾素活性升高;水钠潴留。常需与利尿剂、β 阻滞剂联合应用以提高疗效减少副作用。④五羟色胺受体拮抗剂,高血压患者血管壁对 5-羟色胺的缩血管反应增强,血小板聚集力增强且与年龄呈正相关。5-羟色胺拮抗剂适合老年高血压患者,凯他赛林(氟哌喹酮)是第一个用于临床的 5-羟色胺拮抗剂,口服剂量 20~40mg,每日 2 次。作用温和,无耐药性及直立性低血压,可使 QT 间期延长,与洋地黄类药合用易发生猝死。⑤钾通道开放剂,其通过激活平滑肌细胞膜的钾通道,使细胞膜超极化,引起电压依赖性的钙通道关闭,并能抑制激动剂诱发的血管收缩。目前用于临床的有以下两种:Pinacidil,其为有效而安全的降压药,口服 100~200mg,每日 2 次,有头痛及水肿等副作用;Chromakalin,其在降压同时,可增加肾血流,解除支气管痉挛,故适于有肾功能不全及支气管哮喘的老年高血压患者,口服 0.5~1.5mg,每日只需服药一次即能有效控制血压达 24h。

2.理想降压药应具备的条件

理想的降压药应具备以下条件：①有良好的血流动力学效应；②延缓或逆转靶器官损害；③不增加冠心病的危险性；④对合并症无不良影响；⑤对血脂、血糖、血尿酸代谢及胰岛素分泌无不良影响；⑥半衰期长，每日服药一次能有效地控制血压达 24h，不仅可大大增加患者服药的顺从性，而且还可减少血压高峰期心脑血管意外事件的发生。因为在血压高峰期易出现冠脉痉挛、动脉粥样硬化斑块破裂、血小板聚集率增加及血栓形成等病理变化，故易发生脑卒中及急性肌梗死；⑦改善患者生活质量，副作用小；⑧价格合理。

根据以上评定标准，多数人认为 ACEI 及钙拮抗剂是目前较理想的降压药。

3.降压药物的合理使用

主张个体化用药，小剂量多种药物联合应用的原则。近年来新的降压药不断问世，总的说来，利尿剂、β阻滞剂、钙拮抗剂、α阻滞剂及血管紧张素转换酶抑制剂等均可作为第一线的降压药。新的阶梯治疗方案也体现了个体化用药的原则。

(1)个体化用药：根据患者年龄、血生化改变、靶器官损害、血压值及其并发症等因素选择用药。高血压无靶器官损害及合并病者，可根据年龄选择降压药，年轻患者多伴有心排出量增加、脉压大、血压波动大及心动过速等交感神经兴奋状态；应首选β阻滞剂。老年患者主要由于外周血管阻力升高，故应首选钙拮抗剂及 ACEI。

有并发症或合并症的降压药物的选择如下：①脑梗死：CAT(钙拮抗剂)、ACEI。②TAI：CAT。③心力衰竭：ACEI、利尿剂。④心肌缺血：CAT、ACEI、β阻滞剂。⑤肾功能损害：CAT、ACEI、利尿剂。⑥脂代谢异常：CAT、ACEI、α阻滞剂。⑦高尿酸血症痛风：CAT、ACET、α阻滞剂。⑧妊娠：CAT、α阻滞剂、拉贝洛尔。⑨支气管病变：CAT、ACEI、利尿剂。⑩外周血管病：CAT、ACEI。⑪糖尿病：CAT、ACEI、α阻滞剂。

(2)小剂量多种药物联合应用：其可提高疗效，减少副作用，改善生活质量，如固定小量的利尿剂及β阻滞剂和逐渐加量的 ACEI 的联合应用，对多数难治性高血压患者均能收到满意效果而且副作用小。

(3)新的阶梯疗法：其体现了个体化用药及小剂量多种药物联合应用的原则。新的阶梯疗法也可称为个体化的自由阶梯治疗。第一阶梯的关键在于针对患者具体情况选择第一线的降压药，即利尿剂、β阻滞剂、a阻滞剂、钙拮抗剂或 ACEI 中的任何一种。经 4 周的治疗后有 50%～60%的高血压患者的血压可获得满意的控制。40%～50%的患者需 2 种或 2 种以上的降压药联合应用才能使血压降至理想水平。

(四)高血压急症治疗

高血压急症主要包括：①急进型高血压；②高血压脑病；③高血压并颅内出血；④合并急性冠状动脉供血不足；⑤合并急性夹层动脉血肿；⑥合并急性左心衰肺水肿；⑦并脑外伤；⑧并大面积烧伤；⑨嗜铬细胞瘤危象发作；⑩术后高血压；⑪妊娠高血压子痫；⑫并大量鼻出血。

1.处理原则

高血压急症可根据其有无急性靶器官损害而分为两类：第一类常需在症状出现后 1h 内紧急降压；第二类是没有急性靶器官损害的高血压急症，包括急进型高血压及严重围手术期高血压，允许在 24h 内使血压降至适当水平，若不能明确区分哪一类时，则应按第一类处理。

2.高血压急症处理的注意事项

(1)高血压并脑卒中,应使血压维持在适当水平,即 140～150/90～100mmHg。血压过低,可致脑灌注不足,不宜使用神经系统抑制剂,如利舍平、胍乙啶,以免影响对神志的观察。当不能确定是脑出血或脑梗死时,应尽可能采用利尿剂降压,避免使用扩管药。

(2)并急性左心功能不全时,宜选用硝普钠、酚妥拉明、压宁定或硝酸甘油静滴,加用呋塞米静注,避免使用负性肌力药和增加心率的扩管药。

(3)并急性冠状动脉供血不足时,降压速度宜在 10～15min 内降至适当水平。慎用增快心率和心肌耗氧的降压药,可选用硝普钠或硝酸甘油静滴,或柳胺苄心定静注。

(4)动脉夹层急性期,此时应选择减慢心率,降低心肌收缩力的降压药,以防止夹层动脉瘤破裂,争取手术机会。可选用利舍平 1～2mg 肌注,每 6～12h 可重复,胍乙啶 10～25mg,每日一次,普萘洛尔 10～40mg,每日 4 次联合治疗。

六、疗效评定标准

1979 年制定的全国高血压药物疗效评定标准如下。

(1)显效:舒张压下降≥1.33kPa(10mmHg)且降至正常,或下降≥2.67kPa(20mmHg)。

(2)有效:舒张压下降≥1.33kPa(10mmHg)而<2.87kPa(20mmHg)或下降<1.33kPa(10mmHg)但已至正常水平,或收缩压下降≥4kPa(30mmHg)。

(3)无效:血压下降未达上述标准。

第二节　心力衰竭

心力衰竭是一种复杂的临床综合征,是由于各种心脏结构异常或功能障碍,导致心室充盈或射血能力受损,出现心脏排血量下降,并伴有肺瘀血和外周水肿症状。其主要表现是呼吸困难和疲乏,最终影响患者的功能状态和生活质量,但临床表现并非同时出现,有些患者运动受限,但是无明显液体潴留,而另一些患者主要表现为水肿,为呼吸困难和疲乏症状较轻,由于并非所有患者在疾病初期和发展过程中都有容量负荷过重,因此“心力衰竭”这一术语比“充血性心力衰竭”更恰当。

1.病因

从病理生理角度看,心肌舒缩功能障碍可分为原发性心肌损害和心脏长期负荷过重,心肌由代偿最终发展为失代偿两大类。

(1)原发性心肌收缩、舒张功能障碍:冠心病、高血压性心脏病、心肌病、肺心病、瓣膜病等均可致心衰。各种致病因素导致的心肌损害,如风湿性或病毒性心肌炎;冠状动脉疾病导致的严重而持久的心肌缺血使心肌细胞变性或死亡;原发性心肌损害,如原发性扩张型、肥厚型或限制型心肌病;药物中毒,如阿霉素中毒;心肌代谢异常,如心肌淀粉样变、酒精性心肌病等。另外,如某些微量元素的缺乏,如与硒缺乏有关的克山病等。

(2)心脏负荷过重。

压力负荷(后负荷)过重:压力负荷(后负荷)过重见于高血压、主动脉瓣狭窄、肺动脉高压、肺动脉瓣狭窄等左右心室收缩期阻力增加的疾病。

容量负荷(前负荷)过重:容量负荷(前负荷)过重见于以下 3 种情况:①心脏瓣膜关闭不全致血液反流,如主动脉瓣关闭不全、二尖瓣关闭不全等。②左、右心或动静脉分流性先天性心血管病,如动脉导管关闭。③伴有全身血容量增多或循环血量增多的疾病,如慢性贫血、甲状腺功能亢进症等,心脏的容量负荷也必然增加。

2.诱因

基于上述病因,诱发心力衰竭因素包括:①急性感染,常见为呼吸道感染;②血容量增加,过多地输入钠盐和水,静脉输液过多、过快等;③过度体力劳动或情绪激动;④心律失常,如房颤是诱发心力衰竭最常见的诱因,其他的快速性心律失常以及严重的缓慢性心律失常均可诱发心力衰竭;⑤其他因素如药物使用不当,如强心剂不足或过量,某些抑制心肌收缩的药物应用不当等。

3.分类

(1)按心力衰竭起病及其病程发展速度分类。①急性心力衰竭:急性心力衰竭起病急,发展迅速,心排血量在短时间内大幅度下降,此时机体代偿机制来不及代偿,该类型死亡率很高。常见于急性心肌梗死、严重的心肌炎等。②慢性心力衰竭:慢性心力衰竭起病缓慢,机体有充分时间动员代偿机制,只有到疾病的后期机体代偿能力丧失,心排血量不能满足代谢需要时,心力衰竭的临床表现才出现。常见于冠心病陈旧性心肌梗死、原发性心肌疾病、高血压、肺动脉高压、心脏瓣膜疾病等。

(2)按心力衰竭的发病部位分类。①左心衰竭:常见于冠心病、心肌病、高血压、二尖瓣关闭不全等。急性肾小球肾炎和风湿性心脏病是儿童和少年左心室衰竭的常见病因。②右心衰竭:多由左心衰引起,常见于慢性阻塞性肺部疾病、肺动脉高压、肺栓塞、二尖瓣狭窄等所致的后负荷过重而引发。③全心衰竭:使左右心同时受累的疾病,如风湿性心脏病,或由一侧心衰波及另一侧而演变为全心衰。

(3)按心肌收缩与舒张功能的障碍分类。①收缩性心力衰竭:因心肌收缩功能障碍而引起的心力衰竭,如心肌炎、心肌病、冠心病等,主要因心肌细胞的变性、坏死所致。②舒张性心力衰竭:主要因心脏的主动舒张和心脏的顺应性下降所致,如高血压性心脏病、肥厚性心肌病等。

一、慢性心力衰竭

(一)临床表现

1.左心衰竭

(1)症状:以肺瘀血及心排血量降低为主要表现,临床表现为不同程度的呼吸困难。劳力性呼吸困难:是左心衰竭最早出现的症状,因患者活动而发生的呼吸困难,休息后可减轻或消失。主要是由于体力活动时,回心血量增多,肺瘀血加重,肺的顺应性降低,通气做功增大,患者感到呼吸困难。端坐呼吸:即心衰患者平卧时呼吸困难加重而被迫采取端坐位或半卧位以减轻呼吸困难的状态。其机制为:①端坐时部分血液因重力作用转移到躯体的下半部位,使肺瘀血减轻;②端坐时膈肌下降,胸腔容量增加,肺活量增加;③坐位可减少水肿液的吸收,使肺瘀血减轻。夜间阵发性呼吸困难:患者夜间入睡后因突感气闷被惊醒,在端坐咳喘后缓解,这是左心衰竭的典型表现。其发生机制为:一是患者平卧后,膈肌抬高,胸腔容积减少,不利于通气;二是入睡后迷走神经相对兴奋,使支气管收缩,气道阻力增大;三是入睡后由于中枢神经系统处于相对抑制状态,反射的敏感性降低,只有当肺瘀血使 PaO_2 下降到一定程度,才刺激呼吸中枢,使通气增加,患者被惊醒而感到呼吸困难。心源性哮喘:夜间阵发性呼吸困难严重时伴有哮鸣音,称之为"心源性哮喘"。急性肺水肿:是心源性哮喘的进一步发展,是左心衰竭呼吸困难最严重的形式。咳嗽、咳痰、咯血:咳嗽、咳痰是肺泡和支气管黏膜瘀血所致,开始常于夜间发作,坐位或立位减轻,白色浆液性泡沫痰为其特点,可出现痰中带血,有时也会出现大咯血。疲倦、乏力、头晕、少尿:疲倦、乏力、头晕、少尿是由于心排血量减低,组织、器官血液灌注不足所致。

(2)体征。①肺部湿性啰音:由于心衰时肺毛细血管压增高,液体渗出到肺泡所致。②心脏体征:一般均有心脏扩大、肺动脉瓣区第二心音亢进、舒张期奔马律等。

2.右心衰竭

(1)症状。①消化道症状:胃肠道及肝脏瘀血引起腹胀、食欲不振、恶心、呕吐等症状,是右心衰竭最常见的表现。

②劳力性心慌、呼吸困难:表现为患者随活动而发生心慌及呼吸困难,休息后可减轻。其劳力性呼吸困难的程度视左心功能受损的程度而定。

(2)体征。①水肿:常出现于身体最低垂的部位,常为对称性、可压陷性,当出现水肿时可同时表现双侧的胸腔积液,如为单侧的胸腔积液,则以右侧多见,可能与右膈下肝瘀血有关。②体静脉压增高:表现为颈静脉搏动增强、怒张、充盈及肝颈静脉反流征阳性。③肝脏瘀血肿大:肝脏肿大伴压痛,持续性右心衰竭可导致心源性肝硬化,晚期可出现黄疸及腹水。④心脏体征:除原有的心脏病体征外,右心衰时可闻及因右心室扩大而出现三尖瓣关闭不全的反流性杂音。

3.全心衰竭

右心衰竭继发于左心衰导致全心衰竭,这时因左心衰竭出现的呼吸困难等症状可有所减轻。全心衰竭时可同时出现左、右心衰竭的临床表现。

(二)诊断

心力衰竭的诊断应综合病因、病史、症状、体征及客观检查而确定。首先应有明确的器质性心脏病诊断,其次心力衰竭的症状,即左心衰竭的肺瘀血引起的不同程度的呼吸困难,右心衰竭的体循环瘀血引起的颈静脉怒张、肝大、水肿等是诊断心力衰竭的重要依据。

(三)鉴别诊断

1.支气管哮喘

心源性哮喘和支气管哮喘的鉴别,前者多见于有高血压或慢性心瓣膜病史的老年人,后者多见于有过敏史的青少年。前者发作时必须坐起,重症者肺部有干湿啰音,甚至咳粉红色泡沫痰,后者不一定坐起,咳白色黏痰后呼吸困难可减轻,肺部听诊以哮鸣音为主。

2.心包积液、缩窄性心包炎

心包积液、缩窄性心包炎是由于腔静脉回流受阻所致,同样可引起肝大、下肢浮肿等表现,应根据病史、心脏及周围血管征进行鉴别,超声心动图检查可确诊。

3.肝硬化腹水伴下肢浮肿

肝硬化腹水伴下肢浮肿应与慢性右心衰竭鉴别,除基础心脏病体征有助于鉴别外,非心源性肝硬化不会出现颈静脉怒张等上腔静脉回流受阻的体征。

(四)治疗

心力衰竭治疗的原则和目的不仅在于缓解症状,还必须采取综合治疗措施以达到减轻心脏负荷、增强心肌收缩力和减轻水、钠潴留的目的。以防止心肌损害的进一步加重,提高运动耐量,延长生存期,最终降低死亡率。

1.心力衰竭的一般治疗

(1)去除或缓解基本病因:如控制高血压,药物、介入及手术治疗改善心肌缺血,慢性心脏瓣膜患者的换瓣手术及先心病的手术治疗等。

(2)去除诱发因素:如控制感染,纠正贫血和电解质紊乱,控制快速性心律失常等。

(3)改善生活方式,降低心脏损害的危险性:戒烟、戒酒,肥胖者控制体重,控制高血压、高血脂、糖尿病。饮食宜低脂、低盐,重度心力衰竭患者应限制液体入量,根据心力衰竭的程度采取适当的动态运动。

2.心力衰竭的药物治疗

(1)利尿剂:利尿剂通过抑制肾小管特定部位钠或氯的重吸收遏制心力衰竭的钠潴留,减少静脉回流而减轻肺瘀血,降低前负荷而改善心脏功能。常用的利尿剂有袢利尿剂,如呋塞米;作用于远曲肾小管的噻嗪类,如氯噻嗪和氯噻酮;以及保钾利尿剂,如螺旋内酯氨苯蝶啶等。所有利尿剂均能增加尿量和钠排量,但其药理学特性各异。袢利尿剂增加钠排泄可达钠滤过负荷的 20%～25%,且能增加游离水的清除。除肾功能严重受损(肌酐清除率<5mL/min)者外,一般均能保持其利尿效果。相反,噻嗪类增加尿钠排泄的分数仅为钠滤过负荷的 5%～10%,使游离水的排泄趋于减少,而且,肾功能中度损害(肌酐清除率<30mL/min)时就会失效。因此,袢利尿剂是多数心力衰竭患者的首选药物。心力衰竭时利尿剂的应用要点:所有心力衰竭患者,有液体潴留的证据或原先有过液体潴留者,均应给予利尿剂。NYHA心功能Ⅰ级患者一般不需要应用利尿剂。利尿剂缓解症状较其他药物迅速。利尿剂可以在数小时或数天缓解肺部和周围水肿,而其他药物的临床作用可能需要数周或数月才能起效。在治疗心力衰竭的药物中,利尿剂是唯一一种可以减少液体潴留的药物。利尿剂不能单独用于心力衰竭的治疗,单独使用利尿剂不可能保持心力衰竭患者长期稳定,利尿剂可以和地高辛、血管紧张素转换酶抑制剂和β受体阻滞剂联合使用,可减少临床失代偿的危险性。利尿剂通常从小剂量开始逐渐加量,呋塞米疗效与剂量呈正相关,一旦病情控制,即可以最小有效剂量长期维持,但仍应根据液体潴留情况随时调整剂量。每日体重的变化是最可靠的监测利尿剂效果和调整利尿剂剂量的指标,通常每日体重减少 0.5～1.0kg 为宜。适当使用利尿剂是应用其他药物治疗心力衰竭的基础。利尿剂剂量太小可能引起液体潴留,将削弱血管紧张素转换酶抑制剂的治疗反应,并增加β受体阻滞剂作用的危险;相反,利尿剂过量,可导致血容量不足,增加血管紧张素转换酶抑制剂和血管扩张剂发生低血压的危险性,并增加血管紧张素转换酶抑制剂或血管紧张素受体拮抗剂发生肾功能不全的危险性。合理使用利尿剂是治疗心力衰竭的很重要步骤。出现利尿剂抵抗时(常伴有心力衰竭的恶化),可用治疗方法包括:①静脉给

予利尿剂,如呋塞米持续静脉滴注(1～5mg/min);②2种或2种以上的利尿剂合用;③应用增加肾血流的药物(如短期应用小剂量的多巴胺或多巴酚丁胺)。

利尿剂的不良反应:①电解质的丢失,出现低血钾、低血钠及代谢性碱中毒等。②神经内分泌的激活。大量用药可出现耳聋,多数可逆,少数不可能恢复。③低血压和氮质血症。长期用利尿剂,可出现高尿酸血症,可诱发痛风症状。

(2)血管紧张素转换酶抑制剂(ACEI):目前治疗心力衰竭的理念已发生根本性的转变,从短期的血流动力学/药理学措施转变为拮抗神经内分泌激素,以逆转发生心力衰竭的病理基础心室重构,因此拮抗神经内分泌激素药物开始广泛地应用于心力衰竭的治疗,成为治疗心力衰竭的新里程碑。许多大规模的临床试验,如 MERIT-HF、COPERNICUS、CAPRICORN、GISSI-3、TRACE(Update)、ISIS-4 等,均已证实了其在治疗心力衰竭中的益处。

血管紧张素治疗心力衰竭的主要机制如下:①抑制肾素血管紧张素转换酶;②作用于激肽酶Ⅱ,抑制缓激肽的降解,提高缓激肽水平;③逆转心肌肥厚和心血管重塑;④增加运动耐量,提高生活质量。

血管紧张素转换酶抑制剂在心力衰竭中的应用要点:全部收缩性心力衰竭患者必须应用血管紧张素转换酶抑制剂,包括无症状性心力衰竭、左心室射血分数小于45%的患者,除非有禁忌证或不能耐受者。

告知患者事项:①疗效在数周或数月后才出现,即使症状未改善,仍可降低疾病进展的危险性。②不良反应可能早期发生,但不妨碍长期治疗。血管紧张素转换酶抑制剂可无限期使用,一般与利尿剂合用,如无液体潴留时也可单独使用,一般不用补充钾盐。服用血管紧张素转换酶抑制剂前,应注意以下情况:血压、肾功能是否正常;血清钾及钠水平是否正常;是否在服用利尿剂;有无循环血容量不足的表现等。

血管紧张素转换酶抑制剂禁忌证或须慎用的情况:对血管紧张素转换酶抑制剂有致命性不良反应的患者,如血管神经性水肿、无尿性肾衰或妊娠妇女,应绝对禁用。以下情况须慎用:①双侧肾动脉狭窄。②血肌酐水平显著增高[<225.2μmol/L(3mg/dL)]。③高钾血症。④低血压(收缩压<90mmHg)。低血压患者须经其他处理,待血流动力学稳定后再决定是否应用血管紧张素转换酶抑制剂。

血管紧张素转换酶抑制剂的剂量必须从小剂量开始,如能耐受则每隔3～7d剂量加倍。滴定剂量及过程需个体化,用药前须注意利尿剂的最合适剂量,必要时先停用利尿剂1～2d。起始治疗1～2周后应监测肾功能和血钾,以后定期复查。血管紧张素转换酶抑制剂的目标剂量或最大耐受量不存在根据患者治疗来决定,只要患者能耐受,可一直增加到最大耐受量,即可长期维持应用。

血管紧张素转换酶抑制剂不良反应:具有两方面的不良反应。①与血管紧张素Ⅱ抑制剂有关的不良反应包括低血压、肾功能恶化、血清肌酐浓度上升、钾潴留。②与激肽积聚有关的不良反应,如咳嗽和血管性水肿。

(3)β受体阻滞剂:β肾上腺素受体阻滞剂,像血管紧张素转换酶抑制剂一样,是通过影响神经内分泌系统起作用的,β肾上腺素受体阻滞剂通过抑制交感神经可防止心衰病情的发展。其治疗心力衰竭的可能机制为:①拮抗升高的交感神经系统,阻断内分泌激活;②使β受体上调,介导传导信息传至心肌细胞;③通过减慢心率增加心肌收缩力;④改善心肌松弛,增加心室充盈;⑤提高心室的电稳定性;⑥抑制心室不良重构。

目前用于心力衰竭的 β 受体阻滞剂有选择性 β_1 受体阻滞剂,如美托洛尔、比索洛尔,兼有 β_1、β_2 和 α_1 受体阻滞剂,如卡维地洛、布新罗尔。

β 受体阻滞剂在心力衰竭中的应用要点:①β 受体阻滞剂治疗应常规用于临床病情稳定的左室收缩功能不全的患者(射血分数小于 40%)和正在接受血管紧张素转换酶抑制剂的患者,有水钠潴留的心衰患者须应用利尿剂和地高辛等标准治疗,病情稳定后始可应用。②对左室收缩功能障碍,且没有症状的患者,在进行包括血管紧张素转换酶抑制剂标准治疗的同时,可考虑应用 β 受体阻滞剂治疗。③为了保证患者的安全,在应用 β 受体阻滞剂治疗前,可先给予标准治疗稳定一段时间,开始应用 β 受体阻滞剂时,需要对患者进行详细的基本临床评估(临床状态稳定,患者没有出现急性失代偿或容量负荷过重的情况,4d 内未静脉用药,无液体潴留且体重稳定)。④β 受体阻滞剂应用时,应从小剂量开始,每增加剂量或有症状恶化时均需重新临床评估,患者在起始应用 β 受体阻滞剂或逐渐加药过程中,若出现心衰的恶化或其他副作用,可联合应用药物,或减少 β 受体阻滞剂的用量,或暂时退出治疗。

应告知患者:①症状改善常在治疗 2～3 个月后才出现,即使症状不缓解,也能防止疾病的进展;②不良反应常发生在治疗的早期,一般不妨碍长期用药。

β 受体阻滞剂不能应用于"抢救"急性心力衰竭,包括难治性心力衰竭需静脉给药者。NYHA 心功能Ⅳ级心力衰竭患者,需待病情稳定(4 天内未静脉用药,已无液体潴留且体重稳定)后,在严密监护下由专科医师指导应用。应在血管紧张素转换酶抑制剂和利尿剂基础上加用 β 受体阻滞剂,必要时应用地高辛。

β 受体阻滞剂的禁忌证:支气管痉挛性疾病;心动过缓(心率<60 次/min);Ⅱ度及以上房室传导阻滞(除非已安装起搏器);有明显液体潴留,需大量利尿者,暂时不能应用。

β 受体阻滞剂的起始和维持治疗:起始治疗前患者须无明显液体潴留,体重恒定,利尿剂以维持在最合适剂量。应用时从小剂量开始,每 2～4 周剂量加倍,达最大耐受量或目标剂量后长期维持,应按照患者的治疗反应来确定剂量。

(4)洋地黄制剂:洋地黄制剂通过抑制心肌细胞膜 Na^+/K^+-ATP 酶,使细胞内 Na^+ 水平升高,促进 Na^+-Ca^{2+} 交换,细胞内 Ca^{2+} 水平提高,而发挥正性肌力作用。长期以来,洋地黄对心力衰竭的治疗主要归因于对正性肌力的作用。最近研究表明,洋地黄可通过降低神经内分泌系统的活性起到治疗作用。地高辛是唯一被美国 FDA 确认能有效地治疗慢性心力衰竭的洋地黄制剂,目前应用最为广泛。

洋地黄在心力衰竭治疗中的应用要点:

①地高辛应用的目的在于改善收缩性心力衰竭患者的临床症状,应与利尿剂、某种血管紧张素转换酶抑制剂和 β 受体阻滞剂联合应用。地高辛也可用于伴有快速心室率的心房颤动的患者。对心力衰竭合并房颤伴快速心室率患者,不建议使用大剂量(大于 0.25mg/d)地高辛控制心室率,如果控制心室率,可加用 β 受体阻滞剂。不用于心脏功能Ⅰ级患者。②地高辛常用量 0.125～0.25mg/d。70 岁以上、肾功能减退者宜用 0.125mg/d。每日一次或者隔日一次。在治疗心力衰竭时很少需用较大剂量(0.375～0.5mg/d),开始治疗时也不需要传统的快速洋

地黄化。

虽然有学者主张应用地高辛血清浓度测定指导选择地高辛的合适剂量,但尚无证据支持这一观点。

洋地黄的不良反应:心律失常,室性期前收缩发生率为45.4%,房室性发生心动过速为22.3%,房性心动过速伴阻滞为12.7%等;胃肠道症状,表现畏食、恶心、呕吐、腹泻甚至腹痛;神经精神症状,常见头痛、头晕、疲倦和嗜睡,有时可出现神经痛、失语、幻觉、谵妄等。

(5)可供选择的其他药物。

醛固酮拮抗剂的应用:已证实人体心肌细胞有醛固酮受体。醛固酮除引起低钾、低镁外,可导致自主神经功能失调,交感神经激活而副交感神经活性降低。而且,醛固酮可促进Ⅰ型、Ⅲ型胶原纤维的增生,促进心肌重塑,特别是心肌纤维化,从而促进心力衰竭的发展。醛固酮逃逸现象的存在,决定了是否在血管紧张素转换酶抑制剂的基础上加用醛固酮受体拮抗剂,从而进一步抑制醛固酮的副作用,可望有更大益处。

临床应用建议:对于左室收缩功能障碍接受标准治疗的严重心力衰竭患者,应考虑服用小剂量的醛固酮拮抗剂,如螺内酯,但应注意高钾血症或疼痛性乳腺增生症的发生。一旦发生应停药。轻度至中度心力衰竭患者使用螺内酯的疗效尚不清楚。

血管紧张素受体拮抗剂:与血管紧张素转换酶抑制剂不同,血管紧张素受体拮抗剂 $[(Ang)-Ⅱ]$ 可阻断经血管紧张素转换酶和非血管紧张素转换酶途径产生的 $AngⅡ$ 和 $AngⅡ_1$ 与受体的结合。因此,理论上此类药物对 $AngⅡ$ 不良作用的阻断比血管紧张素转换酶抑制剂更直接、更完整。应用血管紧张素受体拮抗剂后血清 $AngⅡ$ 水平上升,与 $AngⅡ_2$ 受体结合加强,可发挥有力的效应。血管紧张素受体拮抗剂对缓激肽的代谢无影响,因此,通过提高血清缓激肽浓度不能发挥对心力衰竭有利的作用,但也不会产生可能与之有关的不良反应。

临床应用建议:血管紧张素受体拮抗剂治疗心力衰竭有效,但其疗效是否相当或优于血管紧张素转换酶抑制剂,尚未定论,当前仍不宜以血管紧张素转换酶抑制剂取代血管紧张素受体拮抗剂广泛用于心力衰竭治疗。应用过血管紧张素转换酶抑制剂和能耐受血管紧张素转换酶抑制剂的心力衰竭患者,仍以血管紧张素转换酶抑制剂为治疗首选。不能耐受血管紧张素转换酶抑制剂患者可用血管紧张素受体拮抗剂代替之。

环磷酸腺苷依赖性正性肌力药物的静脉应用。主要包括:①β肾上腺素激动剂,如多巴酚丁胺;②磷酸二酯酶抑制剂,如米力农。这两种药物均能通过提高细胞内 cAMP 水平而增加心肌收缩力,而且兼有外周血管扩张作用,短期应用均有良好的血流动力学效应,但不主张长期应用。临床应用建议:①对心衰患者不主张长期使用非洋地黄类正性肌力药物,因会增加死亡率,只有在难治性心衰、病情非常严重并危及生命时才应用;②各种原因引起急性心衰,如心脏手术后心肌抑制所致急性心衰;③慢性心力衰竭患者病情急剧恶化,对利尿剂、地高辛和血管扩张剂联合治疗无效时可短期应用,有助于病情稳定以争取下一步治疗机会;④为终末期心力衰竭患者争取下一步治疗机会,等待心脏移植供体是一种有效治疗方法;⑤推荐剂量,多巴酚丁胺 $2\sim5\mu g/(kg·min)$;米力农 $50\mu g/(kg·min)$ 负荷量,继以 $0.375\sim0.75\mu g/(kg·min)$。

3.舒张性心力衰竭的治疗

舒张性心功能不全由于心室舒张不良使左室舒张末压升高,而致肺瘀血,多见于高血压、冠心病,但可同时合并收缩功能不全,如果客观检查显示左室舒张末压增高、心室射血分数正常则表明以舒张功能不全为主。最常见的舒张功能不全见于肥厚性心肌病。

治疗方法:

(1)控制收缩期和舒张期高血压。

(2)应用β受体阻滞剂减慢心率,延长心脏舒张期,改善左室充盈和增加舒张末容量,负性肌力作用可降低耗氧量,改善心肌缺血,抑制交感神经的血管收缩,降低后负荷。

(3)血管紧张素转换酶抑制剂减少血管紧张素Ⅱ的形成,降低交感神经活动,减少醛固酮分泌,改善心肌顺应性,降低室壁应力和硬度,故可改善舒张功能。

(4)钙拮抗剂使钙离子进入细胞内减少,维拉帕米可减慢心率,延长心脏舒张期,因此可改善舒张性心力衰竭患者的临床症状。

(5)对肺瘀血症状明显者,可适量应用静脉扩张剂或利尿剂降低前负荷,但不宜过度,若过分的减少前负荷可使心排血量下降。

(6)存在混合性舒张功能不全时,适当选用洋地黄类药物与改善舒张功能药物合用是有益的。

4.难治性心力衰竭

难治性心力衰竭是指经适当的应用洋地黄制剂、利尿剂和血管紧张素转换酶抑制剂、其他血管扩张剂、β受体阻滞剂治疗,消除合并症和诱因后,心力衰竭症状和体征未能得到改善,甚至恶化。

对每位难治性心力衰竭患者,都应进行全面的重新评估,包括:所有的心脏病诊断是否正确;引起心力衰竭的主要病理生理异常原因;有无使心力衰竭持续的并发症或心外因素,如风湿活动、感染性心内膜炎、贫血、甲状腺功能亢进、电解质紊乱、洋地黄过量、反复发生的小面积肺栓塞等;既往治疗中有无使心力衰竭加重或恶化的因素存在。在治疗上除强化标准治疗外,应着重于液体潴留的治疗,神经体液拮抗剂的使用,血管扩张剂和正性肌力药物的合理应用,以及机械和外科的治疗方法等。

二、急性心力衰竭

急性心力衰竭是指由于急性心脏病变引起心排血量、急剧降低,导致组织器官灌注不足和急性瘀血综合征。临床上急性左心衰较为常见,是严重的急危重症,抢救是否及时、合理与预后密切相关。

(一)病因和发病机制

心脏解剖或功能的突发异常,心排血量急剧降低和肺静脉压突然升高均可发生急性左心衰竭。常见的病因包括:①与冠心病有关的急性广泛前壁心肌梗死、乳头肌梗死断裂、室间隔破裂穿孔等;②感染性心内膜炎引起的瓣膜穿孔、腱索断裂所致瓣膜性急性反流;③其他,如高血压心脏病发生血压急剧升高,原有心脏病的基础上发生快速性心律失常或严重缓慢性心律失常,输液过多、过快等。

主要的病理生理基础是心脏收缩力突然严重减弱,心排血量急剧减少,或左室瓣膜急性反流,左室舒张末压迅速升高,肺静脉回流不畅。由于肺静脉压迅速升高,肺毛细血管压随之升高使血管内液体渗入到肺间质和肺泡内,形成急性肺水肿。

(二)临床表现

突发严重的呼吸困难,呼吸频率长达 30～40 次/min,强迫坐位,面色苍白、发绀、大汗、烦躁,同时频繁咳嗽,咳粉红色泡沫样痰。随病情持续,血管反应减弱,血压下降。

肺水肿如果不及时纠正,则导致心源性休克。听诊双肺布满湿性啰音和哮鸣音,心尖部第一心音减弱,频率快,同时有舒张早期第三心音而构成奔马律,肺动脉瓣第二心音亢进。

(三)诊断

根据典型的症状和体征,一般可做出诊断。

(四)鉴别诊断

急性呼吸困难应与支气管哮喘相鉴别,心源性休克与其他原因所致的休克相鉴别。

(五)治疗

心力衰竭是内科:急症之一,及时发现并采取积极有效的治疗措施,常可挽救患者的生命。治疗措施应在对症治疗的同时给予积极预防病因以及诱发因素。

1.体位

患者取坐位或半坐位,双下肢下垂,以减少静脉回心血量,减轻心脏前负荷。必要时可四肢轮流结扎止血带,使动脉血流保持通畅,静脉回流受阻,使肺循环血流减少,肺水肿迅速得到改善。

2.给氧

可经鼻导管输氧,开始氧流量 2～3L/min,也可达 6～8L/min,有条件时可行面罩给氧或正压呼吸,薄膜氧和器给氧治疗效果更好。

3.抗泡沫治疗

使用酒精吸氧(即氧气流经含量 50%～70%酒精的湿化瓶)或使用有机硅消泡剂。

4.止痛镇静剂

对急性心力衰竭,尤其肺水肿患者,有必要及时应用镇静剂,可缓解呼吸困难,常用的有吗啡和哌替啶。

(1)吗啡:10mg 吗啡用 10mL 25%葡萄糖稀释,以 3～5mL 静脉注射,必要时 3～5min 可重复一次,直至总量为 10mg。下列情况禁用吗啡:低血压或休克;晚期危重患者;出现呼吸抑制者;有严重缺氧和二氧化碳潴留;昏迷患者;支气管哮喘等。

(2)哌替啶:疗效较吗啡差,仅适用于对吗啡有禁忌证、不能耐受吗啡者。哌替啶 100mg 相当于吗啡 10mg 疗效。

5.快速利尿

呋塞米 20～40mg 或依他尼酸 25～50mg 静脉注射,可减少血容量,降低心脏前负荷,缓解肺瘀血。

6.血管扩张剂

对任何病因引起的急性左心衰竭(二尖瓣狭窄伴有明显肺动脉高压除外)均有良好效果。常用血管扩张剂有以下两种。

（1）硝普钠：是一种作用强、起效快、持续时间短暂的均衡血管扩张剂，既能扩张小动脉，又能松弛小静脉平滑肌，同时减轻心脏前后负荷，为急性左心衰肺水肿治疗首选，是目前临床常用药。血压偏高或正常者，应用硝普钠 50mg，加入 5% 250mL 葡萄糖注射液，静脉滴注，开始时 $15\sim30\mu g/min$，在严密观察下逐渐增加至 $50\sim100\mu g/min$，用药过程中密切观察血压，使血压维持在 100/60mmHg 左右为宜，如肺水肿合并低血压或休克，可用硝普钠与多巴胺联合疗法。硝普钠的主要副作用是低血压，而多巴胺可调节动脉血管张力，增加心肌收缩力，升高血压，扩张肾动脉，具有改善肾血流的作用。两者联合用药可降低心室前后负荷，避免血压过度下降。

（2）硝酸盐制剂：硝酸甘油主要通过减少回心血量，降低左室容量和室壁张力，减轻心脏前负荷和心肌耗氧量而增强心肌收缩力，提高心排血量发挥治疗作用。给药方法：硝酸甘油 $2\sim5mg$ 加入 5% 250mL 葡萄糖注射液中缓慢静滴，开始时 $5\sim10\mu g/min$，以后可根据治疗反应调整药物剂量。最大剂量不超过 $200\mu g/min$，一般需 $50\sim100\mu g/min$，以收缩压监测，维持收缩压不低于 100mmHg 或心率不增至 110 次/min。硝酸甘油 0.5mg 舌下含服，也可迅速降低静脉回流，降低肺毛细血管压力。

7.强心苷

毛花苷 C 0.4mg 或毒毛花苷 K 0.25mg 稀释于 25% 10mL 葡萄糖，缓慢静脉注射，若病情无好转，1.5h 后可重复给药。若发病后用过洋地黄类药物，宜从小剂量开始，并密切观察其疗效反应，再予以调整。

8.静脉注射地塞米松

静脉注射地塞米松 $10\sim20mg$，可降低周围血管阻力，减少回心血量和解除支气管痉挛。

9.静脉放血

尤其适用于大量快速输液、输血所致的急性肺水肿，对严重的二尖瓣狭窄或主动脉病变引起的肺水肿，用静脉穿刺或切开放血（$300\sim500mL$）可减少过多的血容量。若有酸中毒，可同时给予纠正酸中毒的治疗。

10.气管插管加压给氧

气管插管加压给氧及人工正压呼吸是对抗急性肺水肿抢救时行之有效的方法。

11.机械辅助循环

主动脉内气囊反搏术（IABP）对各种药物治疗无效的患者或伴有休克患者可考虑应急使用。

第三节　高脂血症和高脂蛋白血症

一、概述

当血浆脂质浓度超过正常高限时，称为高脂血症。血浆脂蛋白超过正常高限时，称为高脂蛋白血症。由于大部分脂质与血浆蛋白结合而运转全身，因此，高脂血症常反映了高脂蛋白血症。高脂血症是冠心病的主要危险因子。长期以来,血胆固醇水平是临床上对冠心病进行观察和诊断的主要指标之一,随着对血脂的深入研究,甘油三酯和动脉粥样硬化的关系也受到重视,但是胆固醇、甘油三酯与动脉粥样硬化之间的关系并非如此简单,已经发现,单用胆固醇水平预测 65 岁以上老年人的冠心病并不可靠,经统计学分析发现甘油三酯也不是冠心病的独立危险因素。20 余年来,由于研究手段和分析方法的发展,对各种脂蛋白成分、功能、血脂与血小板、前列腺素、血栓素等关系的深入了解,尤其是脂蛋白概念的引入,对血栓与动脉粥样硬化的关系,也有新的认识。近年来,以脂蛋白(α)作为预测冠心病的独立危险因素,对动脉粥样硬化(AS)发生机制的研究有了重大进展。

(一)血浆脂质和脂蛋白组成

1.血脂的组成

血浆中主要血脂成分为胆固醇(TC)、甘油三酯(TG)、磷脂和游离脂肪酸、微量类固醇激素和脂溶性维生素等。

2.脂蛋白的组成

血浆中脂质与蛋白质结合称为脂蛋白。应用高速离心法技术,按其颗粒密度不同,可分为乳糜微粒(CM)、极低密度脂蛋白(VLDL)、中间密度脂蛋白(IDL)、低密度脂蛋白(LDL)及高密度脂蛋白(HDL)。HDL 又可进一步分出亚组,如 HDL_2、HDL_3 等。应用电泳技术,因不同的脂蛋白含有不同的蛋白质,其表面电荷也各不相等,因此在同一电场内游动的速率也不一样,电泳流动最快的脂蛋白为 α 脂蛋白(与 α 球蛋白相当),其次为前 β 脂蛋白(在 β 球蛋白之前),再次为 β 脂蛋白(与 β 球蛋白相当),而乳糜微粒则留在原位不动,按密度不同分离与电泳分离的脂蛋白对应关系如下。

CM——乳糜微粒:密度<0.95。漂浮系数:>400。电泳位置:原位。

VLDL——前 β 脂蛋白:密度 0.95～1.006。漂浮系数:20～400。电泳位置:β 带之前。

LDL——β 脂蛋白:密度 1.006～1.063。漂浮系数:0～20。电泳位置:β 带。

HDL——α 脂蛋白:密度 1.006～1.21。漂浮系数:沉降。电泳位置:α 带。

3.脂蛋白的结构

(1)血浆脂蛋白:颗粒多呈球形,其核心区由非极性脂质——甘油三酯和酯化胆固醇构成,在核心区周围由极性成分游离胆固醇、磷脂和蛋白质包围,也称为脂蛋白的表面部分或壳层。由于各种脂蛋白所含脂质和蛋白质的不同,其结构也略有区别,CM 和 VLDL 含有一个较大的 TG 核心区,这两种脂蛋白称为富含 TG 的脂蛋白,而 HDL 含蛋白质较多,因其表面主要被蛋白质占据,胆固醇和磷脂则分布于 TG 核心区和蛋白质表层之间。

(2)载脂蛋白血:浆脂蛋白中的蛋白质部分称为载脂蛋白,主要有下列几种:①apoA 又分apoA-Ⅰ、apoA-Ⅱ和 apoA-Ⅲ。apoA-Ⅰ由肠道分泌,在肝脏合成,是卵磷脂胆固醇酰基转移酶(LCAT)的激活剂,可促进 LDL、HDL 及 VLDL 中胆固醇代谢和酯化,也是促进细胞中游离胆固醇流出的主要因素。apoA-Ⅱ主要在肝脏和肠道合成。它是脂蛋白脂酶的激活剂。apoA-I 在小肠合成。②apoB 在载脂蛋白中最易导致动脉粥样硬化,主要形式是 $apoB_{100}$,在肝内合成,较少见的是 $apoB_{48}$,在肠内合成。$apoB_{100}$ 是 VLDL 和 LDL 中主要的 B 族蛋白,是LDL 受体的配体之一,其主要作用可能是调节受体介导的 VLDL 及 LDL 的摄取。③apoC 在肝内合成,作为 VLDL 组成部分释放入血循环中。apoC-Ⅰ存在 HDL、VLDL 中,是 LCAT 的激活剂。apoC-Ⅱ是脂蛋白脂酶(LPL)激活剂,在 apoC-Ⅱ完全缺乏时,其临床症状与家族性 LPL 缺乏症很相似。apoC-Ⅲ是 VLDL 及 HDL 中的一种糖蛋白,能抑制 LPL,apoCⅢ缺乏时常合并 apoA-Ⅰ缺陷。④apoD 可能是胆固醇脂的转运蛋白,把胆固醇酯从 HDL 转运到 LDL 及 VLDL 中。⑤apoE 在肝内合成,作为 VLDL 的组成部分被分泌在血循环中,是肝细胞识别和摄取携带有胆固醇的血浆脂蛋白的媒介。有研究认为巨噬细胞也能分泌 apoE。

在上述载脂蛋白中,以 apoB 最有临床意义,如Ⅳ型高甘油三酯血症患者同时伴有 apoB 升高者则易患冠心病,而 apoB 正常者则不易患冠心病。LDL 中的 apoB 水平与冠心病的相关性比总胆固醇或 LDL-C 更紧密。有研究报道称,有些有睑黄斑瘤者血脂及脂蛋白含量正常,但有高 apoB 血症,则易发生动脉粥样硬化。

(二)血浆脂蛋白的代谢

1.乳糜微粒(CM)

是在小肠黏膜细胞内合成。食物中的脂肪在小肠内消化分解成甘油、脂肪酸、甘油一酯等后被小肠黏膜吸收,在小肠黏膜细胞内重新合成甘油三酯,并与磷脂,胆固醇,apoB 和少量 apoA 结合形成新生的 CM,经淋巴系统再进入血循环,并接受以 HDL 上转移的 apoC。因此,CM 的主要功能为运输外源性甘油三酯。由于其分子较小,不易进入动脉壁,故与 AS 的关系较小。

在毛细血管上存在着 LPL,CM 随着血循环通过毛细血管时,CM 与 LPL 通过受体相结合,CM 上的 apoC,把 LPL 激活,在 LPL 的催化下,CM 中的 TG 不断分解成甘油和游离脂肪酸,或作为能源被组织细胞利用,或贮存于脂肪组织。在 TG 分解的同时,CM 壳层的 TC 和 apo 逐步转移到 HDL,CM 变成"残骸",最后在肝脏内完全分解。

2.极低密度脂蛋白(VLDL)

VLDL 主要在肝内合成。肝脏一方面把游离脂肪酸再脂化成 TG,另一方面把一部分糖类转化成 TG,TG 与其他脂质和载脂蛋白形成 VLDL 颗粒进入血循环,并接受 HDL 转运来的 apoC。因此,VLDL 主要功能为运输内源性 TC 到周围组织,在血中经 LPL 分解而形成 LDL,具有轻度致 AS 的作用。

VLDL 的分解代谢过程与 CM 相似,在血循环中通过毛细血管时,LDL 颗粒通过受体与血管壁上的 LPL 结合,apoC-Ⅱ把 LPL 激活,促使 VLDL 中的 TG 分解,同时 VLDL 表面的 TC、磷脂和载脂蛋白等物质转运到 HDL 上,但 apoB 不变,如此逐渐分解形成 IDL。目前认为,IDL 的分解最终生成 LDL,也可能有一部分 IDL 在肝脏内彻底分解,但 IDL 的继续分解过程仍不清楚,可能与肝甘油三酯酶活性有关。

3.低密度脂蛋白(LDL)

早期认为 LDL 完全是由肝脏合成的,但目前发现,LDL 可以是 VLDL 的分解产物。LDL 的分解产物代谢是在周围组织细胞内进行的。通过与细胞表面 LDL 受体结合,LDL 颗粒进入细胞与溶酶体结合形成囊泡,在溶酶体酸性水解酶的作用下,载脂蛋白分解成氨基酸,胆固醇酯分解成游离 TC 和脂肪酸。细胞内 TC 水平反过来又控制细胞内 TC 的合成和 LDL 受体的活性。游离 TC 可穿过细胞膜与 HDL 结合,由 HDL 携带转运到肝脏。

LDL 即 β 脂蛋白,主要含 TC 和 TC 酯,功能为运输 TC 到全身组织以合成细胞膜和肾上腺皮质激素,参与磷脂的运转和调节周围组织合成 TC,LDL 可进入血管内膜下层,刺激动脉壁平滑肌细胞,故极易致 AS 病变。

4.高密度脂蛋白(HDL)

HDL 主要由肝脏合成,部分由小肠合成,新生的 HDL 呈圆盘状,颗粒小,密度大,HDL 上的 apoA-I 有促进周围细胞中游离 TC 外流的作用。从细胞流出的游离 TC 与 apoA-Ⅰ形成复合体,在 HDL 上的 LCAT 被 apoA-Ⅰ激活,催化游离 TC 脂化成 TC 酯。HDL 不断接受细胞的游离 TC,并不断转化成 TC 酯。由于 TC 酯是非极性的,因此,同向 HDL 核心区汇集,HDL 逐渐由圆盘状转化成球状,同时颗粒变大,密度下降,这部分 HDL 称为成熟的 HDL。HDL 也接受 CM 和 VLDL 分解过程中转移来的 TC、磷脂和 apoA-Ⅰ,并同样在 LCAT 作用下,使游离 TC 转化成 TC 酯,携带 TC 酯的成熟 HDL 最终在肝脏分解,其 TC 随胆汁排出体外。

HDL 即 α 脂蛋白,主要含磷脂,可分为 HDL$_1$、HDL$_2$ 和 HDL$_3$ 功能为:①经 LCAT 的作用,清除机体细胞的 TC,并运到肝脏分解;②竞争结合 LDL 受体,减少周围细胞对 LDL 的摄取;③激活 LPL 使 TG 水解;④抑制 TC 合成;⑤抑制平滑肌细胞增生,保护内皮细胞不受损。

1975 年 Muller 提出 HDL-C 与冠心病发生呈负相关。美国 5 个城市调查资料发现HDL,从≥1.17mmol/L(45mg/dL)降为≤0.65mmol/L(25mg/dL)时,冠心病的发生率由 8% 上升为 18%。冠脉造影也证实 HDL 水平与冠脉狭窄程度呈显著负相关;动物实验还发现,凡易引起 AS 动物,如家兔,其 HDL 水平也相对较低。

5.脂蛋白(a),Lp(a)

Lp(a)是 1963 年由 Berg 首先发现并命名的,近年来较为重视。目前认为,Lp(a)是致 AS 的独立危险因素。Lp(a)是一种独立脂蛋白,其结构呈球状,颗粒直径为 23.5～25.0nm,分子量为 1.2～1.5×10^6,密度为 1.05～1.12mmol/L。其组成与 LDL 相似,两者含有相似的脂质部分,在蛋白组成方面,两者都含有 apoB,但 Lp(a)还含有一种特殊的 apo(a),通过二硫键与apoB 相连接,去除 apo(a)后的 Lp(a)不是 VLDL 或 LDL 的代谢产物,也不能转化为其他脂蛋白,而是一种独立的脂蛋白。Lp(a)在肝脏合成,由肝细胞分泌入血循环,血中 Lp(a)穿过内皮层进入内膜下与细胞外组织基质蛋白葡糖(PG)、氨基葡聚糖(GAGS)等成分结合,在内膜下间隙积聚,经修饰变形作用,被巨噬细胞表面受体识别、摄取,而后使巨噬细胞转化为泡沫细胞,进一步形成脂肪纹病变。体外试验表明,Lp(a)与 PG 和 GAGS 的亲和力远强于 LDL,促进 TC 酯化,从而使巨噬细胞转化为泡沫细胞的能力也更强。Lp(a)还能与 PG 竞争占据内皮细胞,单核巨噬细胞和血小板表面的 PG 受体。并与 PG 与 tPA 竞争纤维蛋白上的结合位点,因而可抑制 tPA 对 PG 的激活,使纤维酶的生成减少,纤溶活性减弱,促进局部血栓形成,并使Lp(a)所含 TC 在血栓内沉积,由此促使 AS 的形成。

国内临床研究报道表明,冠心病、脑卒中及其他 AS 疾病患者的 Lp(a)水平显著高于正常人群。且 Lp(a)水平与动脉狭窄程度密切相关。家族调查研究表明,在高 Lp(a)水平集中的家庭中,冠心病的发病率也较高,可不伴有其他血脂成分的异常,因此,认为 Lp(a)是冠心病早发的独立危险因子。也有作者认为,Lp(a)作为预测冠心病的危险因子较脂质和载脂蛋白更优。多数研究以 25～30mg/dL 作为危险界限。

(三)血脂与血小板、前列环素、血栓素、血液流变学和甲襞微循环的关系

1.与血小板的关系

据报道,高 TC 血症和(或)高 TG 血症中有血小板功能亢进引起血小板黏附、聚集和释放增强。用 VLDL 和 LDL 培养的血小板中也有类似发现,而 HDL 则起抑制作用。

2.与前列环素(PGI_2)和血栓素(TXA_2)的关系

有人从家兔实验中发现,高脂血症可减少家兔血浆和血管壁中的 PGI2 含量,用 LDL 培养的血管内皮细胞有抑制。PGI_2 的生成可增加 TXA_2 的合成作用,而 LDL 的作用恰相反。

3.与血液流变学和甲襞微循环的关系

有人认为,血浆中脂质升高可引起血液黏度升高,并阻塞微小动脉或微循环人口,引起微循环的血液流动减慢停滞和微血管痉挛。

(四)影响血浆脂质和脂蛋白改变的因素

1.性别和年龄

性别方面,婴儿期男女之间均无显著差异;20～50 岁时,TC 和 LDL 含量男女之间较接近;50 岁以后,则女性显著高于男性。HDL 在女性绝经期前显著高于男性,年龄也是一个重要的影响因素,据上海市的调查资料表明,TC 和 TG 含量均随年龄增长而增加,至 60 岁后开始下降。LDL 和 VLDL 随年龄的变化与 TC 和 TG 平行。HDL 也随着年龄有增高的趋势。

2.饮食

饮食对血浆脂质和脂蛋白的影响特别显著,动物蛋白、酒精、饱和脂肪酸均可使 LDL 增高。

3.肥胖

多数肥胖患者血浆 TG 和 VLDL 含量较体重正常者显著增高,可能是由于 TG 合成过多、转运和降解困难所致。TC 和 LDL 也可能增高,HDL-C 则显著降低。

4.运动和体力活动

运动和体力活动可使血浆 TC、TG、LDL 和 VLDL 含量降低,HDL-C 含量显著增高。

5.其他

许多药物可影响脂质和脂蛋白代谢,如利尿药、β 受体阻滞剂、α 受体阻滞剂、利舍平、甲基多巴、钙拮抗剂、卡托普利、某些激素和避孕药均可引起脂质和脂蛋白的改变。此外,吸烟、妊娠、精神紧张、遗传和其他环境因素等也可影响血脂和脂蛋白。

二、病因

高脂蛋白血症的病因可分为原发性和继发性两大类。

(一)原发性

系由于脂质和脂蛋白代谢先天性缺陷及某些环境因素,其机制尚未明确。

(二)继发性

系继发于下列疾病:

1.未控制的糖尿病

如较轻而肥胖的非胰岛素依赖型糖尿病和胰岛素依赖型糖尿病。后者可能由于脂蛋白脂

酶活力较低,脂肪动员分解增多,合成减少所致。

2.甲状腺功能减退和黏液性水肿

系由于 TC 降解减慢所致。

3.肾病综合征

可能与血浆蛋白降低有关。

4.肝内外胆管梗阻

主要由于 TC 经胆道排出受阻所致。有研究发现,异常脂蛋白(Lp-X)也参与其过程。

5.其他肝病

如慢性肝炎、脂肪肝、肝肿瘤和肝糖原沉着症等。

6.胰腺炎

可能由于胰岛素分泌减少所致。

7.痛风

可能与血尿酸增高有关,为原发性高脂蛋白血症Ⅲ、Ⅳ型的并发症。

8.酒精中毒

可能由于消耗二磷酸吡啶核苷酸(NAD)过多,脂肪酸氧化困难,致 TG 堆积所致,也可能由于酒精刺激 LDL,使血中游离脂肪酸含量增高,因而引起肝脏合成更多的内源性 TG。

9.女性避孕药

可引起暂时性 TG 增高。

三、分型

(一)按 WHO 标准分型

将高脂蛋白血症分为 5 种类型。

1.Ⅰ型

高乳糜微粒血症(外源性高 TG 血症),空腹血浆中存在乳糜微粒,多见于青少年,TC 正常、TG 升高、胆/甘(C/G)<0.1。

2.Ⅱ型

高 β 脂蛋白血症,又分二个亚型。

(1)Ⅱa 型:家族性高 TC 血症,血 TC 升高,TG 正常。

(2)Ⅱb 型:高 β 脂蛋白血症与前 β 脂蛋白血症,血 TC 和 TG 均增高,TG 1.65~4.4mmol/L(150~400mg/dL)。

3.Ⅲ型

"阔 β 带"高脂蛋白血症,TC 和 TG 均增高,C/G>1.0。

4.Ⅳ型

高前 β 脂蛋白血症,VLDL 增高,LDL 不增高,TC 正常或增高,TG 增高达 4.4~11mmol/L(400~1000mg/dL)。

5.Ⅴ型

混合型高脂蛋白血症(高前 β 脂蛋白血症和乳糜微粒血症),血 TC 和 TG 均增高,TG>11mmol/L(1000mg/dL)。

（二）按临床分型

1.A 型

轻度高胆固醇血症，TC 轻度增高 5.2～6.5mmol/L（200～250mg/dL），TG＜2.2mmol/L（200mg/dL）。

2.B 型

重度高胆固醇血症，TC 为 6.5～7.8mmol/L（200～300mg/dL），TG 正常。

3.C 型

单纯高甘油三酯血症，TC 正常＜5.2mmol/L（200mg/dL），TG 为 2.2～5.5mmol/L（200～500mg/dL）。

4.D 型

混合型高脂血症，TC 为 6.5～7.8mmol/L（200～300mg/dL），TG 为 2.2～5.5mmol/L（200～500mg/dL）。

5.E 型

严重的高胆固醇和高甘油三酯血症。TC＞7.8mmol/L（300mg/dL）或 TG＞5.5mmol/L（500mg/dL）。

四、临床表现

（一）Ⅰ型

极罕见，属遗传性，系先天性脂蛋白脂酶缺陷，外源性甘油三酯不能被水解，造成大量 CM 堆积于血液中。多见于青少年，且多在 10 岁以内发病。其主要临床表现为如下。

（1）皮肤改变为最早出现的症状，在肘、背和臀部可见疹状黄色瘤。

（2）当 TG 超过 22mmol/L（2000mg/dL）时，眼底可出现脂血症视网膜。

（3）肝脾肿大，其大小程度随 TG 含量而改变。

（4）腹痛反复发作。

（二）Ⅱ型

家族性高胆固醇血症，是由于 LDL 的 apoB 部分代谢的先天性缺陷所致，系常染色体显性遗传，包括纯合子和杂合子的显性遗传。杂合子家族性高胆固醇血症（hFH）较常见，是脂质代谢单基因疾病中最严重的一种，其特点为血浆 LDL 水平明显增高，约为正常人的 2 倍。成人早期就出现脂性角膜弓，眼睑及肌腱黄色瘤，早发冠心病，60％以上的病例在 40 岁以前即有心绞痛发作。hFH 是冠脉疾病发生的一个重要危险因素。Ⅱa 型和Ⅱb 型的临床表现基本相似。

（三）Ⅲ型

较少见，常为家族性，隐性遗传。常在 30～40 岁时出现扁平状黄色瘤，好发于手掌部，结节性疹状黄色瘤和肌腱黄色瘤，早发冠状动脉和周围动脉疾病，常伴肥胖和血尿酸增高，并可有葡萄糖耐量异常。

（四）Ⅳ型

很多见，可为家族性，显性遗传，常在 20 岁以后发病，其特点为内源性 TG 异常增高，可能由于肝脏合成增加，或由于周围组织清除减弱。临床表现为肌腱黄色瘤，皮下结节状黄色瘤，皮疹样黄色瘤及眼睑黄斑瘤,视网膜脂血症,进展迅速的 AS,可伴胰腺炎,血尿酸增高,多数具有异常的糖耐量。

(五)Ⅴ型

系Ⅰ型和Ⅳ型的混合型,可同时具有两型的特征,较少见,常于 20 岁以后发病,主要有肝脾肿大、腹痛伴胰腺炎等症状。常继发于急性代谢紊乱,也可为遗传性。

五、诊断

高脂蛋白血症的诊断主要依靠实验室检查,其中最主要的是测定血 TC 和 TG,同时参考放置 4℃冰箱过夜的血浆外观,必要时可作脂蛋白电泳和超速离心分析。为了使测定结果能反映患者的稳定状态,要求抽血时应维持原来规则的饮食至少 2 周,保持体重稳定,并停服任何调脂药物和激素。

除血脂分析外,病史、家族史、临床表现(如黄色瘤、老年环等)以及其他实验室检查,对本病的诊断也有一定的帮助。

六、治疗

高脂血症的治疗主要包括饮食控制,加强体育锻炼,不吸烟,控制糖尿病,使体重维持在标准范围内,再给予调脂药物治疗。

(一)饮食治疗

为了持久改变食谱,采用低脂肪、高碳水化合物饮食一般分 3 期进行。

第 1 期:减少高 TC 与饱和脂肪酸的食品摄入,食谱中去除蛋黄、白脱油、猪油,尽可能用替代制品,如菜油取代猪油等。

第 2 期:减少肉、干酪摄入,改为食用鱼、瘦肉、鸡等,烹调方法应采用烘、烤、蒸、炖取代油煎。

第 3 期:达到低脂肪、高碳水化合物的饮食标准,TC 每日摄入量限制 100mg 以内,饱和脂肪降到占总热量的 5%～6%,且以谷类、豆类、水果、蔬菜等为主。肉、鱼、家禽等仅作为辅佐食物。对血 TG 增高者,少吃甜食。

(二)药物治疗

根据血脂情况,可选用下列药物。

1.血 TC 增高者

(1)考来烯胺(考来烯胺):属强碱性阴离子交换树脂,能与胆酸结合,干扰肠肝循环,使 TC 及胆酸排出体外,促进肝内 TC 降解为胆酸。口服 4g,qid。国内报道每日 16g,2 个月后 TC、TG、LDL-C 分别下降 25.1%、4.8%、42.2%,HDL-C 上升 17.5%,以降 TC 为主,降 TG 不显著。副作用为腹胀(22.5%)、便秘(11.6%)、腹泻、恶心、呕吐,甚至发生脂肪泻。长期服用可使脂溶性维生素吸收不良,故宜补服维生素 A、D、K、E。治疗过程中,应复查肝功能、血常规和电解质。

(2)考来替泊(降胆宁):为四乙烯五胺与环氧丙烷的共聚物,系弱碱性阴离子交换树脂,作用与考来烯胺相同。适用于Ⅱa 型高脂血症:每日口服 12～15g,分 3～4 次口服,易致便秘,可使 TC 下降 20%左右。

(3)洛伐他汀(美降之):为 TC 合成酶系中限速酶甲基羟戊二酰酶辅酶 A 还原酶的竞争抑

制剂,有降低血 TC 和提高 HDL-C 的作用,对原发性或继发性高胆固醇血症均有效。用法:口服,每日 20～80mg,据报道,服药 3 个月 TC 下降 31％,LDL-C 下降 39％,TG、HDL-C 变化不大,治疗中 17.5％的患者腹部不适,个别患者有 CPK 或 AKP 增高,并可见白内障、肠胀气、腹泻、便秘、消化不良、一过性转氨酶升高、恶心、呕吐、肌痛、皮疹等。孕妇及哺乳期妇女禁用。

(4)辛伐他汀(舒降之):是由土曲霉素酵解产物合成的降 TC 药物。能催化甲羟基戊二酰辅酶 A(HMG-CoA)转变为甲羟戊酸的特异性抑制剂,能降低血 TC、LDL-C、VLDL-C 水平,中度升高 HDL-C 和降低 TG。适用于原发性高 TC 血症,对杂合子家族性和非家族性高 TC 血症或混合型高 TC 血症效果较佳。每日 10～20mg 服一次,晚间顿服。据报道,3 个月后 TC 下降达 30.8％,LDL-C 下降 40.8％,TG 下降 29％,HDL-C 上升 10.8％,治疗中少数患者有失眠、便秘、腹泻。对轻中度高 TC 血症者,开始每日 5mg,最大剂量为每日 40mg,晚间顿服。

(5)普伐他汀(普拉固):为 3-羟基-3-甲基戊二酰辅酶 A(HMG-CoA)还原酶的竞争抑制剂,能可逆性地抑制 HMG-CoA 还原酶的活性,从而抑制 TC 的生物合成。适用于饮食限制不能控制的原发性高 TC 血症。口服每次 10mg,每日一次,临睡时服用,最高剂量为每日 40mg。不良反应较轻且短暂,一般包括皮疹、肌痛、头痛、胸痛、恶心、呕吐、腹泻、疲乏、转氨酶升高。治疗期间应定期复查肝功能,如转氨酶超过正常值 3 倍以上,且为持续性,应停止治疗。

(6)泛硫乙胺(潘特生):为辅酶 A 的组成部分,具有使 TC 合成减少,预防 TC 沉积于血管壁上,并有抗氧化、抑制血小板聚集和抗凝、抗血栓形成作用。适用于高胆固醇血症、动脉粥样硬化症。口服,每次 100～200mg,每日 3 次。据报道,服药 3 个月后,降 TC 为 15.15％,降 TG 为 31.67％,升高 HDL-C 为 20.47％。偶见口干、食欲亢进、头晕、胃部不适、腹胀、头痛、腹泻、乏力等副作用,但不需停药。服药期间应定期复查肝功能,如发现转氨酶升高,应及时停用,本药作用温和,副作用少。

2.TG 增高者或 TC 增高为主伴 TC 增高者

对 TG 增高者或 TC 增高为主伴 TC 增高者可选用以下药物。

(1)非诺贝特(为平脂):为第三代纤维酸类调脂药,有降 TG 和 TC 作用,适用于Ⅱa、Ⅱb、Ⅲ、Ⅳ、Ⅴ型高脂血症。国内已有几百例报道,显示本药降 TC 和 TG 有效率分别为 81.5％和 94.5％,平均下降率分别为 22.6％和 56.5％。对 HDL 升高率达 29.2％。口服每次 0.1g,每日 3 次。副作用轻微,少数病例可出现 SCPT 增高(4.9％)及血尿素氮暂时性轻度增高,但停药后即恢复正常,原有肝肾功能减退者慎用。孕妇禁用。

(2)益多酯:为氯贝丁酯的衍生物,适应证同非诺贝特,用量及副作用均较氯贝丁酯为小。口服,每次 0.25g,每日 2～3 次。据报道,服药 1～3 个月后,TC 下降 15％,TG 下降 75％,HDL-C 上升 24％,偶有胃肠道不适、恶心、SGPT 升高(0.7％)、肾功能减退、尿素氮增高(5.3％)症状,但均较轻微、不需停药。原有肝肾功能不全,孕妇,溃疡病及新近发生心肌梗死者慎用。

(3)苯扎贝特(必降脂):为新型的纤维酸类调脂药物。能降 TC、TG、LDL、VLDL 及升高 HDL-C,还具有抗血栓形成,减少血小板聚集,降低血糖的作用,适用于原发性高脂血症,尤其是合并糖尿病的高脂血症患者。口服 0.2g,tid。2 个月后 TC 下降 17％,TG 下降 26％,HDL-C 上升 41％。副作用少而轻微。可引起恶心、呕吐、腹胀、肌炎、性功能障碍、皮疹、转氨酶升高,对原有肝胆疾病,肾功能衰竭,孕妇及哺乳期妇女禁用。

(4)吉非贝齐(诺衡):为苯氧酸衍生物,其降 TG 作用较降 TC 作用明显。可作为高 TG 血症的首选药物,也用于治疗高 TC 血症。并有升高 HDL-C 的作用,又用于治疗非胰岛素依赖性糖尿病、肾病综合征及胰腺炎引起的继发性高脂血症。口服,每次 300～600mg,每日 2 次。3 个月后 TC 下降 17%,TG 下降 62%,HDL-C 上升 19%,SCPT 暂时性升高 16%,且发现每日用 900mg 与每日用 1200mg 的疗效相似。可有消化不良,胸痛及非特异性皮疹等。对本品过敏者,孕妇及哺乳期妇女,严重肾功能不全者禁用。

(5)阿昔莫司(氧甲吡嗪、乐脂平):为一种烟酸类衍生物,有抑制脂肪组织的脂肪分解,减少游离脂肪酸自脂肪组织释放,因而降低 TG 在肝脏合成,抑制 VLDL 及 LDL 的合成,减少 TC 进入动脉壁的流量。此外,还能抑制肝脏脂肪酶的活性,减少 HDL 的异化作用,提高 HDL 的水平,适用于糖尿病伴高脂血症患者,对Ⅱb、Ⅳ型高脂血症效果较佳。口服 0.25g,每日 2～3 次,3 个月后其降 TG 达 17.5%,降 TC 9.2%,HDL-C 升高达 19.3%可有面部潮红、瘙痒、上腹不适、恶心、SCPT 升高(6%)等副作用。有消化性溃疡、严重肾功能不全者禁用,妊娠期及哺乳期妇女慎用。

(6)弹性酶:系从动物胰腺中提取的能溶解弹性蛋白的酶,能阻止 TC 合成,并促进 TC 转化成胆酸,因而有降 TC、TG 作用。用于Ⅱa、Ⅱb 型高脂血症,口服每次 150～300 单位,每日 3 次。偶有瘙痒或胃不适。

(7)多烯康:为浓缩鱼油制剂。具有抑制肝内 TC 和 TG 合成,促进脂肪酸氧化,有降低 TC、TG 和升高 HDL-C 的作用,并有抑制血小板聚集和延缓血栓形成作用,对高 TC 血症效果较好,口服,每次 1.8g,每日 3 次,可有胃不适或嗳气时有鱼腥味,为近年来应用较多的调脂药物。

(8)月见草油:由夜来香的成熟种子提炼制成。主要成分为 γ-亚麻酸和亚麻酸,含十八碳三烯酸,有纠正脂质代谢紊乱和促进体内前列腺素 E 合成的作用。并有降低 TC 及明显降低血小板聚集率的作用,口服,每次 2～3 丸,每日 3 次。

(9)烟酸可降低 TC、TG 和升高 HDL-C。适用于Ⅱ、Ⅲ、Ⅳ、Ⅴ型高脂蛋白血症。口服 0.05g,每日 3 次。在 2～3 个月内逐渐增至 1.0～1.5g,每日 3～4 次。副作用有皮肤潮红、糖耐量下降、高尿酸血症,肝功能损害,消化性溃疡加剧。因此在治疗 4～6 周,或剂量高达每日 3g 时,应检查血糖、肝功能和血尿酸。不宜用于糖尿病或痛风患者,孕妇慎用。

(10)烟酸肌醇酯:为烟酸与肌醇化合物,口服吸收入组织,水解为烟酸,作用缓慢而持久,适用于Ⅱ、Ⅳ型高脂蛋白血症的治疗,口服,0.2～0.4g,每日 3 次,可有面部潮红等副作用,目前较少应用。

(11)氯贝丁酯(安妥明):为苯氯乙酸衍生物,能抑制 TC 和 TG 在肝脏合成,促进脂质的代谢和排泄。降低血 VLDL 和 LDL,适用于Ⅱ、Ⅲ、Ⅳ、Ⅴ型高脂蛋白血症,其中对Ⅲ型效果较佳。早年的临床报道认为除能降低血 TG 和 TC 外,还可使黄色瘤消退,冠心病的发病和死亡率降低。长期观察发其具有降低 TG 和 TC 的作用,随用药时间延长而加强,冠心病的发病率降低,但病死率无明显降低。口服 250～500mg,每日 3 次。不良反应有胃肠道反应,性功能减退,关节痛和神经痛,偶有皮疹和肝肾功能损害,此外,还可引起胆石症。目前已不单独应用,而用其小剂量的复方制剂。

3.中药治疗

(1)蒲黄:有降 TC、TG 和减肥功能,作用与氯贝丁酯相似,但副作用轻微。

(2)虎杖降脂片:含有大黄酚,以降 TG 作用为优,口服,每次 20mg,每日 3 次,可有尿呈紫红色或腹泻反应。

(3)脉安冲剂:由山楂、麦芽组成。山楂能消油腻肉积,麦芽能消食化积,有降 TC 作用。冲服,每次一袋(含山楂、麦芽各 15g),每日 2 次,偶有反酸、轻泻等症状。

(4)玉楂冲剂:由山楂、玉竹组成。冲服,每次一袋(含山楂、玉竹各 9g),每日 3 次,偶见反酸或胃内不适。

(5)首乌:内含大黄根酸,能增加肠蠕动而抑制 TC 吸收。口服,每次 5 片(每片含生药 0.81g),每日 3 次,偶有腹泻。

(6)猪去氧胆酸:由猪胆酸中提取的一种胆基酸,具有抑制胆酸和溶解脂肪的作用。口服,每次 150～300mg,每日 3 次。

(7)水飞蓟素:为菊科植物,主要成分为双氢黄酮类化合物,有降 TC 作用及清除其在肝肾组织沉积作用。此外,对肝细胞有保护作用。口服 160mg,每日 3 次。

七、预防

(一)儿童和青少年时期的预防

许多作者提出,虽然冠心病多见于中老年,但其发病却起始于儿童期。Helmen 尸检研究发现,3 岁以下儿童的主动脉上就有脂肪条纹,并随年龄增长而加剧。因此,有学者曾提出,若能在 13～30 岁时及时发现这一危险因子,及早改变其生活习惯和予以治疗,则可有效地防止冠心病。许多学者还认为,从预防角度来看,冠心病也是一种儿科疾病。因此,在儿童和青少年时期应定期检测血脂。对高脂血症家庭中的子女,应定期检测,以便及时发现,尽早治疗。

(二)饮食

流行病学调查资料表明,饱和脂肪和 TC 摄入量,同血浆 TC 水平有关。因此,饮食控制是治疗高脂血症的重要措施。

1.婴儿期喂养

一般以母乳为好,牛乳含饱和脂肪较多,其蛋白有抗原性,可能损伤婴儿动脉壁,其他代乳品应注意热卡、饱和脂肪、糖、盐的过多,可致婴儿肥胖,婴儿的 TG 水平与喂养食物品类密切相关。

2.儿童期饮食

应少进牛奶、冰激凌、肥肉及其他高 TC、高饱和脂肪酸饮食,纠正饮食过量习惯,防止肥胖。

3.成人饮食

控制总热量,女性为 10032～14212kJ(2400～3400kcal),男性为 10868～15048kJ(2600～3600kcal)。有血脂增高者应限制在 8360kJ(2000kcal)。肥胖者限制在 6270kJ(1500kcal),TC 含量<300mg,脂肪占热量的 30%～35%。饱和脂肪占总热量的 10%以下,有 TG 升高者,还

应减少单糖类的摄入等。

(三)体育锻炼

长期体育锻炼可以降低 TC、TG 和升高 HDL,从而改善脂质代谢。

第四节　感染性心内膜炎

感染性心内膜炎(IE)是发生于心内膜和(或)心瓣膜的炎症病变,早在1554年就有学者描述亚急性细菌性心内膜炎,故为心脏病领域内较为古老的一种疾病。由于本病除一般细菌感染外,也可由真菌、衣原体和病毒等微生物所致,所以近代统称为 IE,要比以往称细菌性内膜炎更恰如其分。IE 主要侵犯已有病变的心瓣膜,其次为先天性缺损或人工瓣膜,如致病菌毒力强大,也可累及正常心脏。

IE 的常见临床表现包括:发热,心脏杂音,贫血,血尿,脾肿大,瘀点和栓塞现象。大部分患者可持续存在菌血症,感染可通过赘生物而导致心瓣膜脓肿形成,尤其多见于人工心瓣膜发生感染的患者。细菌感染的迁移性损害可见于大脑、心脏、脾脏、肾脏和身体的其他部位。因此,根据 IE 的临床表现,自然病程和致病菌种类,通常分为亚急性和急性细菌性心内膜炎(SBE 和 ABE),正常心瓣膜性心内膜炎(NV-E),心瓣膜置换术后心内膜炎(PVE)和非细菌性血栓性心内膜炎(NBTE)。

由于近10年来,IE 的发生率、临床特征、微生物学和防治等方面发生了很大变化。其原因是 SBE 的发生率日益减少,心脏手术后、瓣膜置换手术后的心内膜炎和医院内交叉感染性,正常心瓣膜及成人先天性心脏病的 ABE 均有增加的趋势。感染年龄在增加,几乎一半以上的患者年龄在≥50岁以上。患病后尽管能得到及时应用有效的抗生素治疗,但其并发症和死亡率仍然很高。近期证实二尖瓣脱垂和特发性肥厚性主动脉瓣下狭窄患者也易发生心内膜炎。

一、病因

(一)致病菌

据报道,几乎每一种细菌都可聚集或感染人体引起心内膜炎,但80%以上的心内膜炎是由链球菌和葡萄球菌所致的。

1.革兰氏阳性球菌

60%～80%的心内膜炎患者,其致病菌仍为 α 溶血性(草绿色)链球菌。在口咽部和胃肠道中可发现大量毒力较低的链球菌。按发生率的次序,致心内膜炎最常见的菌株有血链球菌、变异链球菌、中间链球菌和轻型链球菌,其次有 D 组链球菌、牛链球菌和肠球菌。牛链球菌菌血症所致的心内膜炎,与存在胃肠道下部损害有关,如息肉和结肠癌。因此,不管患者是否有临床症状,对结肠癌患者应从血培养中捕捉此种菌株作随访检查。肠球菌引起的心内膜炎与育龄期妇女的生殖泌尿道感染和老年男性患前列腺疾病的泌尿道感染有关。肺炎链球菌也可引起 ABE,但是一种较少见的致病菌。肺炎球菌性肺炎、脑膜炎和心内膜炎合并共存时则称为奥地利综合征。常发生于体质虚弱的酗酒者,预后十分差。极少数心内膜炎是由营养依赖型链球菌所致的,这种细菌需要有一半胱氨酸和维生素 B_6 补充的媒介才会生长。因此,从血培养中难以分离到需复杂营养的微生物,其引起的感染也比其他类型的链球菌更难治愈。

研究认为,葡萄球菌已成为 IE 最常见的致病菌,发生率占 10%～34%,近年来有增加趋势。尤其是金黄色葡萄球菌常可引起 ABE,也是 PVE 的主要致病菌。表皮葡萄球菌或白色葡萄球菌是一种较少见的致病菌,常发生于 PVE 和心导管检查,极少见于 NVE。

2.HACEK 细菌组

HACEK 细菌组所致的心内膜炎占 5%～9%,它们是由副流感嗜血杆菌,伴放线杆菌,人类心杆菌,刻蚀艾肯氏菌,金氏菌五种细菌的第一个字母组成。曾有研究表明:HACEK 细菌组为生长缓慢,需要特殊营养的革兰阴性细菌。因此,临床上做血培养和药敏试验较难获得阳性结果。有作者认为此组细菌是 β 内酰胺酶的制造者。

3.其他致病菌

淋病双球菌也可引起 ABE,但自青霉素问世以来已十分罕见。真菌以白色念珠菌属,组织胞浆菌属和曲霉菌属所致的心内膜炎并不常见,主要见于长期应用大量抗生素或激素治疗,或体力极度衰弱患者,也可继发于心脏手术,尤其是 PVE,和静脉滥用药物成瘾者。厌氧菌或混合菌感染所致的心内膜炎极为罕见,其发生率＜1%,如产碱费氏球菌 Veillonella alealescens 和 Rochalimaea henselae 感染,它们都是革兰阴性菌,前者为厌氧球菌,后者为杆菌。偶尔 IE 也可由螺旋体或立克次氏体引起。

(二)感染途径

正常人血流中偶有来自口腔、鼻咽部或其他部位侵入的少量细菌,随时都会被杀灭,但在宿主机体防御机能低下时,各种细菌可在咽峡炎,上呼吸道感染,口腔感染或各种牙科操作,扁桃体炎或扁桃体摘除术后,前列腺切除,膀胱镜检查,子宫内安置避孕器,流产或分娩等手术或器械操作侵入血流,定居于损害或异常的心瓣膜,或靠近于先天性解剖缺陷区域的心内膜和内皮,引起 IE 或动脉内膜炎。近年来由于国内心瓣膜置换术的广泛开展,IE 的发生率也相应增加。有时,乙状结肠镜检查和钡剂灌肠也可引起心内膜炎。虽然在许多损伤性手术后发生菌血症是常见的,但致心内膜炎的病原体是有限的。因此,临床上难以预测哪些患者将会发生这种感染,也无法估计哪些特殊手术会造成心内膜炎。

值得注意的是,目前药物成瘾者发生心内膜炎也并不少见,这主要与经常使用细菌污染或未经消毒的注射器和针头有关。近 5 年来,我国学者对国内药物滥用进行了多项研究证明,使原已基本绝迹的吸毒问题在我国一些地区又开始漫延,为此必须要引起高度重视。静注毒品造成感染并发症如 IE。有些患者随着肺炎、皮肤感染或皮肤手术切口,甚至用力刷牙或咀嚼硬糖后的细菌入侵,甚至在胃肠道器械检查后均可引起 IE。

(三)易患疾病

IE 通常发生于既往有心脏瓣膜异常的患者。40 年前最常见的基础心脏病为慢性风湿性心瓣膜病,目前在美国主要为各种类型的先天性心脏病和二尖瓣脱垂。由于慢性风湿性心脏病的发生率日益降低,因此,在美国及其他发达国家接受心瓣膜置换的人数也明显减少。其他重要的易患疾病为心脏手术,尤其见于心瓣膜置换术后和既往有 IE 发作史者。ABE 可发生于正常和原有受损心瓣膜或人工心瓣膜者。

1.风湿性心瓣膜病

40%～60%的 IE 患者可存在各种心瓣膜病变。受累的瓣膜以二尖瓣为最多见,其次为主动脉瓣。在所有的风湿性心瓣膜疾病患者中,发生在右侧心脏的 IE<10%,常侵犯三尖瓣,肺动脉瓣受累较为少见。在二尖瓣和主动脉瓣的病变中,又以关闭不全者较易发生 IE。

2.先天性心脏病

约10%的 IE 患者存在各种先天性心脏病,通常以室间隔缺损和动脉导管未闭最为常见,其次为主动脉缩窄、法洛氏四联征、肺动脉瓣狭窄和二叶主动脉瓣。继发孔型房间隔缺损很少会发生 IE。

3.人工心瓣膜置换术后

IE 发生在各种人工心瓣膜置换术后的患者并不少见,其发生率报道不一,一般为 2%～4%。多发生于静脉滥用药物成瘾者和>15 岁以上的患者。置换术后 2 个月以上的患者,IE的发生率要高于术后早期,多瓣膜置换要比单瓣膜置换者有较高发生 IE 的危险。

4.静脉滥用药物成瘾者

有 20%～40%的 IE 患者并无明显的基础心脏病依据。说明 IE 可发生于正常心瓣膜,而且近期认为其发生率有增加趋势,常见于静脉滥用药物者。这表明 IE 与体液免疫异常之间存在着一定的关系,即在正常心瓣膜的人群中,只要体内适量滴度的抗体和致病菌共存时,就会引起 IE。

5.其他

据报道,二尖瓣脱垂和特发性肥厚性主动脉瓣下狭窄患者也易发生 IE。另外,马方综合征、梅毒性主动脉瓣疾病、动—静脉瘘或动动脉瘘者也均易发生 IE。

二、发病机制

就基础心脏疾病而言,IE 常发生在风湿性心瓣膜病、先天性心脏病和人工瓣膜置换术后的患者中。此时血液从高压的心腔或管腔经狭窄的孔道流入低压腔或管腔,使心室舒张期存在压力阶差或心瓣膜口存在反流,容易形成涡流为血循环中的细菌、血小板和纤维蛋白黏附到心瓣膜上创造了有利条件。当含有胶原纤维的心内膜下结缔组织剥脱内皮时,血小板就聚集于这些部位。现已表明,这些凝集物偶尔也可发生在正常心瓣膜上,但更多见于风湿性或先天性心脏病,和既往有 IE 发作史的受损心瓣膜表面上。镜下可见变性的血小板束与纤维蛋白丝条聚集在一起,伴有少量其他细胞。有时,这些栓子可被纤维蛋白沉淀而稳定,且生长为结节状非细菌性赘生物称为 NBTE。在动物实验中,用导管插入心脏可诱发上述过程,NBTE 就在导管损害心内膜的部位形成。人体心内压力监测导管也以同样的形式产生 NBTE。究其原因,晚期恶性肿瘤或其他消耗性疾病所致的恶病质患者容易形成 NBTE,此时统称为消瘦性心内膜炎。在部分系统性红斑狼疮患者中所发现的非细菌性赘生物(Libman-Sacks 心内膜炎)是 NBTE 的另一种形式。

NBTE 的赘生物是不规则易破碎,大小不一的白色或褐色块,通常沿心瓣膜接触关闭线上分布。赘生物虽可小到检查时容易遗漏,但通常较大。由于在附着处无炎症反应,所以在尸解时 NBTE 赘生物用钳子常常较易取下,此时心瓣膜表面的外观仍为正常。这些较易分离的赘生物常可引起栓塞,使外周动脉闭塞和心肌、脾、肾、脑、肠及四肢梗塞。

当血液循环中的细菌聚集在 NBTE 时就会引起 IE。确定那些细菌最有可能引起心内膜炎,主要取决于以下两个因素:①血液循环中所发现的细菌频率;②细菌黏附于纤维蛋白和血小板栓子的能力。

草绿色链球菌常常可从口腔进入血液,且容易黏附在血小板和纤维素上。因此,这些细菌应是 SBE 的主要致病菌。相反,大肠杆菌虽然常能引起菌血症,但由于它的黏附能力弱,所以极少会引起 IE。

一旦细菌定居在 NBTE 的表面上,即可迅速繁殖,且在赘生物内达到较高数目。此时,有许多细菌处于稳定或静止期。细菌的存在对进一步确定血栓形成的起源是一种强有力的刺激,通过新纤维素层的粘连使赘生物扩大。由于这些新纤维素层的形成,就可阻止吞噬细胞吞噬细菌,为赘生物提供了庇护所,甚至无毒力的细菌也能在其中繁殖。赘生物通常位于解剖异常的"下游"处,那里的压力和湍流作用有利于细菌从快速的血流中沉淀。赘生物也可发生于血液冲击心室壁的强烈反流喷射处,造成内皮粗糙和内皮膜纤维化反应,可称为"喷射损伤"。

IE 所产生的赘生物在外形上是各不相同的,有的呈小疣状结节,有的呈菜花息肉状。大小相差悬殊,小的可 $<1mm^2$,大的可阻塞心瓣膜口,造成功能性狭窄。赘生物呈白色、红色、褐色或灰色。三尖瓣上的赘生物一般比左心瓣膜大。镜下检查显示细菌菌落和霉菌菌丝包埋于纤维蛋白和血小板内。使人惊奇的是,受感染的赘生物一般很少含有白细胞。炎性细胞可集聚在赘生物的基底部,与心瓣膜相黏附,造成瓣膜变形扭曲,使其在原有的病理基础上再加上新的损害。这种反应严重时,可使瓣膜穿孔或在邻近组织发生脓肿。脓肿形成在 ABE 和 PVE 中较 SBE 中更为多见。

许多引起 SBE 的共生菌抗体效价在感染发生之前较低,但随病程进展其效价也相应增高,经有效治疗后又降低。这些抗体并不阻止 SBE 的发展,对今后心内膜感染也不能提供免疫力。甚至在 IE 未做治疗时已开始进入愈合过程,但只有在抗生素治疗杀灭细菌时才能达到完全愈合。宿主细胞进入赘生物使其机化,巨噬细胞吞噬细菌及细胞碎片,成纤维细胞变为新的胶原蛋白。此时,赘生物经数周或数月逐渐地缩小,变成为内皮化组织。愈合的瓣膜常有疤痕,纤维素性增厚和钙化。瓣膜可以穿孔,也可损害支持组织。因此,残余血流动力学很可能发生轻度或重度障碍,即使在抗生素治疗前细菌已死亡,但这种情况随着时间延长而恶化的倾向依然存在,说明疤痕型心瓣膜在今后仍然容易再感染。

总之,IE 的发生机制可归纳为四个连续事件和四个阶段。四个连续事件是:①非细菌性血栓性赘生物的形成,内皮细胞的损害、纤维蛋白和血小板沉积;②人体局部释出致病菌进入血循环;③致病菌附着于赘生物上,继之有纤维蛋白和血小板聚集,将致病菌集落覆盖,成为赘生物的基础;④使细菌能够在此滋长繁殖。

经上述四个连续事件后,就形成了感染灶。此后,感染灶继续演变为以下四个阶段:①当赘生物破裂时,释放病原菌进入血循环,产生一过性菌血症;②含有细菌的赘生物局部侵入,导致心内传导系统异常,瓣环脓肿和心包炎,主动脉窦动脉瘤及瓣膜穿孔;③感染的赘生物碎片脱落,引起体循环外周栓塞;④血中已有的抗体与感染菌抗原形成免疫复合物。这些可能均是导致 IE 的机制。

三、临床分型

(一)急性细菌性心内膜炎

由于有效抗生素的治疗,使 IE 的自然病程和转归都发生了较大变化,难以区分 ABE 和 SBE 两者的临床特点与界限,所以,ABE 和 SBE 的分类显然已不适用。ABE 起病急骤,病情进展快,多由高毒力的病原菌感染所致。SBE 起病后进展缓慢,病程常大于数周或数月,多由低毒力的病原菌引起。与 SBE 相比,ABE 伴全身性疾病较为严重,早期死亡率也较高。ABE 的诊断一般在症状发作 7d 内。

ABE 的最常见病原菌是金黄色葡萄球菌,占 50%~70%,常出现转移性感染病灶,其次为肺炎球菌、A 组链球菌、淋病双球菌及其他细菌。SBE 的最常见致病菌为草绿色链球菌,极少发生转移性感染病灶。

ABE 极易侵犯正常心瓣膜,SBE 多见于原有受损的心瓣膜。ABE 患者更可能导致瓣膜迅速破坏包括穿孔,因此,需作心瓣膜置换术的可能性也就更大。ABE 患者也可伴有心外一处或多处感染病灶,如及脑、骨、肺和其他部位,这些病灶可能是原发性感染,为引起心内膜炎致病菌的入侵门户,或是继发性血源性感染。引起 SBE 的致病菌很少在体内其他部位造成局部的血源性感染。ABE 发生心肌纤维化或脓肿的可能性,明显高于 SBE,如果这种脓肿靠近心脏传导系统,就可引起传导阻滞,抗生素治疗脓肿常常效果不佳。

由于 ABE 是由侵入性细菌所致,且进展迅速,因此,不应等到获得血培养的结果才给予治疗。重要的是,尽可能及早杀灭血中的致病菌,这样既可降低菌血症死亡的危险性,又可减少转移性感染会在其他部位发生的机会。在高度怀疑 ABE 时,只要抽取 3 次血培养标本后,应当立即接受凭经验选用抗生素的治疗方法。

(二)药物成瘾者心内膜炎

本型是静脉滥用药物者发生各种细菌性感染的最严重疾病。一般表现为"三高一小"的临床特点,即急性病例的比例较高,累及正常心瓣膜的比例也相对较高,三尖瓣感染的发生高和发病年龄较小。病原菌可从不同的途径进入血流:通过污染的药物注射直接入血,或由患者的皮肤菌丛、药物皮下注射所致的蜂窝组织炎,化脓性血栓静脉炎及与药物感染有关的其他部位如肺部。金黄色葡萄球菌是主要的致病菌。药物成瘾者也可增加革兰阴性杆菌性心内膜炎的发生率,尤其是假单胞菌属和真菌。

药物成瘾者心内膜炎通常表现为短暂的严重疾病,血培养阳性。由于病原体常为原发性致病菌,所以体内其他部位的血源性感染是常见的。住院时常发现胸部 X 线摄片为多片状性肺炎,是由三尖瓣,偶尔为肺动脉瓣赘生物中的败血症性肺栓子所致的。药物成瘾者常见于ABE,但也可见于 SBE,尤其是既往有心内膜炎发作史者。

右侧金黄色葡萄球菌性心内膜炎发生于年轻药物成瘾者,其预后一般较好,死亡率<5%。造成预后不良的因素包括左心受累,尤其是主动脉和革兰阴性杆菌或真菌感染。药物成瘾者在首次心内膜炎发生后,如继续滥用麻醉药物;那么,IE 的复发是十分常见的,尤其多见于心瓣膜置换术后者。

(三)心瓣膜置换术后心内膜炎

PVE 应作为一种特殊类型,因为它在许多方面不同于其他类型的心内膜炎。早期 PVE

常指发生于术后 60d 以内的;如超过则称为晚期 PVE。早期发生率约为 0.5%,晚期年总发生率约为 1%,但报道不一。与二尖瓣膜置换术相比,主动脉瓣膜置换术后的感染率要比前者高3～5 倍。

虽然 PVE 的病程可分为急性或亚急性,但从感染的细菌中难以预测属何型,如表皮葡萄球菌为一种"非致病菌",既可使正常心瓣膜引起非活动性慢性病变,也可使早期 PVE 发生急性综合征。表皮葡萄球菌极少感染于正常心瓣膜,但它却是早期和晚期 PVE 的主要病原体。革兰阴性杆菌和真菌也特别容易感染于心瓣膜置换者,术后早期尤为多见,极少影响正常心瓣膜。PVE 发生越晚,其致病菌越类似于正常心瓣心内膜炎。

除赘生物形成外,感染可分布于人造瓣环膜缝合处周围,常造成部分裂开和瓣膜周围渗漏。在纤维组织或靠近瓣环的心肌常形成脓肿。尽管有上述不良因素存在,但因感染而置换瓣膜后,极少在早期由同一种细菌再引起感染。

与其他类型的心内膜炎相比,PVE 的治疗更为困难。这可能与以下原因有关:①耐药菌株的感染率不断增加;②感染部位存在异物;③瓣膜周围脓肿的发生率较高。

因此,本型抗生素治疗后复发的危险性明显高于正常心瓣膜感染者。为了达到治愈目的常再需置换瓣膜。抗生素治疗一般至少要连续使用 4～6 周,甚至需数月。对再次施行心瓣膜置换术有禁忌证者,只好长期接受抗生素的抑菌治疗。

(四)革兰阴性杆菌性心内膜炎

通常指肠道或周围革兰阴性需氧杆菌,如克雷白杆菌属、假单胞菌属、沙雷菌属、肠菌和大肠杆菌(不包括嗜血杆菌)。革兰阴性杆菌性心内膜炎是一种罕见的疾病,仅见于以下两种情况:心瓣膜置换术后早期感染和静脉药物滥用成瘾者,仅占 15%。

革兰阴性杆菌性心内膜炎常为急性发展,患者发生败血症性休克。死亡率高于革兰阳性菌感染,近似于真菌性心内膜炎。单用抗生素治疗通常无效,常需心瓣膜置换治疗。一般需要接受两种以上的抗生素治疗,持续 6 周以上。抗生素治疗后的复发率明显高于革兰阳性菌感染。

(五)HACEK 心内膜炎

虽然本组单种致病菌所致的心内膜炎并不十分多见,但它们有些特征是相同的,HACEK心内膜炎总的发生率不低。本组致病菌均为革兰阴性菌,需在特殊营养条件下才能生成,倾向于引起 SBE,具有赘生物较大的特点,对 β 内酰胺抗生素可能较为敏感,如用氨苄西林和头孢曲松治疗尤为有效。其杀菌作用明显大于其他革兰需氧杆菌。本组引起的心内膜炎,预后良好,且不需施行心瓣膜置换术也常可治愈,甚至在部分心瓣膜置换术后感染的患者也是如此。

(六)真菌性心内膜炎

正如革兰阴性菌心内膜炎一样,心内膜的真菌感染也十分罕见,常发生于心瓣膜置换术后和静脉药物滥用成瘾者。近年来,虽然从 IE 患者中发现有许多种真菌可引起感染,但主要是念珠菌和曲菌属菌株。白色念珠菌心内膜炎常易侵犯三尖瓣,所以,这些真菌最容易累及右心系统。近平滑假丝酵母菌和热带假丝酵母菌较常发生于药物成瘾者,且能感染右心和左心系统的瓣膜。真菌性赘生物的特点通常是大而脆,极易发生周围动脉栓塞。由于真菌性心内膜炎的血培养常为阴性,因此,手术切除一侧肢体动脉中的大栓子既有利于诊断,也可作为治疗的积极措施。经组织学检查可证实组织切片中含有受染真菌的菌现在治疗真菌性心内膜炎的药物仍然较少。一般选用两性霉素 B,而单用药物治疗极少能治愈。手术切除赘生物和替换受感染的瓣膜能提高治愈率,但死亡率仍高于其他类型的心内膜炎。

(七)婴幼儿心内膜炎

婴幼儿发生 IE 并不多见,最常见的是侵入性致病菌(如金黄色葡萄球菌)引起的全身性感染。心内膜感染很可能发生在急性病程之后,常在因细菌性感染而死亡婴儿的尸解中发现。极易累及正常心瓣膜,酷似其他类型的 ABE。其他病因与先天性心脏缺损有关,常因诊断耽搁或误诊,使婴儿心内膜炎的死亡率高于其他年龄组。

1 岁以上的儿童发生 IE 较为常见。大多数易感儿童均有先天性心脏缺损的亚急性疾病。诊断与治疗都与成人型 IE 相似。然而,当选择心脏手术的最佳时间时,必须仔细考虑病孩的年龄和发育情况,施行心瓣膜置换术时也应如此。

(八)妇产心内膜炎

妊娠期发生 IE 具有一定的危险性。败血症性流产和与子宫内置入避孕器有关的盆腔感染都能引起心内膜炎。偶尔也可发生于分娩期和产后,如果母亲有心瓣膜病史,那么,菌血症与围生期感染的并发症有关如羊膜炎、子宫内膜炎、子宫旁组织炎、败血症性血栓性静脉炎或泌尿道感染。主要致病菌为肠球菌、agalactiae 链球菌(B 组)和金黄色葡萄球菌,其次为多形杆状菌和革兰氏阴性肠杆菌。

(九)医院内心内膜炎

在医院治疗过程中,有许多方面能引起心内膜炎。心内手术,压力监护导管,房室分流和高营养静脉输液等,只要进入右心房均能造成内皮损伤。创伤、烧伤、活检部位,动静脉置入导管,安装人工起搏器,血透入口部位,泌尿道插管和气管内导管均为致病菌侵入提供门户。本型常见于疾病严重的患者。由于重症监护病房的迅猛发展,在近 20 年里,医院内获得性 IE 有所增加。这种危险性或许在严重灼伤患者中最高,是因为这些患者常在右心系统置入较长时间的压力监护导管,导致菌血症反复发生。相反,在冠心病监护病房的患者中,诊断性右心导管检查所需的时间较短,很少会发生菌血症,所以发生 IE 危险性相对较低。

医院内心内膜炎的致病菌可有葡萄球菌,念珠菌和革兰阴性杆菌。与其他类型的 IE 相比,本型的预后较差。这主要是因为患者原有严重的疾病,常由于掩盖各种症状与体征而被延误诊断。同时,医院内获得性致病菌极可能对抗生素具有耐药性。

(十)血培养阴性心内膜炎

本型指心内膜已受感染,但血培养持续阴性可能原因有:①血培养之前已开始接受抗生素治疗;②血培养技术欠佳,难以发现生长缓慢或培养基要求特殊的细菌;③取血做血培养的时间较晚,超过病程 3 个月以上;④细胞内专性寄生物细菌;⑤在慢性病程中可受尿毒症的影响。

临床上血培养阴性心内膜炎并不十分常见,据报道为 2.5%~13%;因此,在未接受过抗生素治疗的患者,如血培养始终阴性,很可能不一定就是心内膜炎。当然,需除外真菌性心内膜炎。在念珠菌性心内膜炎患者中,血培养阳性约占 1/2,而曲菌性感染则小于 1/5。本型常为 SBE。

如果临床检查结果强烈支持血培养阴性心内膜炎的诊断时,应及时给予抗生素治疗。对亚急性感染一般选用青霉素加氨基糖甙类抗生素,这种联合用法对草绿色链球菌,肠球菌,HACEK 属细菌和类白喉菌常常有效,如为急性感染,必须包括对金黄色葡萄球菌的治疗。为了提高诊断性治疗的价值,至少连续用药 2 周,除非已确诊其他疾病。

(十一)感染性动脉内膜炎

指局限于动脉内的感染,本型十分酷似 IE。赘生物的好发部位可能为未闭动脉导管,主动脉缩窄,动静脉瘘和血管移植处。过去认为,约有 1/4 的动脉导管未闭患者最终会发生细菌性动脉内膜炎,但由于许多基础损害能通过手术而得到矫正,所以,目前在发达国家感染性动脉内膜炎并不多见。相反,因血透而建立的动静脉分流所致的感染依然存在。当细菌性心内膜炎发生于动脉瘤内时,通常发现的致病菌是在动脉瘤腔的多层血栓内,而不是在赘生物之中。

(十二)复发性心内膜炎

本型包括复发和再感染。据报道,在 2%～30% 的病例中为复发性心内膜炎。这种变异范围较宽的发生率,部分是由于随访期不同所造成的。静脉药物滥用成瘾者比其他类型发生复发性心内膜炎的危险性要高,少数 IE 患者可复发 4 次以上,即使经最佳治疗后,偶尔也会复发。因此,治疗后必须仔细随访数月。大多数复发是在治疗停止后数天或数周内发生,但也可在晚期复发。这主要是由于少量存活的细胞,以无活性的代谢状态深藏于赘生物内之故。

再感染系指既往发作治愈后重新发生。近几年来,再感染的发生更为多见,这主要是由于许多患者在首次发作后随访的时间较长所致的。通常包括的致病菌有不同种类的菌株,但如果第二次受感染的细菌与首次相同,均为常见的草绿色链球菌时,未经特殊试验检测,难以确诊复发性心内膜炎的发作是再感染还是复发。

四、临床表现

IE 的所有临床和实验室表现均说明血管内感染和患者对本病生理和免疫学反应的各种影响。近 10 年来,由于 IE 的治疗主张大剂量抗生素延长疗程,因此,目前发现本病的临床症状不典型,早期难以确诊,若延误治疗,其预后不良。

(一)病史

ABE 通常起病急骤常伴有高热等表现,而 SBE 的发作则为隐匿性,临床进展缓慢,主诉无特异性。可表现为全身不适、厌食、虚弱和疲乏,常把这种非特异性综合征说成"流感样病"。常出现间歇性低热,伴有寒战、盗汗、头痛、背痛、肌痛、关节痛、食欲不振、体重下降、午后发热和慢性充血性心力衰竭的加重。原有心脏杂音、先天性心脏病、风湿热或心脏手术史者将有助于识别基础心脏疾病。值得一提的是,在询问病史和体格检查时务必牢记静脉滥用麻醉药也是一种感染的方式。药物成瘾者常隐瞒上述病史。

1.发热

几乎每例 IE 患者都有发热,热型以不规则者多见,也可为弛张或间歇型。体温一般低于39.59℃,但急性患者常超过此值。下列情况可无发热。

(1)年老或极度虚弱者。

(2)伴有严重充血性心力衰竭或肾功能衰竭者。

(3)已接受抗生素或激素治疗者。

2.贫血

贫血是较为常见的症状之一,尤其多见于 SBE 患者,这主要是由于感染抑制骨髓所致,多为轻中度贫血,但晚期患者可出现重度贫血,红细胞和血色素呈进行性下降趋势。

3.栓塞与梗塞

各种组织和器官的栓塞或梗塞,是 IE 患者的常见而重要的临床表现,一般发生在后期,但也有患者以栓塞或梗塞起病,可出现各种各样的临床症状。

(1)脑栓塞:可引起各种短暂或持久性神经综合征的突然发作如偏瘫、四肢局部瘫痪或失明,取决于何支血管病变,常见于大脑中动脉。也可表现为脑血管病损的其他形式包括:脑脓肿、脑炎或脑膜炎,甚至脑出血和中毒性脑病。临床上,年轻人出现偏瘫或有蛛网膜下腔出血和其他脑血管病损所致的疾病,同时又能闻及器质性心脏杂音时,应高度怀疑 IE。

(2)肾栓塞:表现为肾区疼痛,血尿和蛋白尿,均由于肾栓塞或肾小球肾炎所致,严重病例可出现肾功能衰竭。

(3)脾栓塞:脾栓塞常有左上腹痛并向同侧肩部放射,改变体位和深呼吸时疼痛加重,偶有脾破裂发生。

(4)肺栓塞:常见于药物成瘾者或左向右分流的先天性心脏病患者,因此时赘生物多位于右心室壁和肺动脉,常表现为突发性胸痛、呼吸困难、发绀或咯血等症状。

(5)冠脉栓塞:可表现为无症状性或症状性心肌梗死。

(6)肠系膜动脉栓塞:可表现为急腹症。

(7)四肢动脉栓塞:栓塞以下部位皮肤变白、发冷、无力和疼痛。真菌性心内膜炎常有下肢血管栓塞,需立即施行栓子摘除术。

4.心力衰竭

常由瓣膜穿孔或腱索破裂,心肌脓肿和栓塞性心肌梗死所致。可发生于 IE 的任何阶段,多为充血性。因此,在 IE 患者中必须仔细寻找充血性心力衰竭的症状,一旦发生,预后极差。

(二)体格检查

SBE 患者可有亚急性全身性感染的非特异性症状,如面色苍白、肌肉无力和出汗等不适。仔细检查可发现各种具有诊断意义的周围体征,如瘀点(发生率为 20%~40%),线状出血,Roth 点,Osler 结,Janeway 结和杵状指。

IE 周围体征的特点如下。

1.瘀点

(1)外形:细小红色出血点。

(2)分布:任何地方,多见于锁骨上,口腔和结膜。

(3)发生率:常见于 SBE 和 ABE。

(4)病理:毛细血管渗透性增加和微血栓。

(5)疼痛:无。

(6)持续期数天。

(7)诊断意义:非特异性,见于败血症,心脏手术后和其他疾病。

2.线状出血

(1)外形:在甲床下可见线状出血,新发生时呈红色,以后变成棕色或黑色。

(2)分布:指甲远端1/3。

(3)发生率:常见于SBE和ABE。

(4)病理:由于微血栓和毛细血管脆性增加造成甲床下血液位于无血管的鳞状上皮内。

(5)疼痛:无。

(6)持续期数周。

(7)诊断意义:非特异性,10%见于正常人,40%见于二尖瓣狭窄。

3.Roth点

(1)外形:小而光亮的红斑,中央呈苍白色。

(2)分布:视网膜。

(3)发生率:不常见,一般见于SBE。

(4)病理:炎症和出血。

(5)疼痛:无。

(6)持续期:天。

(7)诊断意义:强烈提示心内膜炎,但不是诊断。

4.Osler结

(1)外形:豌豆状红色或紫色结节。

(2)分布:手指和足趾偶见手和足。

(3)发生率:不常见,一般见于SBE。

(4)病理:内皮局部血管炎,极少有细菌。偶尔脓肿形成,可能与小血管栓塞有关。

(5)疼痛:明显压痛,程度不一。

(6)持续期数天。

(7)诊断意义:几乎是心内膜炎的特有病征。

5.Janeway结

(1)外形:红色斑点。

(2)分布:手掌和足底,偶见胁腹,前臂,足和耳。

(3)发生率:不常见,一般见于ABE。

(4)病理:机制不明,可能与栓塞或过敏有关。

(5)疼痛:无。

(6)持续期几小时至数天。

(7)诊断意义:通常有菌血症,无心内膜炎。

6.杵状指

(1)外形:指甲过度凸起,终末指(趾)增宽变厚。

(2)分布:指和(或)趾。

(3)发生率:罕见,仅见于SBE。

(4)病理:软组织增生偶尔骨膜新骨形成。

（5）疼痛：一般不痛时而有压痛。

（6）持续期几周至数月。

（7）诊断意义：非特异性见于心肺疾病，可能为先天性。

几乎所有 IE 患者均可闻及心脏杂音，可由于基础心脏病和（或）细菌性心内膜炎的瓣膜损害所致。与 SBE 相比，ABE 患者更易发生心脏杂音强度与性质的变化，或出现新的杂音。在发热原因不明时，如出现新的心脏杂音，一般是由于主动脉瓣关闭不全引起，强烈提示 IE 的诊断。心脏杂音强度的变化可由 IE 本身进行性瓣膜损坏所致，也可仅由于心率和（或）心搏出量变化引起。因发热和（或）心力衰竭常引起脉搏增快，且脉搏虚弱可提示主动脉瓣关闭不全，这与原有主动脉病变或新近发生心内膜炎的瓣膜损害有关。有时栓子可阻塞周围动脉，或可能就是霉菌性动脉瘤的部位。

脾肿大发生率高达 20%～60%，常为中等度肿大，在 SBE 尤为明显。除脾脏有脓肿或新近发生栓塞性梗死外，一般无明显压痛，脾栓塞时可闻及脾区摩擦音。

五、并发症

IE 最常见的并发症是心力衰竭，可发生于任何阶段。与其他并发症相比，心力衰竭可严重影响 IE 的预后及其疗效。据报道，主动脉瓣病伴 IE 并发心衰者占 75%，二尖瓣和三尖瓣病变者分别为 50% 和 19%。重度心力衰竭常由于各种心瓣膜严重破坏，心肌脓肿和栓塞性心肌梗死所致。

约有 2/3 ABE 并发动脉栓塞，而 SBE 患者约占 1/3。按照其发生率的次序为脑、肺、心脏、脾和四肢动脉。

IE 的神经系统表现也较为常见，占 30%～50%。表现为中毒性意识模糊、卒中、脑膜脑炎、脑脓肿、颅内或外周神经病变及其精神症状。脑栓塞多见于大脑中动脉病变，其发生率明显高于脑出血，后者可能与栓子或真菌性动脉瘤破裂有关。

IE 并发真菌性动脉瘤较少，为 3%～5%。真菌性动脉瘤是一种动脉壁的炎症反应，常由脉管败血症性微栓塞或动脉腔内感染性栓子嵌塞所致。常见的部位是主动脉近端，包括 Valsalva 窦，其次为内脏、四肢和大脑动脉。

许多亚急性 IE 患者有尿沉淀异常，这主要是由肾小球肾炎或肾栓塞引起。严重病例可出现肾功能衰竭，有时需作透析治疗。在亚急性 IE 中，由免疫复合物介导的其他炎症表现有关节炎、腱鞘炎、心包炎、Osler 结和 Roth 点。

六、实验室检查

（一）常规检查

尿常规检查约一半患者为异常，镜检显示血尿和（或）轻度蛋白尿。肉眼血尿提示可能有肾梗死。出现红细胞管型和非选择性蛋白尿说明可能存在免疫复合体肾小球肾炎。

血常规检查仅证明非特异性异常。SBE 一般有贫血，但 ABE 更为多见。60%～70% 患者的贫血为低增生型，血涂片呈正色素正红细胞性贫血。ABE 可引起急性溶血。在 SBE 的血涂片中常发现未成熟的白细胞呈中度增加，但许多患者的白细胞计数仍可正常。ABE 常显示带状中性白细胞增多，出现空泡，白细胞包涵体和中毒颗粒。少数患者经革兰氏染色涂片检查，在血涂棕黄层发现中性白细胞内含有细菌。血沉多数增高，约占 90%。

(二)血培养

血培养阳性在 IE 诊断中具有重要意义。对所有发热伴有心脏杂音者均应及时做血培养，除发热和心脏杂音是由其他疾病所致或发热迅速消退已不再复发外，如存在 IE 易患的心脏损害，以及与本病感染有关的其他症状和体征者也应做血培养。

IE 的菌血症一般呈持续性的，亚急性者每毫升血液中含 1～100 个细菌。因此，无须抽取较多的血液做血培养。住院首日采血找致病菌，可使 90％以上的 IE 患者的血培养为阳性，首次 24h 内单独静脉取血做血培养不应超过 3 次，如在第二日还未见细菌生长，可以第二、第三批取血再培养。95％以上 ABE 患者血培养阳性，而 SBE 为 85～95％，如患者已接受抗生素治疗，则要在该药物作用消除后的第二周做血培养；这样，可提高血培养的阳性检测率。每次血培养需 10～20mL。采血时清洁皮肤十分重要，因为常见的皮肤菌丛（如表皮葡萄球菌和类白喉菌）均可引起 IE。若上述细菌从血培养中分离出来易造成诊断上的混乱。倾泻平皿有助于区分是真性血培养阳性，还是受污染。另外，偶尔由少见微生物如布氏菌、组织胞浆菌或厌氧性链球菌引起，血培养可为阴性。此时，血培养需特殊培养基，如临床上怀疑 IE 时，孵化培养时间至少持续 3 周，甚至在无细菌生长时也应择时做染色检查。

(三)免疫学检测

SBE 可刺激体液免疫系统，产生特异性和非特异性抗体。类风湿因子测定有 40％～50％的患者为阳性，但在 ABE 中常为阴性。这无疑对血培养阴性者提供一种较有意义的诊断线索。γ球蛋白的多克隆增加也具有特征性意义，尤其是免疫复合体在 80％以上的 ABE 或 SBE 患者中显示阳性，可作为与非 IE 的败血症者的鉴别依据。偶尔出现梅毒血清试验的假阳性结果。溶血性补体含量可中度升高，正常或偏低，而免疫复合体肾小球肾炎者的含量为最低。总之，在活动期上述免疫学检测均可异常，但经有效治疗后迅速恢复至正常水平。

(四)心电图表现

心电图可显示心肌梗死的证据，这主要是与赘生物引起冠脉栓塞有关，如感染延伸到心壁或室间隔心肌，可出现心脏传导阻滞。其次，因基础心脏病的不同可发现不同程度的心室扩大和（或）心律失常。

(五)超声心动图

胸前超声心动图（TTE）在 50％～70％的 IE 患者，可证实受感染的瓣膜上存在赘生物。虽 TTE 是诊断 IE 的常规检查方法，但由于检测赘生物的敏感性较低，为 40％～70％，同时受声窗和人工瓣过度反射等影响，图像质量受到一定的限制。最新研究报道，经食管超声心动图（TEE）发现赘生物的敏感性≥90％，特异性与 TTE 相似均为 80％～90％，但与 TTE 相比，TEE 更容易发现赘生物以外的心内损害如瓣叶穿孔，瓣环和人工瓣周围形成脓肿或瘘管，其次为瓣叶憩室，腱索破裂，Valsalva 动脉窦瘤和转移性赘生物等并发症。据临床大量资料证明，TEE 检测 IE 并发症的心内损害远优于 TTE，且认为赘生物的大小与 IE 的严重并发症有关。TEE 是一种创伤性检查，不应作为常规使用，只有在 TTE 难以明确诊断或怀疑合并赘生物以外的心内损害时才显得更有价值。

(六)X 线检查

胸片对 IE 并不能提供有意义的诊断价值，但可显示充血性心力衰竭的征象。静脉药物滥用成瘾者伴有发热,肺部出现多处小片状浸润阴影则强烈,提示其与右心 IE 所致的菌血症性栓子有关。慢性风湿性或先天性心瓣膜受损常显示瓣膜钙化。真菌性动脉瘤可使主动脉变宽,如 X 线透视检查发现人工瓣膜活动异常,提示主动脉根部瓣膜存在赘生物或部分裂开,常需瓣膜再置换术治疗。

CT 对确定 IE 患者局部神经损害的病因是十分有价值的。许多并发症均可造成这种损害如脑炎,脑梗死,出血性真菌动脉瘤和脑脓肿。有时需用血管造影来证实脑部和其他部位的真菌性动脉瘤。对保守治疗无效和(或)考虑手术的患者,心导管检查可提供较为重要的临床资料,因此,不应担心栓子脱落而放弃此检查。

(七)聚合酶链反应(PCR)

目前,PCR 是鉴别血培养阴性心内膜炎的唯一方法。据报道,应用 PCR 技术能识别由 Rochalimaea henselae 所致的心内膜炎。

(八)免疫闪烁图

新近应用^{99}Tc(锝)标记的抗 NCA-95 抗粒细胞抗体免疫闪烁图,可对超声心动图难以肯定的亚急性 IE 提供有价值的诊断依据,同时又能评价抗生素治疗的效果。

七、诊断

阳性血培养对本病的诊断具有重要价值;因此,凡有 IE 的常见临床表现如发热、心脏杂音、贫血、血尿、脾肿大、白细胞增多和伴或不伴有栓塞现象的患者,出现血培养阳性,则可确诊为本病。仔细询问病史,检查静注针眼是诊断药物成瘾者心内膜炎十分重要的线索。若反复血培养阴性,应疑为少见微生物所致。此外,IE 常易侵犯原有心瓣膜受损或其他基础心脏病者,如出现周围体征瘀点、线状出血、Roth 点、Osler 节、Janeway 结和杵状指也必须考虑本病的诊断,此时超声心动图检查具有一定的参考价值。

八、鉴别诊断

本病主要与活动性风湿热、类风湿性关节炎和多发性关节炎相鉴别。因为上述疾病的肌肉和骨骼症状有时可以完全相同,给诊断,上造成一定的困难。IE 主要以栓塞现象为特点,同时伴有发热、心脏杂音和血培养阳性等征象,而后者除均有各自的特殊表现和有关的实验室检查依据外,通常经抗风湿和糖皮质激素治疗后都可明显好转。

九、治疗

(一)一般治疗

如存在心力衰竭,需卧床休息,限制体力活动,选用适当的药物控制心衰的发作。对高热和头痛也应作对症处理。

(二)抗生素治疗

在抗生素治疗之前,尽可能获得病原菌的药敏结果。IE 患者最重要的实验室依据,就是至少要在二次血培养中均发现致病菌。对二周前未接受过抗生素治疗的患者,连续 2d 在 24h 内很少需超过三次抽血做血培养。在 95%～98% 未接受过抗生素治疗的患者中,均可从首次血培养中发现病原菌。由于 IE 的菌血症为持续性的,所以做血培养不必与体温升高相一致,也不需延长每次取血的间隔时间。大多数 IE 患者已患病数周,甚至有些病例长达一年之久,通常并不急需应用抗生素。若在未确定病原菌时,盲目或凭经验治疗,常可造成以下不良后果:①发生与治疗不当有关的医源性并发症;②促进和(或)加重心力衰竭,使心瓣膜造成进行性损害;③增加感染复发的可能性;④延长住院时间,增加费用。

对确诊或高度怀疑 IE,和已确定病原菌的患者,就应及时选用合适的抗生素治疗,最好选用杀菌剂,而不是抑菌性抗生素。

1.对青霉素敏感的链球菌

对大多数草绿色链球菌或牛链球菌心内膜炎患者,可选用青霉素 G 和庆大霉素联合治疗。而对革兰阴性杆菌感染者不需要用同等剂量的庆大霉素。上述两药合用具有协同作用,能有效地杀灭链球菌和葡萄球菌,但合用时庆大霉素所需的浓度相对较低(≤3μg/mL)。因此,对青霉素敏感的链球菌性心内膜炎伴肾功能正常者,可接受小剂量庆大霉素治疗,以后的剂量应当调整到血浓度≤3μg/mL·h,并且有<1μg/mL 的谷浓度。使用小剂量庆大霉素的理由,是将庆大霉素的肾脏与第 8 对颅神经的毒副作用降低到最低程度。对有心外感染病灶、心肌脓肿、真菌性动脉瘤或原有肾脏或颅神经异常者,不应接受二周庆大霉素治疗的方案,而应单用青霉素 G 或头孢曲松治疗。头孢曲松的优点是可以肌注,对血流动力学稳定的患者可以出院,作为门诊者来完成抗生素治疗。对不能耐受青霉素或头孢曲松治疗的患者,可选用万古霉素治疗。

2.肠球菌

单用青霉素或万古霉素能抑制肠球菌,但不能杀灭。肠球菌性心内膜炎的有效治疗,需选用青霉素、氨苄西林或万古霉素加氨基糖甙类抗生素,一般选用庆大霉素。肠球菌性心内膜炎结局的一个重要因素是在有效抗生素治疗之前感染的症状持续不退,如感染症状持续超过 3 个月以上,其复发率和死亡率要比小于 3 个月的患者明显增高。症状持续小于 3 个月者可用青霉素或氨苄西林加庆大霉素治疗,其疗效与草绿色链球菌心内膜炎者一样,疗程应持续 4 周,但对症状持续超过 3 个月者应接受 6 周治疗。为了确保 1h 浓度≤3μg/mL 和谷浓度≤1μg/mL,应严密监测庆大霉素的血浓度。使用较大剂量的庆大霉素并不会提高疗效,也不会增强与青霉素的协同作用,但会明显增加肾脏中毒的危险性。对青霉素耐药的患者,应当选用万古霉素与庆大霉素的联合治疗。对极少数有庆大霉素耐药的患者,目前尚无有效的抗生素可供治疗,只有心瓣膜置换术可提供生存的希望。

3.对甲氧西林敏感的金黄色葡萄球菌

左侧金黄色葡萄球菌(金葡菌)心内膜炎应该选用应单用青霉素 G 或菌必治治疗或苯甲异恶唑青霉素,第一代头孢菌素(如头孢唑啉)或万古霉素治疗。对甲氧西林敏感的右侧金葡菌心内膜炎,常见于静脉药物滥用成瘾者,若不伴有肺外或心外感染病灶,可选用应单用青霉素 G 或头孢曲松治疗与安布霉素联合治疗较有效。

4.对甲氧西林耐药的金葡菌

对甲氧西林耐药的 IE 应该选用万古霉素治疗。唯一有效的替代药物是用新诺明复方磺胺甲恶唑治疗。

5.凝固酶阴性葡萄球菌(表皮葡萄球菌)

凝固酶阴性葡萄球菌所致的 NVE 较为少见,而大多数菌株都对应单甩青霉素 G 或头孢曲松治疗敏感。这些患者应该接受与对甲氧西林敏感的左侧金葡菌心内膜炎相同的治疗方案。对甲氧西林耐药性菌株所致的 IE 应选用万古霉素治疗,持续 6 周。凝固酶阴性葡萄球菌是 PVE 早期发生的最常见致病菌,大多数这些菌株对应单用青霉素 G 或头孢曲松治疗具有抗药性。对凝固酶阴性葡萄球菌 PVE 最有效的治疗,是用万古霉素与利福平联合治疗,持续 6 周,在头 2 周再加用小剂量庆大霉素。

6.HACEK 细菌属

现已表明,由这些需要复杂营养、生长缓慢的革兰氏阴性细菌所致的心内膜炎,可静脉应用氨苄西林治疗 3 周,可获得较好的效果。然而,副流感嗜血杆菌的菌株偶尔可产生 β-内酰胺酶。此外,对 HACEK 细菌组又难以实行药敏试验。因此,在没有其他证据表明之前,理应认为本组细菌是 β-内酰胺酶的制造者。对 HACEK 细菌属所致的心内膜炎,最有效的治疗是用头孢曲松,每日一次,每次 2g,持续 3 周。

7.血培养阴性

据报道,真性血培养阴性的心内膜炎极为罕见,常见于新近已接受过抗生素治疗的患者。除非急需用抗生素治疗,否则最好在获得阳性血培养结果时再治疗。对急性暴发性 IE 或反复血培养为阴性的患者,最初的治疗应选用万古霉素加小剂量庆大霉素。血培养阴性的心内膜炎应除外 Q 热、衣原体病和真菌性心内膜炎。此外,对 HACEK 细菌属或草绿色链球菌引起的心内膜炎,由于它们具有周期性致病菌生长的特征,所以,需延长观察期才能提高血培养阳性率。否则,血培养有时也会出现阴性结果。

8.真菌

真菌所致的心内膜炎与细菌性心内膜炎的症状和体征十分相似,早期诊断较为困难。阳性血培养出现较晚,常易延误诊断与治疗,死亡率极高。对真菌性心内膜炎常需接受综合治疗,有些患者经过置换感染的瓣膜、清除赘生物与栓子,加上抗真菌药物治疗可获成功。可选用两性霉素 B 或 5-氟尿嘧啶。近期,有使用两性霉素 B 与氟康唑联合治疗念珠菌心内膜炎的成功报道。氟康唑具有口服吸收持久,作用迅速,既可口服,又可静注和副作用小的优点。因此,它是目前治疗真菌性心内膜炎最理想的药物。

(三)手术治疗

当出现发热,血培养阳性,急性左心衰和新近发生体循环栓塞,一般与感染所致的瓣膜严重破坏有关。尤其是主动脉瓣或二尖瓣关闭不全时,可在无任何预兆情况下发生。因此,对上述这种活动性 IE 患者,应及早考虑瓣膜置换术,来逆转心力衰竭造成促发或加重瓣膜功能的异常。IE 的手术指证为以下几点。

(1)进行性或顽固性心力衰竭。

(2)经抗生素治疗无效,败血症持续存在。

(3)心瓣膜置换术后再感染如瓣周脓肿或瘘管形成,出现瓣膜裂口或瓣架活动严重受限。

(4)新近发生多部位的体循环栓塞。

(5)进行性肾功能衰竭。

在瓣膜置换手术期间,只要条件许可,尽可能同时矫正基础心脏疾病,如动脉导管未闭,室间隔缺损,主动脉缩窄或非对称性室间隔肥厚。这样既置换人工心脏,又矫正心脏结构的异常,可望成为根治性措施。此外,也应注意术前并发症的控制和其他支持疗法。

十、预后

本病的预后取决于病原菌类型、对抗生素治疗的反应，有无并发症以及其严重程度，基础心脏病和患者的年龄等因素有关。下列情况的预后一般较好：对青霉素治疗有效的致病菌感染，年轻患者，既往无严重疾病，早期诊断和及时有效的治疗，尤其是年轻药物成瘾者，常由金葡菌所致右侧心内膜炎，其恢复率＞95％。但出现下列临床情况则预后较差：延误诊断，抗生素治疗较晚或对抗生素治疗不敏感；有严重并发症，如进行性或顽固性心力衰竭；重要血管栓塞和肾功能衰竭。其他不良因素还包括主动脉瓣受累，革兰氏阴性或真菌感染，血培养阴性心内膜炎，心瓣膜置换术后再感染和瓣环或心肌有脓肿形成。

一般认为，链球菌感染者的治愈率较高，约为90％，葡萄球菌约为50％。本病的早期和晚期死亡率仍较高，5年生存率仅为60％～70％。常死于心力衰竭，体循环栓塞，肾功能衰竭和细菌性动脉瘤破裂。

第五节　心肌疾病

心肌疾病是指以心肌本身受累为突出特征的一组原因尚不明确的疾病。从病理生理学方面分为3个基本类型，即扩张型、肥厚型和限制型心肌病。从病因方面分为特发性与继发性心肌病，前者病因未明，而后者一般有较明确的致病原因。

一、特发性扩张型心肌病

特发性扩张型心肌病（DCM）以心脏扩大为特征，到晚期才发生充血性心力衰竭，因此以目前的扩张型心肌病取代过去的充血性心肌病较为适宜。

(一)病因与发病机制

DCM病因未明，公认的解释是多因素所致的心肌损害。多数DCM患者无病毒感染史，但有些学者观察到少数病毒性心肌炎患者可发展为DCM，因此认为部分DCM是病毒性心肌炎的后果，其机理可能是病毒损伤后的自身免疫反应，或许与基因损伤及变异有关。近年有学者发现，DCM患者外周血及心肌存在一种抗心肌线粒体内膜腺苷酸转位酶的自身抗体。提示免疫反应在DCM的发病上起重要作用。

(二)临床表现

DCM可发生在任何年龄，但中年人最多，男性多于女性。起病缓慢，突出表现是左心功能不全，由于心排血量减少而疲乏无力。右心功能不全症状出现较晚，一旦出现则预后不良。有1/4～1/2的DCM患者有胸痛，主要是心肌灌注减少致心内膜下缺血所致。胸痛也可继发于肺栓塞。

DCM患者最常见的体征是程度不同的心脏扩大和充血性心力衰竭，严重者可有交替脉、血压低、脉压小；心尖冲动向左移位，当左室肥厚时可见抬举性心尖冲动，右心室扩大致三尖瓣关闭不全时，可见颈静脉怒张，肝脏肿大，也可有水肿及腹水，偶见右心搏动。心脏听诊最常见有心动过速及室性奔马律，二尖瓣反流性杂音普遍存在，左束支阻滞时可闻及第二心音逆分裂。左房血栓移动,可致体栓塞,下肢静脉系统栓子,可致肺栓塞,多为晚期并发症。

(三)实验室检查

1.内分泌检查

许多内分泌实验检查可提供某些继发性 DCM 的病因,如血浆磷酸盐过少、血钙过低、铁过多所致心肌损伤。尿素氮、血肌酐等对识别尿毒症心肌病也甚为重要。

2.心电图

DCM 心功能不全时,常表现有异常心电图,如窦性心动过速、房性及室性心动过速,房室传导阻滞。罕见病例有反复发作或持续室性心动过速,尤其在儿童更是如此。各种心内传导阻滞多普遍存在。当有广泛左室纤维化而并无离散的心肌梗死也可有病理性 Q 波,ST 段异常也很常见。

3.超声检查

超声心动图对于诊断 DCM 非常有价值,其特征性表现是心脏扩大,左室内径往往在6.5～8.0cm,出现二尖瓣、三尖瓣反流,室壁运动弥漫性减弱,明显右室大多在疾病晚期见到,有时见心包积液。

4.放射性核素检查

放射性核素 ^{201} Ti(铊)静止与运动时显像,多呈弥散性心肌运动减弱,可与冠心病多呈局限性灌注不良及运动减弱鉴别。

5.心导管检查

心导管及心室造影可见左室舒张末压、左房压和肺毛细血管压升高,晚期患者右心室扩张,右室舒张末压、右房压和中心静脉压升高。左室造影显示室腔扩大,室壁运动减弱。冠脉血管多正常,冠脉管腔可因受损而扩张。

6.X 线检查

可见左室大,肺动脉高压,肺间质甚至肺水肿样左心功能不全改变,也可见胸腔积液。右心功能不全时可见奇静脉及上腔静脉扩张。

(四)诊断

(1)以左室扩大,左心功能不全为主要临床表现,可有胸痛,晚期可出现右室扩大及右心功能不全,易见心律失常。

(2)心脏 B 超及 X 线等提示心室腔扩大、室壁呈弥散性搏动减弱。

(3)排除冠心病、风心病、特异性心肌病等其他心脏病,ECG 异常。

(五)治疗

由于 DCM 病因未明,故无特异的治疗方法,主要针对心功能不全治疗。中等度心功能不全患者休息即可缓解症状,重症者需药物治疗。DCM 患者心衰的近代治疗包括以下几种。

1.正性肌力药物

(1)常用强心苷类:如地高辛,宜小剂量使用,一般可用 0.125mg,每日 1 次,口服。对伴有房颤快心室率时可静脉慢注毛花苷 C,剂量 0.2mg 稀释后静脉缓慢推注(5～10min)。

(2)磷酸二酯酶抑制剂:如国产米力农,是一种新型的非甙、非儿茶酚胺类正性肌力药,兼有血管扩张作用,能增加心肌收缩力,增加心排血量,降低心脏前、后负荷,降低左室充盈压,改善左心室功能,增加心脏指数,对平均动脉压及心率无明显影响,且不引起心律失常。此外,尚可使房室结功能和传导功能增强,故对伴有室内传导阻滞患者较安全。此药作用机制是通过抑制磷酸二酯酶和增加环磷酸腺苷(CAMP)的浓度,使细胞内钙浓度增加,从而增强心肌收缩力,同时有松弛血管平滑肌作用而使血管扩张。使用剂量和方法:每次 0.5mg/kg,静点速度为 5mg/(kg·min),每日最大剂量不超过 5mg/kg。使用时用生理盐水或注射用水溶解稀释 200mL 静滴。

(3)非洋地黄类正性肌力药物:如多巴酚丁胺,为 β 受体激动剂,能增加心肌收缩力,增加心排血量,对心率影响较小,适用于心排血量低及心率缓慢的心功能不全患者,其改善左室功能的作用优于多巴胺。常用剂量为 2.5～10μg/(kg·min)。

2.利尿剂的应用

近年使用一种复合型保钾利尿剂,即武都力片,每片含阿米洛利 5mg,及氢氯噻嗪 25mg,可保持血清钾浓度正常,每次 1 片,口服,必要时增量,2～3 片/d。

3.血管扩张剂的应用

血管紧张素转换酶抑制剂卡托普利,通过降低血管紧张素 II 水平,舒张小动脉,降低醛固酮水平而使心脏前、后负荷减轻,故可用于慢性心功能不全和对洋地黄、利尿剂及一般血管扩张剂无效的病例。剂量用法:口服,开始剂量 12.5mg,每日 3 次,逐渐增至 50mg,每日 3 次。静脉注射为 10mg 加 10%GS10mL 稀释后静脉慢注,每日 1～2 次。此药用来治疗各型高血压。故用以治疗心力衰竭时,注意如血压过低,即收缩压<95mmHg 时需慎用。

4.β 受体阻滞剂

现已证实,β 受体阻滞剂是延长 DCM 患者生存的重要药物之一。一般对此药有很好的耐受,很少使心功能不全恶化。β 受体阻滞剂的作用机理主要有 5 个方面:①负性变时性作用,减少心肌耗氧;②减少儿茶酚胺分泌而降低其对心肌损伤;③改善舒张期弛缓性;④抑制交感神经,调节血管收缩;⑤增加 β 受体密度而改善收缩功能。

因此,对于严重的 DCM 心功能不全患者,在正性肌力药物及血管扩张剂等常规治疗无效的情况下,加用 β 受体阻滞剂,往往收到明显改善心功能的疗效。一般可首选选择性 β 受体阻滞剂,如康可 2.5mg,每日 1 次;或美托洛尔(Betaloc)12.5mg,每日 2～3 次,口服;视心衰症状调整剂量或停药。

5.心功能不全伴心律失常的治疗

本病患者,心律失常的控制非常重要。由于多数抗心律失常药物的负性肌力作用,故治疗时强调个体化,并应注意监护其毒性作用,常选用的药物有:

(1)普罗帕酮:用于预防或治疗室性或室上性异位搏动、室性或室上性心动过速,口服治疗剂量,每日 300～900mg,分 3～4 次服用,维持量 300～600mg,分次服用。必要时可在监护下静脉注射,每 8h 静注 70mg,或在 1 次静注后继以静滴,每小时 20～40mg。明显心源性休克、严重心动过缓、病窦、电解质失衡、严重的阻塞性肺部疾患禁用。

(2)美西律:主要用于急、慢性室性心律失常,如室性期前收缩、室速,口服一次剂量 150～250mg,每 6h 1 次,以后可酌情减量维持;静注开始剂量 100mg,加入 5% GS 20mL 中,缓慢注射(3～5min 注完),如无效,可在 5～10min 后再给 50～100mg,然后以 1.5～2mg/min 的速度静滴,3～4h 后减为 1mg/min,并维持 24～48h。

(3)胺碘酮:临床适用于室性和室上性心动过速及期前收缩、阵发性心房颤动和扑动。口服,开始剂量为 200mg,每日 3 次,3 天后改用维持量,每次 200mg,每日 1～2 次,或每次 100mg,每日 3 次。房室传导阻滞和心动过缓者忌用。

6.除颤器使用

对严重心动过缓及其他严重心律失常患者,可考虑心内置入自动除颤器以预防突然死亡。

7.抗凝治疗

DCM 患者,如无特殊禁忌证,应予以抗凝治疗,以预防血栓形成及栓塞,一般用肝素 5000U,皮下或深部肌肉注射,每 8～12h 注射 1 次,3～5d 后改为口服肠溶阿司匹林,25～300mg,每日 1 次。

8.皮质激素及免疫抑制剂

若实验证实患者有免疫异常或心肌活检证实有淋巴浸润,使用激素或免疫抑制剂治疗可能有一定效果。

9.手术治疗

DCM 患者,如心脏进行性扩大,致严重二尖瓣关闭不全,可考虑人工瓣膜置换,但手术结果多不甚满意,这与原有心脏损伤及心功能不全有关。

10.心脏移植

已知 1 年成活率超过 80%,3 年成活率为 70%。

二、肥厚型心肌病

肥厚型心肌病(HCM)的突出特征是不对称性心肌肥厚,常累及室间隔,有左室流出道梗阻或者没有梗阻。

(一)病因与发病机制

HCM 患者心肌肥厚的原因尚未清楚,但多数有家族遗传性,半数以上患者表现为常染色体显性遗传。其他提示 HCM 的病因有以下几种。

(1)心肌对循环儿茶酚胺的高反应状态。

(2)心肌冠状动脉壁厚度异常,不能正常舒缩,导致心肌缺血,促使心肌纤维化和自发性心肌肥厚。

(3)原发性胶质异常,导致心肌纤维架及心肌细胞结构破坏而排列紊乱。

(4)心内膜下心肌缺血,可能与微循环及血小板功能异常有关,影响舒张期钙离子的离散而增加心肌舒张的僵硬。

(5)心肌对钙、铁等吸收异常。

HCM 最具特征的病理生理异常不是收缩功能障碍,而是舒张期松弛性异常,导致心室充盈受限,尤其在梗阻型 HCM 更为明显。舒张期松弛异常致左室舒张末压升高,同时伴有左房和肺静脉压及肺毛细血管压升高。

(二)临床表现

HCM 出现症状的平均年龄为 26 岁。HCM 在儿童期死亡率很高,多为猝死,晕厥和猝死常发生在剧烈活动时。

HCM 患者临床症状差异很大,轻者可无症状,重者可完全丧失活动能力,无症状患者可突发猝死,有症状患者中,90%以上表现为呼吸困难,75%有心绞痛、乏力及晕厥均较普遍。

HCM 产生心绞痛的机理是,部分患者是由于大块肌团使心肌供氧与需氧失衡,也可发生非冠状动脉狭窄所致的透壁性心肌梗死,具有流出道梗阻的患者晕厥发生率可达 50%。

患者体检可为正常,有明显左室流出道受阻者,心尖冲动强有力,心脏可向左扩大,在心尖部及胸骨左缘闻及粗糙的收缩期杂音,常伴有震颤,此杂音易与主动脉瓣狭窄相混淆,其主要不同点是杂音的部位不同,HCM 患者杂音最响部位在胸骨左缘第 4 肋间,而后者杂音最响部位在胸骨右缘第 2 肋间。

(三)实验室检查

1.心电图(ECG)

HCM 患者 ECG 约 25%可正常。常见 ECG 改变为 ST-T 段异常,20%～50%可有异常 Q 波。特征性 ECC 表现是在中部心前区导联有巨大倒置的 T 波。24h 动态心电图监测证实,75%以上的 HCM 患者有室性心律失常,25%以上患者死于室速。此外,有 25%～50%可发生阵发性室上性心动过速,有 5%～10%发生房颤。

2.X 线检查

所见各异,左室大小可正常,亦可明显扩大,左房常扩大。

3.超声心动图(UCG)

UCG 可确切测定心脏房室大小、室间隔肥厚的程度及心室舒缩功能,血流速度及容量等。对本病诊断极有价值。

4.放射性核素检查(ECT)

ECT 检查,主要是通过 ^{99} Tc 或 ^{201} Ti 心肌显像,可直接测定室间隔的厚度及心室游离壁的厚度等。

5.心导管检查

心导管检查可揭示左室舒张期顺应性减弱及存在的压力梯度,左室造影通常可见左心室腔缩小,心尖肥厚型心肌病呈"铲刀样"形状。

(四)诊断

(1)发作性晕厥、乏力、呼吸困难、心绞痛及猝死。

(2)心尖冲动有力,心脏向左扩大,胸骨左缘第四肋间收缩期杂音伴震颤,可有心尖部病理性收缩期杂音,杂音不受生理动作及药物影响。动脉压降低。

(3)UCG 及 X 线等显示左室、左房增大,室间隔肥厚及室壁僵硬,血流输出受阻。

(4)多种心律失常。

(5)排除冠心病、主动脉瓣狭窄、二尖瓣关闭不全及室间隔缺损等心脏病。

(五)治疗

1.内科治疗

(1)β受体阻滞剂:可降低心室收缩力,增加心室容量,增加体动脉压,扩大流出道直径,改善心室顺应性,从而改善症状。一般治疗首选美托洛尔,每次 50mg 每日 3 次,口服,如无停药指征可增至 100mg,每日 3 次。

（2）洋地黄制剂：在 HCM 患者一般属禁忌,仅在房颤伴快心室率时小量静脉应用,如毛花苷 C 0.2～0.4mg,稀释后静脉缓慢注射,控制心室率,或者心脏扩大而无梗阻的心功能不全病例亦适用。

（3）避免使用硝酸酯类及 β 受体激动剂,以防止加重梗阻。

（4）少用利尿剂,因血管内容量的降低可减少心室腔尺度而增加收缩期流出道压力梯度,影响心搏量和血压,尤其是在原有小心室腔低血容量时尤应慎用。

（5）血管紧张素转换酶抑制剂或钙拮抗剂,可改善运动耐量。

2.外科治疗

对于主动脉瓣下、局限性梗阻型心肌病可行外科手术治疗,切除肥厚心肌,解除梗阻。

三、限制型心肌病（RCM）

（一）病因与发病机制

限制型心肌病病因不明,以心肌内膜疤痕形成、室壁极度僵硬而限制心室充盈为特征。继发性病因有以下几种。

（1）心肌淀粉样变性。

（2）血色素沉着症。

（3）糖原沉积症。

（4）嗜酸性细胞增多症等。

病理表现为广泛心肌纤维化,心内膜显著增厚而导致房室瓣及腱索、乳头肌受累、房室瓣关闭不全。由于心室腔缩小而收缩功能及舒张功能均受障碍,产生类似缩窄性心包炎的病理生理改变。

（二）临床表现

RCM 患者不能耐受体力活动及运动,因不能提高心室充盈增加心排血量而表现乏力、呼吸困难,小部分患者有胸痛。主要体征是颈静脉怒张、肝脏肿大、腹水、奔马律、心尖部收缩期杂音、房颤、脉细弱、血压低以及发绀、动脉栓塞等。

（三）实验室检查

1.ECG

可见 QRS 波群低电压,病理性 Q 波等。

2.X 线检查

可见心影轻、中度扩大,并可见心内膜钙化影以及心包积液。

3.超声心动图

可见左室壁增厚。

4.心导管检查

表现左室充盈压高于右室,心室压力曲线呈舒张早期下陷,肺动脉压力增高,心排血量下降,心室造影见心室腔缩小。

（四）诊断

（1）乏力、呼吸困难、胸痛、体力活动及运动能力下降。

（2）外周静脉瘀血表现,如颈静脉怒张、肝大、腹水等。

（3）奔马律、心尖收缩期杂音、心房纤颤及低血压等。

（4）超声及 X 线检查见心影扩大、心内膜钙化、右室壁肥厚。ECG 见低电压、病理性 Q 波等。

（5）排除缩窄性心包炎等疾病。

（五）治疗

1.内科治疗

主要是改善舒张期功能，具体选用的药物包括以下几种。

（1）血管紧张素转换酶抑制剂：如卡托普利 12.5mg，每日 3 次，口服。

（2）β 受体阻滞剂：如美托洛尔 50mg，口服，每日 3 次。

（3）钙离子拮抗剂：如维拉帕米 40mg，口服，每日 3 次。

（4）抗凝治疗：为了防止血栓形成，可适当应用抗凝剂或抗血小板聚集药物，如肠溶阿司匹林 25mg，口服，每日 1 次。

2.外科治疗

切除增厚的心内膜，累及瓣膜者可置换人工瓣膜，一般可取得较好效果。

四、酒精性心肌病（ACM）

（一）病因与发病机制

据文献报道，每日饮白酒 200mL 以上或啤酒 2000mL 以上，持续 10 年之久，可引起酒精性心肌病，常伴发充血性心力衰竭或猝死。停止酗酒，可使病情逆转或停止恶化。ACM 的发病机理：①酒精对心肌的直接毒性作用；②酒精及其代谢产物干预细胞功能，影响钙离子转运、心肌脂代谢及 ATP 的合成，导致细胞内 K^+ 丢失，减少自由脂肪酸及硝酸甘油的吸收，出现低钾、低磷、低镁等。

（二）临床表现

ACM 起病隐袭，患者常有心悸，逐渐发展出现左心功能不全以及心律失常。主要体征是心脏扩大、奔马律、房颤及心尖部收缩期杂音。

（三）实验室检查

1.X 线表现

心脏扩大，肺瘀血及胸腔积液。

2.ECG

可表现为房颤，房扑及室性期前收缩等。

3.心脏超声及心导管检查

结果表现与 DCM 相似。根据病史，饮酒 10 年以上，有心脏扩大，尤以左心室扩大为主伴有心律失常，排除其他心脏病即可确立诊断。

（四）诊断

（1）饮酒 10 年以上，特别是经常酗酒者。

（2）有心悸及心功能不全的症状、体征。

（3）超声及 X 线显示心脏扩大，ECG 示心律失常。

（3）排除其他心脏病，如 DCM 等。

(五)治疗

早期停止酗酒是治疗关键。有关充血性心力衰竭的治疗与 DCM 相同。一旦心功能不全发生,其 3 年死亡率可达 80%。

五、克山病

克山病原于 1935 年在我国黑龙江省克山县最早发现,故命名为克山病。此病特点为心肌损伤伴有急性或慢性充血性心力衰竭和各种心律失常。

(一)病因与流行病学

本病发病区域主要在偏僻山区,草原地带,农村多见,女性罹患者多,尤以生育期妇女及儿童发病多,一律呈一定季节性。病因至今未完全阐明。大量研究发现,病区人群血硒及头发中硒水平含量低,这些人群居住环境水中含硒量亦低,提示其发病可能与硒缺乏有关。硒的主要生理功能是促谷胱甘肽过氧化酶形成,清除氧自由基,保护心肌细胞。硒缺乏,可致血中超氧化物歧化酶活力下降,清除自由基能力下降而致心肌细胞微细胞结构即线粒体遭破坏。此外,其他微量元素镁等及营养状况亦可能与发病有关。有学者认为,本病发病可能与病毒及病区生物地球化学综合因素有关。

(二)临床表现

1982 年全国克山病防治会确定此病有 4 个类型。

1.急性型

骤然起病,可发生在健康人,冬季起病者多,或由潜在型、慢性型急性发作。

临床表现为突发性胸闷、呼吸困难、恶心呕吐,严重可有急性肺水肿、休克及严重心律失常,可在几小时至数天内死亡。体检见四肢厥冷、脉细弱、心界扩大、奔马律和心尖部收缩期杂音。肝大、腹水也常见。ECG 可见室早、室速、房室传导阻滞等多种异常。

2.亚急型

起病较缓,夏季发病较多,儿童多见。常见食欲不振、咳嗽气促等表现。体检可见心脏扩大、奔马律,脑、肺、肾等栓塞现象以及全身水肿。

3.慢性型

发病缓慢,以咳嗽、呼吸困难,特别是劳累后呼吸困难为主。体检心脏明显扩大,心尖部收缩期杂音、奔马律、期前收缩,肺底湿啰音,肝大腹水等。

4.潜在型

仅在重体力劳动时出现心悸气促,平时多无症状,体检可见轻中度心脏扩大、期前收缩等,多不影响日常工作。

(三)实验室检查

1.ECG

非特异性 ST-T 改变,可有病理性 Q 波,多为坏死纤维化所致,尚可见 QT 延长、房室传导阻滞、QRS 波群低电压等。

2.X 线

可见不同程度心脏扩大、肺瘀血。透视是发现此病的主要手段。

3.UCG

可见左室、左房增大,室壁变薄,心搏减弱,与DCM极为相似。

4.酶学检查

急重型可有心肌酶学改变,CK、GOT、LDH多在发病数小时升高,1～3d达高峰,1～2周后恢复正常。血沉、白细胞也有升高。

5.心内膜下心肌活检

电镜下心肌呈弥漫性变性坏死,心肌细胞微细结构破坏,细胞线粒体变形,肿胀或溶解成空泡,有助于诊断。

(四)诊断

(1)流行地区,流行季节以及人群体发病史。

(2)心悸、呼吸困难、水肿等急、慢性心功能不全表现。

(3)心脏扩大,心尖部杂音,期前收缩及其他心功能不全体征。

(4)超声及X线改变类似DCM改变。

(5)ECC示心律失常,心肌酶谱及活检异常。

(6)排除急性心肌炎、AMC、DCM、风湿性心脏病及心包炎等。

(五)治疗

1.急性型

静脉注射维生素C,15～30g/24h,首次为维生素C 0.5～1.0+50%葡萄糖20～40mL静注。呕吐、烦躁不安者可冬眠,即氯丙嗪50mg、异丙嗪25mg、哌替啶50mg分次肌肉注射。休克者按心源性休克处理。

2.慢性型

主要是控制心功能不全和心律失常,治疗方法见本章第一节。

3.亚急型

急性发作时治疗同急性型,其他治疗同慢性型。

4.潜在型主

要注意生活管理,防止感染,定期随诊。

六、围生期心肌病

围生期心肌病过去称产后心肌病,指分娩后5个月内发病,由于部分病例在妊娠晚期发病,故将产前1个月与产后5个月内发病者称围生期心肌病。

(一)病因与发病机制

确切病因尚不十分清楚,临床表现似DCM,但又不尽相同,其特点与妊娠分娩有关。病因与营养、病毒感染等因素有关,也有学者认为与自身免疫、遗传及产后摄盐过多等因素有关。病理改变无特异,与DCM相同。

(二)临床表现

围生期心肌病的临床症状不一,大多在产后3～5个月内发病,少数在产前出现症状,表现为全心功能不全,有的表现为心绞痛,部分有肺栓塞的表现。体征可见心界扩大,心率增快,奔马律,心尖部收缩期杂音,肝脏肿大及水肿等。

(三)实验室检查

1.X 线表现

心脏普遍性扩大,肺瘀血。

2.ECC

多有左室大,ST-T 改变及左右束支传导阻滞,房颤等。

3.UCG

可见心室腔扩大,室壁运动减弱,室间隔活动度下降,心脏内附壁血栓。

(四)诊断

(1)产前 1 个月至产后 5 个月内发病。

(2)临床表现类似 DCM。

(3)X 线、超声和心脏一般性扩大,室壁运动减弱,ECG 心律失常。

(五)治疗

(1)主要治疗心功能不全及心律失常。应卧床休息,严重时可选用扩血管药,但在分娩前应慎用,因可减少子宫胎盘灌注而对胎儿不利。可适当利尿,注意电解质失衡。

(2)多数学者主张抗凝治疗,常规剂量的肝素及其他抗凝,抗血小板药物可予应用。由于围生期的凝血特征,使用肝素极少引起出血。

(3)本病发病多在产后,一般无须早期引产。仍以自然分娩为宜,生产过程中,可用胎头吸引,等缩短第二产程,无特殊指征无须剖腹产。

七、病毒性心肌炎

(一)病因与发病机制

引起心肌炎的病毒有:①柯萨奇 B 族病毒;②ECHO 病毒;③腺病毒;④流感病毒;⑤水痘病毒;⑥脊髓灰质炎病毒;⑦流行性腮腺炎病毒;⑧狂犬病毒;⑨麻疹病毒;⑩风疹病毒;⑪巨细胞病毒以及虫媒病毒等。其中尤为柯萨奇 B 族最多见。

病毒性心肌炎发病机理至今未完全阐明,可能与下列因素有关:①病毒本身直接侵害心肌,溶解心肌细胞;②病毒毒素损害心肌;③通过自身免疫反应,经 T 细胞介导引起心肌损害,即在机体免疫调节失衡情况下,受病毒等损害的心肌可能成为自身抗原,导致抗心肌抗体的产生而引起自身免疫反应。这种免疫机理的失衡可能与基因遗传等因素有关。

(二)临床表现

本病患者近期多有病毒感染史。临床表现差异性很大,从无症状到致命性心功能不全,严重心律失常和猝死,取决于病变广泛程度。

体检发现心率快而与体温不相一致,可有奔马律,暂时性收缩期杂音,心功能不全时心脏可扩大。

(三)实验室检查

1.ECG

为非特异性 ST-T 改变,多有室性心律失常,较少可见 Q 波。

2.X 线及心脏超声检查

无特异性改变。

3.心肌酶谱及免疫学检查

心肌坏死时心肌磷酸激酶(CK)可升高。抗核抗体(ANA)、抗心肌抗体(AHA)、类风湿因子(RF)可阳性,补体 C3 和 CH_{50} 下降,抗肌动蛋白、抗肌凝蛋白、抗肌膜蛋白和抗胶原Ⅰ、Ⅱ、Ⅳ、IgG 等抗体可升高。

病毒分离甚为困难,目前仅有完成柯萨奇 B 族病毒和脊髓灰质病毒分离的报道。

(四)诊断

1987 年我国心肌炎病座谈会订出病毒性心肌炎的诊断参考条件如下。

(1)病毒感染后 1~3 周内。

(2)心脏病有关症状及体征。

(3)ECG 改变。

(4)心肌活检和病原学检查阳性结果。

(5)排除其他心肌病。

此外,从心肌活检中用酶染色组织化学法检测心肌内病毒核糖核酸等,对诊断也甚有价值。

(五)治疗

1.症状治疗

主要针对心功能不全及心律失常进行治疗,但强心苷及 β 受体阻滞剂应谨慎或避免使用。

2.病因治疗

干扰素、胸腺素、免疫核糖核酸、转移因子等对控制病毒感染可能有好处。

3.皮质激素

本病的激素治疗尚有争论,急性期禁用,因为激素抑制干扰素合成,增加组织坏死,有利于病毒生成。

第六节　心 包 炎

心包炎是最常见的心包疾病,由多种致病因素引起,是全身性疾病的一部分或由邻近组织病变蔓延而来。临床上分为急性心包炎和慢性心包炎,后者常引起心包缩窄。

一、急性心包炎

急性心包炎是心包膜脏层和壁层的炎症,可同时合并心肌心内膜炎,也可作为唯一的心脏病损而出现。

(一)病因及病理生理

急性心包炎几乎都是继发性的,可由各种感染或非感染因素所引起,以结核性、急性非特异性、化脓性、风湿性为多。近年,肿瘤、心肌梗死引起的心包炎日渐增多,其他原因还有尿毒症、系统性红斑狼疮、放射线、药物、创伤等,部分病因至今不明。国外以非特异性心包炎居多,国内则以结核性占首位。

心包炎症病理变化分为纤维蛋白性(干性)和渗出性(湿性)两种。炎症开始时,壁层和脏层心包出现纤维蛋白、白细胞及内皮细胞等渗出,此阶段对血流动力学无影响,以后渗出液增加,浆液纤维蛋白性、浆液血性、血性或化脓性,渗出量不等,若达 2~3L 可引起血流动力学变化。炎症常累及心包膜下的表层心肌,并成为急性心包炎时心电图变化的解剖基础,而深层心肌很少累及;炎性渗出物可完全吸收,亦可长时间存在,还可为结缔组织所代替形成疤痕,甚至钙化、粘连而最终发展成缩窄性心包炎。

(二)临床表现

1.症状

(1)心前区疼痛:主要见于纤维蛋白渗出阶段,以急性非特异性心包炎最明显,结核性或风湿性较轻,尿毒症性则无明显疼痛。疼痛可突然开始,常局限于胸骨下或心前区,亦可放射至左肩臂、颈背部及上腹部,体位改变或深呼吸、咳嗽吞咽时加剧,坐位或前倾位时减轻。

(2)心脏压塞症状:当大量渗出液引起胸内压力明显增加,回心血流受阻时而出现心脏压塞,突出表现为呼吸困难、面色苍白、发绀、上腹疼痛甚至休克。也可因大量心包积液压迫邻近器官而致呼吸困难加重、干咳、声嘶及吞咽困难等,患者常采取前倾位减轻压迫症状。

2.体征

(1)心包摩擦音:为急性纤维蛋白性心包炎的特征,可存在数小时或数周不等,在收缩期和舒张期均可闻及,以胸骨左缘第三、四肋间、胸骨下段和剑突附近最明显,当大量心包积液时,摩擦音即消失。

(2)心包积液:症状的出现与积液量和渗出增加速度有关。当心包积液达 200~300mL 以上或积液迅速积聚时,可出现下列体征。①心脏体征:心脏搏动减弱或消失,心浊音界向两侧扩大,相对浊音界消失,心音轻而远,心率快,少数在胸骨左缘第三、四肋间闻及舒张早期额外音(心包叩击音)。②左肺受压迫征象:大量心包积液压迫左下肺引起左肺下叶不张时,在左肩胛角下常有浊音区,语颤增强并闻及支气管呼吸音(Ewart 征)。③心脏压塞征象,当积液迅速积聚即使仅 100mL 时,也可引起急性心脏压塞,出现心动过速、肝大、腹水、下肢浮肿、颈静脉怒张,肝颈静脉回流阳性等体循环瘀血表现,动脉收缩压降低,脉压小,出现奇脉。

(三)实验室检查

1.心电图

典型的心电图变化是先有 ST 段呈弓背向下抬高,继之 ST 段回复到基线,以后再出现 T 波低平、倒置;有心包积液时,肢体导联呈 QRS 低电压;病变轻或局限时可有不典型的演变,部分导联 ST 段及 T 波改变。

2.X 线检查

当积液量达 300mL 或更多时,心影双侧增大呈烧瓶状,透视或 X 线记波摄影见心影随体位改变而移动,心脏搏动减弱或消失。另外,心血管造影或放射性核素扫描均可检出有无渗液存在。

3.超声检查

二维超声心动图能显示积液暗区,可发现少至 15mL 的积液和心包粘连,并可作为心包穿刺定位的指导。

4.心包穿刺

心包液检查,有助于确定其性质或病因,也可于抽液后向心包腔内注入空气(100～150mL)进行X线摄片,了解心包厚度、心脏大小和形态或是否注入药物进行治疗。

(四)诊断

(1)有无原发疾病的特征。

(2)心前区疼痛及压塞症状。

(3)心包摩擦音或心包积液体征。

(4)X线、超声及ECC异常。

(5)心包穿刺液检查可帮助作出病因诊断。

(五)治疗

1.支持疗法

卧床休息,进易消化饮食,疼痛时可给予镇静剂,必要时使用哌替啶50～100mg肌注或吗啡5～10mg皮下注射。

2.解除心脏压塞

急性心脏压塞时,心包穿刺抽液是解除压迫症状的有效措施。心包穿刺时可先做超声波检查确定穿刺的部位和方向。穿刺的常见部位是:

(1)左侧第5肋间心浊音界内侧1～2cm处,针尖向后内推进,指向脊柱,穿刺时患者应取坐位。

(2)胸骨剑突与左肋缘相交的尖角处,针尖向上略向后,紧贴胸骨后面推进,穿刺时患者应取半卧位,此穿刺点对少量渗液者易成功,不易损伤冠状血管,引流通畅,且不经过胸腔,特别适用于化脓性心包炎以免遭污染。

(3)左背部第7或第8肋间左肩胛中线处,穿刺时患者坐位,左臂应抬高,针头向前并略向内侧推进,在大量心包积液压迫肺部,而其他部位不能抽出液体时可采用此穿刺部位,如疑为化脓性积液时,应避免此处抽液,以防胸腔感染。

心包穿刺时,也可将穿刺针与绝缘可靠的心电图机的胸导联电极相联结进行监护,穿刺时同时观察心电图变化,如触及心室,可见ST段抬高,偶呈QS型的室性期前收缩;触及心房时,可见P-R段抬高及有倒置P波的房性期前收缩出现。心包穿刺操作时应备有心脏除颤器及人工呼吸器械。

3.病因治疗

(1)结核性心包炎:早期联合使用抗结核药物,并给予足够剂量和较长的疗程,直至结核活动停止后一年左右再停药。肾上腺皮质激素能抑制心包反应,减少渗出及促进液体吸收,可在有效抗结核治疗的前提下使用。泼尼松,每日30～60mg,5～7d减量,6～8周停药。

(2)急性非特异性心包炎:病因尚未完全肯定,多数起病前常有上呼吸道感染,而认为与病毒感染有关。治疗以对症为主。肾上腺皮质激素对急性期可能有效,如病情严重、疾病持续、高热及心包腔内有大量液体存在,可用泼尼松,60mg/d,3～5d减至5～10mg直至停药。

(3)化脓性心包炎:应选用足量对致病菌有效的抗生素。在菌种未确定之前,宜用广谱耐菌药物并考虑联合用药。

(4)风湿性心包炎:治疗与急性风湿热相同,一般用肾上腺皮质激素效果较好,剂量 40～60mg/d,2～3周达满意疗效后逐渐减量,总疗程 6～8 周,除非心脏压塞,一般不需做心包穿刺抽液。

(5)肿瘤性心包炎:可有原发性和继发性两种,以后者为多。原发性中良性心包肿瘤少见,治疗以手术切除为主,而恶性间皮细胞瘤所致心包炎多见,其心包液增长快,预后差,可试用放射疗法及化学疗法,并反复抽心包积液减轻心脏压塞症状,同时于心包内注入抗肿瘤药物,但疗效多不满意。对于转移性肿瘤所致的心包积液,以原发肿瘤治疗及抽心包积液减轻压塞为主,心包内化疗药物使用可以试用。

(6)其他:如心肌梗死后,尿毒症性心包炎等,则以治疗原发病为主,一般不需心包穿刺抽液。

(六)疗效标准

1.治愈

症状、体征消失、实验、心电图、X 线及超声检查恢复正常或大致正常。

2.好转

治疗后症状改善,实验检查、心电图、X 线及超声检查未完全恢复正常。

3.无效

临床、实验检查及特检均无改善。

二、慢性心包炎

慢性心包炎系继发于急性心包炎,其病理变化可分为慢性粘连性心包炎,慢性渗出性心包炎及慢性缩窄性心包炎三种。

(一)病因及病理生理

在能肯定的病因中,以结核占首位,其次为化脓性、创伤性、肿瘤性。近年认为,非特异性、尿毒症性、系统性红斑狼疮性心包炎也可引起缩窄,而风湿性心包炎很少引起缩窄。

急性心包炎以后,可在心包上留下瘢痕粘连和铅质沉着,常为轻微或局部病变,而心包无明显增厚,不影响心脏功能,此为慢性粘连性心包炎;部分患者心包积液长期存在,形成慢性渗出性心包炎,可能为急性非特异性心包炎的慢性过程,主要表现为心包积液,预后良好;少数患者由于形成了坚厚的瘢痕组织,心包失去伸缩性,明显地影响心脏收缩舒张功能而成为缩窄性心包炎。

(二)临床表现

1.症状

劳累性呼吸困难是缩窄性心包炎最早期症状,晚期出现腹胀、乏力、食欲缺乏、心悸、端坐呼吸等。

2.体征

心浊音界正常或稍大,心尖冲动减弱或消失,心音轻而远,肺动脉瓣第二音增强。部分患者可闻及心包叩击音,心率快,可有心律失常、颈静脉怒张、肝大、腹水、胸腔积液、下肢浮肿、脉压小,可有奇脉。

3.辅助检查

(1)静脉压显著升高,多高达 300mmHg 或以上,可有轻度贫血及低蛋白血症,胸腹水常为漏出液。

（2）心电图：常出现 QRS 波低电压，T 波平坦或倒置，可有 P 波增宽呈双峰，有窦性心动过速、房性期前收缩、心房颤动、心房扑动。

（3）X 线：心包钙化是曾患过急性心包炎最可靠的 X 线征象。心影可普遍增大呈三角形或球形，心缘变直或形成异常心弓，X 线透视或记波摄影见心脏搏动减弱或消失。心血管造影能显示心脏大小和在心动周期中的形态变化，从而估计心包厚度和缩窄程度。

（4）超声、CT、磁共振成像可提示心包积液、心包增厚、钙化及有无缩窄存在。

（三）诊断

（1）急性心包炎病史、慢性病程经过。

（2）劳累性心悸、呼吸困难。

（3）心包压塞体征。

（4）X 线、超声 CT、磁共振及 ECG 异常。

（四）治疗

1.心包剥离术

这是治疗慢性缩窄性心包炎最有效的方法，应尽早施行，病程过久，心肌常有萎缩和纤维变性，可影响手术效果。

（1）适应证：临床心脏受压塞进行性加重，单纯性心包渗液不能解释，或在进行心包腔注气术时发现壁层心包显著增厚，或磁共振成像及 CT 显示心包增厚和缩窄者，病囚已基本控制，就应及早手术。

（2）注意事项：术前数周应严格休息，术前 1～2d 开始使用抗生素静滴，对于全身性慢性疾病、肝肾功能不全、呼吸道感染及水电解质平衡紊乱者，应积极改善和纠正，提高机体储备能力，术前一般不用洋地黄制剂。

术中心包应尽量剥离，尤其两心室的心包，但对病程长、心包缩窄严重、心肌萎缩变薄者，剥离心包应谨慎，无法剥离者不宜勉强。

术后要注意监测血压、中心静脉压、呼吸、心率、尿量、血气分析及血电解质等。液体输入量及速度应严格控制，尽量避免增加心肌负担而导致的急性肺水肿。严密观察及处理各种并发症，如水电解质失衡、心律失常、心力衰竭、出血等。

2.对症治疗

不能耐受手术或不愿手术者，给予对症处理，包括改善营养，限制活动，低盐饮食，使用利尿剂，必要时抽除腹水及胸水。

（五）疗效标准

1.治愈

病因消除，症状、体征消失，静脉压、X 线及心电图检查恢复正常。

2.好转

经治疗，症状明显减轻，体征基本消除，但辅助检查未完全恢复正常。

3.无效

症状、体征及辅助检查均无改善。

第三章 消化系统疾病

第一节 胃 炎

慢性胃炎是一常见病,可引起许多消化功能不良的症状。我国学者对一些无明显器质性疾病患者的一些消化不良症状多归咎于慢性胃炎。国外学者对有明显消化功能不良症状而无明显消化系统器质性病变的现象称之为非溃疡性消化不良(NUD)。近几年来,国内学者也开始研究 NUD,并对慢性胃炎、十二指肠炎做出重新评价。尽管如此,慢性胃炎的诊断在我国仍应用较广。

一、病因及发病机制

慢性胃炎的病因尚未十分明确,与多种因素共同作用有关。

(一)食物及药物因素

进食过冷、过热、有刺激性或粗糙食物,暴食、饮酒、吸烟、饮浓茶、咖啡等均可使,胃黏膜受损而致慢性炎症。因其他疾病长期服用某些化学药物,如非甾体抗炎药等,亦可损害胃黏膜致炎症变化。

(二)胆汁反流

幽门功能不全可致十二指肠胃反流,胆汁和十二指肠液的其他化学成分可直接损害胃黏膜。十二指肠疾病、术后胃及胆囊功能不全亦可致胆汁反流。

(三)免疫因素

一些慢性萎缩性胃炎的发病被认为与自体免疫反应有关。这些患者的血中有时可找到内因子抗体或壁细胞抗体。

(四)幽门螺杆菌(HP)感染

大量研究表明,HP 感染是引起慢性胃炎的重要因素。资料表明,慢性胃炎患者 HP 的感染率为 50%～80% 不等。HP 可释放细胞毒素,还产生一些有害的酶(如尿素酶、过氧化氢酶、脂酶和磷脂酶等)及引起宿主局部免疫反应等因素致病。近年发现慢性胃炎的活动与 HP 的感染密切相关。

(五)全身疾病影响

有些疾病可导致胃黏膜的保护功能下降(如缺血、缺氧等),易致慢性胃炎的发生,如慢性肺心病、肝硬化门脉高压、慢性肾炎等。

二、分类

1982 年在重庆召开的全国慢性胃炎讨论会上拟定的慢性胃炎的类别有浅表性胃炎、萎缩性胃炎和肥厚性胃炎。肥厚性胃炎因不易获得胃上皮细胞肥大的证据,故对其是否存在尚有争论,即使有也极为少见。以上分类较为简单,不能包括内镜所见的一些其他情况,如糜烂性胃炎等。1990 年 9 月在悉尼召开的世界胃肠病大会上欧美学者提出了胃炎新分类——悉尼系统,包括组织学分类及内镜分类两部分。内镜分类包括萎缩性、充血/渗出性、扁平糜烂性、隆起糜烂性、出血性、反流性及皱襞增粗性等类型。

早年 Strickland 将慢性萎缩性胃炎分为 A 型及 B 型胃炎。A 型即胃体萎缩性胃炎,认为其发病主要与免疫因素有关,B 型胃炎即胃窦萎缩性胃炎,认为其发病主要与胆汁反流有关。国内较少应用此种分类法。

三、临床表现

(一)症状体征

慢性胃炎患者的症状无明显特异性,而且其症状的轻重与炎症的严重程度不一定完全一致。常见的临床症状有上腹痛、上腹不适、饱胀、早饱、反酸、嗳气、恶心、呕吐、腹泻、食欲差及上消化道出血等。

慢性胃炎患者的体征可不明显,有时有上腹或剑突下压之不适感。一些症状较重或慢性萎缩性胃炎者由于长期食欲不振可出现贫血、消瘦及维生素缺乏的表现,如舌炎、夜盲、皮肤粗糙等。

(二)内镜表现

1.浅表性胃炎

正常胃黏膜为橘红色。浅表性胃炎时胃黏膜弥漫或局限性充血,可呈片状、条状如红斑状。胃黏膜水肿,反光增强。有时胃黏膜表面附着有较黏稠的黏液或胆汁斑。

2.萎缩性胃炎

胃黏膜变薄,可透见黏膜下血管。黏膜色泽变淡,带灰色。这种色泽改变可较弥漫,亦可局限于某一区域,亦可呈斑片状分布。有时萎缩性胃炎黏膜粗糙呈颗粒状(如橘皮样),有的则形成结节状,多为上皮的过形成所致。

3.出血糜烂性胃炎

可见胃黏膜表面有形状及大小不一的糜烂灶,呈点状、片状、条状或融合成大片。糜烂面上附有黄白色苔,周边充血,糜烂面之间可伴有陈旧或新鲜出血点及出血斑,有时还可见到糜烂面上有活动性渗血。

4.隆起糜烂型胃炎

这是慢性胃炎(糜烂性胃炎)的一种特殊类型,即过去所指的疣状胃炎或痘疹状胃炎,其主要特点为胃黏膜上形成圆形隆起样病变,中心呈脐凹状。有圆形或类圆形,高度一般为 2～3mm,直径为 3～5mm,中心凹陷,可呈糜烂状或陈旧性血斑,其周围隆起多与胃黏膜色泽相同。数目多少不等,以胃窦部多见,亦可见于胃体及窦体交界处。另一种类型为不规则形,呈蛇形或腊肠形,其嵴上亦可见凹陷及糜烂或出血表现。此种类型除较多见于胃窦外,胃大弯亦较多见。

以上各类型胃炎可以单独存在,也可以混合存在,如胃窦为浅表胃炎,胃体可为萎缩性胃炎。在萎缩性胃炎基础上也可出现糜烂、出血等情况。

胃镜检查不仅可通过肉眼来判断胃炎的类型,而且还可通过胃黏膜活检从组织上加以证实,并可了解有无炎症活动的表现,同时可通过活检进行 HP 的检测。

(三)其他客观检查

胃肠 X 线钡餐检查对慢性胃炎的诊断价值较小,但可除外其他器质性病变。通过气钡双重造影,有时对隆起型糜烂性胃炎的诊断有帮助。胃超声检查可显示胃壁不同组织层次的声像图。慢性萎缩性胃炎由于腺体萎缩致黏膜变薄等组织学变化可通过胃超声检查加以诊断。由于此仪器价格昂贵,国内尚未能广泛开展。

四、诊断

(1)有消化不良症状。

(2)内镜检查及活检是目前诊断慢性胃炎的最可靠方法。

五、治疗

(一)防治致病因素

1.饮食治疗

慢性胃炎患者最好戒酒或尽量减少饮酒,尤其是烈性酒。避免刺激性食物及粗糙不易消化的食物,如浓茶、咖啡、辛辣食物,过重的调味品等。

纠正不良饮食习惯,尤其切忌暴饮暴食。进食时应细嚼慢咽,以使食物与唾液充分混合而利于消化。应尽量做到按时就餐,以防饥饱不等。

禁烟甚为重要。因尼古丁可直接刺激胃黏膜并引起胃酸分泌增加,并能致胃黏膜血管收缩,减少黏膜血流,降低胃黏膜的保护功能。尼古丁还可松弛幽门括约肌,致使胆汁反流。

2.避免服用对胃黏膜有刺激的药物

如非甾体抗炎药等。如果因其他病情需要服用此类药物,应与胃黏膜保护剂或抗酸药同时应用。

3.防治胆汁反流

可用考来烯胺以络合反流到胃内的胆盐,减少胆汁酸对胃的不利影响。用量为每次 3g,每日 3 次。为了减少胆汁反流,可应用促胃运动药,促进胃排空以减少胆汁反流入胃。可用多潘利酮、小剂量红霉素、甲氧氯普胺或西沙比利。另外应治疗一些易导致十二指肠胃反流的疾病,如十二指肠球部溃疡、胆囊功能不全等疾病。

4.抗 HP 治疗

HP 感染是慢性活动性胃炎的重要因素。清除或根除 HP 感染可使 HP 相关性胃炎得到改善。目前主要应用抗 HP 治疗的药物是胶体铋和抗生素。虽然根据体外药物敏感试验,许多抗生素对 HP 均有效,但根据临床应用观察认为阿莫西林(口服,每次 1g,每日 2 次)、甲硝唑(口服,每次 0.4g,每日 2 次)、四环素(口服,每次 0.25g,每日 3~4 次)等疗效较好。

胶体铋有杀灭 HP 的作用,常用的有胶态次枸橼酸铋(CBS)及次水杨酸铋(BSS),前者目前市售有冲剂及片剂,每次应用 110~120mg,每日 4 次,2~8 周为一疗程。单用胶体铋(CBS)对 HP 的清除率为 40%~80%,根除率为 20%~30%。若与抗生素合用,可提高其对HP 的根除率。

上述抗生素的用量为常规剂量,疗程为 1~2 周或更长,一般均与胶体铋联合应用,即所谓二联疗法(即 CBS+阿莫西林或其他抗生素)、三联疗法(即 CBS+阿莫西林+甲硝唑或其他抗生素)。国外较多应用四环素,而四环素在我国为淘汰产品,几乎不用。

其他治疗 HP 的药物尚在观察中,如乙酰氧肟酸(AHA)、1%过氧化氢等。

(二)胃黏膜保护剂

1.胶体铋(CBS)

CBS 不仅可杀灭 HP,还对胃黏膜有保护作用。它可降低胃蛋白酶的活性,促进胃黏液的分泌,与胃黏膜蛋白质结合形成一层网络样结构,附着在胃黏膜表面,防止胃酸胃蛋白酶的侵袭作用。

2.硫糖铝

进到胃内后形成一层胶体保护膜,覆盖在胃黏膜表面上。它还有吸附胆汁酸及胃蛋白酶的作用,以减少它们对胃黏膜的损害。据认为它还可促进内生前列腺素的合成。用法:每次 1g,每日 4 次,餐前服用。如为片剂,最好嚼细后服用。

3.吉法酯

可促进胃黏膜上皮更新,增强胃黏膜的修复能力。用法:每次 15～20mg,每日 4 次。

4.麦滋林－S 颗粒剂

本品 1g 内含有水溶性薁(1.4－二甲基－7－异丙薁－3－磺酸钠)3mg 及 L 谷氨酰胺 990mg。水溶性薁有抗炎、抗过敏、抗胃蛋白酶及促进肉芽生长的作用。L－谷氨酰胺可促进氨基己糖、黏多糖的合成,故具黏膜保护作用。临床上用于治疗慢性胃炎,亦可作为消化性溃疡辅助治疗药。用药后对改善慢性胃炎的腹痛、腹胀等症状有较好作用。木药无严重明显副反应。用法:1 包(含 0.67g),每餐前半小时冲服。

5.其他

胃膜素对胃黏膜亦有一定的保护作用。甘珀酸由于副作用大,很少应用。前列腺素制剂由于价格昂贵,国内极少应用。

(三)对症治疗

慢性胃炎患者的症状可因胃炎的类型及个体差异而有所不同。

慢性浅表性胃炎(尤其是胃窦部胃炎)、糜烂性胃炎(包括隆起糜烂性胃炎)可以上腹痛为主及胃酸增高等现象,对此类患者可给以解痉止痛药如普鲁苯辛、颠茄合剂等,同时给以抗酸药如氢氧化铝胶、复方氢氧化铝、复方铝酸铋、东得胃及 H_2 受体拮抗剂等。糜烂性胃炎并消化道出血时则按上消化道出血处理。

慢性萎缩性胃炎一般胃酸偏低,可有腹胀、食差、消化不良等症状。对确有胃酸低的患者可给以弱酸治疗,用 1%稀盐酸 5～10mL 每餐前 15 分钟服用(或维生素 C 片 0.1～0.2g),可同时服用胃蛋白酶合剂,每次 10mL,每日 3 次。亦可食用少量食醋。对腹胀者可用促胃肠运动药,如多潘利酮、小剂量红霉素、西沙比利等。亦可用较大剂量的维生素 B_1 片,每次 50mg,每餐前 1 次。根据我们的对照观察,用维生素 B_1 片较大剂量与多潘利酮 10mg,每日 3 次应用,对改善腹胀等症状无明显差异。

对精神较抑郁的患者,可给以抗焦虑药如多虑平等。对精神紧张者可给以安定剂等。

(四)手术治疗

慢性胃炎较少手术治疗,只有慢性萎缩性胃炎在随访观察中病理组织活检有重度不典型增生时可行手术治疗。

六、疗效判断

慢性胃炎除出血及/或糜烂性胃炎在治疗前后其内镜及组织学表现可有较明显的变化外，浅表性胃炎及萎缩性胃炎在短程治疗后，内镜表现不一定有明显变化，组织学上逆转更为困难，故判断慢性胃炎的疗效可从以下几方面综合分析。

(1)临床症状消失，好转或无改变。

(2)内镜检查肉眼观情况。

(3)炎症活动情况(活检组织)。

(4)Hp情况。

七、慢性萎缩性胃炎的预后

慢性萎缩性胃炎作为胃癌的一种癌前疾病早已引起人们的关注。一般认为，胃癌的发生率为 2.5%～5%。对那些中年以上、胃酸低下、发生在胃窦部及伴有不典型增生的慢性萎缩性胃炎应高度警惕，加强追踪观察，每年均应进行胃镜检查，有重度不典型增生者应手术治疗。

第二节　胃食管反流

胃食管反流病(GERD)是指胃、十二指肠内容物反流入食管引起临床症状及或食管炎症的一种疾病。反流物主要是胃酸、胃蛋白酶，亦可为胆汁等。本节主要介绍胃酸相关性胃食管反流病。GERD 在欧美国家十分常见，我国对 GERD 的认识及研究起步较晚，近几年研究发现本症在我国并不少见，据同济医科大学附属协和医院近三年专科门诊初步统计，GERD 约占专科就诊人数的 6.2%，任何年龄均可发病，男女发病情况相近。

一、病因及发病机制

(一)食管抗反流屏障障碍

食管抗反流屏障包括下食管括约肌等一系列复杂的解剖及生理功能区域，其中最主要的区域是下食管括约肌(LES)。LES 位于食管下段直至腹段食管，长 3～4cm，正常情况下 LES 保持一定张力，称之为下食管括约肌压力(LESP)。正常情况下，LESP 为 10～30mmHg。当 LES 过短尤其是腹段过短时或其结构受到破坏时均可影响 LESP，使压力下降。有学者认为，当 LESP 低于 6～10mmHg 时易致反流，但也有学者观察到一些 GERD 者其 LESP 正常甚至增高，其机制尚不明确。

LES 的松弛是造成胃食管反流的主要因素，正常情况下也有一过性 LES 松弛(TLESR)，但较少，但 GERD 者 TLESR 过多，目前认为 TLESR 是引起胃食管反流的主要原因。

除 LES 外，抗反流屏障因素还有膈肌脚，食管与胃底之间夹角等因素。

(二)食管酸清除

食管有自发性及继发性的推进性蠕动，是食管廓清的主要方式。当胃酸反流入食管后，大部分由食管蠕动清除，剩余部分由唾液中和。多项研究表明，GERD 者食管酸清除时间延长，主要是由于食管体部蠕动功能障碍所致，当唾液分泌功能障碍时亦影响食管的酸清除能力。

(三)食管黏膜抵抗力

在 GERD 中，只有 1/2～2/3 的患者发生食管黏膜损害（食管炎），另一部分患者虽有胃—食管反流症状，但并没有食管炎症表现，这与食管黏膜组织抵抗力有关，当各种因素影响食管黏膜组织抵抗力下降时易致食管炎症的发生。

(四)胃排空延迟

许多原因，可致胃排空延迟，如胃运动功能障碍、糖尿病胃轻瘫等，胃排空延迟可促进及加重胃食管反流。

二、临床表现

GERD 的临床表现个体差异较大，其临床症状的轻重也不一定与食管炎症程度相平行，其典型症状为胃灼热、胸骨后痛及食物反出。

(一)胃灼热

是 GERD 最常见的症状，表现为上腹部、剑突下、胸骨后烧灼感，卧位、弯腰及腹压增高时症状更明显。

(二)胸骨后痛

是食管源性胸骨后痛的常见原因之一，当食管黏膜有炎症、糜烂、溃疡时可引起吞咽痛。应注意与心绞痛鉴别。

(三)反酸及反食

患者胃内容物反流入食管并进入口腔，此为反食，与呕吐不同，是在不用力情况下食物涌入口腔。

(四)反流所致的其他症状

如咽喉部异物感及或吞咽时咽喉部梗塞感，还可有唇、舌烧灼感、声嘶等，均可能是由于酸反流对相应部位的化学刺激所致。

(五)呼吸道症状

由于反流物被吸入气管及肺内致支气管炎或肺炎等，引起咳嗽、哮喘等症状。有些患者可以呼吸道症状为主而无上述典型症状。

GERD 患者可无明显异常体征。

三、并发症

GERD 患者如有反流性食管炎时，由于食管糜烂、溃疡等可引起上消化道出血，食管狭窄。

如食管黏膜鳞状上皮被单层柱状上皮取代，称之为 Barrett 食管，后者除可形成食管溃疡外，还是食管腺癌的重要癌前病变。

四、特殊检查

(一)食管 X 线检查

食管吞钡检查时可观察到钡剂由胃反流入食管，但发现率仅 10%～50%，还可观察钡剂在食管运行情况，食管吞钡检查可协助排除其他器质性病变，并可协助诊断有无食管裂孔疝等，有裂孔疝者更易发生反流。

(二)核素扫描

用放射性核素[99]锝标志的食物吞下后，用 γ 摄像来了解胃食管反流情况，此方法较合乎生理情况,测定时间较短。由于胃食管反流呈间歇性,短时间的扫描有时难于确诊。

(三)下食管括约肌压力测定

LESP 下降可导致胃食管反流,但由于 RE 与正常人所测得的 LESP 有重叠现象,故一般认为不能以 LESP 的绝对值作为诊断胃食管反流的诊断标准。

(四)内镜检查

为诊断食管炎最准确的方法,可直接观察食管黏膜炎症、充血、渗出、糜烂、溃疡、狭窄等情况,还可通过活体组织检查排除恶性病变。关于内镜下食管炎的分级国外尚无统一标准,各家应用标准不一。

内镜下观察到食管炎,不论其轻重还应注意有无 Barrett 食管,Barrett 食管除极少数是先天性外,绝大多数被认为是胃食管反流的结果,它是以胃柱状上皮替代食管中下段的鳞状上皮。

内镜下观察到有食管炎存在,不一定都是反流性食管炎,还应通过其他手段证实,存在病理性的胃食管反流及(或)组织学上证实有食管炎、胃食管反流病的存在才能确诊。

(五)食管内 24h pH 监测

这一检测方法目前被公认为是诊断胃食管反流的"金标准",尤其在症状不典型及没有反流性食管炎时。pH 监测可提供是否存在病理反流及反流的程度与持续时间,可判断反流与体位及症状发生之间的关系,当食管内 pH<4 时被认为是酸反流指标。

(六)组织学检查

轻度反流性食管炎(RE)组织学表现病变可为灶状,有基底层增厚,乳突向腔面延长,固有膜内有中性粒细胞浸润。后有学者提出嗜酸性细胞浸润及气球样变(Ballon cells)为本病特征,重症者可见坏死、溃疡、纤维蛋白沉积及肉芽组织增生等,如能发现 Barrett 食管的存在,对诊断 RE 极有价值。

五、诊断

(1)有胃食管反流的典型症状,如胃灼热、胸骨后痛,酸反流等。

(2)内镜及或 X 线钡餐排除其他器质性疾病。

(3)有病理性胃食管反流的客观依据,目前认为证实胃食管反流的金标准是食管内 24h pH 监测。

由于食管内 24h pH 监测在国内尚不能普遍开展,根据国外经验及我们的初步体会,根据以下几点可做出 GERD 的临床诊断:①有上述胃食管反流的典型症状;②内镜排除其他器质性疾病存在;③正规抗酸治疗有效。

如果患者症状不典型及(或)经抗酸治疗无明显效果则应作进一步客观检查,特别是食管内 24h pH 监测。

六、治疗

反流性食管炎的治疗主要是采用抗反流措施以减少反流,同时用抗酸等治疗减少有害因素对食管黏膜的损害,概括如下。

(一)保护性措施

(1)睡眠时抬高床头,因食管体部在夜间很少有推进性蠕动,反流液易在食管内潴留,故主张抬高床头,抬高的高度以患者感觉舒适为宜,一般抬高 15~20cm。

(2)饮食治疗:①避免过冷、过热及刺激性食物,以免诱发胸骨后疼痛。睡前 2h 停止进食,以减少夜间反流。②避免进食致胃酸增高的食物,如咖啡、浓茶、醋酸及酸性饮料等,胃酸增高不仅增加酸反流量,而且酸增高反馈抑制胃泌素的释放,从而降低 LES 的张力。③避免食用降低 LES 张力的食物,如巧克力、脂肪等;应戒酒,酒精可降低 LES,减弱食管体部蠕动,影响食管对酸性反流物的清除能力。

此外,应禁烟,吸烟可降低 LESP,同时可使幽门括约肌松弛,致十二指肠胃反流。

(3)避免应用降低 LES 的药物:如抗胆碱能药、异丙基肾上腺素、多巴胺、左旋多巴、酚妥拉明、钙离子通道阻滞剂、前列腺素 E_1、E_2、A_2、安定、氨茶碱、喘定、烟酸、吗啡、黄体酮、雌激素、生长抑素、胰高血糖素等。

(4)避免增加腹压有关因素:如减轻体重、消除肥胖、不穿紧身衣裤、不紧束腰带、尽量避免举重物、弯腰等增加腹压的动作和姿势,防治咳嗽、便秘、呕吐、腹胀、腹水等病症。

(5)治疗某些可促进胃-食管反流的疾病:如食管裂孔疝、十二指肠球部溃疡、胆石症等。

(二)药物治疗

1.抗酸剂和抑酸剂

(1)抗酸剂:包括单一的或复方的碱性药物,抗酸剂的作用主要是中和胃酸,提高胃内的 pH 值,以减少反流物对食管黏膜的刺激。据文献报道,抗酸剂可增加食管下端括约肌的压力,减少胃食管反流的次数。用抗酸剂可立即缓解胃灼热等症状,但需频繁给药,用药剂量较大,易致便秘或腹泻。

(2)H_2 受体拮抗剂:主要有西咪替丁(泰胃美)、雷尼替丁、法莫替丁和尼扎替丁,这些药物通过完全阻滞壁细胞上 H2 受体来抑制胃酸的分泌,从而减低反流的胃内容物的含酸量。用常规剂量的 H_2 受体拮抗剂短程治疗可缓解症状,愈合轻、中度食管炎。

大多数实验研究中,开始用西咪替丁 400mg,每日 4 次,以达到 24h 内均有较强的抑制胃酸分泌,亦有主张 400mg,每日 2 次,或 800mg,每日 1 次。研究表明,酸反流最明显的时间是在傍晚后数小时,晚餐后 1 日 1 次给药优于睡前 1 次给药效果。在各级食管炎中,尽管不同剂量的西咪替丁均有一定的愈合效果,但愈合率与食管炎的严重度呈反比。治疗需 6~8 周或更长时间。

雷尼替丁的常规剂量为 150mg,每日 2 次或 300mg,每晚 1 次。

法莫替丁的常规剂量为 20mg,每日 2 次,也有试用 40mg,每晚 1 次。

从理论上讲,法莫替丁抑酸作用强于雷尼替丁,雷尼替丁强于西咪替丁。

由于用常规剂量的 H_2 受体拮抗剂治疗反流性食管炎不尽人意,尤其食管炎的愈合率较低(20%~58%),故试图用联合、长程治疗或使用大剂量 H_2 受体拮抗剂来改善愈合率。

联合治疗:系指 H_2 受体拮抗剂与促运动药联合应用,较多推荐的促运动药为西沙比利。实践证明联合用药可提高疗效,提高食管炎的愈合率,又不致过度增加 H_2 受体拮抗剂的剂量,值得推广。

有学者试图延长治疗时间来改善 H_2 受体拮抗剂的疗效,如从 6 周延长至 8~12 周,甚至 20 周,并未达到明显提高疗效的目的。

大剂量 H_2 受体拮抗剂:由于常规剂量的 H_2 受体拮抗剂抑酸不足,故有将西咪替丁加大至每日 1600mg 或更多,雷尼替丁加大至每日 600~900mg 或更多,疗效虽可提高,但副作用亦增加,不便长期大量应用。

(3)质子泵抑制剂:又称 H^+-K^+-ATP 酶抑制剂,是一类强力抑酸剂。现应用的有奥美拉唑(洛赛克)及兰索拉唑(达克普隆)。在治疗 GERD 中,其作用比 H_2RA 强,尤其是对重症食管炎及用 H_2RA 无效的病例,应用质子泵抑制剂可获更好效果,在症状缓解率及食管炎的愈合率方面均优于 H_2RA。有学者报道,用奥美拉唑治疗 4 周后,59% 的患者的胃灼热症状消失,76% 没有食物及酸反流,82% 没有其他反流症状,44% 没有任何症状,相比之下,雷尼替丁却分别只有 27%、63%、70% 及 20%。综合研究表明,用奥美拉唑每日 20mg 治疗 4 周,食管炎的愈合率达 63%~76%,8 周后达 80%~88%,而用雷尼替丁每日 300mg 治疗 4 周,食管炎愈合率只有 28%~43%,8 周后也只达到 40%~56%。另一组报道用兰索拉唑每日 30mg,8 周后食管炎愈合率达 91%~92%,而用雷尼替丁每日 300mg,8 周后食管炎愈合率仅为 39%~53%。尤其对较重食管炎者(3 级及 4 级),雷尼替丁的愈合率仅 20%~30%,而兰索拉唑及奥美拉唑则可达 90% 以上。对应用 H_2RA 3 个月以上仍无效的病例,改用奥美拉唑每日 40mg 或兰索拉唑每日 30mg 8~12 周后有效。

国内 GERD 者一般症状较轻,重症食管炎也较国外低,故用奥美拉唑每日 20mg 或兰索拉唑每日 30mg 均可获得较好疗效,疗程一般 4~8 周,对重症者可适当增加每日剂量或延长用药时间。

抑酸治疗虽能缓解症状并使食管炎愈合,但并未改变其动力障碍,故一旦停药,症状及(或)食管炎症又可复发,尤其是严重病例即使应用质子泵抑制剂,停药后半年内有 90% 的患者复发,因此应注意停药后的维持治疗。只要其动力障碍未得到根本解决,就可能需长期用药。维持治疗的用药剂量视病情而定,如用 H_2RA,可先用其治疗剂量的半量,无效则随时更改剂量以达到控制症状为止。奥美拉唑可用每日 20mg,亦可试用隔日 20mg,也有用每周连用 3d,每日 20mg,停用 4d,如此周而复始下去作维持治疗。关于长程治疗的安全性是人们所关注的问题。国外有长期应用 H_2RA 的报道,有坚持用西咪替丁 10 年的市售后监测经验,因对 H_2RA 的药物相互作用已经了解,因此在处方时可事先加以注意。国外虽也有应用奥美拉唑维持治疗数年(对重症食管炎)的报道,但对其可能产生的副作用,如高胃泌素血症、肠嗜铬样细胞增生甚至类癌的发生仍应加以必要的监察。

2.促运动药

此类药物的主要作用是旨在促进食管推进性蠕动,增强食管廓清功能,提高 LESP,促进胃排空,从而减少胃-食管反流。

(1)卡巴胆碱:又名乌拉胆碱,为拟胆碱能药,可增加 LESP 及食管的廓清功能,促胃排空作用较少,用量 25mg,每日 4 次。因其可促进胃酸、唾液分泌及使腹痛等副作用,已极少应用。

(2)甲氧氯普胺:为多巴胺拮抗剂,可促进胃排空,增加 LESP 的作用,较卡巴胆碱更强,不增加胃酸分泌,对增加食管廓清能力不明显。常用剂量 10mg,每日 3 次,必要时睡前加服一次。此药副作用较大,有头晕、乏力、不安、共济失调及锥体外系症状等,故,不宜长期应用。

(3)多潘利酮:此药也是多巴胺拮抗剂,但它不能透过血脑屏障,因此,中枢神经副作用较少,一般不出现锥体外系副作用,但可出现催乳作用。常用剂量 10～20mg,每日 3 次。

(4)西沙比利:目前认为其作用是促进肠肌神经丛节后神经末梢释放乙酰胆碱或增加乙酰胆碱的效能,从而促进食管、胃、十二指肠、小肠及大肠的推进性蠕动。它可增加食管廓清能力,增加 LESP,促进胃排空,是目前国际上最为推荐的促运动药。该药副作用较少,因胃肠运动增快可出现腹痛或腹泻。常用剂量为 5～10mg,每日 3～4 次。

3.其他药物

(1)藻酸类制剂:此类药与唾液作用形成一种高黏稠度的泡沫状物质,飘浮在胃内容物上面,可阻碍胃内容物反流入食管。国产制剂有盖胃平片,每次 3～4 片,每日 3 次,嚼细后吞服。

(2)黏膜保护剂:硫糖铝在受损黏膜表面形成一层保护膜,使其不受胃酸、胃蛋白酶及胆盐侵蚀。

此两类药物只能作为反流性食管炎的辅助用药,单用此类药无肯定效果。

4.抗 HP 治疗

近几年大量研究资料表明,HP 是寄生在胃黏膜上皮细胞表面,胃黏液层下的一种微需氧菌,并已表明其与慢性胃炎及消化性溃疡的发病密切相关。既然反流性食管炎 RE 可合并存在 Barett 食管,即存在胃柱状上皮,则可能有 HP 寄生,因此有抗 HP 之适应证。可用胶体铋(如枸橼酸铋钾)联合敏感抗生素治疗。我们曾发现部分反流性食管炎患者,用抗酸治疗效果不明显,改用胶体铋单用或联合抗生素治疗后症状可改善。

(三)手术治疗

有少部分 RE 患者最终可能需要手术治疗,但尚无统一指征,以下情况可考虑手术治疗。

(1)经内科正规治疗 6 个月以上无效,症状仍严重,特别是反流物吸入呼吸道引起的症状难以控制者。

(2)食管炎症严重不能愈合或并有食管出血、溃疡及食管狭窄者。

(3)Barrett 食管伴有重度不典型增生者。

七、疗效标准

1.愈合

症状消失,X 线或食管镜检查黏膜恢复正常。

2.好转

症状减轻,X 线或食管镜检查病变有改善。

第三节　消化性溃疡

消化性溃疡(PU)主要指胃溃疡(GU)及十二指肠溃疡(DU),临床十分常见,据国外统计,约 10% 的人在其一生中曾患此病,尤以十二指肠溃疡更多见。男女均可发病。十二指肠溃疡以青壮年发病最多,胃溃疡的发病平均年龄比之稍大。

一、病因及发病机制

本病的发病机制较复杂,尚未完全阐明,21世纪中期以来,一直认为PU为胃酸相关性疾病,曾提出"无酸、无溃疡"。目前认为本病主要是损害性因素与保护机制的平衡失调而导致发病。近十多年以来,认为本病的发生与胃幽门螺杆菌(HP)感染密切相关。现简述如下。

(一)损害性因素

1.胃酸及胃蛋白酶的作用

胃酸被认为是引起PU的主要因素之一。胃酸由壁细胞分泌,研究发现十二指肠溃疡患者的壁细胞是正常人的2倍。壁细胞的多少可能与遗传因素有一定关系。

壁细胞表面上有3种受体,即胆碱能受体,胃泌素受体与组织胺H_2受体,可分别被乙酰胆碱、胃泌素及组织胺所激活而分泌盐酸。因此凡是能使乙酰胆碱、胃泌素及组织胺分泌增加的因素均可使胃酸分泌增加,促进溃疡的发生,如迷走神经兴奋等。

神经和体液因素也影响胃酸的分泌,胃酸分泌过高时可反馈抑制胃泌素水平,从而使胃酸分泌减少。胰泌素、生长抑素、抑胃肽等均可抑制胃酸分泌。

2.药物因素

许多药物通过不同机制可使胃酸胃蛋白酶分泌增加或直接损害胃黏膜的保护功能,如水杨酸盐类制剂(阿司匹林)、非甾体抗炎药、肾上腺糖皮质激素等,可促使原有溃疡活动或诱发广泛胃黏膜糜烂或溃疡。

3.饮酒和吸烟

酒精对胃黏膜有直接刺激,吸烟可致胆汁反流,减少胃黏膜血流。

(二)保护性机制

1.黏液屏障

胃黏膜表面附有一层厚度为1~3mm黏液,可防止粗糙食物对胃黏膜的机械损伤。胃黏膜还可分泌碳酸氢离子(HCO_{3-}),中和胃酸,使黏液表面pH接近7,与胃腔内H^+保持一个酸梯度。

2.黏膜屏障

正常胃黏膜上皮有防止胃腔内H^+向胃壁扩散的作用,此即胃黏膜屏障,主要是胃黏膜上皮细胞表面的脂蛋白层,一旦脂蛋白层受到破坏,黏膜屏障作用消失,H^+可从胃腔渗入胃黏膜内(H^+反向扩散),刺激黏膜内肥大细胞,使组织胺分泌增加;组织胺一方面刺激H_2受体使胃酸分泌增加;另一方面组织胺使黏膜血管扩张、充血、渗出、出血、使胃黏膜糜烂或形成溃疡。

3.黏膜血流

正常胃、十二指肠黏膜有丰富的血流,供给黏膜氧和营养物质。当黏膜血管瘀血或缺血时易发生溃疡。

4.黏膜上皮细胞更新

正常胃、十二指肠黏膜有高度的更新能力,3~5d可全部更新一次,如黏膜细胞更新受阻使受损黏膜不能得到及时修复,易致溃疡发生。

5.前列腺素

胃、十二指肠黏膜可内生前列腺素,主要是PGE2,已知前列腺素有上述多种胃黏膜保护功能,对保持胃黏膜完整性起重要作用,而且前列腺素还有抑制胃酸的作用。因此当胃、十二指肠黏膜内生前列腺素减少时易导致溃疡。

6.表皮生长因子(EGF)

近几年来对表皮生长因子的研究表明它对胃肠黏膜有重要保护作用,但其机制尚不明,可能有刺激胃肠黏膜内 DNA 合成的作用。

(三)幽门螺杆菌(HP)感染

1982 年 Warren 和 Marshall 发现胃内存在 HP 以来,经大量研究已表明,HP 为慢性胃炎的病因,与消化性溃疡的发病密切相关,特别是十二指肠溃疡,发现 80%~95% 的合并有 HP 感染,因此有学者提出 PU 是一种感染性疾病,甚至有作者提出"无 HP,无溃疡"。但人们注意到,HP 在我国人群中感染率虽高(50%~90%),其中大多数并未发生消化性溃疡,HP 的致病机制尚不十分清楚,这可能与宿主的个体差异,菌株的类型及致病性(如是否产生致空泡毒素)等因素有关。

(四)其他因素

消化性溃疡的发病还可能与遗传因素及某些全身性疾病如肝硬化、甲状旁腺机能亢进、慢性肺部疾病等因素有一定关系,其因素可能是多方面的。

二、临床表现

消化性溃疡的临床表现主要是剑突下或上腹部疼痛,多为胀痛、隐痛。其典型表现为慢性、周期发作性及有节律性的疼痛,部分患者有背部放射痛。约有 1/2 的患者无典型的上腹部疼痛史,仅表现为上腹不适、反酸、嗳气等,尚有 15%~20% 的患者可以无任何临床症状,而以其并发症的表现为首发症状,其中最常见的是上消化道出血,少数突发穿孔,此类患者称为无症状性消化性溃疡或静止性溃疡。

消化性溃疡的体征可不明显,有时仅有剑突下压痛,部分患者可用一个手指明确指出其疼痛部位——指点压痛。

三、并发症

(一)上消化道出血

是 PU 最常见的并发症,表现为呕血或黑便、严重出血者可有失血性休克表现。

(二)穿孔溃疡

穿孔如向游离腹腔穿透,胃肠内容物流入腹腔可形成化学性腹膜炎,可有典型急腹症表现。如穿孔向周围脏器(胰、肝)穿透,形成穿透性溃疡,患者原有的腹痛加剧且持续,药物治疗效果差。

(三)幽门梗阻

由幽门管及或球部溃疡的炎症水肿或瘢痕狭窄所致,表现为呕吐隔餐或隔日食物,可有胃潴留体征。

(四)癌变

据认为约 5% 的胃溃疡可发生癌变。故对胃溃疡者应更加密切观察。

四、特殊检查

(一)粪便隐血试验

一般如经 3d 素食后粪便隐血试验阳性,提示溃疡处在活动期,经治疗后可转阴。胃溃疡患者如经治疗后粪便隐血持续阳性应高度警惕恶性溃疡。

(二)X 线钡餐检查

有溃疡的直接征象——龛影,可确诊。应用气、钡双重对比造影可提高诊断率。间接征象如球部变形、激惹征等不能作为确诊依据。

(三)胃镜检查

是诊断溃疡的最主要手段,由于内镜器械的进展,在胃及十二指肠球部已无盲区,内镜下可发现浅小溃疡、特殊部位溃疡(如胃底近贲门口下方、十二指肠后上壁等)。胃镜下还可作活检以鉴别良恶性溃疡,同时可取材作幽门螺杆菌的检测。

五、诊断

(一)临床症状

有上腹痛、反酸、嗳气等上消化道消化不良的症状,但这些症状无特异性、故确诊需要有客观检查证据。

(二)胃镜检查

发现有溃疡病灶,活检排除恶性溃疡。

(三)X 线钡餐检查

有良性溃疡的直接征象——龛影。

如有第 1、2 两项或第 1、3 两项同时具备则可确诊。

六、治疗

消化性溃疡的治疗不仅是控制症状,促进溃疡愈合及防止并发症,还需要尽量减少复发或不复发,由于治疗药物的发展,目前对消化性溃疡治疗的近期疗效已较满意,问题是如何控制溃疡复发,虽然根除 HP 的治疗使溃疡复发率明显降低,但并未完全解决本病复发问题。

(一)一般治疗

消化性溃疡活动期应注意适当休息,不能过劳,避免精神紧张及情绪波动、生活应有规律、避免熬夜。

消化性溃疡患者的饮食虽无特殊食谱,但应注意进软食或易消化食物,胃酸高者进面食更合适。应避免进刺激性食物及酸性食物,如辛辣、胡椒、浓茶、咖啡、酸醋及酸性饮料。进餐应定时,勿过饱,症状重者宜少食。进食牛奶有利有弊,牛奶对胃黏膜有一定保护作用,且能暂时中和胃酸,但牛奶含钙较高,钙吸收后可刺激胃酸分泌,对溃疡不利,故牛奶不宜多饮。

烟、酒对消化性溃疡均为损害因素,应戒烟、禁酒。

水杨酸类药、非甾体抗炎药及肾上腺糖皮质激素等药应尽量避免应用,如因其他疾病需用此类药时应与抗溃疡药同时应用。

(二)药物治疗

针对目前认识的发病机制,其药物治疗主要包括 3 个方面:即降低胃酸、提高黏膜抵抗力及抗 HP 感染,分述如下。

1. 降低胃酸药物

胃蛋白酶必须在酸性条件下才能发挥其作用,当 pH 为 1.5～2.0 时其活性最强,当 pH＞6.0 时则其活性消失,故提高胃内 pH 以减少胃蛋白酶对黏膜的损害很重要,降低胃酸药物有多种,包括抗酸药,H_2受体拮抗剂、抗胆碱能药,胃泌素受体拮抗剂及质子泵抑制剂等。

(1)抗酸药:抗酸药的主要作用是中和胃酸,并不能抑制胃酸分泌,此类药主要是一些碱性盐类。在选择碱性药物时应注意避免在胃肠道易吸收的药物,以免引起过多的碱吸收及或引起继发性胃酸增高,如碳酸氢钠,中和胃酸作用较快,故止痛作用亦快,但此药易吸收,作用时间短,吸收后易致碱中毒及钠潴留,故临床很少单用此药作抗酸剂,有时作为复方制剂中的成分之一。碳酸钙本身不吸收,但在胃内与盐酸作用形成氯化钙,后者可吸收,钙吸收后可刺激胃酸分泌,引起继发性胃酸增高,长期应用可致钙沉着,对肾脏不利,此药亦多作为复方制剂成分之一。不吸收的抗酸药有氢氧化铝凝胶(亦有片剂)、氢氧化镁乳剂,碱式碳酸铋、氧化镁等。由于铝、铋等制剂可致便秘、镁制剂可致腹泻。为了减少各种药物的用量及副作用,可将不同制剂按不同成分不同比例做成复方制剂,有时还加入某些抗胆碱能药,如市售复方氢氧化铝、胃得乐、乐得胃、复方铝酸铋等均为此类复方制剂。故选择复方制剂时应注意其所含的药物成分,另外还应注意抗酸制剂的崩解性,如药物暴露空气中保留时间过长,水分易于丢失,使药物变坚实,在胃内不易崩解,不能起到中和胃酸作用。

抗酸药一般主张在餐后 1～2h 服用,睡前加服一次。由于其抗酸作用时间较短,国外学者主张增加白天给药次数,可增至 6～8 次/d,几乎每 2～3h 给药一次。

(2)抗胆碱能药:理论上抗胆碱能药能对抗乙酰胆碱以达到抑制胃酸分泌作用,但要达到抑制胃酸分泌作用其用量需较大,因而出现一些其他抗胆碱能的副作用,如口干、颜面潮红、心率加快、瞳孔散大等。传统的抗胆碱能药如阿托品、溴丙胺太林、溴苯辛、颠茄等已很少作为抑酸药用于治疗消化性溃疡。由于此类药有解平滑肌痉挛、减慢胃肠运动的作用,故有时应用于减轻消化性溃疡的疼痛症状,在应用此类药时,如有青光眼、前列腺肥大、幽门梗阻、胃食管反流等疾病存在则不宜应用。

哌仑西平是近些年来应用的一种新的抗胆碱能药,它选择性地作用于胃黏膜的毒蕈碱受体,没有其他方面的抗胆碱能副作用。用量:50mg,每日 3 次。其疗效报道不一,国内尚缺乏大样本的多中心试验观察。

(3)丙谷胺:多数倾向认为它是胃泌素拮抗剂,但其作用较弱,仅做辅助治疗用药。用量:0.2～0.4g,每日 3 次。

(4)组织胺 H_2受体阻滞剂(H_2RA):壁细胞上 H_2受体与组织胺结合后,通过壁细胞内第二信使作用致胃酸分泌,H_2RA 可阻断这种作用,使组织胺不能与 H_2 受体结合,从而达到抑制胃酸分泌作用,不仅使空腹胃酸分泌减少,也使餐后胃酸分泌减少,目前已应用于临床的 H_2RA 有多种。

西咪替丁即甲氰咪胍,是最早合成应用于临床的 H_2RA。开初推荐的服药方法为每次 0.2g,每日 3 次,睡前加服 0.4g,一天总量为 1.0g。经研究发现每次给药 0.4g,每日 2 次,总量为 0.8g,其疗效与每日总量 1.0g 的给药方法相同,故后多采用每日 2 次给药法,减少了服药次数及一日的总剂量。根据胃酸分泌以夜间为主(夜晚迷走神经兴奋性增高)的理论,又将西咪替丁的服用方法改为 0.8g 睡前一次顿服,而且收到了与前相类似的效果,服药方法日趋简便。目前临床上多采用后两种服药方法。治疗 DU 疗程为 4~6 周,用药 4 周后可使 70%~80% 的 DU 愈合,增加疗程可望提高愈合率,治疗 GU 疗程需 6~8 周或更长,疗效亦不如 DU。

西咪替丁的副反应有周围血白细胞减少、ALT 增高、乏力等,但停药后可恢复。少数可出现男子乳房发育和阳痿,亦有少数报道可出现精神错乱。西咪替丁可抑制肝脏内药酶——细胞色素 P_{450} 的活性,从而减弱或延缓某些药物在肝脏内的代谢,使其清除减少,使这些药物的作用得以延缓或蓄积,如安定、苯妥英钠、氯氮卓、吲哚美辛、普萘洛尔、华法林、茶碱等。故当西咪替丁与这些药物同时应用时应特别注意后者的蓄积作用。

雷尼替丁为第二代 H_2RA,其抑酸作用据认为比西咪替丁强 5~8 倍,国外商品名为"Zantac",是目前应用最广泛的 H_2RA。用法:每次 0.15g,每日 2 次,或 0.3g 睡前一次顿服。本药副作用较小,与西咪替丁相比,它不影响男子乳房发育及阳痿,亦不引发精神症状,对肝脏内 P_{450} 的抑制作用也较小,在治疗消化性溃疡的疗效上与西咪替丁相近。

法莫替丁为第三代 H_2RA,据认为其抑酸作用比西咪替丁强 20 倍。用法:每次 20mg,每日 2 次或 40mg 睡前一次顿服。本药副作用小,对肝脏 P_{450} 亦无抑制作用,有时可出现头昏、口干、便秘等症状,停药可消失。国外报道其治疗消化性溃疡的疗效高于雷尼替丁及西咪替丁。国内曾有一项多中心研究报道国产法莫替丁与国产雷尼替丁疗效相近。

其他新型组胺 H_2 受体阻滞剂尚有尼扎替丁,罗沙替丁,此两种药国外临床试用认为其作用均比前述三种 H_2RA 作用强,且副作用小,但国内尚未广泛应用。

(5)质子泵抑制剂:此类药物治疗消化性溃疡(尤其是 DU)的近期疗效已被肯定,但有争议认为这种迅速的内镜下肉眼观的愈合并不完全,其组织学(包括电镜与光镜)尚未完全复原,故停药后易于复发。此外由于此类药物的强烈抑酸作用,可引起胃内细菌生长及继发性高胃泌素血症,导致胃体 ECL 细胞(肠嗜铬样细胞)增生,长期服用有产生类癌之虑。根据国外应用经验,认为短程应用治疗消化性溃疡不至于导致类癌的发生,近几年国内应用奥美拉唑较多,尚未见有关报道。但如用此类药作长期治疗,应注意观察。兰索拉唑也是同类药,治疗效果同奥美拉唑相近。

本品对 H_2RA 治疗失败病例多数能奏效,近来有用本品与抗生素联合应用治疗幽门螺杆菌。

2.提高黏膜抵抗力药物

(1)胶体铋:系一种与常用可吸收铋盐(抗酸剂)不同的胶态制剂,为络合盐,它在酸性条件下与溃疡周边或糜烂面的蛋白质结合形成铋蛋白赘合物,覆盖于溃疡面上,保护其不受胃酸、胃蛋白酶侵蚀,有"溃疡隔离剂"之称,其制剂有胶态次枸橼酸铋(CBS,迪乐、得乐),每颗(或冲剂)含次枸橼酸铋 110~120mg,每次服用 1 颗(或 1 包),每日 4 次。经国内多中心临床试验报道,其治疗消化性溃疡近期疗效与甲氰米胍相似,目前此类药在国内已较广泛应用。近些年发现此药还有杀灭幽门螺杆菌作用,是根除 HP 治疗的主要药物之一。本药的副作用为舌苔、牙齿变黑、大便变黑及便秘,停药后可渐消失。偶可致 ALT 一过性增高。虽然本药在胃肠道很少吸收,但长期应用应注意血铋浓度增高,以免产生神经毒性及肾毒性作用。

胶态果胶铋(CBP)是近年我国自行生产的果胶酸有机铋盐,是胶态铋的一种,其与 CBS

的主要不同是果胶酸为大分子有机酸,大分子不易吸收,据认为其胶体特性及黏附性更强。每颗胶囊含 40～50mg,每次服 3 颗,每日 4 次。国内初步应用获得与 CBS 相类似疗效。其副作用为大便变黑及便秘,因系胶囊剂不致舌苔及牙齿变黑。本品亦有较强的杀灭幽门螺杆菌作用。

(2)硫糖铝:其作用机制尚不十分明确,据认为它可在溃疡面上形成一层保护膜,使溃疡面不受酸侵蚀,并认为它有抑制胃蛋白酶活性作用,甚至有刺激内源性前列腺素的合成作用。用量:1.0g,每日 3 次。国外应用此药较多,并认为有较好疗效。国内应用此药疗效不理想,仅用于轻症或做辅助治疗。由于该药在胃肠道不吸收,故副作用很少,可致便秘。

(3)甘珀酸:是甘草中提取物,有促进胃黏液分泌、促进上皮更新及防止 H^+ 反向扩散等作用。过去曾用于治疗胃溃疡,但由于其有较明显的醛固酮样作用,致浮肿、高血压、低钾等,故现已基本不用。

(4)前列腺素:前列腺素对胃黏膜有多种保护作用且有抑制胃酸作用,理论上对消化性溃疡应用较好作用。从临床应用前列腺素 E,类似物米索前列醇的疗效来看,并未获得令人鼓舞的疗效,有报道其疗效近似西咪替丁。另外此药价格昂贵,国内目前尚未普遍应用。

自从 H_2RA 及质子泵抑制剂相继问世以来,消化性溃疡的近期疗效已较满意,经 4～8 周治疗后,绝大多数溃疡可愈合,但停药后一年内胃溃疡的多发率可达 50% 以上,十二指肠球部溃疡的复发率可达 80% 以上。近十多年来对 HP 的研究认为 HP 感染是消化性溃疡复发的重要因素,根据 1994 年国际卫生研究院的意见,HP 相关性溃疡除了抗分泌药治疗外,不管其是初发抑或复发均应进行根除 HP 治疗。众多研究报道,根除 HP 后,溃疡年复发率可降至 1%～3%。

3.根除 HP 治疗

目前认为根除 HP 的治疗单用胶体铋(CBS)其根除率不到 30%,单用抗生素治疗易产生耐药性,故必须联合用药,关于根除 HP 治疗的方案尚未统一,是目前研究的一个热点。

(1)以胶体铋为基础的治疗:即所谓经典的三联疗法,用 CBS 120mg,每日 4 次,四环素 500mg,每日 4 次及甲硝唑 400mg,每日 3 次,2 周为一疗程,其。HP 根除率可达 85% 左右。但如对甲硝唑耐药者,其根除率仅达 50%。亦可将四环素改为阿莫西林 500mg 每日 4 次,将甲硝唑改为替硝唑,500mg,每日 3 次。三联疗使用药次数较多,患者依从性较差,但价格较便宜。亦可采用 CBS 加其中一种抗生素的所谓二联疗法。

(2)以质子泵抑制剂为基础的治疗:即用奥美拉唑(或兰索拉唑)加克拉霉素及或阿莫西林的三联或二联疗法。质子泵抑制剂用于抗 HP 治疗的机制主要是其强力的抑制胃酸分泌。提高胃内 pH 值,使抗生素得以在碱性条件下更好发挥其作用。另外有认为质子泵抑制剂本身有抑菌作用。用法:奥美拉唑 20mg,每日 2 次(如用兰索拉唑,则 30mg,每日 4 次),克拉霉素 500mg,每日 2 次,阿莫西林 1.0g,每日 2 次,7d 或 14d 为一疗程。据认为 HP 根除率可达 92%～100%。但是对克拉霉素耐药者则根除率将降低。亦可将克拉霉素及阿莫西林中的一种更改为替硝唑 500mg,早晚各服 1 次。

近来我国学者在上述治疗方案的基础上试用低剂量抗生素联合 CBS 或质子泵抑制剂的三联疗法:即 CBS 240mg,每日 2 次,阿莫西林 500mg,每日 2 次,甲硝唑 400mg,每日 2 次;或奥美拉唑 20mg,每日 1 次(或兰索拉唑 30mg,每日 1 次),阿莫西林 500mg,每日 2 次,甲硝唑 400mg,每日 2 次。

这种低剂量的方案获得了与全剂量抗生素方案类似的效果,既减少了药物的副作用,也提高了患者的依从性。

除了上述抗生素外,可供选择的抗生素尚有克拉霉素 250mg,每日 2 次,替硝唑 500mg,每日 2 次,呋喃唑酮 100mg,每日 2 次。

在三联疗法中,亦有用 H_2RA 作为一种基础药,另外加 2 种抗生素者,亦有一定的根除 HP 的作用,尚需继续观察。国外有学者应用雷尼替丁及胶体铋合成剂(RBC 即 Pylorid)400mg,每日 2 次加克拉霉素 250mg,每日 4 次,共用 2 周,其 HP 根除率达 82%~94%。国内尚未应用。

(3)关于四联疗法:1994 年洛杉矶世界胃肠病大会及近 2 年有关 HP 的国际会议,均有学者提出应用四联疗法根除 HP,即用 CBS+质子泵抑制剂+克拉霉素+阿莫西林(亦可用其他抗生素,疗程一周,认为可提高根除 HP 的效果,尽管有学者提出 CBS 需在酸性条件下发挥作用,与质子泵抑制剂合用似有矛盾,但认为此时主要问题是针对根除 HP,所以可以合用。

(4)消化性溃疡长程治疗:根除 HP 的治疗使消化性溃疡复发率大大降低已得到承认。但有部分消化性溃疡者并不合并有 HP 感染,尤其是一些胃溃疡患者,据报道,约有 35% 的胃溃疡复发可采用长程治疗(或称维持治疗)。在根除 HP 治疗应用以前,就有学者提出消化性溃疡维持治疗的方法。即在初始治疗溃疡愈合后开始应用维持治疗,有以下几种方案:①连续治疗,适用于停药后在短期内易复发者,即溃疡愈合后即使无症状仍每天坚持服药,常用药为 H_2RA,用量多为治疗量的半量,持续时间未肯定,但维持时间越长,复发越少,有用 H_2RA 维持治疗 5 年的报道;②间歇治疗、溃疡愈合后每周服药 2~3 天或周末服药一次治疗量药物,可用 H_2RA,亦可用奥美拉唑(20mg,周末服 1 次),持续时间亦不肯定,有报道用奥美拉唑间歇治疗 5 年未发现明显副作用者;③症状自我疗法(SSC),即症状发作或预感到要发作时随时用药。

(三)手术治疗

由于消化性溃疡药物治疗进展,已明显减少本病的手术率,但下列情况仍应考虑手术治疗。

(1)消化性溃疡合并出血,经内科治疗无效者,如在急诊胃镜下证实为动脉喷血者应立即手术治疗。

(2)经正规治疗仍反复发作的溃疡者。

(3)消化性溃疡合并穿孔、胃出口瘢痕性梗阻者。

(4)消化性溃疡疑恶变者。

七、疗效标准

判断疗效的主要标准为内镜下溃疡是否愈合,同时应评估 HP 根除的情况。

(一)愈合

溃疡面完全愈合。

（二）有效

溃疡面缩小＞50％。

（三）无效

溃疡面缩小＜50％或恶化。

（四）Hp 根除

疗程结束后停药 4 周,在胃窦及胃体同时取活检标本检查 HP,如为阴性视为已根除,如为阳性则未根除。关于 HP 的检测方法较多,可因条件而定,一般可用尿素酶试验及活检病理标本 Giemsa 染色,如二者均为阴性可视为已根除。

第四节　肝　硬　化

肝硬化是由不同病因引起的反复肝细胞弥漫性变性、坏死和再生从而继发的广泛肝纤维化。以肝假小叶形成和肝内血液循环障碍为特点。临床以肝功能受损和门脉高压为主要表现。晚期常出现消化道出血、肝性脑病、继发感染等并发症。全世界本病发病率为 17.1/10 万。我国尚无准确统计。本病占内科总住院人数的 1.33％～2.63％。发病年龄以 21～50 岁多见,占 85.2％。男女比例为 3.6～8.1：1。

一、病因及发病机制

（一）病毒

肝硬化可由乙型肝炎病毒、丙型肝炎病毒或乙型加丁型肝炎病毒感染引起的慢性肝炎演变而成,在我国肝炎病毒是最常见的肝硬化病因。乙型肝炎病毒通过病毒复制和机体免疫反应而损伤肝细胞,丙型或丁型肝炎病毒仅通过病毒复制对肝细胞产生直接损害。慢性肝细胞的损伤和再生,可激活胶原的大量合成,引起过多的结缔组织形成,导致肝硬化,多为大结节性肝硬化。

（二）血吸虫感染

长期或反复感染日本血吸虫病者,虫卵沉积于汇管区,虫卵及其毒性产物引起大量结缔组织增生,造成血吸虫病性肝纤维化,为不完全分隔性肝纤维化。

（三）酒精中毒

长期大量饮酒(每日摄入乙醇 80g 达 10 年以上)时,乙醇及其中间代谢产物乙醛可损害肝细胞致酒精性肝炎。炎症、乙醛及乙醇的代谢产物乳酸可刺激胶原合成和肌成纤维细胞增生,导致中央静脉周围和窦周纤维化,形成酒精性肝硬化。在欧美国家,酒精性肝硬化最常见。

（四）胆汁淤积

持续肝内淤胆或肝外胆管阻塞,可致汇管区水肿、炎症及小胆管反应。炎细胞释放白三烯,加重炎症。炎细胞及巨噬细胞释出刺激因子,刺激成纤维细胞增生和小胆管增生致管周纤维化,从而影响管周动脉毛细血管血供致胆管萎缩、消失,加重淤胆使得肝细胞坏死,称胆汁碎屑样坏死。坏死肝细胞、炎症反应和激活的淋巴细胞释放出胶原合成刺激因子,引起窦周纤维化,使汇管区与中央区纤维化连接起来,这时肝结节再生,引起胆汁性肝硬化。

(五)循环障碍

慢性充血性心力衰竭、缩窄性心包炎、肝静脉或下腔静脉阻塞可致肝细胞缺氧瘀血、坏死和结缔组织增生,导致瘀血性(心源性)肝硬化,多为小结节性肝硬化。

(六)工业毒物或药物

长期接触四氯化碳、磷、砷或服用双醋酚丁、甲基多巴、四环素等,可致中毒性肝炎,引起药物或毒物性肝硬化。

(七)代谢障碍

1.血色病

本病铁质在肝内过多沉积。铁是胶原合成中脯氨酰和赖氨酰羟化酶的重要辅因子。铁过多可使溶酶体膜稳定性降低,释放出水解酶,引起肝细胞损伤,它还引起细胞膜及线粒体膜的类脂质过氧化,这些毒性反应导致进行性肝纤维化及大结节性肝硬化。

2.肝豆状核变性

本病为遗传性铜代谢障碍疾病,大量铜沉积于肝脏引起肝组织损害,表现为慢活肝的组织学改变,胶原首先在汇管周围沉积,以后向肝小叶扩展,构成桥样纤维化及结节形成,最后致大结节性肝硬化。

3.α_1-抗胰蛋白酶缺乏症(α_1-AT 缺乏症)

此为常染色体显性遗传病。正常人血清 α_1-AT 为 2.3mg/mL,患者有 0.2~0.4mg/mL。α_1-AT 缺乏引起肝硬化的原因尚不清楚。α_1-AT 可能对肝细胞有毒性作用,或使肝细胞对毒物的耐受性减低。该病可致大结节或小结节性肝硬化。

4.糖代谢障碍

如果糖不耐受症和半乳糖血症可分别引起果糖和半乳糖-1-磷酸盐及半乳糖醇在肝内大量堆积,引起肝毒性,致汇管区脂肪变及纤维化以及小叶内纤维化形成,引起大结节性肝硬化。另外糖原贮积病可因淀粉-1、6-糖苷酶缺乏而引起小结节性肝硬化。

5.蛋白质代谢障碍

如酪氨酸血症因 P-羟苯基丙酮的盐羟化酶缺乏而致结节性肝硬化。其原因是酪氨酸的中间代谢产物琥珀酰乙酰乙酸盐损害肝脏所致。

(八)营养障碍

慢性炎症性肠病、小肠旁路术后等由于营养不良,缺乏基本的氨基酸或维生素 E,饮食中碳水化合物和蛋白质不平衡,从食物中吸收多量有毒的肽,以及对肝有毒的石胆酸均可引起肝脂肪变性和肝纤维化形成。

(九)隐源性

发病原因目前难以肯定,称为隐源性肝硬化。

肝硬化的形成是由于以上各种致病因素所致肝内胶原纤维的合成和降解失去平衡的结果。有以下几方面参与肝纤维化的形成:①炎症、缺氧等刺激因素刺激成纤维细胞分泌大量胶原纤维;②胶原纤维在受损的肝细胞窦状隙表面或围绕着增生的胆小管基底膜或含有吞噬物的巨细胞表面发生沉积,形成纤维隔;③非胶原糖蛋白、氨基多糖和蛋白多糖含量增加,参与纤维隔的形成;④肝受损后 Kupffer 细胞抑制胶原合成的作用丧失,使得非实质性细胞、Ito 细胞产生胶原增加;⑤炎性介质、Kupffer 细胞和单核细胞产生的化学趋化物质刺激单核细胞和其他炎性细胞移入肝细胞间,并促使成纤维细胞增生和合成胶原,从而形成分隔肝细胞板和假小叶。

由于广泛肝纤维化,肝内血液循环发生障碍从而导致门脉高压和侧支循环形成。由于肝细胞受损,可出现蛋白质、糖、脂肪、维生素和激素等物质的代谢障碍,表现为低白蛋白血症、维生素 K 缺乏,血清醛固酮和雌激素增高、糖耐量异常、高血脂和血清红细胞生成素增加等病理生理变化。

二、临床表现

肝硬化的起病一般较隐匿,病程发展较缓慢,可隐伏 2～5 年以上。少数因大片肝坏死,3～6 个月便发展成肝硬化。本病临床表现轻重不等,临床上分为肝功能代偿期和失代偿期。

(一)代偿期(早期或隐匿期)

此期病程呈隐匿性,临床症状较轻或患者无任何不适,多在体检、剖腹手术或腹腔镜检查或尸解时被发现。主要症状为乏力和食欲不振,此与营养物质消化吸收障碍和中间代谢障碍有关,可伴有腹胀、恶心、肝区隐痛、轻度腹泻等症状,这些症状多在劳累时出现,经休息或治疗后缓解。

此期可发现肝轻度肿大、质地结实或偏硬,无或有轻度压痛,脾轻、中度肿大。肝功能检查正常或轻度异常。

(二)失代偿期

此期常出现腹水或出现消化道出血等并发症或肝功能检查明显异常。临床症状多较显著。

1.一般症状

营养较差,消瘦、乏力,皮肤干枯,面色黝黯,可有不规则低热、夜盲、舌质绛红光剥、浮肿等。这些体征与维生素缺乏、继发性肾上腺皮质功能减退或肝不能代谢黑色素细胞刺激素有关,发热与内毒素经肠道进入体循环有关。

2.消化道症状

多有食欲不振,可伴有恶心、呕吐、腹胀、腹泻等症状,这些症状与肝硬化门脉高压时胃肠道瘀血水肿、消化吸收障碍和肠道菌丛失调等有关。约 50% 的患者有黄疸,提示肝细胞受损。

3.血液系统表现

本病常鼻出血、牙龈出血、皮肤紫癜、胃肠出血以及女性月经过多等出血倾向,与肝合成凝血因子减少、脾功能亢进和毛细血管脆性增加有关,还常有贫血,由脾功能亢进,胃肠失血,肠道吸收障碍和营养不良等引起。多数为正细胞性贫血,少数可为大细胞性贫血。

4.呼吸系统表现

大量腹水时由于横膈升高可出现呼吸困难。血气分析表明约半数本期患者血氧饱和度和氧分压下降。还有少数患者由于肺内小动静脉瘘和门静脉至肺静脉侧支血管的形成而发生肺水肿。

5.内分泌系统表现

由于肝功能减退对雌激素的灭活作用减弱而引起雌激素增加,后者又负反馈抑制垂体前叶的功能,影响垂体－性腺轴或垂体－肾上腺皮质轴而致雄激素减少和肾上腺糖皮质激素分泌减少。男性患者可出现性欲减退、阳痿、睾丸萎缩、乳房发育等,女性出现月经不调、闭经、不孕等。患者在面、颈、手、胸、臂和背等上腔静脉引流区出现蜘蛛痣,在手掌的大小鱼际、指尖端甚至掌心等部位出现红斑,称为肝掌。另外,由于肝脏对醛固酮和抗利尿激素灭活功能下降,可致继发性醛固酮和抗利尿激素增多,引起水钠潴留、尿少、浮肿、低血钾,加重腹水的形成。

6.门脉高压症

由于肝硬化时门静脉血回流受阻,和水钠潴留形成引起门脉血流量增多而导致门脉高压。后者可继发脾肿大、侧支循环建立、腹水和胸水的形成。脾肿大多为轻、中度,少数可达脐下。消化道大出血时脾可一时性缩小,晚期可继发脾功能亢进。侧支循环的建立主要表现为食管和胃底静脉曲张、腹壁静脉曲张以及痔静脉扩张。食管和胃底静脉曲张常因门脉压力显著增高、食管炎、十二指肠胃食管反流、腹内压突然增高或食物机械性损伤而发生曲张静脉破裂大出血。腹水是肝硬化失代偿最突出的表现,其形成的原因有:①门脉压力增高;②低白蛋白血症;③肝淋巴液生成过多;④继发性抗利尿激素和醛固酮增多致水钠潴留;⑤有效循环血容量不足致肾交感活性增强,引起肾血流和尿量减少。

上消化道出血、感染、门静脉血栓、外科手术等可诱发和加重腹水的形成。5%～10%的腹水患者可伴有胸水的形成,多为右胸,双侧或单纯左侧胸水少见。胸水形成与低白蛋白血症、奇静脉、半奇静脉压力增高、肝淋巴回流增加致胸膜淋巴管扩张、腹压增高致膈肌腱索变薄形成孔道等有关。

此期肝脏缩小、坚硬、表面结节状、边缘锐利,肋下多不能触及,剑突下可触及,一般无压痛。

此期患者可出现多种并发症,以上消化道出血最为常见,出血原因除食管胃底静脉曲张破裂外,也可因门脉高压胃病或并发消化性溃疡而引起。痔静脉曲张、十二指肠静脉曲张或肠系膜上静脉曲张破裂出血少见。门脉高压胃病是指门静脉高压时胃黏膜瘀血,能量代谢紊乱,黏膜细胞坏死,而致胃黏膜充血、糜烂甚至发生溃疡。另外,肝硬化尚可引起肝性脑病、感染(包括肺部感染、自发性腹膜炎、胆道感染、败血症等)、功能性肾衰竭、原发性肝癌、电解质和酸碱平衡紊乱等并发症。自发性腹膜炎是在肝硬化腹水基础上由于低白蛋白血症、血清和腹水补体活性下降.网状内皮系统功能减低、肝解毒功能减弱而引起的细菌在腹水中繁殖和腹膜炎症。功能性肾衰竭又称肝肾综合征,是指肝硬化时有效血容量不足、交感神经兴奋、肾前列腺素减少、血栓素 A_2 和白三烯增加、内毒素血症等因素引起的肾皮质血流量和肾小球滤过率的持续降低,表现为自发性少尿或无尿、氮质血症、稀释性低钠血症和低尿钠,但肾无重要病理改变。电解质酸碱平衡紊乱多表现为低钠血症、低钾低氯血症和代谢性碱中毒,多与摄食不足、长期利尿、大量放腹水、抗利尿激素和醛固酮增多、呕吐以及腹泻等因素有关。

三、诊断

肝硬化的诊断主要依赖于以下几点。

(一)典型临床表现和病史

有肝炎、血吸虫病或酗酒等病史,出现脾大、腹水或食管胃底静脉曲张。

(二)肝功能检查

提示白蛋白减低、球蛋白增高、白蛋白与球蛋白值倒置,可有谷丙转氨酶或谷草转氨酶和血清胆红素的升高。

(三)影像学检查

如 B 超或 CT 或 MRI,显示肝硬化征象。

(四)腹腔镜检查

发现肝缩小、变形,肝边缘较锐利,肝表面有弥漫性结节形成。

(五)肝活检

发现有假小叶和再生结节的形成。

腹水为漏出液,若继发感染可为渗出液或介于二者之间。其他血清生化检查,如单胺氧化酶、腺苷脱氨酶(ADA)、胆碱酯酶、β 脯氨酸羟化酶、乳酸脱氢酶同工酶、碱性磷酸酶同工酶、卵磷脂胆固醇酰基转移酶、赖氨酰氧化酶、血清Ⅲ型前胶原肽(PⅢP)、透明质酸(HA)、胆固醇酯、板层素测定和吲哚青绿(ICG)清除试验等,在肝硬化的诊断上有参考价值。

肝硬化的血清生化指标的变化:①谷丙转氨酶(ALT),↑或正常;②谷草转氨酶(AST),↑或正常;③AST/ALT,肝细胞坏死时>1.0;④胆红素,↑或正常;⑤腺苷脱氨酶(ADA),↑↑↑;⑥单胺氧化酶(MAO),↑↑;⑦β 脯氨酸羟化酶,>1.77 倍;⑧乳酸脱氢酶同工酶,LDH$_5$>LDH$_4$;⑨碱性磷酸酶同工酶 V,(+);⑩胆碱酯酶,↓↓;⑪胆碱酯酶同工酶快带,(+);⑫卵磷脂胆固醇酰基转移酶(LCAT),↓↓;⑬赖氨酰氧化酶,>11.8 倍;⑭胆固醇酯,↓;⑮Ⅲ型前胶原肽(PⅢP),>6 倍;⑯透明质酸,↑↑;⑰板层素,↑↑;⑱蛋白电泳,白蛋白↓↓,γ 球蛋白↑↑,βγ 桥(+),IgG↑↑,A↑↑,M↑↑,凝血酶原时间↑。

四、治疗

应着重于改善肝功能,减少腹水和防治并发症。

(一)肝硬化的一般治疗

1.休息

可减轻肝脏负担,促进肝细胞的修复和再生。

2.饮食治疗

以高热量、高蛋白质和维生素丰富而易消化的食物为宜,肝功能显著损害或有肝性脑病先兆时,应限制或禁食蛋白质,禁酒,避免粗硬食物。

3.护肝药物

目前尚无特效的"护肝药",因此不宜滥用,以免加重肝脏的负担,但可用复合维生素和消化酶以补充维生素和帮助消化。若患者为肝炎后肝硬化,有活动性肝炎时可试用 α-干扰素,用法为每次 $3×10^6$ IU,1 周 3 次肌注,共 4 个月。据报道疗效达 24%~60%。

4.抗纤维化治疗

肝纤维化是肝硬化发生和发展的必经过程,抗纤维化的治疗有重要意义,并且在临床上有一定疗效。

（1）秋水仙碱：每日 1～2mg，每周用药 5d，疗程 14.5 个月。可提高腺苷环化酶和 Na^+ — K^+ —ATP 酶活性，促进胶原酶生成和细胞内前胶原降解。肝穿刺观察肝纤维化显著减少，肝功能改善，腹水、水肿消失，脾脏缩小，疗效达 26％。本药副作用较少。

（2）泼尼松：开始每日 60mg，用药 1 周；然后每日 40mg，用药 1 周；随后每日 30mg，用药 2周；最后每日 20mg 作为维持量，直至临床缓解，包括症状消失，转氨酶正常或低于正常 2 倍，组织学上表现为慢性迁延性肝炎（CPH），然后逐渐减量至停用。也可减半量与硫唑嘌呤每日50mg 合用。此药可减少炎性介质释放，对防止肝纤维化进展有一定作用。在肝硬化前期（肝纤维化）时有效，肝硬化晚期则无效。本药副作用较大，限制了其在临床的应用。

（3）D-青霉胺：开始剂量 100mg，每日 3 次，用药 1 周，增至 200mg，每日 3 次，最后增至每日 900～1800mg，疗程 2～8 个月，据临床报道，有一定疗效。本药可络合单胺氧化酶的铜离子，阻断胶原的共价交联，使胶原纤维的合成受阻，同时激活胶原酶，促进胶原的分解和吸收，但本药毒性较大，其副作用有骨髓抑制、血细胞减少、肾损害、视神经炎等。

（4）其他如脯氨酸类似物铃兰氨酸、山梨豆素、葫芦素 B（甜瓜蒂）和冬虫夏草、丹参等活血化瘀中药也具有抗纤维化的作用。

5.降低门静脉压药物

给肝硬化门脉高压患者口服降低门脉压力药物可降低门脉压，长期用药则能减少食管曲张静脉破裂出血的危险性，因此其在临床治疗中有一定意义。

（1）普萘洛尔（心得安）：为 β 肾上腺素能阻滞剂，它可阻滞 β_1 受体，降低心排血量，同时也可阻滞 β_2 受体，阻止血管扩张，引起内脏小动脉收缩，降低内脏血流量，从而达到降低门脉压力作用。每日用量 30～40mg，开始剂量宜小，后逐步加量，使心率减慢 25％后维持用药半年至一年，可预防食管破裂出血。本药副作用较小，长期应用较安全。

（2）硝酸甘油：0.4～0.6mg 或异山梨酯 5mg 舌下含服，每 30min1 次，连用 6h。均为硝酸酯制剂，其通过降低门脉阻力或减少门脉血流量来降低门脉压力。硝酸甘油与血管加压素合用可减弱后者致冠状动脉缺血的副作用，并增强其减低门脉压力和治疗食管曲张静脉破裂出血的疗效，但应注意过多服药有降低血压的作用。

（3）哌唑嗪：为 α 肾上腺素能受体阻滞剂。0.5～1.0mg 每日 2～3 次口服。近来发现它能明显而持久地降低门脉压力，给药 3～8 周，门脉压力下降 18％，而心脏指数无改变。其机制尚不清楚，可能与门脉阻力降低或动脉血压下降引起反射性内脏血管收缩有关。该药有显著的"首剂效应"，可产生眩晕、头痛、心悸、胸痛甚至虚脱。因此用药时首剂量宜小，后逐渐加大剂量。

（4）维拉帕米和硝普钠：已发现有降低门脉压力的作用，但其对食管胃底曲张静脉破裂出血是否有防治作用，尚不确定。

（5）α 受体阻滞剂：酚妥明 5～10mg 静注，或 20～30mg 静滴，每日或隔日 1 次，也有降低门脉压力作用。其机制是可减低嵌入肝静脉压。

（二）腹水的治疗

1.限制水钠摄入

每日氯化钠应限制于 600～1200mg。一般肝硬化腹水，不必要限制水的摄入，但如血清钠＜130m mol,或限钠与应用利尿剂后体重仍增加的患者,应限制饮水,每日1000～1500mL。虽然适量低钠血症可促进利尿剂的疗效和减轻水钠潴留,但血钠过低可致神经系统损害,应注意予以纠正。

2.利尿

可使用利尿剂阻断肾的各种潴钠机制,增加钠的排泄和尿量。

(1)螺内酯:为肝硬化腹水的首选利尿剂。它具有抗醛固酮保钾利尿的作用,可抑制远曲小管和集合管对钠的重吸收。一般剂量为20～40mg每日3次,如利尿效果不佳,可逐渐加量至120mg,每日3次。也可加用排钾利尿剂如呋塞米或氢氯噻嗪。使用螺内酯有利于防治肝硬化的低钾血症。

(2)呋塞米:为袢利尿剂,可在Henle袢升支管腔内抑制$Na^+-Cl^-K^+$转运,从而促进水钠和钾的排除,一般用量为10～20mg,每日3次,若效果不佳,可逐渐加量至80mg,每日3次。必要时静脉注射40～100mg,每日2次,但使用本药易致或加重低钾血症,因此应注意补钾或与螺内酯合用,效果更佳。

(3)氢氯噻嗪:为噻嗪类利尿剂,作用于远曲小管,促进水钠和钾的排除,利尿作用较温和,可与螺内酯合用增强疗效,并防治低钾血症的发生。

另外,其他利尿剂,如氨苯蝶啶100～200mg,每日1次,依他尼酸50mg,每日1次,也可供选用。大量长期使用利尿剂应注意电解质紊乱和肝肾综合征以及肝性脑病的发生。

3.扩容治疗

每日人血白蛋白10～20g,静脉滴注,也可输入右旋糖酐、血浆或全血来提高血浆胶体渗透压,促进腹水吸收入血管,增加循环血容量,加强利尿作用和放腹水的效果,但一次用量不宜过大,且滴速宜慢,因门静脉压力升高的状况下快速扩容可引起肝静脉压力升高而诱发食管曲张静脉破裂出血。

4.放腹水

如患者有大量腹水,据研究认为,应行大量腹腔穿刺放液(LVP)术,每日放液4～6L,直至腹水消退,每次放液持续20～30min,每次放液同时输注白蛋白40g,疗效达100%,住院时间也明显缩短。尚有报道将腹水全部放出(TTP)对治疗顽固性腹水效果较好,但由于LVP和TTP可能引起一系列并发症如腹水迅速再聚积、急性血容量不足、功能性肾衰竭、电解质紊乱和肝性脑病等,因此这两种方法多用于迅速缓解紧迫症状,如顽固性腹水引起的压迫症状及巨大脐疝等。对于一般腹水,每次放液量仍应限制在2000～3000mL,每周2～3次。在放腹水时输注白蛋白有利于防止并发症的发生,若在此时加用利尿剂则效果更佳,口服甘露醇也可促进疗效。

5.腹水超滤和回输

将抽出的腹水超滤浓缩,再输入外周静脉,其作用同输入白蛋白,但耗时长,且易污染。

6.腹腔—颈内静脉分流术

在腹腔和颈内静脉之间埋植一根带有压力型单向活瓣的导管,导管一端游离于腹腔,另一端开口于颈内静脉,使得腹水回吸收入全身循环,从而减轻腹水,此法近期疗效较好,但远期疗效较差。并易发生DIC、中心静脉血栓形成、腹膜炎、食管胃底曲张静脉破裂出血和急性肺水肿等并发症。

7.经颈静脉肝内门体分流术

经颈静脉肝内门体分流术(TIPSS)是 20 世纪 80 年代末期发展的新技术。此方法是从颈内静脉在导丝引导下经右心房、下腔静脉到肝静脉,在肝静脉的主要分支和门静脉的主要分支之间置入支撑架,从而改善门静脉血的回流,降低门脉压力,减少侧支循环的血流。该法主要用于防止食管静脉曲张破裂出血,但对于疗效差的难治性腹水及内科药物和放腹水治疗无效时,可选用本法来减低门静脉压,减少腹水的形成,促进腹水的吸收。有报道称,该法治疗腹水的有效率达 80%～90%。该法的并发症有分流道狭窄和再阻塞(9%～16%)、肝性脑病(2%～20%)、胆管损伤、肝包膜下小血肿、少量腹内出血(3%～5%)、败血症(0.5%)、腹内大出血、右心房及腔静脉损伤(0.5%～1%)和肝功不良(3%～8%)等。70%～75%的患者经 TIPSS 术治疗后腹水能够完全消失,但严重肝萎缩和有门静脉血栓形成的患者用本法治疗难治性腹水尚存在一定困难。本法治疗腹水的远期疗效尚有待进一步研究和评价。

8.门体分流手术

行脾肾静脉短路、端侧门腔短路、侧支门腔短路等手术可减低门脉压力,减少腹水,但远期效果较差。

(三)并发症的治疗

1.食管胃底曲张静脉破裂出血的治疗

(1)卧床休息,禁食,密切观察血压和脉搏:烦躁不安时可用小剂量安定或异丙嗪,禁用吗啡、哌替啶。出血停止 24～48h 方可逐渐进食。

(2)抗休克:出现休克时应赶快输注全血或胶体溶液以补充血容量,必要时可用多巴胺等血管活性药物维持血压。

(3)首选人工合成生长抑素:施他宁 250μg,静注后,3mg 静滴维持 12h,连续 2～3d,施他宁为十四肽生长抑素,半衰期很短,应持续维持,或使用八肽生长抑素奥曲肽 0.1mg 静注后 0.2mg 静滴维持 8h,连续 2～3d。此类药物能够降低门脉压力,且不影响全身及心血管血供。其降低门脉压力的机制尚不完全清楚,近期研究表明,其可使内脏血管收缩,减少内脏回流至门静脉的血流。这种作用可能与其抑制胰高血糖素、血管活性肠肽、降钙素基因相关肽和一氧化氮等舒血管因子的作用有关。本类药物出血控制率为 80%～95%,疗效优于单用血管加压素或血管加压素加硝酸甘油。本类药物价格较昂贵,有条件的患者应首选此类药物治疗。

(4)血管加压素:2mg 静注每 8～10 小时 1 次。可收缩内脏血管床的小动脉和毛细血管前括约肌,增加毛细血管前/后阻力比值,使内脏血流量下降 60%,从而降低门脉血流,止血率达 70%,较垂体后叶素 20U 静滴每 6～8 小时 1 次疗效好,后者止血率为 60%。

(5)三腔二囊管压迫止血:该法副作用较大,使用后患者感胸闷、胸痛,可发生吸入性肺炎,并且疗效不持久,再发出血率高,但如使用方法正确,仍有 77.6%的止血有效率。使用时应注意早期应用。在压迫 24h 后解除牵引,观察 12h,如无再出血,则放气,再观察 12h 无再出血,方可拔管。注意先解除食管囊,再解除胃囊。气囊压迫和药物联合应用可提高疗效。

(6)硬化剂治疗:内镜下在出血曲张静脉旁及近端 1～2cm 处注射硬化剂 5%鱼肝油酸钠,或 1%乙氧硬化醇 2.5～5mL,若不能确定出血点,开始应在胃食管连接部注射,并连续向近端注射。若见到附着在静脉的血凝块,应以同样的方式进行治疗。每点 2.5～5mL,每次总量为 20～30mL。注意注射时动作轻巧、准确、出针缓慢,注射后局部喷洒稀释去甲肾上腺素及凝血酶。同时患者输血、静滴垂体后叶素、静注血管加压素或人工合成生长抑素,可帮助减少出血,有利于硬化治疗,但对胃底静脉曲张破裂出血疗效差,不及 TIPSS 的疗效。主要并发症有食管穿孔和大出血、发热、胸骨后疼痛,也可发生食管运动障碍,少量胸腔积液、食管坏死、急性呼吸窘迫、吸入性肺炎等。

(7)急诊 TIPSS 术:在药物和三腔二囊管止血无效时可采用,同时行胃左静脉栓塞术。主要适应证有:①食管胃底静脉曲张破裂大出血,经保守治疗效果不佳者;②中重度静脉曲张,随时有破裂出血危险者;③外科分流术后再发出血者;④不具备手术条件者,如轻度黄疸、一般情况较差、不能耐受外科手术者。

主要禁忌证有:①肝静脉、门静脉有狭窄、阻塞性病变,②有肝性脑病前兆,③中重度黄疸,④严重心肾功能障碍,⑤肝癌伴有门脉高压但肿瘤距离穿刺区(第一、二肝门)很近时。

使用 TIPSS 治疗出血控制率为 80%～90%,术后静脉曲张完全消失占 75%,明显减轻占 15%。术后半年内,由于分流道狭窄、阻塞所致的复发出血占 16%,这些患者经重复扩张分流道后多出血停止。导致狭窄的原因为分流道内膜过度增生,其确切机制尚不清楚,有人认为,支架的高张力刺激及分流后的高血流速度是引起内膜增生的原因。分流道阻塞的原因包括支架展开不全、未完全支撑分流及分流道内血栓形成所致。TIPSS 术后的肝性脑病的发生率低于外科分流术,且均为轻度,经内科治疗后症状迅速控制,但如果由于支撑架直径过大引起,则持续时间较长,且可反复发生,此时需再安置一较小直径的支撑架于其内,减少或停用术后抗凝药物。

(8)内镜下食管曲张静脉套扎术:该法在内镜下运用套扎器将橡皮圈套于曲张静脉上,多用于预防出血治疗,与硬化剂疗效相近。最近也有治疗急性出血的报道,若出血量较大,出血部位难以找到,可从食管胃底交界处逐渐向上套扎,有利于控制出血,待出血减少后,再仔细寻找出血灶,将出血部位套扎住。在进行套扎术的同时,患者应行输血,静滴入工合成生长抑素或血管加压素或垂体加压素对减少出血,发现出血灶和防止休克很有帮助。该法套扎食管曲张静脉近期疗效较好。预防出血时每次套扎 4～6 个曲张静脉部位,每 1～2 周进行一次,有利于防止出血或再出血的发生。被套扎的静脉多在 1～2 周自动坏死脱落,曲张静脉塌陷,但本法的远期效果较差,多于 1～2 年后静脉曲张再发明显。

本法的并发症主要有胸骨后疼痛、吞咽困难、近期大出血、发热、过敏反应、食管穿孔和感染等,但一般均较轻微,患者易耐受。用本法治疗后曲张静脉消失率达 83.3%。

(9)外科手术:手术方法包括短路术(门腔端侧吻合或远端脾肾静脉吻合)和非短路手术,如食管横断加胃底静脉结扎术及脾切除术。常见并发症有肝性脑病、腹腔出血和感染。急症出血病例外科分流术的死亡率高达 50%。本法能有效地降低门静脉压力,控制出血和降低出血的再发生率。

食管胃底静脉曲张破裂出血的预防:①摄取软食,避免腹压过高,用抑酸剂(H_2受体拮抗剂或质子泵抑制剂)及促动力药物治疗胃食管反流;②降低门静脉压力药物的使用;③内镜下食管静脉套扎或硬化治疗,特别是食管曲张静脉呈红色血管征,具有出血危险时;④TIPSS

术;⑤门体分流术;⑥脾切除术。

2.肝性脑病的治疗

(1)去除诱因:如消化道出血、电解质紊乱、感染、镇静剂等。

(2)低蛋白饮食。

(3)口服乳果糖 10～30mL,每日 3 次,调节大便呈糊状。

(4)口服新霉素、甲硝唑等抗生素,杀灭肠菌,减少肠氨的产生。

(5)使用降血氨药物,如谷氨酸钠、谷氨酸钾、精氨酸、苯甲酸钠或苯乙酸等。

(6)静滴支链氨基酸。

(7)白醋灌肠降低肠道 pH 值,阻止肠氨的吸收。

3.自发性细菌性腹膜炎的治疗

自发性细菌性腹膜炎(SBP)是指没有胃肠穿孔或腹腔脓肿等感染原因而发生的腹膜急性弥漫性细菌炎症,又称原发性细菌性腹膜炎。肝硬化腹水患者并发 SBP 的感染途径以血源性接种可能最大,肠道细菌经肠壁直接感染也是常见途径。肝硬化时肠壁水肿,细菌易从肠壁入血,形成一过性菌血症。由于肝硬化存在低白蛋白血症,血和腹水补体较少,加之肝 Kupffer 细胞吞噬功能减弱,来自肠道的细菌不能被清除,直接进入体循环并感染腹水发病。SBP 的常见菌株为革兰氏阴性杆菌,占 45%～55%,其中又以大肠杆菌最为常见(占 80%～90%),其次为革兰氏阳性球菌,近年变形杆菌、产气杆菌、肺炎杆菌和绿脓杆菌感染受到重视,厌氧菌感染也有增多趋势,可达 6%。SBP 的诊断标准如下。

(1)典型的 SBP 临床表现,如发烧、腹痛、腹压痛和反跳痛。

(2)临床征象不典型,但多形核粒细胞(PMN)$>7.5\times10^7/L$($>75/mm^3$),或腹水 pH<7.35,或动脉血、腹水 pH 梯度>0.10;或腹水乳酸$>25mg/dL$。

(3)PMN$>2.5\times10^8/L$($250/mm^3$),或腹水乳酸$>25mg/dL$,即使者无 SBP 的症状和体征,也可建立诊断。

及早联合应用抗生素,迅速控制腹腔内感染是治疗本病的关键。选用的抗生素应符合以下条件:①广谱,对引起 SBP 的常见细菌有效;②药物在腹水中能达到足够浓度;③肾毒性小,不会发生二重感染。

临床上应首选第二、三代头孢霉素,如头孢噻肟、头孢噻甲羧肟、头孢曲松、头孢氧哌嗪等。常用剂量为每次 2g,每日 1～2 次,静脉滴注。其次为喹诺酮类抗生素,如环丙沙星或氧氟沙星等,常用剂量为每次 0.2～0.4g,每日 1～2 次静脉滴注。也可选用半合成青霉素,如氨苄西林、阿莫西林、哌拉西林或羧苄西林等,棒酸类抗生素,如复方阿莫西林、复方替卡西林等也有较好疗效。用两种抗生素联合治疗效果较好。若腹水细菌培养阳性,应按药敏试验结果来选用抗生素。氨基糖甙类抗生素虽有效,但对肾功能有影响,一般不宜推荐。抗菌治疗应持续至腹水中 PMN 降至 $250/mm^3$ 以下。为防止复发,可口服诺氟沙星 0.2～0.4g,每日 3 次,维持治疗 1～2 周。在用抗生素同时应补充白蛋白,加强营养,减轻低蛋白血症,增强补体和网状内皮系统的免疫功能;结合利尿、放腹水等减少腹水的措施,从而更利于 SBP 的治疗。

4.肝肾综合征的治疗

肝肾综合征是发生于肝硬化终末期的功能性肾衰竭,以尿少、无尿、尿钠$<10mmol/L$、

尿/血浆肌酐比>30∶1为主要表现。其主要治疗为限制水钠摄入。可试用扩容(白蛋白、右旋糖酐、甘露醇)、血管活性药物(多巴胺、普萘洛尔、钙通道阻滞剂)、放腹水减低腹内压和透析等治疗,但疗效均有限,肝移植效果较好。

5.脾功能亢进的治疗

最有效的治疗是脾切除术,但仅暂时降低门脉压力,恢复血象。脾切除同时行脾肾静脉吻合术,对降门脉压更为有利。近来经导管血管闭塞术栓塞脾动脉分支和末梢血管效果较佳,同时保留了脾的免疫功能,并且门脉血流量明显减少,门脉压下降。副作用有脾区疼痛、发热、脾脓肿或肺炎等。

五、肝移植

对于终末期肝硬化患者来说,肝移植是唯一可治愈本病的手段。移植的指征是不断加深的黄疸、顽固性腹水、复发性食管静脉曲张破裂出血、肝肾综合征和肝性脑病等。

六、疗效标准

(一)完全缓解

临床症状消失,腹水消失,肝功能恢复正常。

(二)部分缓解

临床症状减轻,腹水减少,肝功能部分恢复。

(三)无效

临床症状无减轻或加重,腹水无减少或增加,肝功能无好转或持续加重。

第五节 原发性肝癌

原发性肝癌简称肝癌,高发于非洲东南部和东南亚地区。我国是高发区之一,其发病率和死亡率占我国全部恶性肿瘤第三位,目前仍呈高发趋势,发病年龄以中、壮年为主,男女之比为2∶1。

一、病因及发病机制

原发性肝癌的病因甚为复杂,一般认为,遗传因素及环境因素为此病因的两大因素。肝炎病毒感染及黄曲霉素在其发病中的作用日渐受到重视。

(一)遗传因素及分子生物学研究

许多研究发现肝癌有 N-ras 癌基因的过量表达,并发现 N-ras 有转化活性。其他研究表明,肝癌至少有 7 种原癌基因、生长因子和生长因子受体基因的异常表达,包括 N-ras,C-myc,C-fms(即集落生长因子 1 号受体,CSF-ⅠR)、IGF-Ⅱ(胰岛素样生长因子Ⅱ号),C-est-2,P53和 CSF-ⅡR 等。这些原癌基因在肝癌和癌旁组织均有表达,其中部分在癌组织中的表达高于癌旁肝组织中的表达。在多种化学诱变剂诱发的动物肿瘤细胞中,发现癌基因 ras 激活及某些抑癌基因,提高癌基因与抑癌基因平衡失调,癌基因活性增高,是致癌的重要因素。

(二)肝炎病毒与肝癌的关系

研究表明,几种主要肝炎病毒感染与肝癌的发病相关。我国以乙型(HBV)为主,南欧、东欧、日本等约 90% 的以丙型(HCV)为主,俄罗斯等则主要为丁型(HDV)。HBV 导致肝癌的机制是通过 HBV-DNA 插入激活癌基因(顺式作用),或通过病毒产物激活癌基因(反式作用),此外持续的 HBV 感染引起肝细胞炎症、坏死,再生本身可使原癌基因激活、抑癌基因缺失而致癌。

(三)黄曲霉素

1960 年英国发生 10 万只火鸡死亡,发现与喂食霉花生粉有关,并从中分离出一种耐热的黄曲霉素。研究发现,其中的黄曲霉素 B_1 是最强的动物致癌剂之一。近年用 PCR-SSCP 同位素技术测定,黄曲霉素高污染区 P53 基因突变率高,进一步证实黄曲霉素的致癌作用,有资料提示,黄曲霉毒素与乙肝病毒在肝癌的发生中有协同作用。

(四)饮水污染

国内调查显示,数个肝癌高发区的居民都有长期饮用污浊或污染水的情况存在,如江苏启东县、海门县、广西扶绥县等,饮用宅周沟水、污浊塘水者,肝癌发病及死亡率明显高于饮用井水者,尤其饮用深井水者。近年研究发现,水中致癌物质达百余种,主要有六氯苯、苯并芘、多氯联苯、氯仿等。

(五)其他

亚硝胺类化学致癌物质、食物中缺乏蛋白质、酪蛋白和 B 族维生素中胆碱及中华华支睾吸虫感染等均可能与肝癌发生有关。

二、临床表现

(一)肝区疼痛

为肝癌患者最常见的症状,约占 68.5%,疼痛可由肿瘤迅速生长使肝包膜张力增加,或肝包膜下癌结节破裂及肝癌结节破裂出血,亦可由肿块压迫肝胆管或邻近胃肠道或直接浸润膈壁而产生,表现为持续性钝痛或剧烈疼痛,可由右肩、背部等处放射。

(二)食欲缺乏、乏力、消瘦

食欲缺乏常因肝功能障碍、肿瘤压迫胃肠道所致,乏力、消瘦为肝癌患者又一重要症状,常与肿瘤细胞的代谢产物作用有关,进食少以及肿瘤细胞过多摄取患者营养有关,严重者可出现恶病质。

(三)发热

肝癌发热可因肿瘤坏死、合并感染,以及肿瘤代谢产物引起,如体温在 38℃ 左右,不伴寒战,无感染证据者,结合临床高度警惕癌性发热的可能。

(四)肝大

为诊断肝癌最有意义的临床症状,常可在肋缘下和(或)剑突下扪及肿大的肝和肿块,表面凹凸不平,质地较硬,伴有疼痛。右上肝癌可致肝上界上移,横膈升高,常易忽视或误诊。

(五)黄疸

多为晚期表现,可由肝细胞性黄疸或胆道癌栓及肿瘤压迫肝胆管所致。

(六)其他

出血倾向,持续性肩、腰痛,腹泻等甚为常见。部分患者有皮下结节、腹水、肝区血管杂音,男子乳房发育症及自发性低血糖症等亦有一定提示诊断的价值。

三、检查方法

(一)生物化学检查

1.甲胎蛋白(AFP)

AFP对流法阳性或放免法测定等于或大于400ng/mL,持续4周,有极重要定性诊断价值,如AFP高于正常(>20ng/mL)而未达到400ng/mL时,必须做进一步检查,密切随访,以免遗漏小肝癌病例。

2.铁蛋白

约90%的肝癌患者铁蛋白水平含量增高,但缺乏特异性。转移性肝癌、肝炎、肝硬化、心脏病、白血病、乳腺癌、感染性疾病等铁蛋白亦可升高,同功铁蛋白对肝癌诊断优于一般铁蛋白。

3.异常凝血酶原(DCP)

1984年Lihman首先发现肝癌患者人血清中DCP含量显著增高,建议作为肝癌诊断指标之一。约90%的肝癌患者血清DCP高于300ng/mL,慢性肝炎、肝硬化、转移性肝癌亦有不同程度DCP增高,但多低于300ng/mL。有报道认为,异常凝血酶原与AFP联合检测肝癌,阳性率可高达87%

4.其他

血清谷胱甘肽S-转移酶(GST)、碱性磷酸酶(AKP)、γ-谷氨酰转肽酶(γ-GT)、转化生长因子(TGFα)等,在肝癌患者亦可升高,但有些缺乏特异性,有的尚处于研究阶段,其价值有待进一步探讨。

(二)影像学检查

1.超声显像(B超)

B超可准确检测肝内肿块大小、位置及数量,并判断肿块有无膜、与大血管关系,血管内有无瘤栓,邻近脏器有无受侵,肝周淋巴结有无肿大等,但B超对肝脏检查有盲区,如右膈下、右外叶上段肝癌或直径小于1cm的癌灶等。

2.CT或磁共振成像(MRI)

为分辨率较高的非创伤性检查,可用于肝癌的定位及定性诊断。肝癌在CT平扫中多表现为低密度占位性病变,增强扫描能更好地显示肿瘤,对平扫中发现的中等密度病灶及鉴别血管瘤或转移癌极有帮助。MRI可获取肝横断面、冠状面、矢状面三种图像,对肝癌的诊断目前尚未超越CT,但有助于与血管瘤的鉴别。

3.肝动脉造影

是分辨率较高的创伤性检查,仅限为直径1cm肿瘤。适用于以下情况。

(1)血清学诊断怀疑肝癌,而其他影像学检查阴性者。

(2)肝内实质性占位经非创伤性检查未能确诊者。

(3)需要做肝动脉栓塞治疗者。

肝癌之肝动脉造影表现为肿瘤血管,肿瘤染色,肝内动脉移位、扭曲、拉直、扩张、肿瘤包绕动脉等。

4.肝穿活检

可直接取病变组织行病理检查,是肝癌最可靠的诊断方法,适用于以下情况。

(1)不能手术的肝内实质性占位经血清学及影像学检查不能确诊者。

(2)拟做肝肿块无水酒精注射者。

穿刺可在 B 超或 CT 引导下采用细针进行,以减少并发症,因取材等原因,可有一定比例的假阴性。

四、诊断

(一)病理诊断

(1)肝组织学检查证实为原发性肝癌。

(2)肝外组织的组织学检查证实为原发性肝癌。

(二)临床诊断

(1)AFP 对流法阳性或放免法≥400ng/mL,持续 4 周以上,并能排除妊娠、活动性肝病、生殖腺胚胎源性肿瘤及转移性肝癌。

(2)影像学检查肝内有明确的实质性占位病变,排除肝血管瘤和转移性肝癌,并且有下列条件之一者:①AFP≥200ng/mL。②典型原发性肝癌影像学表现。③无黄疸而 AKP 或 γ-GT 明显升高。④远处有明确的转移性病灶或有血性腹水,或腹水中发现癌细胞。⑤明确的乙型肝炎标志物阳性的肝硬化。

(三)分期

1977 年全国肝癌防治研究协作会议制订的分期标准如下。

Ⅰ期(早期、亚临床期):无明显肝癌症状与体征。

Ⅱ期(中期):介于Ⅰ期与Ⅲ期之间者。

Ⅲ期(晚期):有明显黄疸、腹水、恶病质或肝外转移之一者。

该分期在临床应用近 20 年,简单易行,但过于笼统。

UICC 关于原发性肝癌的 TNM 分期标准如下。

T—原发性肿瘤,适用于肝细胞癌或胆管(肝内胆管)细胞癌。

T_x 原发性肿瘤不明。

T_0 无原发癌证据。

T_1 孤立的肿瘤,最大直径≤2cm,无血管侵犯。

T_2 孤立的肿瘤,最大直径≤2cm,有血管侵犯,或孤立的肿瘤,最大直径>2cm,无血管侵犯,或多个,局限一叶,≤2cm,无血管侵犯。

T_3 单个,>2cm,侵犯血管;或多个,局限一叶≤2cm,未侵犯血管;或多个,一叶内>2cm,伴或不伴血管侵犯。

T_4 多个,超出一叶;或侵犯门静脉主干或肝静脉。

N—区域淋巴结,指肝、十二指肠韧带淋巴结。

N_x 区域淋巴结不明。

N_0 区域淋巴结无转移。

N_1 区域淋巴结转移。

M—远处转移。

Mx 远处转移不明。

M_0 无远处转移。

M_1 远处转移。

(四)小肝癌

单个肿瘤,最大直径$\leqslant$5cm,或两个肿瘤最大直径之和$\leqslant$5cm。近年则有定为单个肿瘤最大直径$\leqslant$2cm。

五、治疗

原发性肝癌的治疗目的有 3 个:①根治,②延长生存期,③减轻痛苦。

(一)手术切除

肝癌的外科治疗主要包括切除癌灶,通过手术进行各种肝癌局部放疗,如肝动脉结扎,术中肝动脉栓塞,术中瘤内无水酒精、化疗药物注射,液氮冷冻治疗,激光、微波治疗。通过手术为术后综合治疗创造条件,包括肝动脉插管、药物泵植入、术中银夹定位以便局部放疗,亚临床期复发及转移的再切除、二期切除、全肝切除及同种肝移植术等。

1.手术探查指征

(1)定位诊断有明确肝内占位,肿瘤有切除可能或尚有进行切除以外的姑息性外科治疗的可能。

(2)肝功能代偿,凝血酶原活性为正常之 50% 以上。

(3)无其他重要脏器的手术禁忌证。

2.非肿瘤切除之外科治疗

(1)肝动脉结扎术。

(2)肝动脉插管术。

(3)术中肝动脉栓塞术。

以上三种适应证是不能切除肝癌的姑息性治疗,但门静脉主干有癌栓形成,严重肝硬化、黄疸、腹水、肿瘤已超过全肝 70% 者禁忌以上治疗。

(4)液氮冷冻治疗:$-196℃$液氮可使肝癌组织凝固性坏死,插入式的冷冻可解决肝脏深部肿瘤的治疗。

(5)高功率激光治疗:高功率激光可使小肝癌组织完全气化,术中出血较少。

(6)微波固化治疗:为近年来国内外采用的新技术。Mcrakami-Retal 报道 9 例直径$>3cm$的肝细胞癌经皮微波固化治疗,所有肿块缩小,5 个肿块随访显示无复发证据。国内报道可安装腹壁拉链装置,以便多次微波固化肝内肿瘤。

(二)放射治疗

主要用于术前缩小肿瘤,术后防止复发或无手术指征之患者。经过 20 年临床实践,放疗在肝癌治疗地位日渐提高,已成为不能手术肝癌患者的一种主要手段,1 年生存率可达29.2%,以肝动脉造影行肿瘤定位后的早期放射治疗一年生存率达 70%,3 年生存率为

35.7％,5 年生存率为 12.5％。

放疗的总剂量,以不严重损害受照射患者肝功能为限,尽可能给予较高剂量。根治剂量至少要 60Gy,术前全肝照射 2400～3000CGy/3 周,术后放疗,一般为 2400～3000CGy,休息 4 周后再照 2000CGy。从综合治疗角度看,术前放疗能使肿瘤血管减少,癌块缩小,门脉高压改善,降低腹水发生率。放疗还可与肝动脉结扎术合用,有报道肝动脉结扎术与外放射合用 1 年生存率为 57.1％,2 年生存率为 21.4％。近年开展的放射性核素标记抗体治疗肝癌是用对癌细胞有亲和力的物质作载体,放射体核素为弹头的导向治疗,载体多用抗 AAP、抗铁蛋白,弹头多采用 131Z。

(三)介入治疗

1.适应证

(1)无法手术切除者,尤以右叶肝癌且肿块＜20％肝体积者,若癌肿呈非浸润生长者可列为绝对适应证。

(2)手术切除前提高切除率,减少术中出血。

(3)肝癌破裂出血者。

2.禁忌证

(1)门静脉有癌栓。

(2)明显黄疸,严重肝功能损害,ALT＞200U。

(3)中等量以上腹水。

(4)肿瘤过大,超过肝脏体积 70％以上。

(5)严重食管静脉曲张。

(6)严重感染,尤其有胆系感染者。

介入治疗常用的栓塞剂有吸收性明胶海绵、碘化油、微球、电凝等,上述物质以吸收性明胶海绵、碘化油及微球等最为常用。

3.方法

目前,常用的介入治疗方法有肝动脉栓塞法、双重栓塞法及联合栓塞法等。

(1)肝动脉栓塞多通过栓塞剂直接阻断癌肿动脉血供,导致癌肿坏死而起到治疗作用,若病情需要,可多次重复栓塞。近来,有研究者采用肝段栓塞治疗肿瘤,可克服因插管深度不够、栓塞范围涉及非癌组织等缺陷,研究结果表明,该法具有并发症少和复发少等优点。

(2)双重栓塞法在右肝动脉栓塞基础上,再行经皮肝穿刺部分门静脉栓塞,目的是使肿瘤的双重血供完全阻断,从而获得肿瘤完全坏死之效果。

(3)联合栓塞法指肝动脉近端栓塞加远端栓塞加化疗同时应用,以减少侧支循环形成,增强栓塞效果。常用化疗药物包括细胞周期非特异性药物丝裂霉素、阿霉素及周期特异性药物 5-氟尿嘧啶和甲氨蝶呤等。临床上常用联合化疗,如 5-氟尿嘧啶加丝裂霉素,可提高药物治疗效果,并减少副作用。

(四)化疗

单药治疗肝癌首选顺铂(DDP)、5-氟尿嘧啶(5-Fu)、阿霉素(ADM)、甲氨蝶呤(MTX)等,若肝癌合并严重肝硬化,则易选用前两种药物为主,全身化疗对肝癌疗效欠佳。除以上药物外,常用药物尚有环磷酰胺(CTX)、丝裂霉素(MMC)等。联合化疗可考虑以下方案。

(1)6~8 周可重复治疗,FAM 方案。

5-Fu 0.5g,ADM 30~40mg,MMC 10~20mg。

(2)6~8 周可重复治疗,CMF 方案。

CTX 0.5g,MMC 10~20mg,5-Fu 0.5g。

(3)6~8 周可重复治疗,MP 方案。

MMC10~20mg,DDP 60~100mg。

六、疗效标准

(一)完全缓解

所有可见的病灶完全消失至少 4 周以上。

(二)部分缓解

肿瘤最大直径及最大直径与横径的乘积减少 50% 以上,维持时间长于 4 周,无任何病灶有进展,无新病灶出现。

(三)无变化

肿瘤两径乘积缩小不到 50%,或增大不超过 25%

(四)进展

一个或多个病灶直径增大超过 25%,或出现新病灶。

该标准主要适用非手术治疗的疗效评定。

第六节 炎症性肠病

炎症性肠病(IBD)通常是溃疡性结肠炎和克隆氏病的统称。本病在西方十分常见,且发病率逐年增高。以往认为国人少见,但随着结肠镜的普及和对此病认识的提高,报道也日渐增多。

一、病因

IBD 的病因仍未完全确定,近年研究表明,感染和免疫因素在发病中具有重要作用。

(一)感染因素

细菌感染可能是 IBD 的主要病因之一,其根据有以下几点。

(1)IBD 肠道病变与细菌感染病变相似。

(2)溃疡性结肠炎和克罗恩病患者均可分离出分枝杆菌,特别是副结核分枝杆菌能产生与克罗恩病类似的病理变化,且应用抗分枝杆菌四联治疗可获满意疗效。

(3)肠道其他细菌,如各种厌氧菌、大肠杆菌、无细胞壁细菌等,可能在 IBD 发病中也有作用。不少研究发现肠道细菌血清特异性 IgG、IgM 抗体滴度升高,且与病变活动有关,特别是克罗恩病的报道更多。

(4)IBD 患者粪便浸出液中含有大量的小分子物质,可引起继发性组织损害,被认为是细菌产物。已证明活动期 IBD 患者肠腔细菌内毒素进入组织后可刺激巨噬细胞分泌肿瘤坏死因子,而细菌的炎性产物也参与炎症反应。

(5)多种抗感染治疗可明显减轻本病病情。

(二)免疫因素

免疫因素作为 IBD 的可能发病病因已成为研究热点,在体液免疫和细胞免疫方面均有新的认识。

早期研究发现 IBD 患者血清中存在抗结肠抗体和抗肠菌抗体,IBD 患者肠道局部含 IgG 细胞增加,表明 B 细胞的反应增强。

最近发现,抗体依赖性细胞介导细胞毒作用在克隆氏病下降,而活动期溃疡性结肠炎增高;在 IBD 患者下降 NK 细胞活性,疾病加重时未成熟 NK 细胞增加,成熟 NK 细胞活性下降。此外多核细胞和巨噬细胞产生的炎性物质可直接损伤肠黏膜,细胞因子和血管活性物质促进并加重炎症反应。

IBD 患者存在免疫调节紊乱,患者肠上皮细胞可选择性激活外周血辅助 T 细胞(CD_{4+}),而正常人肠上皮则激活抑制 T 细胞(CD_{8+})。IBD 患者外周血及结肠黏膜内 CD_{4+} 细胞增加,而 CD_{8+} 细胞减少。最近研究提示,CD_{4+}、CD_{8+} 细胞数量变化并不重要,主要是 CD_{8+} 细胞功能缺陷,引起免疫反应异常增强。

(三)其他因素

(1)IBD 有家族性,但尚未找到可靠的基因标志。

(2)IBD 有群集现象,故认为环境因素参与其发病。

(3)吸烟可促使克罗恩病的发生,而对溃疡性结肠炎有预防作用。

(4)口服避孕药可干扰肠道微环境,产生类似溃疡性结肠炎的表现。

二、诊断

(一)溃疡性结肠炎诊断标准

此标准 1978 年全国消化疾病会议制订,1987 年中国肛肠病会议再次通过。

1.临床方面

具有慢性腹泻,黏液血便,腹痛。呈慢性反复发作性或持续性,伴有不同程度的全身症状,少数患者仅有便秘而不出现血便,亦应加以重视。既往史及体检中要注意关节、口腔、眼、浆膜、皮肤、肝脾等肠道外的临床表现。

2.乙状结肠镜或结肠镜检查所见

(1)受累结肠黏膜呈现多发性浅表溃疡,伴有充血、水肿、病变多由直肠起始,往往累及其他结肠,为弥漫性分布。

(2)肠黏膜外观粗糙不平,呈现细颗粒状,组织脆弱,易于出血,或可覆盖有脓性分泌物,似一层薄苔附着。

(3)结肠扭袋变平,变钝,以至消失,有时可见多个大小不等的假性息肉。

结肠黏膜活检病理变化呈现炎症反应,同时常可见到黏膜糜烂、隐窝脓肿、结肠腺体排列异常及上皮改变。

3.钡剂灌肠所见

(1)结肠肠管缩短,结肠袋消失,或结肠呈管状外观。

(2)多发性溃疡或有多发性假性息肉表现。

(3)结肠黏膜粗糙、紊乱或可见颗粒样变化。

4.诊断标准

在排除菌痢、阿米巴痢疾、血吸虫病、肠结核等特异性感染性结肠炎、肉芽肿性结肠炎及放射性结肠炎的前提下,可参照下列标准予以诊断:

(1)根据临床表现和乙状结肠镜或结肠镜检查之1、2、3三项中之一项和(或)黏膜活检可以诊断为本病。

(2)根据典型临床表现或钡剂灌肠之1、2、3三项中之一者可以诊断为本病。

(3)临床表现不典型,但有典型的肠镜检查或钡灌肠典型改变者,可以诊断本病。

(4)临床方面有典型症状或有典型既往史,而此次乙状结肠镜、结肠镜或钡剂灌肠检查无典型变化者,应列为"疑诊",予以追踪检查。

有关本病完整全面的诊断,应包括其临床类型、严重程度、病变范围及病变分期。①类型:初发型、急性暴发型、慢性复发型、慢性持续型。②病情程度分级:轻度,全身症状轻微或无全身症状;重度,有多次黏液血便或水样泻及发热、脉率增快等全身症状,血沉可显著增快,血浆白蛋白可减低;中度:界于轻度与重度之间。③病变范围:全结肠、区域性结肠、右半结肠、左半结肠、乙状结肠、直肠。④病变分期:活动期、缓解期。

(二)克罗恩病诊断标准(世界卫生组织制定)

(1)非连续性或区域性肠道病变。

(2)肠黏膜呈铺路卵石样表现或有纵行溃疡。

(3)全层性炎症性肠道病变,伴有肿块或狭窄。

(4)结节病样非干酪性肉芽肿。

(5)裂沟或瘘管。

(6)肛门病变,有难治性溃疡、肛瘘或肛裂。

凡具备上述1、2、3者为疑诊,再加上4、5、6之一者可以确诊,如具有4,再加上1、2、3中两项者,也可确诊。确诊的患者均需排除有关疾病。

三、治疗

(一)一般治疗

病变活动期应严格控制活动。轻症患者可在家休息,适当运动。而病情严重伴有局部和全身并发症或轻症患者治疗1个月疗效不满意者,应考虑住院治疗。

腹泻、腹痛症状明显患者,可给予阿托品或适量的复方地芬诺酯、洛哌丁胺(易蒙停)等。应注意大剂量抗胆碱能药物可诱发中毒性巨结肠。贫血者可输少量新鲜血,低蛋白血症输血浆或白蛋白。为控制继发性感染,可选用抗生素和甲硝唑治疗。溃疡性结肠炎患者常伴有焦虑、恐惧、愤怒等情绪反应,应进行心理治疗,并辅以镇静、抗焦虑药。

(二)营养治疗

IBD患者因营养物摄入减少,吸收不良,肠道丢失过多,药物干扰营养物质代谢,患者营养需要量增加,故营养不良十分常见,如体重减轻、低蛋白血症、贫血等,特别是重症患者更为突出,所以营养治疗已成为不可缺少的措施。营养治疗可使患者肠道得以休息,满足营养需求,并可调节机体的免疫状态。

轻症患者无须限制饮食或补充营养,重症或长期不愈患者既往多主张少食或暂禁食。目前提倡口服或鼻饲要素饮食。国外市售 Vivonex TEN,Vital HN,Ensure 等 10 余种品种,主要为蛋白质、脂肪、碳水化合物按一定比例配成,利于肠道吸收。蛋白质提供形式为氨基酸、牛奶提取物、酪蛋白、卵清蛋白;脂肪为中链脂肪酸、大豆、麦类;碳水化合物为麦类淀粉、麦芽糊精、乳糖、蔗糖等,亦可根据以上成分自行配制。要素饮食疗程 4 周,以后逐渐减量,同时逐渐增加食物摄入量。可能出现的反应有厌食、腹胀、腹部不适、倾倒综合征等,数日后可缓解。

下列情况考虑静脉高营养。

(1)患者因肠道狭窄,病变部位广泛而无法手术。

(2)无法进食又不能耐受要素饮食,严重影响患者的生长、发育、营养供给。

(3)患者需手术治疗,但营养不良尚未纠正,术后维持营养素的供应。

(4)伴有短肠综合征症状等。

基本热量 $40\sim45kcal/(kg\cdot d)$,包括蛋白质、葡萄糖、脂肪乳、电解质、维生素、微量元素以及胰岛素和肝素,采用中心静脉和外周静脉输入,待患者营养状况改善后逐渐改为要素饮食。

(三)柳氮磺胺吡啶

1.代谢

柳氮磺胺吡啶(SASP)是 5-氨基水杨酸(5-ASA)和磺胺吡啶于偶氮基连接后的化合物。仅 $20\%\sim30\%$ SASP 于胃和小肠吸收,大部分进入结肠,在结肠细菌偶氮基还原酶作用下,SASP 分解为 5-ASA 和磺胺吡啶,大部分 5-ASA 仍保留在结肠内,从粪便排出,而多数磺胺吡啶被吸收,经肝脏代谢后由肾脏排出。主要起治疗作用的是 5-ASA,后者与组织有良好的亲和力。

2.作用机制

仍未完全确定,可能为:①抗菌作用,减少结肠内梭状芽孢杆菌、肠杆菌、非芽孢厌氧菌的数量;②抑制 PC 合成和释放;③抑制多核细胞移动;④抑制髓过氧化物酶介导的碘化作用和细胞毒性作用;⑤清除反应性氧自由基。

3.用药方法

$4\sim6g/d$,分 $3\sim4$ 次口服,症状缓解后持续用 $3\sim4$ 周,随之改为每日 2g,分次口服,维持 $1\sim2$ 年。为减少胃肠道反应,最初用量 1g/d,以后每日增大 0.5g,至治疗剂量。

4.副作用

(1)胃肠道症状:主要有恶心、呕吐、厌食、胃灼热、上腹不适、腹泻等症状,与血清磺胺吡啶浓度相关。

(2)皮肤表现:药疹、光敏感见少,剥脱性皮炎和毒性上皮坏死罕见。

(3)血液系统表现:粒细胞减少、继发性巨幼红细胞贫血、红细胞发育不良、血小板减少、溶血性贫血。

(4)全身过敏反应:发热、皮疹、哮喘。

（5）其他：可逆性男性不育症，发绀、胰腺炎、脱发，肝脏毒性，神经毒性，肺纤维化，出血性结肠炎。

5.注意事项

（1）脱敏：出现胃肠道反应的患者，停药2周，以后每日口服0.25g，持续1周，随之每周增加0.25g至每日2g，最大不得超过每日3g，如为轻、中度过敏反应或特异体质，停药2周，以后每日62.5mg(1/8片)，每7d剂量加倍，至每日2～3g。脱敏对于不服药难以缓解症状的患者十分必要。

（2）每日剂量超过4g，药物副作用与毒性反应明显增加。

（3）克隆氏病患者维持治疗有争议。

（4）该药可通过胎盘出现于母乳中，但对孕妇和哺乳妇女是安全的。卟啉病患者禁用。

（5）药物交叉反应：竞争性抑制叶酸吸收，考来烯胺、广谱抗生素、硫酸亚铁可减弱SASP的代谢，增加其结肠中的浓度。SASP降低地高辛的生物利用度。

（6）对于小肠克罗恩病患者无效。

（四）水杨酸盐

SASP治疗IBD效果满意，然约有1/3的患者对此药不能耐受或出现程度不同的不良反应。故作为SASP主要功能成分的水杨酸盐逐渐由研究转入应用。

1.5-ASA

（1）代谢：口服5-ASA大多于小肠快速吸收，不能到达病变部位，故需采用各种方式减少其在小肠的吸收。经临床证明，有效的药物有Pentasa、Asacol、Salofalk、Dipentum等4种。Pentasa为5-ASA颗粒表面包有半透膜乙基纤维素，Asacol外膜为丙烯酸树脂，Salofalk则在乙基纤维素外再包一层丙烯酸树脂、肠道pH 5.6～7时5-ASA便释放出来，Dipentum为两个5-ASA于偶氮基连接，在肠道细菌作用下分解成2个分子。此外尚有溶液剂、栓剂等。

（2）用药方法：①口服，1.5～3g/d，分3～4次，而2g/d为标准剂量，待症状缓解后3～4周减量，至400～500mg，维持1年以上。②保留灌肠，4g 5－ASA加入中性液体100mL中，每晚1次，至少2周，最好至病变处黏膜活检组织学检查正常后停止；③栓剂，肛塞500mg，每日3次，4～6周。

（3）不良反应：口服时较SASP明显减少，仅少数患者出现头痛、恶心、呕吐、长期应用也未发现更多其他不良反应；保留灌肠和栓剂除直肠局部可有损伤外未见其他副作用。

（4）注意事项：①左半结肠、直肠病变时采用保留灌肠，直肠炎时用栓剂。②应用保留灌肠或栓剂治疗时，需同时口服SASP或5-ASA，并以口服进行维持治疗。③严重肝肾功能衰竭者、消化性溃疡活动期及凝血障碍患者禁用。

2.4-ASA

4-ASA即对氨基水杨酸，一直是结核治疗药物。近来研究发现，其与5-ASA比较，使用更为经济、稳定，特别是灌肠治疗，其疗效与5-ASA无差异。临床以2g溶于60mL液体中夜间保留灌肠，疗程4～8周，治疗左半结肠、直肠病变，目前尚不清楚其作用机理。

(五)皮质激素

1.作用机制

皮质激素及促皮质激素(ACTH)用于治疗 IBD 已 40 余年,主要作用是:①稳定溶酶体酶;②降低毛细血管通透性;③抑制巨噬细胞功能,抑制炎性细胞移动,抑制细胞介导的免疫反应,也可抑制抗体的形成。

2.用药方法

(1)泼尼松 40～60mg,清晨顿服,症状缓解后递减药量,维持 6 个月。

(2)氢化可的松 200～300mg/d,静滴;或地塞米松 10mg/d,或泼尼松龙 40～60mg/d,肌注;或 ACTH 120U/d,静滴;待病情稳定后逐渐减量,并改用口服泼尼松。

(3)保留灌肠治疗,氢化可的松 100mg,或地塞米松 5～10mg,加生理盐水 100mL,每日睡前 1 次,持续 2～3 周,随后每周 2～3 次,每疗程 8 周。

3.不良反应

长期使用可引起库欣综合征,浮肿、低血钾、痤疮、血压增高、心动过速、精神欣快、继发性感染、骨质疏松、生长缓慢、影响伤口愈合等。

4.注意事项

(1)当 SASP 不能耐受,SASP 和 5-ASA 疗效不明显,病情严重者给予皮质激素治疗。

(2)皮质激素静脉给药的指征为:腹泻每日≥6 次,肉眼血便,发热,ESR≥30mm/h,贫血,心动过速。

(3)直肠炎或左半结肠病变时宜采用保留灌肠。

(4)常规剂量无效时,可试用 2～4 倍量 3～5d,以观察是否无效。

(5)逐渐减量时再发,应立即将激素量加至最初治疗剂量或静脉给药。

(6)如果采用泼尼松维持不能减量至<10mg/d,应考虑其他治疗方法,如抗代谢药物、手术等。

(六)甲硝唑

1.作用机制

1975 年开始报道用甲硝唑治疗 IBD,与 SASP 比较甲硝唑对克隆氏病疗效甚佳,其作用可能为:①抗细菌作用,减少过度生长的细菌,降低细菌源性抗原;②抑制细胞介导的免疫反应,特别是肉芽组织的形成;③直接的组织效应。

2.用药方法

口服,800～1200mg/d,分 3～4 次,治疗 4～8 周,逐渐减量,维持至少 6 个月。

3.不良反应

出现较少,多为自限性。

(1)胃肠道反应:厌食、恶心、呕吐,上腹不适.

(2)长期应用时较常发生末梢神经病变、其他神经系统副作用少见。

4.注意事项

(1)本药主要用于克罗恩病治疗,包括肛周病变、结肠炎,SASP 不能耐受或过敏者。对小肠克罗恩病和溃疡性结肠炎无效。

(2)过敏患者禁用,孕妇、肾功能不全、神经病变者慎用。

(七)免疫抑制剂

1.作用机制

5-巯基嘌呤和硫唑嘌呤具有抗嘌呤代谢,减少 DNA 合成,阻止细胞分裂的作用,从而抑制体液免疫和细胞免疫,有利于 IBD 治疗。

2.用药方法

5-巯基嘌呤,1～1.5mg/(kg·d),分 2～3 次口服;硫唑嘌呤,2mg/(kg·d),分 2 次口服,疗程 1 年左右。

3.不良反应

胃肠道反应,白细胞、血小板减少,胰腺炎等。然而因 IBD 治疗剂量较小,不良反应多甚轻微,一般不影响治疗。

4.注意事项

(1)免疫抑制剂治疗必须严格掌握适应证,其他内科治疗无效或因副作用不能耐受其他药物治疗时,才考虑应用。

(2)应向患者及家属说明治疗情况及副作用,征得同意。

(3)3 个月内症状无改善者并不表明无效。

(4)婴幼儿、孕妇慎用或禁用。

(八)手术治疗

手术适应证如下。

1.溃疡性结肠炎

(1)各种内科正规治疗无效。

(2)长期反复发作,影响患者正常工作和生活。

(3)并发穿孔、大出血、中毒性巨结肠。

(4)癌变。

2.克罗恩病

(1)各种内科正规治疗无效。

(2)经常反复发作,影响患者正常工作及生活。

(3)并发穿孔、大出血、梗阻。

(4)腹部脓肿、瘘管形成。

四、疗效标准

(一)溃疡性结肠炎

1.痊愈

症状消失,肠镜检查黏膜病变恢复正常或遗留疤痕,随访 1 年不复发。

2.好转

症状基本消失,结肠黏膜尚有轻度炎症改变。

3.无效

症状及内镜下表现均无变化。

(二)克罗恩病

1.痊愈

症状消失,全身症状明显改善,肠镜检查病变恢复或仅留疤痕。

2.好转

症状明显好转,X 线和内镜表现好转。

3.无效

症状及内镜下表现无变化。

第七节　肠　结　核

肠结核为结核杆菌侵犯肠道而引起的慢性特异性感染。发达国家该病少见,但在我国,特别是农村和边远地区,仍属较常见的肠道疾病之一。该病缺乏特异表现,因症状而就诊的患者中相当部分为晚期患者,治疗十分棘手。

一、病因和发病机制

绝大部分肠结核由人型结核杆菌引起,主要感染途径是经口摄入,其次可由血行播散或腹腔内结核直接蔓延,好发部位依次为回盲部、升结肠、回肠、空肠、横结肠、降结肠、十二指肠、乙状结肠等。

与其他肺结核一样,肠结核病变的发生也是人体和结核杆菌相互作用的结果。当入侵菌量较多,毒力较大,机体免疫功能异常时,才会在肠道局部发生病理损害。机体免疫反应强,以渗出性病变为主;感染菌量大、毒力强,引起干酪样坏死;机体免疫力强、菌量少、毒力低,则以肉芽组织增生为主,病理学表现为溃疡型、增生型、混合型。

二、诊断

(1)有肺结核或其他部位结核病史,或有与结核患者密切接触史。

(2)起病缓慢,腹痛、腹泻或腹泻便秘交替等肠道症状及肠梗阻表现等。伴有午后低热、盗汗、乏力、消瘦等全身症状。

(3)右下腹压痛、有肿块。

(4)X 线发现病变肠段有激惹、跳跃征,充盈不佳或狭窄。

(5)内镜发现肠黏膜糜烂、溃疡、组织增生或肠腔变形、狭窄,活检为干酪样病变或慢性炎性肉芽肿。

(6)血沉增快,OT、PPD 试验强阳性,粪便浓缩找到结核杆菌,或动物接种阳性,或 PCR 检测出结核杆菌 DNA。

(7)抗结核治疗疗效明显。

三、治疗

肠结核治疗为全身综合性治疗,主要在于早期确诊,而合理化疗、纠正营养不良等措施在一定程度上是治疗成败的关键。

(一)抗结核药物治疗

肠结核病灶内活菌数一般远远低于肺内结核病灶,而肠道血液循环丰富,抗结核药物易进入组织内,理论上肠结核的化疗不应比肺结核困难,所以只要早期诊断,肠结核的治愈并不困难。

肠结核化疗与肺结核化疗相同,必须坚持早期、联合、适量、规律、全程的原则。过去以链霉素、异烟肼、对氨基水杨酸为首选,进行长程标准化疗,疗程达 12～18 个月。

由于利福平等新型化疗药的应用,疗效已有进一步提高,而治疗方案也在不断改进,目前主张短程化疗,疗程为 6～9 个月,不但降低治疗费用,病患依从性也大大提高。肺结核短程治疗方案已趋标准化,但肺外结核的最佳短程化疗方法尚在研究中,多数以异烟肼与利福平联用6～9 个月作为治疗肠结核的首选方案,剂量、给药方式、副作用观察等同肺结核治疗。

由于肠结核发病隐袭、健康教育、卫生、经济条件等限制,许多肠结核就诊时已属晚期,而药物达到干酪坏死灶、结核肉芽肿等病灶内的浓度较低,或伴有严重肠外结核,此时应考虑三联化疗,常在利福平和异烟肼基础上,加吡嗪酰胺或链霉素或乙胺丁醇,起始阶段可静脉给药。

为防止耐药菌株出现,应仔细询问既往用药史,如可能,最好以药敏试验作为治疗依据。对复治患者,包括初治失败、不规律用药、治愈后复发等,应以药物敏感测定结果来选择药物,重新组合化疗方案,三联或四联用药,常用方案为:异烟肼、利福平、吡嗪酰胺 2 个月后,异烟肼、利福平再用 4 个月;乙胺丁醇、异烟肼、利福平、吡嗪酰胺 2 个月后异烟肼、利福平再用 4月;链霉素、异烟肼、利福平、吡嗪酰胺 2 个月后,异烟肼、利福平再用 4 个月。也可考虑新型药物的应用,如利福喷汀、利福定、柴霉素等。

(二)休息与营养

机体抵抗力降低是肠结核发生发展的重要因素之一,因结核病患者机体过度消耗、肠道病变造成吸收不良,营养素丢失,致肠结核患者多伴有营养不良,免疫功能低下,故积极休息,加强营养,提高机体免疫功能实为肠结核治疗中的关键性措施之一。

轻症患者可在家休息,适当运动,而重症患者应严格控制生活和活动,最好住院治疗。

全身支持治疗包括一般措施,如补充液体,以保持水、电解质与酸碱平衡;少量多次输新鲜全血、血浆,以纠正贫血和低蛋白血症;吸收不良和脂肪泻者,输注复合氨基酸、脂肪乳剂;必要时可采用静脉高营养治疗。

(三)对症治疗

腹痛可用颠茄、阿托品或其他抗胆碱能药物;腹泻严重可适当选用止泻剂;对不完全性肠梗阻患者应进行胃肠减压,但便秘患者不宜使用泻剂。

(四)手术治疗

适应证如下。

(1)急性肠穿孔。

(2)慢性肠穿孔,肠瘘经内科治疗无效。

(3)肠出血内科治疗无效。

(4)完全性肠梗阻,不完全性肠梗阻内科治疗无效。

注意术前和术后需抗结核药物治疗,合理药物治疗将提高手术效果和安全性。

四、疗效标准

(一)治愈

(1)症状、体征消失,体重增加。

(2)X线钡餐或/及结肠镜检查阴性,或仅为疤痕。

(二)好转

(1)症状、体征缓解。

(2)客观检查病变好转。

第八节　结核性腹膜炎

结核性腹膜炎是临床最常见的慢性腹膜炎。本病早期易被忽视,晚期预后较差,治疗困难。

一、病因和发病机制

本病是结核杆菌引起的慢性、弥漫性腹膜炎症,早期以浆液纤维素性渗出为主,随着疾病的发展,发生纤维组织增生、广泛粘连以及干酪样坏死,临床病理分为渗出型、粘连型和干酪型。

1/2~2/3 的患者伴有腹膜外结核,常见的是肺结核、肠结核、盆腔结核、胸膜结核等。感染途径主要是腹腔、盆腔内结核病灶直接蔓延,其次为血行播散。

二、诊断

(1)有腹膜外结核病灶或病史。

(2)起病缓慢,症状为发热、消瘦、盗汗、腹痛、腹胀、腹泻或腹泻便秘交替。

(3)腹部压痛、腹壁柔韧感、腹水、腹块。

(4)腹腔穿刺检查腹水,呈渗出性,一般细菌培养阴性,结核培养阳性,或动物接种试验阳性,或 PCR 检测出结核杆菌 DNA。

(5)血沉加快,OT、PPD 试验强阳性。

(6)X线胃肠钡餐发现肠粘连、肠梗阻、肠瘘等。

(7)腹腔镜下发现纤维素渗出、粘连、结核结节,活检病理学为干酪样坏死,必要时也可采取开腹探查。

(8)抗结核治疗有效。

三、治疗

以前结核性腹膜炎死亡率为 40%～55%。自抗结核药物临床应用以来,预后大为改观,然而粘连型、干酪型预后仍不甚理想,应注意早期治疗,改善患者全身状况,重视腹膜外结核的治疗。

(一)抗结核药物治疗

抗结核药物治疗是结核性腹膜炎治疗的关键,以早期、全程、规律、联合、适量为用药原则,化疗药物选择、用法、疗程、副作用等详见肺结核。

结核性腹膜炎早期治疗预后良好,然而早期诊断难度较大,许多学者提到拟诊为该病的患者,经各种检查也未获得确诊,应考虑诊断性治疗,及时给予足量抗结核药物 4 周。目前正在寻求早期诊断方法,如 PCR、Bactec 技术,将使早期诊断及治疗成为可能。

抗结核药物对本病疗效较肺结核和溃疡型肠结核差,该病患者多伴有腹膜外结核,一般情况差,许多患者过去已接受过抗结核治疗,粘连型和干酪型病灶血供不佳,药物渗入病灶内困难。由于上述原因治疗前应注意既往用药史,有条件应行结核菌培养,以药敏作为药物选择的依据。抗结核治疗中应加强联合用药,较宜选用的药物为异烟肼、利福平、吡嗪酰胺、乙胺丁醇、氨硫脲。主要选择方案有利福平、异烟肼,加上吡嗪酰胺或乙胺丁醇或链霉素,强化 2～3 个月后,巩固期用利福平和异烟肼持续 7～9 月,或利福平、异烟肼、吡嗪酰胺,加乙胺丁醇或链霉素 2～3 个月,巩固期用异烟肼,加利福平或乙胺丁醇 7～9 个月。给药途径为早期患者可口服,晚期宜静脉给药,待病情控制后改为口服。

(二)营养治疗

营养治疗为结核性腹膜炎治疗的重要环节。轻症患者给予高热量、高蛋白、高维生素的少渣饮食,禁忌使胃肠道胀气的食物,要素饮食为提供高营养的较佳方法;病情较重时,可采用外周静脉营养,输入高浓度葡萄糖、脂肪乳剂、氨基酸、血浆、白蛋白等;恶病质患者要考虑全胃肠外营养,每日提供 2000～3000cal 热量,各种成分按比例输入,除蛋白、脂肪、葡萄糖外,还应注意电解质、微量元素、维生素的供给。

(三)肾上腺皮质激素

在强力抗结核治疗的前提下,肾上腺皮质激素能减少炎性渗出和炎症反应,促进腹水吸收,防止腹腔内粘连,同时降低体温,改善全身状况。常用口服泼尼松 30mg/d,或地塞米松 10mg/d,或静脉滴注氢化可的松 200mg/d;有报道采用腹腔内注射氢化可的松 25mg/次、醋酸可的松 25～100mg/次、地塞米松 5mg/次治疗,有一定疗效。疗程可根据病情确定,一般用药至出现最佳疗效后逐步减量,泼尼松每周递减 5mg,总用药时间 2～3 个月。

(四)局部治疗

局部治疗主要是针对有腹水的患者,多数学者主张急性渗出阶段应放腹水,以减少粘连所致并发症,每周放腹水 2～3 次,每次约 1000mL,每次放腹水后可注入异烟肼 300～600mg,地塞米松 10mg 至腹水消失或减少后不再增加。有报道腹腔内注入氧 500～1000mL/周,有利于结核菌的杀灭,可加速病情恢复,缩短病程。

(五)对症治疗

腹痛患者可给予阿托品等抗胆碱能药;腹泻可给适量止泻剂;有肠梗阻患者应行胃肠减压,对低蛋白血症和电解质紊乱等给予及时纠正。

(六)外科治疗

外科手术治疗指征为如下。

(1)急性肠梗阻。

(2)慢性肠梗阻,内科治疗无效。

(3)肠穿孔。

(4)肠瘘内科治疗无效。

(5)包裹性积脓、积液需引流。

(6)切除腹腔内结核病灶,如肠系膜淋巴结结核、输卵管结核等。

四、疗效标准

(一)治愈

(1)症状、异常体征消失,体重增加。

(2)血沉正常。

(二)好转

(1)症状、体征明显好转。

(2)血沉接近正常。

第九节　肝性脑病

肝性脑病又称肝性昏迷,是严重急、慢性肝病引起,是以代谢紊乱为基础,以意识改变和昏迷为主要表现的中枢神经系统功能紊乱的综合病征。

一、病因

常见病因如下。

(1)病毒、药物或毒性物质引起重症肝炎,少见的妊娠期急性脂肪肝引起急性或暴发性肝功能衰竭。

(2)肝硬化或门体分流术后。

(3)原发性肝癌晚期。

(4)其他弥漫性肝病的终末期。一半以上的肝性脑病病例(多数是慢性肝病引起的)有明显诱因,其常见为上消化道出血、大量排钾利尿、放腹水、高蛋白饮食、安眠镇静药、麻醉药、便秘、尿毒症、外科手术、感染等。

二、发病机理

肝性脑病为一综合征,它可发生于急性肝病,也可出现于慢性肝病,其发病机制有所区别,迄今未完全明了。目前认为主要是来源于肠道和体内的一些有害的代谢物,由于肝细胞大量坏死或有效肝细胞总数明显减少,或存在着肝内和肝外的门体侧支循环,这些有害物质不被肝脏彻底解毒或清除,甚至绕过肝脏进入体循环。血脑屏障受毒性物质的作用,尤其是 Na^+-K^+-ATP 酶受到抑制而遭到破坏。结果在正常情况下不能进入大脑的物质进入脑组织而发生毒性作用,导致大脑功能紊乱。与肝性脑病有关的因素有氨、假性神经递质、氨基酸失平衡、二甲基硫化物、硫醇、短链脂肪酸($C_4\sim C_8$)、α酮戊二酸,这些"毒物"在肝性脑病中呈现单独和协同作用。肝性脑病的体内代谢紊乱是多方面的,但蛋白质代谢障碍包括氨、硫醇、酚、假性神经递质的积聚及氨基酸不平衡等可能起主要作用。糖、水、电解质代谢的紊乱以及缺氧可加重脑病。脂肪代谢异常,特别是短链脂肪酸的增多,在脑病的发病中都起重要作用。此外,慢性肝病患者大脑敏感性增加也可能是重要因素。

(一)大脑毒性物质

1.氨中毒

正常血氨浓度约$<58.72\mu mol/L$,血氨增高是肝性脑病的临床特征之一,在慢性肝性脑病的发病机理中氨中毒十分重要,但不少病例(10%)的血氨并不增高,说明还有其他的发病机理存在。

(1)氨的代谢与血氨增高有关、血氨主要来自肠道、肾脏和骨骼肌生成的氨。正常人胃肠道每日可产生氨 4g,大部分是由血循环弥散至肠道和尿素经肠菌的尿素酶分解产生,小部分是食物中的蛋白质被肠菌的氨基酸氧化酶分解产生。氨在结肠的吸收主要是以非离子型(NH_3)弥散进入肠黏膜,其吸收率比离子型(NH_4^+)高得多。NH_3 与 NH_4^+ 的互相转化受 pH 变化的影响,如反应式 $NH_3 \underset{OH^-}{\overset{H^+}{\rightleftharpoons}} NH_4^+$ 所示,当结肠中 pH>6,氨大量弥散入血,pH<6 时,则氨从血液转至肠腔。肾小管上皮细胞的谷氨酰胺酶可分解肾血流中的谷氨酰胺为氨。肾小管滤液呈碱性时:大量氨被吸收入肾静脉,使血氨增高;呈酸性时,氨大量进入肾小管腔,并以 NH_4^+ 形成随尿排出体外。此外,骨骼肌活动时肌肉中氨基酸氧化酶作用于氨基酸也能产生氨。

机体消除血氨的主要途径为:①尿素合成,来自肠道的氨在肝脏中经鸟氨酸代谢环,转变为尿素;②脑、肝、肾、骨骼肌等组织利用和消耗氨以合成谷氨酸和谷氨酰胺(α 酮戊二酸＋NH_3→谷氨酸、谷氨酸＋NH_3→谷氨酰胺);③肾脏排泄尿素,且在排酸的同时也排除氨;④少量血氨可从肺排出。

肝性脑病时血氨增高的基本原因是血氨代谢清除过少,次要原因是血氨生成过多。肝功能衰竭时,肝脏将氨合成尿素的能力减退,门体分流存在时,肠道的氨未经肝脏解毒而直接进入体循环,慢性肝病患者常有严重骨骼肌消耗和萎缩,使周围组织对氨的解毒作用减弱,使血氨增高。

许多诱发肝性脑病的因素能影响血氨进入脑组织的量和(或)改变脑组织对氨的敏感性。①低钾性碱中毒:进食少、呕吐、腹泻、排钾利尿、放腹水、继发性醛固酮增多症等均可致低钾性碱中毒,从而使 NH_3 透过血脑屏障,进入细胞产生毒害。②摄入过多的蛋白质食物或含氮药物,或上消化道出血(每 100mL 血液约含 20g 蛋白质)时,肠内产氨增多。③低血容量与缺氧:见于上消化道出血、大量放腹水、利尿等情况。休克与缺氧可导致肾前性氮质血症,使血氨增高。脑细胞缺氧可降低脑对氨的耐受性。④便秘:使含氮、胺类和其他有毒衍生物与结肠黏膜接触的时间延长,有利于毒物吸收。⑤感染:增加组织分解代谢从而增加产氨,失水可加重肾前性氮质血症、缺氧和高热,增加氨的毒性。⑥低血糖:葡萄糖的氧化磷酸化过程有助于 NH_3 与谷氨酸结合,故低血糖可增高氨的毒性。⑦其他:镇静安眠药可直接抑制大脑和呼吸中枢造成缺氧。麻醉和手术增加肝、脑和肾的功能负担。

(2)氨对中枢神经系统的毒性作用。正常时,骨骼肌、肝和脑组织能摄取血中过多的氨(分别占 50%、24% 和 7.5%)。肝硬化时,常因肌肉消耗而摄氨减少,由于门腔分流又使肝摄氨减少,故大脑承受较大的氨负荷。一般认为,氨的毒性作用能干扰脑的能量代谢,引起高能磷酸化合物的浓度降低。血氨过高可能抑制丙酮酸脱氢酶活性,从而影响乙酰辅酶 A 的生成,干扰脑中三羧酸循环。在脑、肝、肾等组织的去氨过程中,氨与 α 酮戊二酸结合成谷氨酸、谷氨酸又与氨结合成谷氨酰胺,需消耗大量的辅酶 A、ATP 以及 α 酮戊二酸。α 酮戊二酸是三羧酸循环中的主要中间产物,缺少则使大脑细胞的能量供应不足,以致不能维持正常功能。此外,氨可抑制 $Na^+ - K^+ - ATP$ 酶,改变 Na^+、K^+ 在神经细胞膜上的正常分布,并能干扰神经传导活动。

2.氨、硫醇和短链脂肪酸的协同毒性作用

甲基硫醇是蛋氨酸在胃肠道内被细菌代谢的产物,甲基硫醇及其转变的二甲基亚砜,两者均可实验动物意识模糊、定向力丧失、昏睡和昏迷。肝臭可能是甲基硫醇和二甲基二硫化物挥发的氨味。在严重肝病患者中,甲基硫醇的血浓度增高,伴肝性脑病者增高更为明显。脂肪酸多来自食物中脂肪(甘油羔酯)分解,或由氨基酸及糖类经细菌作用而产生,经门静脉入血,特别是 4~8 个碳原子的短链脂肪酸(SCFA),与肝性脑病的发生有关,能诱发实验性肝性脑病,在肝性脑病患者的血浆和脑脊液中明显增多。肝病时,因 SCFA 在肝内氧化受阻,同时由于侧支循环的形成,使部分 SCFA 直接进入体循环,SCFA 入脑后可发挥毒性作用,即解离氧化磷酸化作用,也可通过与神经膜或轴突部位的结合,对神经膜产生直接作用。SCFA 在突触部位可以结合神经介质(多巴胺、5-羟色胺等),从而妨碍了正常神经冲动的传导,并干扰神经的后电位,主要影响部位是网状结构。大鼠实验证明,氨、甲基硫醇、辛酸三者对肝性脑病的发生有协同作用,有人提出可能还包括酚。

3.胺中毒(假神经递质学说)

神经冲动的传导是通过递质来完成的,神经递质分兴奋性和抑制性两类,正常时两者保持生理平衡。兴奋性神经递质有儿茶酚胺中的多巴胺、去甲肾上腺素、乙酰胆碱、谷氨酸和门冬氨酸等;抑制性神经递质包括 5-羟色胺、γ-氨基丁酸、苯乙醇胺和谷氨酰胺等。由肠内胺类转化形成的去甲肾上腺素和多巴胺不能透过血脑屏障,脑组织中的这类兴奋性递质只能在脑内形成,但多巴胺的前体左旋多巴能通过血脑屏障进入脑组织,因此临床上使用左旋多巴治疗肝性脑病的机理即在于此。

食物中的芳香族氨基酸,如酪氨酸、苯丙氨酸等,经肠菌脱羧酶的作用分别转为酪胺和苯乙胺。正常的这两种芳香胺在肝内被单胺氧化酶分解清除,肝功衰竭时,肝脏消除发生障碍,这两种胺可进入脑组织,在脑内经羟化酶的作用分别形成鳝胺(β羟酪胺)和苯乙醇胺。后二者的化学结构与正常神经递质去甲肾上腺素相似,但能传递神经冲动的作用很弱,因此称为假神经递质。当假神经递质被脑细胞摄取并取代了突触中的正常递质,则神经传导发生障碍,兴奋冲动不能正常地传至大脑皮层而产生异常抑制,出现意识障碍与昏迷。正常锥体外系基底节保持抑制与兴奋的平衡,当通路中的多巴胺被假性递质取代后,而乙酰胆碱能占优势,出现扑击样震颤。

到目前为止,假神经递质的理论还未得到完全证实。

4.5-羟色胺

5-羟色胺肝功能损害时,不能对胰岛素灭活,形成高胰岛素血症,使支链氨基酸减少,因支链氨基酸可竞争性地抑制色氨酸进入大脑,故色氨酸大量进入大脑,造成 5-羟色胺大量合成,其代谢产物 5-羟吲哚酸也增高。5-羟色胺也是一种抑制性神经递质,使肝性脑病加重。通过大量临床研究,发现脑脊液中色氨酸的浓度与脑病程度有明显的相关性,说明它对脑病的产生起着重要作用。

(二)代谢紊乱

1.BCAA/AAA 比率降低

肝脏是体内分解和转化各种氨基酸的重要器官,除支链氨基酸(BCAA 即亮氨酸、异亮氨酸、缬氨酸)由骨骼肌代谢分解外,几乎所有必需氨基酸都由肝脏代谢分解。肝功衰竭时,芳香族氨基酸(AAA),如苯丙氨酸、酪氨酸、色氨酸及蛋氨酸等被肝脏分解减少,血浓度升高,兴奋胰岛 A 细胞及肝脏对胰高糖素降解减少,使血中胰高糖素升高,进一步促使肌肉分解,使更多的 AAA 入血。另外肝功能不全对胰岛素灭活减少,从而产生高胰岛素血症,高胰岛素血症促进骨骼肌和脂肪组织对 BCAA 的摄取,结果血中 BCAA 减少,使 BCAA/AAA,由正常的 3～3.5 降至 1,甚至 1 以下。BCAA、AAA 系中性氨基酸,由共同载体转运,竞争性通过血脑屏障,BCAA/AAA 比值下降,有利于 AAA 进入血脑屏障,而造成苯丙氨酸、酪氨酸和色氨酸在脑脊液中蓄积。

2.γ-氨基丁酸(GABA)

增加 GABA 主要来源于肠道,由大肠杆菌等分解而来,已测得门静脉血中 GABA 比主动脉血中高 2 倍。肝内有丰富的 GABA 转氨基酶,正常肝是 GABA 水解的主要场所,肝衰时不能充分分解 CABA,血中的 GABA 浓度增高,通过血脑屏障进入中枢神经系统,与大脑突触后神经元上的 GABA 受体结合,造成中枢神经功能抑制(GABA 是抑制性神经递质)。GABA 神经传递系统由 GABA/BZ 受体/氯离子通道组成,三者紧密结合形成"超分子"复合体,当 GABA 受体活化时,Cl^- 通道开放,神经元膜对 Cl^- 的通透性增加,当神经元的 Cl^- 静态电位较神经元静态膜电位负电荷更多时,Cl^- 进入神经元,引起膜超极化,这就是 GABA 能性抑制性神经传导的基础。肝衰竭时,血脑屏障对血浆 GABA 通透性增加,而 GABA 又不能被神经元分解或摄取,则 GABA 可抵达 GABA 受体,使 GABA 能性传递增强。肝衰竭时,中枢神经系统 GABA 能活性增强尚可以是超分子复合物上 GABA 受体密度和(或)亲和力增加的后果。BZ 受体能调节 GABA 的作用效能,例如 BZ 受体促效剂(如安定)增加 GABA 相关性 Cl^- 开放的频度,BZ 受体促效剂的镇静、肌肉松弛和抗惊厥作用可能通过这一机制,应用 BZ 受体拮抗剂有可能逆转肝性脑病。

3.电解质紊乱

肝昏迷时可出现多种电解质的平衡失调。低血钾时,一方面细胞内钾转移到细胞外,而 H^+、Na^+ 则被交换进入细胞内,使细胞外呈现碱中毒倾向(低钾性碱中毒),从而促进氨向细胞内弥散,增加氨的毒性。另一方面,缺钾时肾小管分泌 H^+ 增加,更加剧碱中毒倾向,使氨更易通过血脑屏障和神经细胞膜,从而使肝昏迷加重。

严重肝病时还可出现低镁、低磷、低钠等。低钙可阻碍肾处理氨,同时低钙时细胞内呈酸性,使 NH_3 易进入细胞内而增强毒性。

肝硬化时还可出现低血糖症、低蛋白血症,以及由于肝功不良,一些脑组织的必须物质,如尿嘧啶、胞磷胆碱、尿二磷葡萄糖等供应不足,都将直接影响到大脑的代谢,易于发生肝性脑病。

(三)血脑屏障的改变

正常情况下,血脑屏障可阻止一些有害物质进入脑内。肝性脑病时,血脑屏障发生改变,使某些有害物质进入脑内,碱中毒使 NH_{4+} 转为 NH_3,后者易于通过血脑屏障和脑细胞膜。正常时,AAA 与 BCAA 是经同一载体系统通过血脑屏障而进入脑内,同时,两者有竞争性抑制作用,当 AAA 在血中浓度增高,大量竞争性占有载体系统,而优先进入脑内。正常情况下,GABA 不易透过血脑屏障,因而并不产生对中枢神经系统的抑制作用。在人类和实验性肝性脑病时,血脑屏障对 CABA 的通透性增高,使其易于进入脑细胞内。

三、病理

急性肝功能衰竭所致的肝性脑病患者的脑部常无明显的解剖异常,但 38%～50% 有脑水肿,可能是本症的继发性改变。慢性肝性脑病患者可有病理变化,常见的是大脑和小脑灰质以及皮层下组织的原浆性星形细胞肥大和增多,病程较长者的大脑皮层变性、神经元及神经纤维消失,皮层深部可有片状坏死,小脑和基底节也可累及。

四、临床表现

肝性脑病的临床表现往往因原有肝病的性质、肝细胞损害的轻重缓急以及诱因的不同而很不一致。急性肝性脑病常见于暴发性病毒性肝炎,有大量肝细胞坏死和急性肝功能衰竭,诱因不明显。患者在起病数日内即进入昏迷直至死亡,容易发展为多脏器功能衰竭,合并脑水肿多见,昏迷前可无前驱症状。慢性肝性脑病通常属于门体分流性脑病,由于大量门体侧支循环和慢性肝功能衰竭所致,多见于肝硬化患者,以慢性反复发作性木僵与昏迷为突出表现,常有上消化道出血、感染、放腹水、大量排钾利尿等诱因。在肝硬化终末期所见的肝性脑病多数起病缓慢,昏迷逐步加深,最后死亡。

肝性脑病的临床分期如下。

一期(前驱期):轻度者性格改变和行为失常,例如欣快激动或淡漠少言,衣冠不整或随地便溺,应答尚准确,但有时吐词不清且较缓慢,可有扑击样震颤,脑电图多数正常,有时症状不明显,易被忽视,此期历时数天至数周。

二期(昏迷前期):以意识错乱、睡眠障碍、行为失常为主,前一期的症状加重,定向力和理解力均减退,对时、地、人的概念混乱,不能完成简单的计算和智力动作(如搭积木、用火柴杆摆五角星等)。言语不清、书写障碍、举止反常也很常见。多有睡眠时间倒错、昼睡夜醒,甚至有幻觉、恐惧、狂躁,而被认为是一般精神病。此期患者有明显神经体征,如腱反射亢进、肌张力增高、踝阵挛及阳性 Babinski 征等。此期扑击样震颤存在,脑电图表现异常,具一定的特征性,也可出现不随意运动及运动失调。

三期(昏睡期):以昏睡和精神错乱为主,各种神经体征持续或加重。患者大部分时间呈昏睡状态,但可以唤醒,醒时尚应答问话,但常有神志不清和幻觉。扑击样震颤仍可引出。肌张力增加,四肢被动运动常有抗力。锥体束征常呈阳性,脑电图有异常发现。

四期(昏迷期):神志完全丧失、不能唤醒。浅昏迷时,对痛刺激和不适体位尚有反应,腱反射和肌张力仍亢进,由于患者不能合作,扑击样震颤无法引出。深昏迷时,各种反射消失,肌张力降低,瞳孔常散大,可出现阵发惊厥、踝阵挛和换气过度。脑电图明显异常。

以上各期的分界不很清楚,前后期临床表现可有重叠,病情发展或经治疗好转时,表现可进级或退级。少数慢性肝性脑病患者由于中枢神经不同部位有器质性损害而出现智能减退、共济失调、阳性锥体束征或截瘫,这些表现可能是暂时存在,也有成为永久性的。

肝功能损害严重的肝性脑病常患者有明显黄疸、出血倾向和肝臭、易并发各种感染、肝肾综合征和脑水肿等情况,使临床表现更加复杂。

五、实验室和其他检查

(一)血氨

慢性肝性脑病尤其是门体分流性脑病患者多有血氨增高,急性肝性脑病时,血氨多正常。动脉血氨较静脉血氨高,也更稳定可靠,正常人空腹静脉血氨为 $40\sim70\mu g/dL(20\sim44\mu mol/L)$,动脉血氨含量较静脉血氨高 $0.5\sim2$ 倍。

(二)脑电图

从昏迷前期到昏迷期脑电图明显异常,典型的改变为节律变慢,出现普遍性每秒 $4\sim7$ 次波,有的也出现每秒 $1\sim3$ 次的 δ 波。昏迷的两侧同时出现对称的高波幅的 δ 波。

(三)测定视觉诱发电位(VEPS)

近年来,国外已开展的一项新技术,较一般脑电图更能精确地反映大脑的电活动,可用于检出症状出现之前的肝性脑病。

(四)CT

慢性持续性脑病有明显脑萎缩,亚临床肝性脑病时亦可能有脑水肿或大脑萎缩。

(五)脑脊液检查

常规检查和压力均正常。谷氨酰胺、谷氨酸、色氨酸和氨浓度可增高。

(六)血浆氨基酸

芳香氨基酸(苯丙、酪、色氨酸)浓度增高,支链氨基酸(亮、异亮、缬氨酸)浓度降低,两者比例倒置,血浆色氨酸和 GABA 常增高。

(七)其他

PO_2 降低,有呼吸性或混合性碱中毒(氨刺激呼吸中枢,过度通气,进而加重血氨升高,低 K^+,低 Cl^- 碱中毒),可有血清 K^+ 和 Na^+、Ca^{2+}、Mg^{2+} 降低。

六、诊断

主要诊断依据如下。

(1)严重急慢性肝病史。

(2)门静脉高压症和肝功能减退的症状、体征。

(3)肝性脑病的诱因。

(4)精神错乱、昏睡或昏迷。

(5)明显的肝功能损害或血氨增高,扑击样震颤和典型的脑电图改变,具有重要参考价值。

七、鉴别诊断

(一)与引起昏迷的其他疾病鉴别

糖尿病、低血糖、尿毒症、脑血管意外、脑部感染和镇静剂过量等。

(二)精神病

以精神症状为唯一突出表现的肝性脑病易被误诊为精神病。

八、治疗

尚无特殊治疗,治疗应采取综合措施:

(一)清除诱因

如上消化道出血,设法止血,输血尽量用新鲜血;有感染,选用有效抗生素;纠正低血钾,使用镇静剂要慎重,选用对肝毒性少的药物,剂量不宜过大,患者有烦躁不安时,可适量口服或静脉注射安定,或肌内注射副醛,抗组织胺药,如苯海拉明、氯苯那敏等有时可代替安定药。

(二)减少肠内毒物的生成和吸收

1.饮食

严格限制甚至停止蛋白质的摄入,每日总热量至少供给 6694.4kJ(1600kcal),并补充足够维生素 B、C、K 及微量元素。有人不主张给维生素 B_6,因为它是多巴胺脱羧酶的辅酶,可使多巴在周围神经处被转化为多巴胺,从而影响多巴进入脑部。昏迷者可于 20% 葡萄糖经胃管滴入或 20%~40% 葡萄糖从大静脉滴注,葡萄糖供给热量,减少组织蛋白分解,还能促进氨与谷氨酸合成谷氨酰胺,故有利于降低血氨。长期大量滴注过程中应警惕低钾血症、心力衰竭和脑水肿。每日口服或静滴必需氨基酸或以 BCAA 为主的复合氨基酸,BCAA 用量以 1.0~30g/d 为宜,不会使血氨升高,而且可使升高的血氨降低,这些口服氨基酸均在小肠吸收,不会到达结肠。待病情改善后,尽早逐步增加蛋白质的供给量,可隔日增加 10~20g,直至每日 40~60g。植物蛋白含少量甲硫氨基酸及少量芳香族氨基酸,几乎不产生氨,同时蔬菜内大量纤维素可加速肠管蠕动,减少毒素的吸收,故适用于肝性脑病患者。若每日蛋白质不足 30g,体内呈负氮平衡,会加剧机体自身蛋白的分解,对肝脏修复及全身状况不利。

2.灌肠或导泻清除肠内积食或积血

用生理盐水或弱酸性溶液(例如 200mL 生理盐水加食醋 50mL)灌肠,或 25% 硫酸镁 30~60mL 导泻,每日 1~2 次。

3.抑制肠菌生长

可以减少毒物的形成,是治疗肝昏迷的重要措施之一。给予广谱不吸收性抗生素口服,以减少肠内需氧菌和厌氧菌,使氨的产生减少。口服新霉素 2~4g/d,但对肾功不全者以及已有听力减低的老人应慎用此药。口服巴龙霉素、卡那霉素、氨苄西林也有类似作用。近来应用甲硝唑 0.2g,每日 4 次,疗效与新霉素相等,适用于肾功不良者,抗生素宜用至患者能耐受 40g 以上蛋白质食物为止。乳酸菌素或乳酶生口服,不宜与抗生素同时服用,否则会降低疗效。

4.乳果糖

是一种酸性双糖,内服后在小肠不被双糖酶所水解,故很少被小肠吸收,大部分到达结肠,被乳酸杆菌等细菌分解为乳酸和少量甲酸、醋酸,使肠内容 pH 降低至 5.4~5.5,并促使肠动力增加,产生渗透性腹泻,用量因人而异,保持每日 2~3 次软便为宜,一般用量每次口服 30~

50mL,每日 3 次。亦可用 15％乳果糖 300mL 加水 1000mL,分次保留灌肠,每次 20min 以上。常见副作用为腹泻,一般因剂量过大引起。近年有用 β 半乳糖－山梨醇苷,这是一种乳果糖的二糖类似品,价格较乳果糖便宜,甜味也较轻,易为患者接受,该药控制慢性肝性脑病,疗效同乳果糖。

(三)降低血氨

1.谷氨酸钠(钾)

谷氨酸可与氨结合成谷氨酰胺从而降低血氨浓度。临床上常用谷氨酸钠 23～46g/d,每支 20mL,含 5.75g,含钠 34mmol,相当于 2g 氯化钠含钠量,或谷氨酸钾 25.2～50.4g/d(每支 20mL 含 6.3g,含钾 34mmol,相当于 2.5g 氯化钾含钾量)。每次剂量 4 支,加入 5％～10％葡萄糖液中静脉滴注,每日 1～2 次,即每日 80～160mL。谷氨酸钠、钾比例视血清钠、钾浓度和病情而定,尿少时慎用钾剂,明显腹水时慎用钠剂,一般按钠盐和钾盐等量混合滴注。谷氨酸钠、钾系碱性,宜用于酸中毒时,碱中毒时宜静脉内先给予维生素 C 5～10g/次。去氨过程中需补充能量和 Mg^{2+},则同时给予 ATP 20mg,肌肉注射,每日 1～2 次;25％硫酸镁 3～5mL,肌肉注射,每日 1 次。谷氨酸片剂可用于高血氨症,而无明显脑病的患者,2.5～5.0mg,每日 3 次。

2.乙酰谷氨酰胺

较易通过血脑屏障,将谷氨酸带入中枢神经系统,每日 600～900mg,稀释后静脉注射,适用于水肿明显、限钠的患者,作用快,无副作用,安全。

3.精氨酸

10～20g 加入葡萄糖液中,每日静滴 1 次,此药呈酸性,适用于碱中毒患者。肾功能有障碍时,忌用。鱼精蛋白含精氨酸 80％,可引起过敏反应,精氨酸有助于尿素合成,但需精氨酸酶、ATP、Mg^+ 参与才有效,由于肝功能严重受损时,精氨酸酶活性低,则精氨酸疗效差,但宜用于伴出血肝性脑病患者。

4.γ-氨酪酸

有降低血氨和恢复脑细胞的作用,其机制尚不清楚,可能参与脑组织的糖代谢,增加乙酰胆碱的生成,有促苏醒作用,剂量 1～2g,3～4 次/d,也可用 2～4g 加入 10％葡萄糖液 500mL 静脉滴入,2～3h 内滴完,滴速过快有血压下降现象。有人认为可用于肝昏迷前驱期兴奋、躁动不安者。

降氨药对氨性昏迷疗效较非氨性昏迷者为好,多种降氨药交替使用较单独使用一种效果好。

(四)纠正氨基酸代谢不平衡

对门体分流性脑病的疗效较好,口服或静脉输注以支链氨基酸为主的氨基酸混合液,可逆转血浆支链/芳香氨基酸比值,同时由于还含有其他的必需氨基酸,可以减少负氮平衡,促进蛋白质合成,对氨有降毒作用。

(五)纠正假性神经递质

1.左旋多巴

该药可通过血脑屏障,进入脑组织,经多巴脱羧酶作用,产生多巴胺,转变为去甲肾上腺素,使正常的神经传递介质超过假性神经传递介质,恢复正常神经传导,并可提高大脑对氨毒性的耐受性。剂量每日 2～5g,分 4～5 次口服,或用 5g 保留灌肠,静脉点滴,每次 200～600mg 加入 5％葡萄糖 500mL 中,每日 1～2 次。使用时应注意胃肠反应、肝功损害、直立性低血压、不自主运动和自身免疫形成等副作用。

2.溴隐亭

为多巴胺受体激动剂,有增加神经传导,增加脑血流和代谢的作用。开始口服 2.5mg/d,每隔 2 日递增 2.5mg,直至 15mg/d 时为维持剂量,至少用药 8～15 周,以后需继续给维持量 15mg/d,以免反复。副作用有恶心、呕吐、眩晕、疲倦、腹绞痛、便秘或腹泻等,继续用药副作用减轻。

(六)其他对症治疗

1.维持水、电解质和酸碱平衡

每日入液总量以不超过 2500mL 为宜,肝硬化腹水患者的入液量为尿量加 1000mL,以免血液稀释、血钠过低而加重昏迷。急性肝性脑病时常有脑水肿,水分摄入更应限制为前每日尿量加 500mL。及时纠正缺钾和碱中毒,缺钾者补充氯化钾。碱中毒者可用精氨酸盐溶液静脉滴注,如患者出现肌肉兴奋性增高、手足徐动、谵妄和昏迷,补钙无效时,应考虑低镁血症,肌注 25％硫酸镁 3～5mL,每日 1～2 次。

2.保护脑细胞功能

用冰帽降低颅内温度,以减少能量消耗,保护脑细胞功能。

3.保持呼吸道通畅

深昏迷者应做气管切开给氧。

4.防治脑水肿

静脉滴注高渗葡萄糖、甘露醇等脱水剂。

5.防治出血与休克

有出血倾向者,可静脉滴注维生素 K,或输新鲜血。消化道大量出血者,要及时补充新鲜血,纠正休克、缺氧和肾前性尿毒症。

目前国内常用的治疗肝昏迷的药物,如谷氨酸钠(钾)、精氨酸、乙酰谷氨酰胺和 γ-氨酪酸等,不少学者认为疗效不确切或无效。其中谷氨酸钠(钾)仅能暂时地降低血氨,且不易透过血脑屏障,并可造成碱血症,因此效果差,不及口服新霉素或乳果糖,无继续应用的价值。精氨酸对临床症状和血氨的改善也不显著,除了用于纠正碱中毒外,也不宜使用。在肝性昏迷患者的脑脊液内,谷氨酰胺和 γ-氨基丁酸浓度增高,后者且能抑制正常大脑功能,因此用乙酰谷氨酰胺和 γ-氨酪酸治疗肝性昏迷缺乏理论根据,这两种药应予淘汰。左旋多巴推广使用后,疗效未得证实,溴隐亭有报道,经过对照试验证明此药完全无效。肾上腺糖皮质激素大剂量治疗急性重型肝炎所致的肝昏迷疗效不肯定,对肝硬化引起肝性脑病显然无效,一般不宜使用。尿素酶抑制剂(如乙酰氧肟酸等)、嗜酸乳杆菌制剂均已证明无确实疗效。现认为,BCAA 不宜作为肝性脑病的常规用药,但在限制蛋白摄入的患者,为了维持正氮平衡,改善营养,BCAA 的应用是有指征的。人工肝辅助装置可用于治疗肝性脑病,胎肝悬液、异体肝移植等治疗方法尚待今后进一步深入研究。肝移植是具有根治意义的疗法,随着对术后排异反应治疗的进步,手术成功率和患者存活期均有明显改善,但对肝炎病毒引起的肝衰竭肝移植效果较差,因为病毒仍在体内存在,加之国内供肝来源困难,因此肝移植尚不能普遍应用。鉴于因肝昏迷致死的动物脑组织苯二氮卓(BZ)受体数量明显增多,有些学者最近报道,应用 BZ 受体拮抗剂氟马西尼,25mg/次,每日 2 次,可明显改善肝性脑病患者神志状态,脑电图和 VEP,有进一步研究价值。

九、预后

取决于肝脏病变的严重程度和有否诱因,据报道急性肝功能衰竭所致肝性脑病,死亡率达80%。肝硬化患者有诱因所致的肝性脑病,死亡率为 20%。

十、预防

积极防治肝病,肝病患者应避免一切诱发肝性脑病的因素。严密观察肝病患者,及时发现肝性脑病的前驱期和昏迷前期的表现,并进行适当治疗。

第四章　泌尿系统疾病

第一节　急性肾小球肾炎

急性肾小球肾炎(AGN)简称急性肾炎,因病因不同有人称为急性肾炎综合征。它是一组急性起病,因感染后免疫反应引起的弥漫性肾小球非化脓性炎性病变。临床上以水肿、少尿、血尿和高血压为主要表现,病儿发病前往往有感冒、扁桃体炎或皮肤化脓感染等前驱疾病,本病是小儿时期最常见的一种肾脏疾病。常见于3～8岁儿童,2岁以下极少见。预后一般良好,病程为6个月到1年,发展为慢性肾炎者仅极少数。少数患儿可在发病的头1周出现严重症状,如高血压脑病.肾功能不全、心衰等,所以对本病应给予高度重视。

一、病因

急性肾小球肾炎常于感染后发病,其最常见的致病菌为β溶血性链球菌,偶见于葡萄球菌、肺炎球菌、伤寒杆菌、白喉杆菌及原虫类,如疟原虫、血吸虫和病毒,临床上以急性链球菌感染后肾小球肾炎最为常见,AGN常见于咽部或皮肤A组β溶血性链球菌感染后1～3周出现,极少继发于其他感染(如葡萄球菌、肺炎球菌、C组链球菌、病毒或寄生虫)。

二、临床表现

(1)多有呼吸道感染、皮肤感染以及某些病毒感染等前驱感染史。

(2)水肿:始于眼睑,呈下行性,非凹陷性。

(3)尿少及血尿:24h尿量婴幼儿小于200mL,学龄前儿童小于300mL,学龄儿童小于400mL。肉眼血尿颜色可为洗肉水样或浓茶样。

(4)高血压:血压增高明显时可出现头痛、呕吐及抽搐意识障碍等高血压性脑病等表现。

(5)可有咳嗽、气促、心悸、肺部啰音等严重肺部充血表现。

三、诊断

(一)辅助检查

1.尿常规检查

镜检显示红细胞明显增多,尿沉渣检查红细胞达10个满视野/高倍镜,也可见颗粒管型、红细胞管型.肾小管上皮细胞及白细胞。

2.血液化验

常见正色素、正细胞性贫血,血红蛋白一般在100～120g/L,主要与水钠潴留、血液稀释有关,并与尿毒症的程度相平等,白细胞计数正常或增加,血沉急性期常增快。

3.细菌学及血清学检查

未经抗生素治疗的患者,约半数咽部或皮肤脓痂分泌物培养示A族溶血性链球菌阳性,约70%的患者血清抗链球菌溶血素"O"(ASO)的滴定度400U。

4.血生化检查

对存在重度水肿和大量蛋白尿的患者,应进行血浆总蛋白,白蛋白/球蛋白比率,血胆固醇,三酰甘油及脂蛋白的测定,以确定是否存在低蛋白血症和高脂血症。

5.检测抗核抗体

抗双链 DNA 抗体,抗 Sm 抗体,抗 RNP 抗体及抗组蛋白抗体以除外系统性红斑狼疮。

6.肝功能及乙肝病毒感染标志物检测

除外乙肝性肾炎。

7.腹部 X 线平片

可见肾影正常或增大。

8.胸部 X 线照片

心脏可正常或轻度增大,常伴有肺充血的现象。

(二)症状

(1)病前 1～4 周有前驱感染。

(2)临床表现有非凹陷性水肿、少尿、血 L 尿、高血压四大症状。

(3)尿检查有蛋白、红细胞及管型等。

(4)血清尿素氮增高,肌酐清除率下降。

四、治疗

(一)急性期卧床休息

急性期应卧床休息。通常需 2～3 周,待肉眼血尿消失、血压恢复、水肿减退即可逐步增加室内活动量。对遗留的轻度蛋白尿及血尿应加强随访观察而无须延长卧床期,若有尿改变和增重则需再次卧床。3 个月内宜避免剧烈体力活动。可于停止卧床后逐渐增加活动量,2 个月后如无临床症状,尿常基本正常,即可开始半日上学,逐步到参加全日学习。

(二)饮食和入量

为防止水钠进一步潴留,导致循环过度负荷之严重并发症,须减轻肾脏负担,急性期宜限制盐、水、蛋白质摄入。对有水肿、血压高者用免盐或低盐饮食。水肿重且尿少者限水。对有氮质血症者限制蛋白质摄入。小儿于短期内应用优质蛋白,可按 0.5g/kg 计算。注意以糖类等提供热量。

(三)感染灶的治疗

对仍有咽部、皮肤感染灶者应给予青霉素或其他敏感药物治疗 7～10d。

(四)利尿剂的应用

急性肾炎时主要病理生理变化为水钠潴留、细胞外液量扩大,故利尿剂的应用不仅达到利尿消肿作用,且有助于防治并发症。凡经控制水、盐而仍尿少、水肿、血压高者均应给予利尿剂。噻嗪类无效时可用强有力的袢利尿剂如呋塞米和依他尼酸。汞利尿剂一般禁用。

(五)降压药的应用

凡经休息、限水盐、利尿而血压仍高者应给予降压药。儿科仍常用利舍平,首剂可按 0.07mg/kg(每次最大量不超过 2mg)口服或肌注,必要时 12h 可重复一次。首剂后一般给口服,按每日 0.02～0.03mg/kg 计算,分 2～3 次口服。副作用为鼻塞、疲乏、结膜充血、面红、心动过缓等。应避免反复大量注射或与氯丙嗪合用,因偶可发生类帕金森症状,表现为发音不清、不自主震颤、肌张力增高等。利舍平效果不满意时可并用肼屈嗪,0.1mg/kg 肌注或 0.5mg/(kg·d)分次口服,主要副作用有头痛、心率加快、胃肠刺激。血压增高明显,需迅速降压时近年还常用钙通道阻滞剂,如硝苯地平,口服或舌下含服,20min 后血压开始下降,1~2h 作用达高峰,持续 6~8h,或用血管紧张素转移酶抑制剂,如卡托普利。发生高血压脑病需紧急降压者可选用下列静脉用药:硝普钠,对伴肺水肿者尤宜,本药作用迅速,滴注后数 10s 即见效。但维持时间短。停用后 3~5min 作用消失,须维持静点,小儿可给 5~20mg,溶于 100mL 葡萄糖液中,以 1μg/(kg·min)速度开始,视血压调整滴数。应注意点滴速度、需新鲜配制、输液瓶应黑纸包裹避光。另一静脉快速降压药二氮嗪具直接扩血管作用,用量 3~5mg/kg,快速静脉注射,效果不满意时 30~60min 后可重复 1 次。用后 5min 即达最大降压效果,维持 8h。副作用为偶见恶性、头痛、心悸、一过性室性心律不齐等。既往常用的降压药硫酸镁,因已有其他有效药物,且肾功能不全少尿时有镁中毒危险,近年已少用。

(六)其他治疗

一般不用肾上腺皮质激素。对内科治疗无效的严重少尿或无尿、高度循环充血状态及不能控制的高血压可用透析治疗。

第二节 慢性肾小球肾炎

慢性肾小球肾炎简称为慢性肾炎,系指蛋白尿、血尿、高血压、水肿为基本临床表现,起病方式各有不同,病情迁延,病变缓慢进展,可以不同程度肾功能减退,最终将发展为慢性肾衰竭的一组肾小球病。由于本组疾病的病理类型及病期不同,主要临床表现各不相同,疾病表现呈多样化。

一、病因

慢性肾炎是一组多病因的慢性肾小球病变为主的肾小球疾病,但多数患者病因不明,与链球菌感染并无明确关系,据统计仅 15%~20%的从急性肾小球肾炎转变而来。此外,大部分慢性肾炎患者无急性肾炎病史,故日前较多学者认为慢性肾小球肾炎与急性肾炎之间无肯定的关联,它可能是由于各种细菌、病毒或原虫等感染通过免疫机制、炎症介质因子及非免疫机制等引起本病。

二、临床表现

(一)普通型

较为常见。病程迁延,病情相对稳定,多表现为轻度至中度的水肿、高血压和肾功能损害。尿蛋白(+)~(+++),镜下血尿和管型尿等。病理改变以 IgA 肾病,非 IgA 系膜增生性肾炎,局灶系膜增生性较常见,也可见于局灶节段性肾小球硬化和(早期)膜增生性肾炎等。

(二)肾病性大量蛋白尿

除具有普通型的表现外,部分患者可表现肾病性大量蛋白尿,病理分型以微小病变型肾病、膜性肾病、膜增生性肾炎、局灶性肾小球硬化等为多见。

(三)高血压型

除上述普通型表现外,以持续性中等度血压增高为主要表现,特别是舒张压持续增高,常伴有眼底视网膜动脉细窄、迂曲和动、静脉交叉压迫现象,少数可有絮状渗出物和(或)出血。病理以局灶节段性肾小球硬化和弥漫性增生为多见或晚期不能定型或多有肾小球硬化表现。

(四)混合型

临床上既有肾病型表现又有高血压型表现,同时多伴有不同程度肾功能减退征象。病理改变可为局灶节段性肾小球硬化和晚期弥漫性增生性肾小球肾炎等。

(五)急性发作型

在病情相对稳定或持续进展过程中,由于细菌或病毒等感染或过劳等因素,经较短的潜伏期(1~5d),而出现类似急性肾炎的临床表现,经治疗和休息后可恢复至原先稳定水平或病情恶化,逐渐发生尿毒症;或是反复发作多次后,肾功能急剧减退出现尿毒症一系列临床表现。病理改变为弥漫性增生、肾小球硬化基础上出现新月体和(或)明显间质性肾炎。

三、诊断

(一)尿液检查

尿异常是慢性肾炎的基本标志。蛋白尿是诊断慢性肾炎的主要依据,尿蛋白一般在1~3g/d,尿沉渣可见颗粒管型和透明管型。多数可有镜下血尿、少数患者可有间发性肉眼血尿。

(二)肾功能检查

多数慢性肾炎患者可有不同程度的肾小球滤过率(GFR)减低,早期表现为肌酐清除率下降,其后血肌酐升高。可伴不同程度的肾小管功能减退,如远端肾小管尿浓缩功能减退和(或)近端肾小管重吸收功能下降。

四、治疗

(一)积极控制高血压

防止肾功能减退或使已经受损的肾功能有所改善,防止心血管合并症,并改善远期预后。

1.治疗原则

(1)力争达到目标值,如尿蛋白<1g/d的患者的血压应该控制在130/80mmHg以下;如蛋白尿≥1g/d,无心脑血管合并症者,血压应控制在125/75mmHg以下。

(2)降压不能过低过快.保持降压平稳。

(3)一种药物小剂量开始调整,必要时联合用药,直至血压控制满意。

(4)优选具有肾保护作用、能延缓肾功能恶化的降压药物。

2.治疗方法

(1)非药物治疗。限制饮食钠的摄入,伴高血压患者应限钠,钠摄入量控制在80~100mmol/d,降压药物应该在限制钠饮食的基础上进行;调整饮食蛋白质与含钾食物的摄入;戒烟、限制饮酒;减肥;适当锻炼等。

(2)药物治疗。常用的降压药物有血管紧张素转换酶抑制剂(ACEI)、血管紧张素Ⅱ受体拮抗剂(ARB)、长效钙通道阻滞剂(CCB)、利尿剂、β受体阻滞剂等。由于ACEI与ARB除具有降低血压作用外,还有减少尿蛋白和延缓肾功能恶化的肾保护作用,应优选。肾功能不全患者应用 ACEI 或 ARB 要防止高血钾和血肌酐升高,血肌酐大于 $264\mu mol/L(3mg/dL)$ 时务必在严密观察下谨慎使用,尤其注意监测肾功能和防止高血钾。少数患者应用 ACEI 有持续性干咳的不良反应,可以换用 ARB 类。

(二)减少尿蛋白

延缓肾功能的减退,蛋白尿与肾脏功能减退密切相关,因此应该严格控制。ACEI 与 ARB 具有降低尿蛋白作用,其用药剂量常需要高于其降压所需剂量。但应预防低血压的发生。

(三)限制食物中蛋白及磷的摄入

低蛋白与低磷饮食可以减轻肾小球高压、高灌注与高滤过状态,延缓肾小球硬化。肾功能不全氮质血症患者应限制蛋白质及磷的入量,采用优质低蛋白饮食或加用必需氨基酸或 α 酮酸。

(四)避免加重肾损害的因素

感染、低血容量、脱水、劳累、水电解质和酸碱平衡紊乱、妊娠及应用肾毒性药物(如氨基糖苷类抗生素、非甾体抗炎药、造影剂等),均可能损伤肾脏,应避免使用或者慎用。

(五)糖皮质激素和细胞毒药物

由于慢性肾炎是包括多种疾病在内的临床综合征,其病因、病理类型及其程度、临床表现和肾功能等差异较大,故是否应用糖皮质激素和细胞毒药物应根据病因及病理类型确定。

(六)其他

抗血小板聚集药、抗凝药、他汀类降脂药.中医中药也可以使用。

第三节 肾病综合征

肾病综合征(NS)可由多种病因引起以肾小球基膜通透性增加,表现为大量蛋白尿、低蛋白血症、高度水肿、高脂血症的一组临床症候群。

一、病因

分为原发性继发性和遗传性三大类,原发性 NS 属于原发性肾小球疾病,有多种病理类型构成。

二、临床表现

(一)大量蛋白尿

大量蛋白尿是 NS 患者最主要的临床表现,也是肾病综合征的最基本的病理生理机制。大量蛋白尿是指成人尿蛋白排出量>3.5g/d。在正常生理情况下,肾小球滤过膜具有分子屏障及电荷屏障,致使原尿中蛋白含量增多,当远超过近曲小管回吸收量时,形成大量蛋白尿。在此基础上,凡增加肾小球内压力及导致高灌注、高滤过的因素(如高血压、高蛋白饮食或大量输注血浆蛋白)均可加重尿蛋白的排出。

(二)低蛋白血症

血浆白蛋白降至<30g/L。NS 时大量白蛋白从尿中丢失,促进白蛋白肝脏代偿性合成和

肾小管分解的增加。当肝脏白蛋白合成增加不足以克服丢失和分解时,则出现低白蛋白血症。此外,NS 患者因胃肠道黏膜水肿导致饮食减退、蛋白质摄入不足、吸收不良或丢失,也是加重低白蛋白血症的原因。除血浆白蛋白减少外,血浆的某些免疫球蛋白(如 IgG)和补体成分、抗凝及纤溶因子、金属结合蛋白及内分泌素结合蛋白也可减少,尤其是大量蛋白尿,肾小球病理损伤严重和非选择性蛋白尿时更为显著。患者易产生感染、高凝、微量元素缺乏、内分泌紊乱和免疫功能低下等并发症。

(三)水肿

NS 时低白蛋白血症、血浆胶体渗透压下降,使水分从血管腔内进入组织间隙,是造成 NS 水肿的基本原因。近年的研究表明,约 50% 的患者血容量正常或增加,血浆肾素水平正常或下降,提示某些原发于肾内钠、水潴留因素在 NS 水肿发生机制中起一定作用。

(四)高脂血症

NS 合并高脂血症的原因目前尚未完全阐明。高胆固醇和(或)高甘油三酯血症,血清中 LDL、VLDL 和脂蛋白(a)浓度增加,常与低蛋白血症并存。高胆固醇血症主要是由于肝脏合成脂蛋白增加,但是在周围循环中分解减少也起部分作用。高油三酯血症则主要是由于分解代谢障碍所致,肝脏合成增加为次要因素。

三、诊断

(一)肾病综合征(NS)诊断标准

(1)尿蛋白大于 3.5g/d。

(2)血浆白蛋白低于 30g/L。

(3)水肿。

(4)高脂血症。

其中 1、2 两项为诊断所必需。

(二)NS 诊断

(1)确诊 NS。

(2)确认病因:首先排除继发性和遗传性疾病,才能确诊为原发性 NS;最好进行肾活检,做出病理诊断。

(3)判断有无并发症。

四、治疗

(一)一般治疗

凡有严重水肿、低蛋白血症者需卧床休息。水肿消失、一般情况好转后,可起床活动。给予正常量 0.8~1.0g/(kg·d)的优质蛋白(富含必需氨基酸的动物蛋白为主)饮食。热量要保证充分,每日每千克体重不应少于 125.5~146.4kJ。尽管患者丢失大量尿蛋白,但由于高蛋白饮食增加肾小球高滤过,可加重蛋白尿并促进肾脏病变进展,故目前一般不再主张应用。水肿时应低盐(<3g/d)饮食。为减轻高脂血症,应少进富含饱和脂肪酸(动物油脂)的饮食,而多吃富含多聚不饱和脂肪酸(如植物油、鱼油)及富含可溶性纤维(如豆类)的饮食。

(二)对症治疗

1.利尿消肿

(1)噻嗪类利尿剂。主要作用于髓袢升支厚壁段和远曲小管前段,通过抑制钠和氯的重吸收,增加钾的排泄而利尿。长期服用应防止低钾、低钠血症。

(2)潴钾利尿剂。主要作用于远曲小管后段,排钠、排氯,但潴钾,适用于低钾血症的患者。单独使用时利尿作用不显著,可与噻嗪类利尿剂合用。常用氨米蝶啶或醛固酮拮抗剂螺内酯。长期服用需防止高钾血症,肾功能不全患者应慎用。

(3)袢利尿剂。主要作用于髓袢升支,对钠、氯和钾的重吸收具有强力的抑制作用。常用呋塞米(速尿)或布美他尼(丁尿胺)(同等剂量时作用较呋塞米强 40 倍),分次口服或静脉注射。在渗透性利尿药物应用后随即给药,效果更好。应用袢利尿剂时需谨防低钠血症及低钾、低氯血症性碱中毒发生。

(4)渗透性利尿剂。通过一过性提高血浆胶体渗透压,可使组织中水分回吸收入血。此外,它们又经过肾小球滤过,造成肾小管内液的高渗状态,减少水、钠的重吸收而利尿。常用不含钠的右旋糖酐-40(低分子右旋糖酐)或羟乙基淀粉(706 代血浆)(分子量均为 2.5 万～4.5万)静脉点滴。随后加用袢利尿剂可增强利尿效果。但对少尿(尿量<400mL/d)患者应慎用此类药物,因其易与肾小管分泌的 Tamm-Horsfall 蛋白和肾小球滤的白蛋白一起形成管型,阻塞肾小管,并由于其高渗作用导致肾小管上皮细胞变性、坏死,诱发"渗透性肾病",导致急性肾衰竭。

(5)提高血浆胶体渗透压血浆或血浆白蛋白等静脉输注。均可提高血浆胶体渗透压,促进组织中水分回吸收并利尿,如再用呋塞米加于葡萄糖溶液中缓慢静脉滴注,有时能获得良好的利尿效果。但由于输入的蛋白均将于 24～48h 内由尿中排出,可引起肾小球高滤过及肾小管高代谢,造成肾小球脏层及肾小管上皮细胞损伤、促进肾间质纤维化,轻者影响糖皮质激素疗效,延迟疾病缓解,重者可损害肾功能。故应严格掌握适应证,对严重低蛋白血症、高度水肿而又少尿(尿量<400mL/d)的 NS 患者,在必须利尿的情况下方可考虑使用,但也要避免过频过多。心力衰竭患者应慎用。对 NS 患者利尿治疗的原则是不宜过快过猛,以免造成血容量不足、加重血液高凝倾向,诱发血栓、栓塞并发症。

2.减少尿蛋白

持续性大量蛋白尿本身可导致肾小球高滤过、加重肾小管—间质损伤、促进肾小球硬化,是影响肾小球病预后的重要因素。已证实减少尿蛋白可以有效延缓肾功能的恶化。血管紧素转换酶抑制剂(ACEI)或血管紧张素Ⅱ受体拮抗剂(ARB),除可有效控制高血压外,均可通过降低肾小球内压和直接影响肾小球基底膜对大分子的通透性,有不依赖于降低全身血压的减少尿蛋白作用。用 ACEI 或 ARB 降尿蛋白时,所用剂量一般应比常规降压剂量大,才能获得良好疗效。

(三)主要治疗(抑制免疫与炎症反应)

1.糖皮质激素治疗

糖皮质激素(以下简称激素)用于肾脏疾病,主要是其抗炎作用。它能减轻急性炎症时的渗出,稳定溶酶体膜,减少纤维蛋白的沉着,降低毛细血管通透性而减少尿蛋白漏出;此外,尚可抑制慢性炎症中的增生反应,降低成纤维细胞活性,减轻组织修复所致的纤维化。糖皮质激素对疾病的疗效反应在很大程度上取决于其病理类型,对微小病变的疗效最为迅速和肯定。

使用原则和方案一般是:①起始足量,常用药物为泼尼松,口服 8 周,必要时可延长至 12 周;②缓慢减药,足量治疗后每 2～3 周减原用量的 10％,当减至 20mg/d 左右时症状易反复,应更加缓慢减量;③长期维持,最后以最小有效剂量再维持数月至半年。激素可采取全日量顿服或在维持用药期间两日量隔日一次顿服,以减轻激素的副作用。水肿严重、有肝功能损害或泼尼松疗效不佳时,可更换为泼尼松龙口服或静脉滴注。根据患者对糖皮质激素的治疗反应,可将其分为"激素敏感型"(用药 8～12 周内 NS 缓解)、"激素依赖型"(激素减药到一定程度即复发)和"激素抵抗型"(激素治疗无效)三类,其各自的进一步治疗有所区别。

长期应用激素的患者可出现感染、药物性糖尿病、骨质疏松等副作用,少数病例还可能发生股骨头无菌性缺血性坏死,需加强监测,及时处理。

2.细胞毒性药物

激素治疗无效,或激素依赖型或反复发作型,可以细胞毒药物协助治疗。由于此类药物多有性腺毒性、肝脏损伤及大剂量可诱发肿瘤的危险,因此,在用药指证及疗程上应慎重掌握。目前此类药物中,环磷酰胺(CTX)和苯丁酸氮介(CB1348)临床应用较多。

3.免疫抑制剂

目前临床上常用的免疫抑制剂有环孢霉素 A、他克莫司(FK506)、麦考酚吗乙酯和来氟米特等。既往免疫抑制剂常与糖皮质激素联合应用治疗多种不同病理类型的肾病综合征,近年来也推荐部分患者因对糖皮质激素相对禁忌或不能耐受(如未控制糖尿病、精神因素、严重的骨质疏松),及部分患者不愿接受糖皮质激素治疗方案或存在禁忌证的患者,可单独应用免疫抑制剂治疗(包括作为初始方案)某些病理类型的肾病综合征,如局灶节段性肾小球硬化、膜性肾病、微小病变型肾病等。应用糖皮质激素及免疫抑制剂(包括细胞毒药物)治疗 NS 可有多种方案,原则上应以强调疗效的同时最大限度地减少副作用为宜。对于是否应用激素治疗、疗程长短以及应否使用和选择何种免疫抑制剂(细胞毒药物)等应结合患者肾小球病的病理类型、年龄.肾功能和有否相对禁忌证等情况不同而区别对待,依据免疫抑制剂的作用靶目标,制定个体化治疗方案。近年来根据循证医学的研究结果,针对不同的病理类型.提出相应治疗方案。

第四节　急性肾衰竭

急性肾功能衰竭是一组综合征。由多种病因引起,使肾小球滤过功能迅速下降至正常的 50％ 以下,血尿素氮及血肌酐迅速增高并引起水、电质紊乱和酸碱平衡失调及急性尿毒症症状。急性肾衰可见于各科疾病,急性肾衰与慢性肾衰不同,如能早期诊断,及时抢救,则肾功能可完全恢复,如延误诊治,则可致死。预后与原发病、年龄、诊治早晚、是否合并多脏器衰竭等因素有关。

一、病因

为肾缺血及肾中毒,引起肾前性氮质血症的各种因素持续作用使肾缺血、缺氧;各种肾毒性物质如药物、细菌的内毒素、重金属毒物及生物毒等作用于肾脏均可致病。此外,误型输血及药物可引起急性血管内溶血,挤压伤、烧伤及严重肌病,可因血红蛋白及肌红蛋白堵塞肾小管,而发生急性肾小管坏死和急性肾衰。急性肾衰发病机理仍不明,急性肾小管损伤学说不能圆满解释。近年来有学者认为,血管收缩活性物质释放紊乱引起的肾内血流动力学改变以及细胞的钙内流和氧自由基在急性肾衰发病机理中均起重要作用。

二、临床表现

少尿型急性肾小管坏死为急性肾衰的主要类型,临床表现分以下 3 期。

(一)少尿期

尿量减少致使发生高钾血症、水中毒(浮肿严重、血压升高、肺水肿或脑水肿)、代谢性酸中毒及急性尿毒症症状。高钾血症及水中毒为主要死因。

(二)多尿期

肾小管上皮细胞再生修复后尿量渐增多,使血钾、血钠下降,持续多尿患者可死于脱水及电解质紊乱。

(三)恢复期

多尿期后尿量减至正常,血尿素氮(Bun)、肌酐(Scr)及电解质均恢复正常水平,但肾小管功能及结构恢复正常尚需 3~6 个月。未能恢复者转为慢性肾功能衰竭。

非少尿型虽尿量不少,但血(Bun)、Scr 逐日升高并出现中毒症状,因肾损伤轻,故预后良好。

急性肾衰起病急骤,B 超示两肾增大,尿比重<1.015,尿渗压<400mOsm/(kg·H_2O),尿钠>40mmol/L,可助诊断。不同病因所致急性肾衰根据其原病固有的症状和体征亦可做出诊断。凡不能确定病因和治疗方案者应尽早作肾活检。

三、诊断

(1)有休克或血管内溶血,药物中毒或过敏史。

(2)在纠正或排除急性血容量不足、脱水、尿路梗阻后,尿量每小时仍≤17/mL 或尿量每24h 仍≤400/mL。

(3)尿比重在 1.015 以下,甚至固定在 1.010。

(4)急骤发生和与日俱增的氮质血症。

(5)尿渗透压<350mOsm/(kg·H_2O),尿钠>40mmol/L。

(6)除外肾前性氮质血症及肾后性少尿或无尿。

四、治疗

(一)少尿期的治疗

1.去除病因和治疗原发病

肾前性 ARF 应注意及时纠正全身循环血流动力障碍,包括补液、输注血浆和白蛋白、控制感染等,去除接触肾毒素物质,严格掌握肾毒性抗生素的用药指证、并根据肾功能调节用药剂量,密切监测尿量和肾功能变化。

2.饮食和营养

应选择高糖、低蛋白、富含维生素的食物,尽可能供给足够的能量。供给热量 210～250J/(kg·d),蛋白质 0.5g/(kg·d),应选择优质动物蛋白,脂肪占总热量 30%～40%。

3.控制水和钠摄入

坚持量入为出的原则,严格限制水、钠摄入,有透析支持则可适当放宽液体入量,每日液体量:尿量＋显性失水(呕吐、大便、引流量)＋不显性失水－内生水。无发热患儿每日不显性失水为 $300mL/m^2$,体温每升高 $1℃$,不显性失水增加 $75mL/m^2$,内生水在非高分解代谢状态为 $250～350mL/m^2$,所用液体均为非电解质液,髓袢利尿剂(呋塞米)对少尿型 ARF 可短期试用。

4.纠正代谢性酸中毒

轻、中度代谢性酸中毒一般无须处理。当血浆 HCO_3^- <2.12mmol/L 动脉血 pH<7.2,可补充 5%碳酸氢钠 5mL/kg,提高 CO_2CP 5mmol/L,纠酸时宜注意防治低钙性抽搐。

5.纠正电解质紊乱

包括高钾血症、低钠血症、低钙血症和高磷血症的处理。

6.透析治疗

凡上述保守治疗无效者,均应尽早进行透析。透析的指证:①严重水潴留,有肺水肿、脑水肿的倾向;②血钾≥6.5mmol/L;③血浆尿素氮>28.6mmol/L,或血浆肌酐>707.2μmol/L;④严重酸中毒,血浆 HCO_3^- <2.12mmol/L 或动脉血 pH<7.2;⑤药物或毒物中毒,该物质又能被透析去除,透析的方法包括腹膜透析、血液透析和连续动静脉血液滤过三种技术,儿童,尤其是婴幼儿以腹膜透析为常用。

(二)利尿期的治疗

利尿期早期,肾小管功能和 GFR 尚未恢复,血肌酐、血钾和酸中毒仍继续升高,伴随着多尿,还可出现低钾和低钠血症等电解质紊乱,故应注意监测尿量、电解质和血压变成,及时纠正水、电解质紊乱,当血浆肌酐接近正常水平时,应增加饮食中蛋白质摄入量。

(三)恢复期的治疗

此期肾功能日趋恢复正常.但可遗留营养不良、贫血和免疫力低下,少数患者遗留不可逆性肾功能损害,应注意休息和加强营养.防治感染。

第五节 慢性肾衰竭

慢性肾衰竭(CRF)是指各种原因造成慢性进行性肾实质损害,致使肾脏明显萎缩,不能维持基本功能,临床出现以代谢产物潴留,水、电解质、酸碱平衡失调,全身各系统受累为主要表现的临床综合征。

一、病因

主要病因有原发性肾小球肾炎、慢性肾盂肾炎、高血压肾小动脉硬化、糖尿病肾病、继发性肾小球肾炎、肾小管间质病变、遗传性肾脏疾病以及长期服用解热镇痛剂及接触重金属等。

（1）应力争明确慢性肾衰竭的病因，应搞清楚肾脏损害是以肾小球损害为主，还是以肾间质小管病变为主，抑或以肾血管病变突出，以便根据临床特点，有针对性治疗。

（2）应查明促使慢性肾衰竭肾功能进行性恶化的可逆性因素，如感染、药物性肾损害、代谢性酸中毒、脱水、心力衰竭、血压降低过快、过低等。

（3）应注意寻找加剧慢性肾衰竭肾功能进行性恶化减退的某些因素，如高血压、高血脂、高凝状态、高蛋白质饮食摄入、大量蛋白尿等。

二、临床表现

（一）消化系统

（1）厌食（食欲不振常较早出现）。

（2）恶心、呕吐、腹胀。

（3）舌、口腔溃疡。

（4）口腔有氨臭味。

（5）上消化道出血。

（二）血液系统

1.贫血

是尿毒症患者必有的症状。贫血程度与尿毒症（肾功能）程度相平行，促红细胞生成素（EPO 减少为主要原因。

2.出血倾向

可表现为皮肤、黏膜出血等，与血小板破坏增多、出血时间延长等有关，可能是毒素引起的，透析可纠正。

3.白细胞异常

白细胞减少，趋化、吞噬和杀菌能力减弱，易发生感染，透析后可改善。

（三）心血管系统

1.高血压

大部分患者（80％以上）有不同程度高血压.可引起动脉硬化、左室肥大、心功能衰竭。

2.心功能衰竭

常出现心肌病的表现，由水钠潴留、高血压、尿毒症性心肌病等所致。

3.心包炎

尿毒症性或透析不充分所致，多为血性，一般为晚期的表现。

4.动脉粥样硬化和血管钙化

进展可迅速，血透者更甚，冠状动脉、脑动脉、全身周围动脉均可发生，主要是由高脂血症和高血压所致。

（四）神经、肌肉系统

1.早期

疲乏、失眠.注意力不集中等。

2.晚期

周围神经病变,感觉神经较运动神经显著。

3.透析失衡综合征

与透析相关,常发生在初次透析的患者。尿素氮降低过快,细胞内外渗:透压失衡,引起颅内压增加和脑水肿所致,表现恶心、呕吐、头痛,严重者出现惊厥。

(五)肾性骨病

是指尿毒症时骨骼改变的总称。低钙血症.高磷血症、活性维生素D缺乏等可诱发继发甲状旁腺功能亢进;上述多种因素又导致肾性骨营养不良(即肾性骨病),包括纤维囊性骨炎(高周转性骨病)、骨软化症(低周转性骨病)、骨生成不良及混合性骨病。肾性骨病临床表现如下。

(1)可引起自发性骨折。

(2)有症状者少见,如骨酸痛、行走不便等。

(六)呼吸系统

(1)酸中毒时呼吸深而长。

(2)尿毒症性支气管炎、肺炎(蝴蝶翼)、胸膜炎等。

(七)皮肤症状

皮肤瘙痒、尿素霜沉积、尿毒症面容,透析不能改善。

(八)内分泌功能失调

1.肾脏本身内分泌功能紊乱

如 $1,25(OH)_2$ 维生素 D_3 、红细胞生成素不足和肾内肾素－血管紧张素Ⅱ过多。

2.外周内分泌腺功能紊乱

大多数患者均有继发性甲旁亢(血 PTH 升高)、胰岛素受体障碍、胰高血糖素升高等。约1/4 的患者有轻度甲状腺素水平降低。部分患者可有性腺功能减退,表现为性腺成熟障碍或萎缩、性欲低下、闭经、不育等,可能与血清性激素水平异常等因素有关。

(九)并发严重感染

易合并感染,以肺部感染多见。感染时发热可无正常人明显。

三、诊断

(一)常用的实验室检查

项目包括:尿常规、肾功能、24h 尿蛋白定量、血糖、血尿酸、血脂等,以及血电解质(K,Na,Cl,Ca,P,Mg 等)、动脉血液气体分析、肾脏影像学检查等。

检查肾小球滤过功能的主要方法有:检测血清肌酐(Scr)、肌酐清除率(Ccr)、放射性核素法测 GFR 等。我国 Ccr 正常值为:90±10mL/min。对不同人群来说,其 Scr,Ccr 值可能有显著差别,临床医师需正确判断。

(二)影像学检查

一般只需做 B 型超声检查,以除外结石、肾结核、肾囊性疾病等。某些特殊情况下,可能需做放射性核素肾图、静脉肾盂造影、肾脏 CT 和磁共振(MRI)检查等。肾图检查对急、慢性肾衰的鉴别诊断有帮助。如肾图结果表现为双肾血管段、分泌段、排泄功能均很差,则一般提示有 CRF 存在;如肾图表现为双肾血管段较好.排泄功能很差,呈"梗阻型"(抛物线状),则一般提示可能有急性肾衰竭存在。

四、治疗

(一)饮食治疗

(1)给予优质低蛋白饮食 0.6g/(kg·d)、富含维生素饮食,如鸡蛋、牛奶和瘦肉等优质蛋白质。患者必须摄入足量热卡,一般为 125.0~146.3kJ(30~35kcal)/(kg·d)。必要时主食可采用去植物蛋白的麦淀粉。

(2)低蛋白饮食加必需氨基酸或 α 酮酸治疗,应用 α 酮酸治疗时注意复查血钙浓度,高钙血症时慎用。在无严重高血压及明显水肿、尿量>1000mL/d 者,食盐 2~4g/d。

(二)药物治疗

CRF 药物治疗的目的包括:①缓解 CRF 症状,减轻或消除患者痛苦,提高生活质量;②延缓 CRF 病程的进展,防止其进行性加重;③防治并发症,提高生存率。

1.纠正酸中毒和水、电解质紊乱

(1)纠正代谢性酸中毒。代谢性酸中毒的处理,主要为口服碳酸氢钠($NaHCO_3$)。中、重度患者必要时可静脉输入,在 72h 或更长时间后基本纠正酸中毒。对有明显心功能衰竭的患者,要防止 $NaHCO_3$ 输入总量过多,输入速度宜慢,以免使心脏负荷加重甚至心功能衰竭加重。

(2)水钠紊乱的防治。适当限制钠摄入量,一般 NaCl 的摄入量应不超过 6~8g/d。有明显水肿、高血压者,钠摄入量一般为 2~3g/d(NaCl 摄入量 5~7g/d),个别严重病例可限制为 1~2g/d(NaCl 2.5~5g)。也可根据需要应用袢利尿剂(呋塞米、布美他尼等),噻嗪类利尿剂及贮钾利尿剂对 CRF 病(Scr>220μmol/L)疗效甚差,不宜应用。对急性心功能衰竭严重肺水肿者,需及时给单纯超滤、持续性血液滤过(如连续性静脉-静脉血液滤过)。对慢性肾衰患者轻、中度低钠血症,一般不必积极处理,而应分析其不同原因,只对真性缺钠者谨慎地进行补充钠盐。对严重缺钠的低钠血症者,也应有步骤地逐渐纠正低钠状态。

(3)高钾血症的防治。肾衰竭患者易发生高钾血症,尤其是血清钾水平>5.5mmol/L 时,则应更严格地限制钾摄入。在限制钾摄入的同时,还应注意及时纠正酸中毒,并适当应用利尿剂(呋塞米、布美他尼等),增加尿钾排出,以有效防止高钾血症发生。对已有高钾血症的患者,除限制钾摄入外,还应采取以下各项措施:①积极纠正酸中毒,必要时(血钾>6mmol/L)可静滴碳酸氢钠。②给予袢利尿剂,最好静脉或肌肉注射呋塞米或布美他尼。③应用葡萄糖-胰岛素溶液输入。④口服聚磺苯乙烯,以聚苯乙烯磺酸钙更为适用,因为离子交换过程中只释放出钙,不释放出钠,不致增加钠负荷。⑤对严重高钾血症(血钾>6.5mmol/L),且伴有少尿、利尿效果欠佳者,应及时给予血液透析治疗。

2.高血压的治疗

对高血压进行及时、合理的治疗,不仅是为了控制高血压的某些症状,而且是为了积极主动地保护靶器官(心、肾、脑等)。血管紧张素转化酶抑制剂(ACEI)、血管紧张素 II 受体拮抗剂(ARB)、钙通道拮抗剂、袢利尿剂、β 阻滞剂、血管扩张剂等均可应用,以 ACEI、ARB、钙拮抗剂的应用较为广泛。透析前 CRF 患者的血压应<130/80mmHg,维持透析患者血压一般不超过 140/90mmHg 即可。

3.贫血的治疗和红细胞生成刺激剂(ESA)的应用

当血红蛋白(Hb)<110g/L 或血细胞比容(Hct)<33%时,应检查贫血原因。若有缺铁,应予补铁治疗,必要时可应用 ESA 治疗,包括人类重组红细胞生成素(rHuEPO)、达依泊丁等,直至 Hb 上升至 110～120g/L。

4.低钙血症、高磷血症和肾性骨病的治疗

当 GFR<50mL/min 后,即应适当限制磷摄入量(<800～1000mg/d)。当 GFR<30mL/min 时,在限制磷摄入的同时,需应用磷结合剂口服,以碳酸钙、枸橼酸钙较好。对明显高磷血症[血清磷>2.26mmol/L(7mg/dL)]或血清 Ca、P 乘积>65(mg^2/dL^2)者,则应暂停应用钙剂,以防转移性钙化的加重。此时可考虑短期服用氢氧化铝制剂或司维拉姆,待 Ca、P 乘积<65(mg^2/dL^2)时,再服用钙剂。对明显低钙血症患者,可口服 1,25-$(OH)_2D_3$(钙三醇);连服2～4 周后,如血钙水平和症状无改善,可增加用量。治疗中均需要监测血 Ca、P、PTH 浓度,使透析前 CRF 患者血 IPTH 保持在 35～110pg/mL;使透析患者血钙磷乘积<55mg^2/dL^2($4.52mmol^2/L^2$),血 PTH 保持在 150～300pg/mL。

5.防治感染

平时应注意防止感冒,预防各种病原体的感染。抗生素的选择和应用原则,与一般感染相同,唯剂量要调整。在疗效相近的情况下,应选用肾毒性最小的药物。

6.高脂血症的治疗

透析前 CRF 患者与一般高血脂者治疗原则相同,应积极治疗。但对维持透析患者,高脂血症的标准宜放宽,如血胆固醇水平保持在 6.5～7.7mmol/L(250～300mg/dL),血甘油三酯水平保持在 1.7～2.2mmol/L(150～200mg/dL)为好。

7.口服吸附疗法和导泻疗法

口服吸附疗法(口服氧化淀粉或活性炭制剂)、导泻疗法(口服大黄制剂)、结肠透析等,均可利用胃肠道途径增加尿毒症毒素的排出。上述疗法主要应用于透析前 CRF 患者,对减轻患者氮质血症起到一定辅助作用。

8.其他

(1)糖尿病肾衰竭患者。随着 GFR 不断下降,必须相应调整胰岛素用量,一般应逐渐减少。

(2)高尿酸血症。通常不需治疗,但若有痛风,则予以别嘌醇。

(3)皮肤瘙痒。外用乳化油剂,口服抗组胺药物,控制高磷血症及强化透析或高通量透析,对部分患者有效。

(三)尿毒症期的替代治疗

当 CRF 患者 GFR 6～10mL/min(血肌酐>707μmol/L)并有明显尿毒症临床表现,经治疗不能解时,则应让患者做好思想准备,进行透析治疗。糖尿病肾病可适当提前(GFR 10～15mL/min)安排透析。

1.透析治疗

(1)血液透析。应预先给患者作动静脉内瘘(位置一般在前臂),内瘘成熟至少需要 4 周,最好等候 8～12 周后再开始穿刺。血透治疗一般每周 3 次,每次 4～6h。在开始血液透析 6

周内,尿毒症症状逐渐好转。如能坚持合理的透析,大多数血透患者的生活质量显著改善,不少患者能存活 15～20 年甚或更长。

(2)腹膜透析。持续性不卧床腹膜透析疗法(CAPD)应用腹膜的滤过与透析作用,持续地对尿毒症毒素进行清除,设备简单,操作方便,安全有效。将医用硅胶管长期植入腹腔内,应用此管将透析液输入腹腔,每次 1.5～2L,6h 交换 1 次,每天交换 4 次。CAPD 对尿毒症的疗效与血液透析相似,但在残存肾功能与心血管的保护方面优于血透,且费用也相对较低。CAPD 的装置和操作近年已有显著改进,腹膜炎等并发症已大为减少。CAPD 尤其适用于老人、有心血管合并症的患者、糖尿病患者、小儿患者或作动静脉内瘘有困难者。

2.肾移植

患者通常应先作一个时期透析,待病情稳定并符合有关条件后,则可考虑进行肾移植术。成功的肾移植可恢复正常的肾功能(包括内分泌和代谢功能),使患者几乎完全康复。移植肾可由尸体或亲属供肾(由兄弟姐妹或父母供肾),亲属肾移植的效果更好。要在 ABO 血型配型和 HLA 配型合适的基础上,选择供肾者。肾移植需长期使用免疫抑制剂,以防治排斥反应,常用的药物为糖皮质激素、环孢素、硫唑嘌呤和(或)麦考酚吗乙酯(MMF)等。近年肾移植的疗效显著改善,移植肾的 1 年存活率约为 85%,5 年存活率约为 60%。HLA 配型佳者,移植肾的存活时间较长。

第六节 尿路感染

尿路感染(UTI),简称尿感,是指病原体侵犯尿路黏膜或组织引起的尿路炎症。根据感染部位,尿路感染可分为上尿路感染和下尿路感染。前者为肾盂肾炎,后者主要为膀胱炎。根据有无基础疾病,尿路感染还可分为复杂性尿感和非复杂性尿感。

一、病因

尿路感染 95% 以上是由单一细菌引起的。其中 90% 的门诊患者和 50% 左右的住院患者,其病原菌是大肠埃希杆菌,此菌血清分型可达 140 多种,致尿感型大肠埃希杆菌与患者粪便中分离出来的大肠埃希杆菌属同一种菌型,多见于无症状菌尿或无并发症的尿感;变形杆菌、产气杆菌、克雷白肺炎杆菌、铜绿假单胞菌、粪链球菌等见于再感染、留置导尿管、有并发症之尿感者;白色念珠菌、新型隐球菌感染多见于糖尿病及使用糖皮质激素和免疫抑制药的患者及肾移植后;金黄色葡萄球菌多见于皮肤创伤及吸毒者引起的菌血症和败血症;病毒、支原体感染虽属少见,近年来有逐渐增多趋向。多种细菌感染见于留置导尿管、神经源性膀胱结石、先天性畸形和阴道、肠道、尿道瘘等。

二、临床表现

(一)膀胱炎

即通常所指的下尿路感染。成年妇女膀胱炎主要表现是尿路刺激,即尿频、尿急、尿痛,白细胞尿,偶可有血尿,甚至肉眼血尿,膀胱区可有不适。一般无明显的全身感染症状,但少数患者可有腰痛,低热(一般不超过 38℃),血白细胞计数常不增高。约 30％以上的膀胱炎为自限性,可在 7～10d 内自愈。

(二)急性肾盂肾炎

表现包括以下两组症状群:①泌尿系统症状:包括尿频、尿急、尿痛等膀胱刺激征,腰痛和(或)下腹部痛;②全身感染的症状:如寒战、发热、头痛、恶心、呕吐、食欲不振等,常伴有血白细胞计数升高和血沉增快。一般无高血压和氮质血症。

(三)慢性肾盂肾炎

慢性肾盂肾炎的病程经过很隐蔽。临床表现分为以下三类。①尿路感染表现:仅少数患者可间歇发生症状性肾盂肾炎,但更为常见的表现为间歇性无症状细菌尿,和(或)间歇性尿急、尿频等下尿路感染症状,腰腹不适和(或)间歇性低热。②慢性间质性肾炎表现,如高血压、多尿、夜尿增加,易发生脱水。③慢性肾脏病的相关表现。

(四)不典型尿路感染

(1)以全身急性感染症状为主要表现,而尿路局部症状不明显。

(2)尿路症状不明显,而主要表现为急性腹痛和胃肠道功能紊乱的症状。

(3)以血尿、轻度发热和腰痛等为主要表现。

(4)无明显的尿路症状,仅表现为背痛或腰痛。

(5)少数人表现为肾绞痛、血尿。

(6)完全无临床症状,但尿细菌定量培养,菌落≥10^5/mL。

三、诊断

(一)尿培养、菌落计数

当患者满足下列条件之一者,可确诊为尿感。

(1)典型尿路感染症状＋脓尿(离心后尿沉渣镜检白细胞＞5 个/Hp)＋尿亚硝酸盐实验阳性。

(2)清洁离心中段尿沉渣白细胞数或有尿路感染症状者＞10 个/Hp。

(3)有尿路感染症状者＋正规清晨清洁中段尿细菌定量培养,菌落数≥10^5/mL,且连续两次尿细菌计数≥10^5/mL,两次的细菌及亚型相同者。

(4)作膀胱穿刺尿培养,如细菌阳性(不论菌数多少)。

(5)典型尿路感染症状,治疗前清晨清洁中段尿离心尿沉渣革兰染色找细菌,细菌计数＞1 个/油镜视野。

(二)慢性肾盂肾炎

X 线静脉肾盂造影(IVP)见到局灶、粗糙的皮质瘢痕,伴有附属的肾乳头收缩及肾盏扩张和变钝等征象可确诊。

四、治疗

(一)女性非复杂性急性尿路感染

1.急性膀胱炎治疗方案

建议采用三日疗法治疗,即口服复方磺胺甲基异恶唑;或氧氟沙星;或左氧氟沙星。由于单剂量疗法的疗效不如三日疗法好,目前,不再推荐使用。对于致病菌对磺胺甲基异恶唑耐药率高达 10%～20% 的地区,可采用呋喃妥因治疗。

2.急性肾盂肾炎治疗方案

建议使用抗生素治疗 14d,对于轻症急性肾盂肾炎患者使用高效抗生素疗程可缩短至 7d。对于轻症状病例,可采用口服喹诺酮类药物治疗,如果致病菌对复方磺胺甲基异恶唑敏感,也可口服此药物治疗。如果致病菌是革兰阳性菌,可以单用阿莫西林或阿莫西林/克拉维酸钾治疗。对于重症病例或不能口服药物者,应该住院治疗,静脉使用喹诺酮类药物或广谱的头孢类抗生素治疗,对于 β 内酰胺类抗生素和喹诺酮类抗生素耐药者,可选用氨曲南治疗;如果致病菌是革兰阳性球菌,可使用氨苄西林/舒巴坦钠,必要时可联合用药治疗。若病情好转,可参考尿培养结果选用敏感的抗生素口服治疗。在用药期间的方案调整和随访很重要,应每 1～2 周作尿培养,以观察尿菌是否阴转。在疗程结束时及停药后第 2、第 6 周应分别作尿细菌定量培养,以后最好能每月复查 1 次,共 1 年。

3.复杂性急性肾盂肾炎

由于存在各种基础疾病,复杂性急性肾盂肾炎易出现肾脏皮髓质脓肿、肾周脓肿及肾乳头坏死等严重并发症。这类患者需要住院治疗。首先应该及时有效控制糖尿病,尿路梗塞等基础疾病,必要时需要与泌尿外科等相关专业医生共同治疗,否则,单纯使用抗生素治疗很难治愈本病。其次,根据经验静脉使用广谱抗生素治疗。在用药期间,应该及时根据病情变化和(或)细菌药物敏感试验结果调整治疗方案,部分患者尚需要联合用药,疗程至少为 10～14d。

(二)男性膀胱炎

所有男性膀胱炎患者均应该除外前列腺炎。对于非复杂性急性膀胱炎可口服复方磺胺甲基异恶唑或喹诺酮类药物治疗,剂量同女性患者,但疗程需要 7d;而对于复杂性急性膀胱炎患者可口服环丙沙星,或左氧氟沙星,连续治疗 7～14d。

(三)妊娠期尿感

1.无症状性细菌尿

妊娠期间无症状性细菌尿发生率高达 2%～7%,常发生于妊娠的第一个月,其中多达 40% 病例可在妊娠期出现急性肾盂肾炎,因此建议在妊娠早期应该常规对孕妇进行尿培养检查,以便及时发现无症状性细菌尿患者。目前建议对于这类患者应该采取抗感染治疗。

2.急性肾盂肾炎

必须主要静脉使用抗生素治疗,在正常后 48h 或临床症状明显改善后,可改为口服抗生素治疗。可先采取经验型治疗,使用头孢曲松,然后根据尿细菌培养结果调整治疗方案,总疗程为 10～14d。

(四)无症状性细菌尿

对于绝经前女性、非妊娠患者、糖尿病患者、老年人、脊髓损伤及留置导尿管的无症状性细菌尿的患者不需要治疗。然而,对于经尿道行前列腺手术或其他可能导致尿路黏膜出血的泌尿外科手术或检查的无症状性细菌尿患者,应该根据细菌培养结果采取敏感抗生素治疗。

(五)导尿管相关的尿路感染

尿道相关性无症状性细菌尿不需要使用抗生素治疗；拔除导尿管后 48h 仍有无症状性细菌尿的女性患者，则应该根据尿培养结果使用敏感抗生素治疗 14d。

第七节　急性间质性肾炎

间质性肾炎是由多种病因引起、发病机制各异、以肾小管间质炎症损伤为主的一组疾病。肾间质炎症与肾小管的损害一同发生，受累的肾小管在结构和功能上也常有明显改变。间质性肾炎又称为肾小管间质肾炎(TIN)。病变主要侵犯肾小管和肾间质；临床上以肾小管功能障碍为其突出表现。依据发病因素、急、慢程度及肾小管间质炎症的病理特点大体分为：急性间质性肾炎(AIN)和慢性间质性肾炎(CIN)。

急性间质性肾炎(AIN)是以急性肾小管间质炎症为基本特征的一组肾脏疾病，以肾间质水肿、炎性细胞浸润为主，肾小球、肾血管一般无受累或相对较轻，可由多种病因引起，临床通常表现为短时间内出现急性肾衰竭，既往无任何症状。

一、流行病学

由于病因、发病地区、患者群的不同，各类肾小管间质肾炎(TIN)的发病率存在较大差异。北京大学第一医院对肾内科成人肾活检病理资料的疾病构成分析显示，在 20 世纪 90 年代初，肾小管间质肾炎(TIN)占 2.8%，而至 21 世纪初该比例增加到 7.9%，显示近年来此类疾病的发生呈增多趋势。据文献报告，AIN 在肾活检的占 2%～3%，并以每年 1%～4% 的速度递增，占急性肾衰的 6.5%～15%，可发生在任何年龄，但多见于老人。

二、病因与发病机制

(一)病因

AIN 的病因多样，大致有药物过敏、感染相关、肾移植急性排异反应、系统性疾病等；此外，特发性 AIN 病因尚不完全清楚，但目前已经明确其中部分发病与病毒感染有关。另外与毒物、应用药物有关。

1.药物过敏

(1)抗生素：以 β-内酰胺类抗生素(如青霉素族、头孢菌素族等)、氨基糖苷类、两性霉素 B 为多见。

(2)非甾体类消炎药：包括阿司匹林、布洛芬、吲哚美辛(消炎痛)、萘普生、萘丁美酮(萘普酮)、双氯芬酸等。以及止痛剂、抗惊厥药、利尿剂、质子泵抑制剂等其他药物。

(3)重金属盐：如接触镉、锂、铝、金、铍等。

(4)化学毒物或生物毒素：如四氯化碳、四氯乙烯、甲醇、乙二醇、煤酚、亚硝基脲或蛇毒、鱼胆毒、蜂毒、蕈毒等中毒史。

2.感染

可引起感染相关 AIN 的致病微生物包括细菌(军团杆菌、伤寒杆菌等)、病毒(汉坦病毒、

EB 病毒、巨细胞病毒)、支原体(肺炎支原体)、衣原体、立克次体、螺旋体(梅毒螺旋体、钩端螺旋体)、寄生虫等。

3.特发性 AIN

病因不清,其中约 1/3 的患者并发眼前葡萄膜炎,又被称为肾小管间质性肾炎-眼色素膜炎综合征。

4.多种系统性疾病

系统性红斑狼疮、干燥综合征、各种免疫球蛋白病等均可伴发的 AIN,恶性肿瘤可因肿瘤抗原诱发免疫反应而致 AIN。

5.肾移植急性排异

部分急性排异反应也与免疫反应致病有关。

(二)发病机制

主要为细胞介导的免疫反应,其次是抗体介导的免疫反应。感染致病原微生物或其毒素可通过直接侵袭肾脏引起肾间质的化脓性炎症,进而导致肾间质组织结构的破坏。前列腺等肾以下尿路导致梗阻性肾病。放射性辐射对肾小管及间质直接损伤并导致微循环障碍。其中免疫反应过程如下。

1.免疫识别期

即抗原表达、加工和呈递过程。

2.整合调节期

即免疫反应启动后,有内源性或外源性调节物质抑制或强化相应的免疫反应。

3.效应作用期

即通过抗原特异性 T 细胞介导的巨噬细胞活化和 NK 细胞引起肾小管间质损伤。另外不同性质的毒物可通过不同的机制导致细胞损伤。

三、病理检查

肾活检病理检查是本病的确诊金标准。病理光镜检查,典型病变为肾间质水肿,弥漫性淋巴细胞及单核细胞浸润,可伴有数量不等的嗜酸性粒细胞浸润,有时可见散在的上皮细胞性肉芽肿形成。肾小管上皮细胞呈退行性变,而肾小球及肾血管正常。免疫荧光检查一般均为阴性,但由甲氧苯青霉素引起者有时可见 IgG 及 C3 沿肾小球基底膜呈线样沉积。电镜检查在部分非甾类抗炎药引起者可见肾小球脏层上皮细胞足突融合表现。

四、临床表现

(一)症状

药物过敏引起的 AIN,常同时具有全身过敏表现,躯干和四肢近端皮疹,以斑丘疹为主,伴发热及外周血嗜酸性粒细胞计数增多,部分患者可出现血尿、关节痛、淋巴结肿大等;特发性 AIN 的特异性表现,表现为反复发作性"红眼病",患者可伴有程度不等的发热、皮疹、肌炎或乏力、食欲减退、体重减轻等症状,部分可见骨髓、淋巴结的肉芽肿病变;感染性 AIN 常伴有其他系统感染和(或)肾内感染的原发病;自身免疫性疾病引起的 AIN 伴有前驱的自身免疫性疾病。AIN 肾损害的表现主要是迅速发生的肾小球滤过率(GFR)下降,急性肾衰竭症状。

(二)实验室及影像学检查

1.实验室检查

(1)尿液检查：一般为少量小分子蛋白尿,尿蛋白定量多在 0.5～1.5g/24h,极少＞2.0g/24h;可有肉眼或血尿镜下血尿、白细胞及管型尿,偶可见嗜酸性粒细胞。伴有明显肾小管功能损害,出现肾性糖尿、低渗透压尿,有时可有远端或肾小管酸中毒,偶见范可尼综合征(Fanconi 综合征)。

(2)血液检查:少数患者可见外周血嗜酸性粒细胞比例升高,血清 IgE 增高或抗 TBM 抗体阳性。特发性 AIN 患者在病变活动时可有贫血、血沉增快、C 反应蛋白阳性和蛋白电泳时γ-球蛋白增高等异常。肾功能损伤可见血肌酐及尿素氮升高。

(三)影像学检查

彩超等检查显示双肾体积增大或正常。

五、诊断及鉴别诊断

(一)诊断

对于任何不明原因的急性肾衰竭都应考虑 AIN,典型的药物过敏性 AIN 病例可根据近期用药史、药物过敏表现、尿检异常和肾功能急剧下降(肾小管功能异常显著)做出临床诊断;感染性 AIN 有发热及机体或局部感染症状;系统性疾病引起的 AIN 可伴有系统性或自身免疫性疾病表现。病理检查对确诊有重要意义。除感染相关性 AIN 外,其他类型均应积极行肾穿刺病理检查。

(二)鉴别诊断

1.肾小球疾病

许多肾小球疾病如急进性肾小球肾炎、肾血管炎等均可出现 GFR 迅速下降的临床表现,需依据伴随症状、病史、用药接触史等多方面分析。AIN 肾脏影像学检查超声显示肾脏增大,与肾小球疾病不同,但仅依据临床表现及化验检查很难鉴别,需行肾活检给予鉴别明确诊断。

2.急性肾小管坏死

实验室检查尿常规急性肾小管坏死无血尿、蛋白尿表现,但临床症状难以区分,肾活检是唯一确诊手段。

六、治疗

(一)治疗原则

去除病因、停用可疑药物、促进肾功能恢复以及防治并发症。

(二)病因治疗

针对引起 AIN 的不同病因进行相应的处理。对药物过敏性 AIN 一旦临床诊断确立,应立即停用可疑致病药物。若无法确定致病药物时,应及时停用所有的可疑药物。对于其他原因引起的 AIN,可针对不同的情况进行针对性的治疗,如治疗感染和治疗原发病等。

(三)对症治疗

给予加强营养支持及对症治疗,维持水、电解质及酸碱平衡,合理给予蛋白质、热量、维生素等。存在高分解代谢状态下给予 35kcal/(kg·d)高热量补充,葡萄糖摄入为 4～5g/(kg·d)。未行血液透析治疗的给予低蛋白饮食,蛋白质摄入 0.6～1.0g/(kg·d),行血液透析治疗的高分解代谢者给予蛋白质摄入增加为 $1.0\sim1.5g/(kg\cdot d)$，均为优质蛋白(富含必需氨基酸)。

(四)激素治疗

在 AIN 早中期,可给予肾上腺糖皮质激素治疗。4～6 周的糖皮质激素治疗可使药物过敏性 AIN 患者的肾功能恢复加快,尤其是肾间质弥漫的炎症细胞浸润、肾功能急剧恶化者,或肉芽肿性间质性肾炎患者。一般可予口服泼尼松,30～40mg/d,病情好转即逐渐减量,大多数可以应用 4～6 周后停用,通常不超过 3 个月。在肾间质病变严重、伴有肉芽肿且肾功能急剧恶化的情况下,可考虑静脉给予甲泼尼龙 0.5g/d 静滴进行冲击治疗,2～4d 后改为泼尼松口服继续治疗。特发性 AIN 也是应用糖皮质激素治疗的指征,激素治疗不仅促进肾功能恢复、预防或减少肾间质纤维化,并可改善眼色素膜炎。

(五)血液净化治疗

对严重急性肾衰竭(尤其是少尿型)具有透析治疗指征时,应尽快给予血液净化治疗,一般为血液透析,个别特殊情况下可考虑连续肾替代治疗(CRRT),以帮助患者度过危险期。

七、预后

AIN 诊断明确、及时有效积极治疗大多数患者预后良好。肾小球滤过功能常先恢复正常,在数月内肾小管功能可逐渐恢复正常。但少数重症患者肾小球滤过功能常难以完全恢复,而转变为慢性肾衰竭。

第八节　慢性间质性肾炎

慢性间质性肾炎(CIN)常为隐匿、慢性起病。是以慢性肾小管间质性损害为主的肾间质疾病,主要为纤维化组织增生,肾小管萎缩,起病初期可无肾小球和血管受累,晚期则有不同程度肾小球硬化。临床以肾小管功能障碍为主,表现为尿浓缩功能障碍、肾小管酸中毒或范可尼(Fanconi)综合征、低钾血症等,罕见水肿、大量蛋白尿和高血压,晚期表现为 GFR 下降。CIN 可由 AIN 演变而来,也可无急性炎症过程。

一、流行病学

慢性间质性肾炎(CIN)可发生在任何年龄,且男性偏多,成人多见,儿童较少见。在一组老年肾功能不全患者的调查中,原发病为 CIN 患者占 9.5%。

二、病因与发病机制

(一)病因

(1)梗阻性肾病:半数以上间质性肾炎的原发性病因为肾乳头部位以下尿路梗阻。

(2)镇痛药物滥用、长期应用镇痛药物、锂剂引起的肾脏损害。

(3)慢性(非梗阻性)肾盂肾炎:肾脏细菌感染引起的慢性进行性肾盂肾炎致肾间质损伤。

(4)免疫性间质性肾病:间质及其有关结构的免疫性损伤,可促发慢性肾脏间质性疾病。

(5)免疫抑制剂:如长期应用环孢素、顺铂等。

(6)中药：含有马兜铃酸中药：马兜铃、关木通、防己等，如长期应用龙胆泻肝丸、冠心苏合丸等。

(7)系统性疾病：系统性红斑狼疮、干燥综合征、IgA 肾病、淀粉样变。

(8)肾移植急性排异：部分急性排异反应也与免疫反应致病有关。

(9)重金属盐：长期接触镉、铅、铜、汞等。

(10)遗传性疾病：多囊肾、耳－眼－肾综合征(Alport 综合征)。

(11)代谢性疾病：高钙血症、高尿酸血症等。

(12)巴尔干肾病，本病是一慢性进行性间质性疾病，发病隐袭，病因不明，病例局限于多瑙河流域。

(13)特发性间质性肾炎：约 10% 有间质性肾炎的患者查不到致病原因。

(二)发病机制

各种原因引起肾小管间质损伤，包括微血管损伤、肾小管细胞损伤、炎症细胞相互作用、成纤维细胞表现型的变化、肾小管细胞和(或)成纤维细胞相互作用，使肾小管萎缩、间质纤维化、间质浸润等。慢性肾小管损伤，释放生长因子和细胞因子，致使细胞成分合成与降解失调，出现肾小管萎缩。生长因子和细胞因子使间质成纤维细胞增殖，细胞外基质沉积增加，形成间质纤维化。释放的生长因子和细胞因子具有化学吸引作用，使细胞浸润及浸润细胞增殖。肾小管萎缩、间质纤维化、间质浸润及管周毛细血管病变都可导致球后毛细血管腔闭塞，结果是继发性肾小球毛细血管压力升高，肾功能进行性丧失。

三、病理

肾脏外观体积变小、萎缩。由毒素、代谢性疾病和遗传性疾病导致的 CIN 为对称性双侧疾病。由其他病因引起的 CIN 肾脏瘢痕可不均等和仅累及一侧肾脏。可伴有肾乳头损害，肾盂扩张和皮质表面瘢痕。组织学上肾小球表现多样，可从正常至完全损坏。小管可能消失或萎缩，光镜下显示肾皮质明显萎缩，典型的慢性间质性肾炎病理表现以肾间质纤维化、间质单个核细胞浸润和肾小管萎缩为主要特征，即弥漫性肾小管萎缩及间质纤维化，伴有弥漫或多灶状淋巴细胞和单核细胞浸润。镇痛剂性肾病典型征象为肾髓质损伤，肾乳头坏死。

四、临床表现

(一)症状

当肾小管功能损伤，临床尿浓缩功能减低，表现为不同程度烦渴、多尿或夜尿增多，并伴有不同程度的食欲缺乏、乏力、消瘦等非特异症状。一些病例可无任何临床症状，部分患者只在体检或因其他疾病就诊时发现轻度尿改变、肾功能减退、贫血、肾性骨病，经询问病史可发现用药史或理化因素接触史而怀疑本病。慢性间质性肾炎可波及肾小球和血管，早期为内生肌酐清除率下降，逐渐出现血肌酐升高。晚期肾小球和血管受累严重致 GFR 下降出现慢性肾功能不全的症状，如恶心、呕吐、厌食和贫血，且贫血的严重程度与肾功能减退的程度不成比例。约一半患者发生高血压，但程度往往不及肾小球肾炎引起的高血压严重。一般无水肿。

(二)实验室及影像检查

1.尿液检查

尿常规表现为轻度蛋白尿，一般为少量小分子蛋白尿，尿蛋白定量多在 0.5~1.5g/24h；尿沉渣检查可有镜下血尿、白细胞及管型尿,偶可见嗜酸性粒细胞。可出现低比重尿、糖尿、氨基酸尿、磷酸盐尿、碱性尿(pH>5.5)。尿 N-乙酰-β-D 氨基葡萄糖苷酶(NAG)、尿 β_2-微球蛋白(β_2-MG)、Tamm-Horsfall 蛋白升高。

2.血液检查

慢性间质性肾炎贫血发生率高且程度较重,常为正细胞正色素性贫血。部分患者可有低钾血症、低钠血症、低磷血症、高钾或低钾血症、高氯性代谢性酸中毒等表现。血尿酸常正常或轻度升高;特发性间质性肾炎可有贫血、嗜酸性粒细胞增多、血沉快、CRP 及球蛋白升高。晚期患者可因 GFR 下降出现尿素氮(BUN)、血肌酐(SCr)升高。

3.影像学检查

(1)彩超、放射性核素、CT 等影像学检查:通常显示双肾缩小、肾脏轮廓不光整。影像学检查可以判断尿路梗阻、膀胱输尿管反流、肾囊肿等特殊病因。

(2)静脉尿路造影(IVU):可显示止痛剂肾病特征性的肾乳头坏死征象,早期表现为肾盂增宽、肾盏杯口变钝或呈杵状;晚期肾乳头坏死而出现肾盂、肾盏充盈缺损,造影包围肾乳头形成环形影。由于造影剂具有肾小管毒性,因此肾小管损伤时慎用。

五、诊断及鉴别诊断

(一)诊断

本病早期无明显临床表现,须根据病史和临床病理特征进一步明确病因。症状无特异性,需进行全面肾小管功能检查才能明确肾小管间质损害。如为弥漫性肾实质损害,应通过肾活检明确诊断。具有下列临床特征者应考虑慢性间质性肾炎:

1.病史

存在导致慢性间质性肾炎的诱因,如长期服用止痛剂、中药、慢性尿路梗阻等,或有慢性间质性肾炎家族史。

2.临床症状

有肾小管功能障碍,如烦渴、多尿、夜尿增多、肾小管性酸中毒等,或 GFR 下降但无明显高血压、无高尿酸血症等。

3.尿检异常

严重小管功能受损表现为少量小分子蛋白尿(<2.0g/24h)、低比重尿、糖尿、氨基酸尿、磷酸盐尿、碱性尿(pH>5.5)。尿视黄醇结合蛋白(RBP)、溶菌酶、尿 β_2-微球蛋白、N-乙酰-β-D 氨基酸糖苷酶(NAG)升高。

(二)鉴别诊断

慢性肾盂肾炎需结合病史及伴随症状、原发病特征、病理结果综合分析。当慢性肾盂肾炎累及肾小管功能受损时临床表现与 CIN 相似,但两者肾脏病理间质浸润细胞的类型不同,前者光镜下显示成团的泡沫细胞。慢性肾盂肾炎既往有反复感染病史可作为重要判定依据。CIN 进展到后期可出现贫血,GFR 下降时仅通过临床表现难以鉴别,需肾活检病理检查才能明确诊断,但当病理诊断对治疗无指导意义时可不必行肾活检。

六、治疗

(一)治疗原则

临床缺乏良好疗法,关键在于早期确诊、去除病因、保护肾脏功能,避免应用肾损害药物,停用可疑药物。

(二)对症治疗

给予纠正水电解质紊乱、肾性贫血、酸碱及容量失衡、控制感染等对症治疗。对于肾乳头坏死组织堵塞尿路者,应给予解痉、补液及利尿,无效时,手术取出坏死组织。应用冬虫夏草制剂促进肾小管上皮细胞的生长、肾小管再生、提高细胞膜的稳定性、增强肾小管上皮细胞耐受缺氧等作用,对小管间质性肾炎有一定疗效。

(三)控制血压

高血压者应用钙通道阻滞剂(CCB)、血管紧张素转换酶抑制剂(ACEI)类药物。

(四)饮食控制

给予优质低蛋白、限制含嘌呤、含磷饮食。

(五)血液净化治疗

CIN 的自然病程进展各不相同,早期诊断、早期治疗,常可延缓疾病的进展,有时肾功能也可获得某种程度的改善,特别是尿路梗阻的解除。如不能除去病因常导致疾病进展至晚期,GFR 水平相同情况下,本病进展至终末期的速度要比慢性肾小球肾炎缓慢。通过适当地治疗低容量、酸中毒、高血钾或高血压,常可使急剧恶化的肾功能逆转。如病情进展致终末期肾衰可采用血液透析和肾移植疗法。

第九节　透析疗法

一、血液透析

血液透析(HD)是急慢性肾功能衰竭患者肾脏替代治疗方式之一。它通过将体内血液引流至体外,经一个由无数根空心纤维组成的透析器中,血液与含机体浓度相似的电解质溶液(透析液)在一根根空心纤维内外,通过弥散/对流进行物质交换,清除体内的代谢废物、维持电解质和酸碱平衡;同时清除体内过多的水分。

(一)血液透析的原理

1.溶质转运

(1)弥散:是 HD 时清除溶质的主要机制。溶质依靠浓度梯度从高浓度一侧向低浓度侧转运,此现象称为弥散。溶质的弥散转运能源来自溶质的分子或微粒自身的不规则运动(布朗运动)。

(2)对流:溶质伴随溶剂一起通过半透膜的移动,称为对流。溶质和溶剂一起移动,是摩擦力作用的结果。不受溶质分子量和其浓度梯度差的影响,跨膜的动力是膜两侧的静水压差,即所谓溶质牵引作用。

(3)吸附:是通过正负电荷的相互作用或范德华力和透析膜表面的亲水性基团选择性吸附某些蛋白质、毒物及药物(如 β_2 -微球蛋白、补体、炎性介质、内毒素等)。所有透析膜表面均带负电荷,膜表明负电荷量决定了吸附带有异种电荷蛋白的量。在血透过程中,血液中某些异常升高的蛋白质、毒物和药物等选择性地吸附于透析膜表面,使这些致病物质被清除,从而达到治疗的目的。

2.水的转运

(1)超滤定义:液体在静水压力梯度或渗透压梯度作用下通过半透膜的运动称为超滤。透析时,超滤是指水分从血液侧向透析液侧移动;反之,如果水分从透析液侧向血液侧移动,则称为反超滤。

(2)影响超滤的因素。①净水压力梯度:主要来自透析液侧的负压,也可来自血液侧的正压。②渗透压梯度:水分通过半透膜从低浓度侧向高浓度侧移动.称为渗透。其动力是渗透压梯度。当两种溶液被半透膜隔开,且溶液中溶质的颗粒数量不等时,水分向溶质颗粒多的一侧流动.在水分流动的同时也牵引可以透过半透膜的溶质移动。水分移动后,将使膜两侧的溶质浓度相等,渗透超滤也停止。血透时,透析液与血浆基本等渗,因而超滤并不依赖渗透压梯度,而主要由静水压力梯度决定。③跨膜压力:是指血液侧正压和透析液侧负压的绝对值之和。血液侧正压一般用静脉回路侧除泡器内的静脉压来表示。④超滤系数:是指在单位跨膜压下,水通过透析膜的流量,反映了透析器的水通过能力。不同超滤系数值透析器,在相同跨膜压下水的清除量不同。

(二)血液透析设备

血液透析的设备包括血液透析机、水处理及透析器.共同组成血液透析系统。

1.血液透析机

是血液净化治疗中应用最广泛的一种治疗仪器,是一个较为复杂的机电一体化设备,由透析液供给监控装置及体外循环监控装置组成。它包括血泵,是驱动血液体外循环的动力;透析液配置系统;联机配置合适电解质浓度的透析液;容量控制系统,保证进出透析器的液体量达到预定的平衡目标;及各种安全监测系统.包括压力监控、空气监控及漏血监控等。

2.水处理系统

由于一次透析中患者血液要隔着透析膜接触大量透析液(120L),而城市自来水含各种微量元素特别是重金属元素,同时还含一些消毒剂、内毒素及细菌,与血液接触将导致这些物质进入体内。因此自来水需依次经过滤、除铁、软化、活性炭、反渗透处理,只有反渗水方可作为浓缩透析液的稀释用水。而对自来水进行一系列处理的装置即为水处理系统。

3.透析器

也称"人工肾",由一根根化学材料制成的空心纤维组成,而每根空心纤维上分布着无数小孔。透析时血液经空心纤维内而透析液经空心纤维外反向流过,血液/透析液中的一些小分子的溶质及水分即通过空心纤维上的小孔进行交换,交换的最终结果是血液中的尿毒症毒素及一些电解质多余的水分进入透析液中被清除,透析液中一些碳酸氢根及电解质进入血液中。从而达到清除毒素、水分、维持酸碱平衡及内环境稳定的目的。整个空心纤维的总面积即交换面积决定了小分子物质的通过能力,而膜孔径的大小决定了中大分子的通过能力。

4.透析液

透析液由含电解质及碱基的透析浓缩液与反渗水按比例稀释后得到,最终形成与血液电解质浓度接近的溶液,以维持正常电解质水平,同时通过较高的碱基浓度提供碱基给机体,以纠正患者存在的酸中毒。常用的透析液碱基主要为碳酸氢盐,还含少量醋酸。

(三)血管通路

建立和维护良好的血液净化的血管通路,是保证血液净化顺利进行和充分透析的首要条件。血管通路也是长期维持性血液透析患者的"生命线"。根据患者病情的需要和血液净化方式,血管通路分为紧急透析(临时性)的血管通路和维持性(永久性)血管通路。前者主要采用中心静脉留置导管或直接穿刺动脉及静脉,后者为动静脉内瘘或长期中心静脉留置导管。理想的血管通路在血透时应有足够的血流量,穿刺方便,持久耐用,各种并发症少。血管通路设计时应根据患者肾功能衰竭的原发病因、可逆程度、年龄、患者单位及医院条件来选择临时性血管通路还是永久性血管通路等。单纯急性肾功能衰竭或慢性肾功能衰竭基础上急剧恶化,动静脉内瘘未成熟时,都应选择临时性血管通路,可以采用经皮股静脉、锁骨下静脉或颈内静脉留置导管建立血管通路。慢性肾功能衰竭应选择永久性血管通路,可以采用动静脉内瘘或血管移植。当血管条件很差时也可用长期中心静脉留置导管。应当注意在慢性肾功能衰竭患者进入透析前,临床医师要妥善保护两上肢前臂的血管,避免反复穿刺是确保血管通路长期无并发症发生的最重要的前提条件。

(四)适应证和禁忌证

1.适应证

(1)急性肾损伤:凡急性肾损伤合并高分解代谢者(每日血尿素氮 BUN 上升≥10.7mmol/L,血清肌酐 Scr 上升≥176.8μmol/L,血钾上升 1～2mmol/L,HCO_3^- 下降≥2mmol/L)可透析治疗。非高分解代谢者,但符合下述第一项并有任何其他一项者,即可进行透析:①无尿 48h以上;②BUN≥21.4mmol/L;③Scr≥442μmol/L;④血钾≥6.5mmol/L;⑤HCO_3^-<15mmol/L,CO_2结合力≤16.74mmol/L;⑥有明显水肿、肺水肿、恶心、呕吐、嗜睡、躁动或意识障碍;⑦误输异型血或其他原因所致溶血、游离血红蛋白>12.4mmol/L。决定患者是否立即开始肾脏替代治疗,及选择何种方式,不能单凭某项指标,而应综合考虑。

(2)慢性肾功能衰竭:慢性肾功能衰竭血液透析的时机尚无统一标准,由于医疗及经济条件的限制,我国多数患者血液透析开始较晚。透析指证:①内生肌酐清除率 Ccr 10mL/min;②BUN≥28.6mmol/L,或 Scr≥707.2μmol/L;③高钾血症;④代谢性酸中毒;⑤口中有尿毒症气味伴食欲丧失和恶心、呕吐等;⑥慢性充血性心力衰竭、肾性高血压或尿毒症性心包炎用一般治疗无效者;⑦出现尿毒症神经系统症状,如性格改变、不安腿综合征等。开始透析时机时同样需综合各项指标异常及临床症状来做出决定。

(3)急性药物或毒物中毒:凡能够通过透析膜清除的药物及毒物,即分子量小,不与组织蛋白结合,在体内分布较均匀均可采用透析治疗。应在服毒物后 8～12h 内进行,病情危重者可不必等待检查结果即可开始透析治疗。

(4)其他疾病:严重水、电解质及酸解平衡紊乱,一般疗法难以奏效而血液透析有可能有效者。

2.禁忌证

近年来,随着血液透析技术的改进,血液透析已无绝对禁忌证,只有相对禁忌证:①休克或低血压者(收缩压<80mmHg);②严重的心肌病变导致的肺水肿及心力衰竭;③严重心律失常;④有严重出血倾向或脑出血;⑤晚期恶性肿瘤;⑥极度衰竭、临终患者;⑦精神病及不合作者或患者本人和家属拒绝透析者。

(五)方案

血液透析治疗方案取决于残余肾功能、心血管稳定性、蛋白质摄入量、体表面积、工作量、透析器面积和透析液性质、透析方式。国内外各中心采用的透析方式有:适时透析,开始透析时患者几乎没有尿毒症症状;晚期透析,当肾小球滤过率<5mL/min或出现尿毒症症状时才开始透析;递增透析是指当患者每周尿素清除指数(Kt/V)<2.0时开始透析,透析剂量随残余肾功能的逐渐减少而增加;足量透析不考虑患者的残余肾功能,只有达到透析标准就开始足量透析治疗。每周透析有两种方式,一种是日间短时每天透析;另一种为夜间长时每天透析.这种透析方式克服了常规血液透析患者体内溶质水平及水分处于非稳定状态和呈锯齿状的波动。透析频度和时间尚无统一标准,每周总时数有 5h,8h,13.5h 和 15h 不等。临床上所谓透析充分是指在摄入一定量蛋白质情况下,血液透析使血中毒素适量清除,并在透析间期保持较低的水平;通过透析超滤清除透析间期体内增长的水分;透析过程安全平稳,透析后感到舒适,不发生心血管意外及水、电解质、酸碱平衡失调;长期透析的患者日渐康复,并发症少,经济又省时。

(六)并发症

血液透析并发症包括急性并发症与远期并发症。急性并发症是指在透析过程中发生的并发症,发生快,病情重,需急诊处理;远期并发症是在透析相当长一段时间后发生的并发症,起病缓慢.但病情重,危害更大,需加强防治。

1.急性并发症

(1)透析膜破裂。

紧急处理:①一旦发现应立即夹闭透析管路的动脉端和静脉端,丢弃体外循环中血液。②更换新的透析器和透析管路进行透析。③严密监测患者生命体征、症状和体征情况,一旦出现发热、溶血等表现,应采取相应处理措施。

原因:①透析器质量问题。②透析器储存不当,如冬天储存在温度过低的环境中。③透析中因凝血或大量超滤等而导致跨膜压过高。④对于复用透析器,如复用处理和储存不当、复用次数过多也易发生破膜。

预防:①透析前应仔细检查透析器。②透析中严密监测跨膜压,避免出现过高跨膜压。③透析机漏血报警等装置应定期检测,避免发生故障。④透析器复用时应严格进行破膜试验。

(2)体外循环凝血。

原因:寻找体外循环发生凝血的原因是预防以后再次发生及调整抗凝剂用量的重要依据。凝血发生常与不用抗凝剂或抗凝剂用量不足等有关。另外,以下因素易促发凝血。①血流速度过慢。②外周血 Hb 过高。③超滤率过高。④透析中输血、血制品或脂肪乳剂。⑤透析通路再循环过大。⑥使用了管路中补液壶(引起血液暴露于空气、壶内产生血液泡沫或血液发生湍流)。

处理:①轻度凝血,常可通过追加抗凝剂用量,调高血流速度来解决。在治疗中仍应严密检测患者体外循环凝血变化情况,一旦凝血程度加重,应立即回血,更换透析器和管路。②重度凝血,常需立即回血。如凝血重而不能回血,则建议直接丢弃体外循环管路和透析器,不主张强行回血,以免凝血块进入体内发生栓塞。

预防:①透析治疗前全面评估患者凝血状态,合理选择和应用抗凝剂是预防关键。②加强透析中凝血状况的监测,并早期采取措施进行防治,包括压力参数改变、管路和透析器血液颜色变暗、透析器见小黑线、管路小凝血块出现等。③避免透析中输注血液.血制品和脂肪乳等,特别是输注凝血因子。④定期监测血管通路血流量,避免透析中再循环过大。⑤避免透析时血流速度过低。如需调低血流速度,且时间较长,应加大抗凝剂用量。

(3)透析中低血压:透析中低血压是指透析中收缩压下降>20mmHg 或平均动脉压降低 10mmHg 以上,并有低血压症状。其处理程序如下。

紧急处理。对有症状的透析中低血压应立即采取措施处理。①采取头低位。②停止超滤。③补充生理盐水 100mL 或白蛋白溶液等。④上述处理后,如血压好转,则逐步恢复超滤,期间仍应密切监测血压变化;如血压无好转,应再次予以补充生理盐水等扩容治疗,减慢血流速度,并立即寻找原因,对可纠正诱因进行干预。如上述处理后血压仍快速降低.则需应用升压药物治疗,并停止血透,必要时可以转换治疗模式,如单纯超滤、血液滤过或腹膜透析。其中最常采用的技术是单纯超滤与透析治疗结合的序贯治疗。如临床治疗中开始先进行单纯超滤,然后再透析,称为序贯超滤透析;如先行透析,然后再行单纯超滤,称为序贯透析超滤。

积极寻找透析中低血压原因,为紧急处理及以后预防提供依据。常见原因如下。①容量相关性因素:包括超滤速度过快、设定的干体重过低、透析机超滤故障或透析液钠浓度偏低等。②血管收缩功能障碍:包括透析液温度较高、透前应用降压药物、透析中进食、中重度贫血、自主神经功能障碍及采用醋酸盐透析者。③心脏因素:如心脏舒张功能障碍、心律失常、心脏缺血、心脏压塞、心肌梗死等。④其他少见原因:如出血、溶血、空气栓塞、透析器反应、脓毒血症等。

预防:①建议应用带超滤控制系统的血透机。②对于容量相关因素导致的透析低血压患者,应限制透析间期钠盐和水的摄入量,控制透析间期体重增长不超过 5%;重新评估干体重;适当延长每次透析时间(如每次透析延长 30min)等。③与血管功能障碍有关的透析低血压患者,应调整降压药物的剂量和给药时间,如改为透析后用药;避免透析中进食;采用低温透析或梯度钠浓度透析液进行透析;避免应用醋酸盐透析,采用碳酸氢盐透析液进行透析。④心脏因素导致的应积极治疗原发病及可能的诱因。⑤有条件时可应用容量监测装置对患者进行透析中血容量监测,避免超滤速度过快。⑥如透析中低血压反复出现,而上述方法无效,可考虑改变透析方式,如采用单纯超滤、序贯透析和血液滤过.或改为腹膜透析。

(4)肌肉痉挛:肌肉痉挛多出现在每次透析的中后期。一旦出现应首先寻找诱因,然后根据原因采取处理措施,并在以后的透析中采取措施,预防再次发作。

原因:是处理的关键。透析中低血压、低血容量、超滤速度过快及应用低钠透析液治疗等导致肌肉血流灌注降低是引起透析中肌肉痉挛最常见的原因;血电解质紊乱和酸碱失衡也可引起肌肉痉挛,如低镁血症、低钙血症、低钾血症等。

治疗:根据诱发原因酌情采取措施,可快速输注生理盐水100mL、高渗葡萄糖溶液或甘露醇溶液对痉挛肌肉进行外力挤压按摩也有一定疗效。

预防:针对可能的诱发因素,采取措施。①防止透析低血压及透析间期体重增长过多,每次透析间期体重增长不超过干体重的5%。②适当提高透析液钠浓度,采用高钠透析或序贯钠浓度透析。但应注意患者血压及透析间期体重增长。③积极纠正低镁血症.低钙血症和低钾血症等电解质紊乱。④鼓励患者加强肌肉锻炼。

(5)恶心和呕吐。

原因:常见原因有透析低血压、透析失衡综合征、透析器反应、糖尿病导致的胃轻瘫、透析液受污染或电解质成分异常(如高钠、高钙)等。

处理:①对低血压导致者采取紧急处理措施。②在针对病因处理基础上采取对症处理,如应用止吐药。③加强对患者的观察及护理,避免发生误吸事件,尤其是神志欠清者。

预防:针对诱因采取相应预防措施是避免出现恶心呕吐的关键,如采取措施避免透析中低血压发生。

(6)头痛。

原因:常见原因有透析失衡综合征、严重高血压和脑血管意外等。对于长期饮用咖啡者,由于透析中咖啡血浓度降低,也可出现头痛表现。

处理:①明确病因,针对病因进行干预。②如无脑血管意外等颅内器质性病变,可应用对乙酰氨基酚等止痛对症治疗。

预防:针对诱因采取适当措施是预防关键.包括应用低钠透析,避免透析中高血压发生,规律透析等。

(7)胸痛和背痛。

原因:常见原因是心绞痛(心肌缺血),其他原因还有透析中溶血、低血压、空气栓塞、透析失衡综合征、心包炎、胸膜炎等。

处理:在明确病因的基础上采取相应治疗。

预防:应针对胸背疼痛的原因采取相应预防措施。

(8)皮肤瘙痒:是透析患者常见不适症状,有时严重影响患者生活质量。透析治疗会促发或加重症状。

原因:尿毒症患者皮肤瘙痒发病机制尚不完全清楚,与尿毒症本身、透析治疗及钙磷代谢紊乱等有关。其中透析过程中发生的皮肤瘙痒需要考虑与透析器反应等变态反应有关。一些药物或肝病也可诱发皮肤瘙痒。

处理:可采取适当的对症处理措施,包括应用抗组胺药物、外用含镇痛药的皮肤润滑油等。

预防:针对可能的原因采取相应的预防手段,包括控制患者血清钙、磷于适当水平,避免应用一些可能会引起瘙痒的药物,使用生物相容性好的透析器和管路,避免应用对皮肤刺激大的清洁剂,应用一些保湿护肤品以保持皮肤湿度,衣服尽量选用全棉制品等。

(9)失衡综合征:是指发生于透析中或透析后早期,以脑电图异常及全身和神经系统症状为特征的一组病症,轻者可表现为头痛、恶心.呕吐及躁动,重者出现抽搐、意识障碍甚至昏迷。

原因:发病机制是由于血液透析快速清除溶质,导致患者血液溶质浓度快速下降,血浆渗透压下降,血液和脑组织液渗透压差增大,水向脑组织转移,从而引起颅内压增高、颅内 pH 改变。失衡综合征可以发生在任何一次透析过程中,但多见于首次透析、透前血肌酐和血尿素很高、快速清除毒素(如高效透析)等情况。

处理:①轻者仅需减慢血流速度,以减少溶质清除,减轻血浆渗透压和 pH 过度变化。对伴肌肉痉挛者可同时输注高张盐水或高渗葡萄糖,并予相应对症处理。如经上述处理仍无缓解,则提前终止透析。②重者(出现抽搐、意识障碍和昏迷)建议立即终止透析,并做出鉴别诊断,排除脑血管意外,同时予输注甘露醇。之后根据治疗反应予其他相应处理。透析失衡综合征引起的昏迷一般于 24h 内好转。

预防:针对高危人群采取预防措施,是避免发生透析失衡综合征的关键。①首次透析患者:避免短时间内快速清除大量溶质。首次透析血清尿素氮下降控制在 30%～40%。建议采用低效透析方法,包括减慢血流速度、缩短每次透析时间(每次透析时间控制在 2～3h 内)、应用面积小的透析器等。②维持性透析患者:采用钠浓度曲线透析液序贯透析可降低失衡综合征的发生率。另外,规律和充分透析,增加透析频率、缩短每次透析时间等对预防有益。

(10)透析器反应:既往又名"首次使用综合征",但也见于透析器复用患者。临床分为两类:A 型反应(过敏反应型)和 B 型反应。其防治程序分别如下。

A 型反应:主要发病机制为快速的变态反应,常于透析开始后 5min 内发生,少数迟至透析开始后 30min。发病率不到 5 次/10000 透析例次。依据反应轻重可表现为皮肤瘙痒、荨麻疹、咳嗽、喷嚏、流清涕、腹痛、腹泻,甚至呼吸困难、休克、死亡等。一旦考虑为 A 型透析器反应,应立即采取处理措施,并寻找原因,采取预防措施,避免以后再次发生。紧急处理:①立即停止透析,夹闭血路管,丢弃管路和透析器中血液。②予抗组胺药、激素或肾上腺素药物治疗。③如出现呼吸循环障碍,立即予心脏呼吸支持治疗。原因:主要是患者对与血液接触的体外循环管路、透析膜等物质发生变态反应所致,可能的致病因素包括透析膜材料、管路和透析器的消毒剂(如环氧乙烷)、透析器复用的消毒液、透析液受污染、肝素过敏等。另外,有过敏病史及高嗜酸细胞血症、血管紧张素转换酶抑制药(ACEI)应用者,也易出现 A 型反应。预防:依据可能的诱因,采取相应措施。①透析前充分冲洗透析器和管路。②选用蒸汽或 γ 射线消毒透析器和管路。③进行透析器复用。④对于高危人群可于透前应用抗组胺药物,并停用 ACEI。

B 型反应:常于透析开始后 20～60min 出现发病率为 3～5 次/100 透析次。其发作程度常较轻,多表现为胸痛和背痛。原因:透析中出现胸痛和背痛,首先应排除心脏等器质性疾病如心绞痛、心包炎等。如排除后考虑 B 型透析器反应,则应寻找可能的诱因。B 型反应多认为是补体激活所致,与应用新的透析器及生物相容性差的透析器有关。处理:B 型透析器反应多较轻,予鼻导管吸氧及对症处理即可,常不需终止透析。预防:采用透析器复用及选择生物相容性好的透析器可预防部分 B 型透析器反应。

(11)心律失常:多数无症状。其诊疗程序如下:①明确心律失常类型。②找到并纠正诱发因素。常见的诱发因素有血电解质紊乱,如高钾血症或低钾血症、低钙血症等,酸碱失衡如酸中毒,心脏器质性疾病等。③合理应用抗心律失常药物及电复律。对于有症状或一些特殊类型心律失常如频发室性心律失常,需要应用抗心律失常药物,但应用时需考虑肾衰竭导致的药物蓄积。建议在有经验的心脏科医生指导下应用。④严重者需安装起搏器。对于重度心动过缓及潜在致命性心律失常者可安装起搏器。

（12）溶血：表现为胸痛、胸部压迫感、呼吸急促、腹痛、发热、畏寒等。一旦发生应立即寻找原因，并采取措施予以处置。

原因：①血路管相关因素：如狭窄或梗阻等引起对红细胞的机械性损伤。②透析液相关因素：如透析液钠过低，透析液温度过高，透析液受消毒剂、氯胺、漂白粉、铜、锌、甲醛、氟化物、过氧化氢、硝酸盐等污染。③透析中错误输血。

处理：①重者应终止透析，夹闭血路管，丢弃管路中血液。②及时纠正贫血，必要时可输新鲜全血，将 Hb 提高至许可范围。③严密监测血钾，避免发生高钾血症。

预防：①透析中严密监测血路管压力，一旦压力出现异常，应仔细寻找原因，并及时处理。②避免采用过低钠浓度透析及高温透析。③严格监测透析用水和透析液，严格消毒操作，避免透析液污染。

（13）空气栓塞：一旦发现应紧急处理，立即抢救。其处理程序如下。

紧急抢救：①立即夹闭静脉血路管，停止血泵。②采取左侧卧位，并头和胸部低、脚高位。③心肺支持，包括吸纯氧，采用面罩或气管插管。④如空气量较多，有条件者可予右心房或右心室穿刺抽气。

原因：与任何可能导致空气进入管腔部位的连接松开、脱落有关，如动脉穿刺针脱落、管路接口松开或脱落等，另有部分与管路或透析器破损开裂等有关。

预防：空气栓塞一旦发生，死亡率极高。严格遵守血透操作规章操作，避免发生空气栓塞。①做好内瘘针或深静脉插管的固定，透析管路之间、管路与透析器之间的连接。②透析过程中密切观察内瘘针或插管、透析管路连接等有无松动或脱落。③透析结束时不用空气回血。④注意透析机空气报警装置的维护。

（14）发热：透析相关发热可出现在透析中，表现为透析开始后 1～2h 出现；也可出现在透析结束后。一旦血液透析患者出现发热，应首先分析与血液透析有无关系。若由血液透析引起，则应分析原因，并采取相应的防治措施。

原因：①多由致热原进入血液引起，如透析管路和透析器等复用不规范、透析液受污染等。②透析时无菌操作不严，可引起病原体进入血液或原有感染因透析而扩散，而引起发热。③其他少见原因如急性溶血、高温透析等也可出现发热。

处理：①对于出现高热患者，首先予对症处理，包括物理降温、口服退热药等，并适当调低透析液温度。②考虑细菌感染时做血培养，并予抗生素治疗。通常由致热源引起者 24h 内好转，如无好转应考虑是感染引起，应继续寻找病原体证据和抗生素治疗。③考虑非感染引起者，可以应用小剂量糖皮质激素治疗。

预防：①在透析操作、透析管路和透析器复用中应严格规范操作，避免因操作引起致热原污染。②有条件可使用一次性透析器和透析管路。③透析前应充分冲洗透析管路和透析器。④加强透析用水及透析液监测，避免使用受污染的透析液进行透析。

2.远期并发症

（1）心血管并发症。

(2)贫血。

(3)钙磷代谢紊乱与肾性骨病。

(4)透析相关性淀粉样变性。

(5)透析性脑病。

(6)消化系统并发症。

(7)透析相关腹水。

(8)获得性肾囊肿。

(9)免疫缺陷。

(10)营养不良。

(11)继发性高草酸血症。

二、腹膜透析

腹膜透析(PD)是利用人体自身的腹膜作为透析膜的一种透析方式。通过灌入腹腔的透析液与腹膜另一侧的毛细血管内的血浆成分进行溶质和水分的交换,清除体内潴留的代谢产物和过多的水分,同时通过透析液补充机体所必需的物质。通过不断地更新腹透液,达到肾脏替代或支持治疗的目的。

(一)原理

透析疗法是使体液内的成分(溶质或水分)通过半透膜排出体外的治疗方法,透析疗法是救治急、慢性肾功能衰竭的有效治疗方式,一般可分为血液透析和腹膜透析两种。透析疗法中所用的半透膜被称为透析膜。血液透析的透析膜是人工合成的半透膜,存在于血透所使用的透析器中。血液透析时,血液和透析液在透析器中通过透析膜进行水和溶质的交换,以达到血液净化的治疗目的。腹膜透析(PD)是利用人体自身的腹膜作为透析膜的一种透析方式。通过灌入腹腔的透析液与腹膜另一侧的毛细血管内的血浆成分进行溶质和水分的交换,清除体内潴留的代谢产物和过多的水分,同时通过透析液补充机体所必需的物质。通过不断地更新腹透液,达到肾脏替代或支持治疗的目的。腹膜透析治疗的时候,通过腹膜透析导管将腹膜透析液灌进腹腔。腹腔内腹膜的一侧是腹膜毛细血管内含有废物和多余水分的血液,另一侧是腹膜透析液,血液里的废物和多余的水分透过腹膜进入腹透液里。

一段时间后,把含有废物和多余水分的腹膜透析液从腹腔里放出来,再灌进去新的腹膜透析液。这样不断地循环。

(二)发展历程

腹膜透析几乎与血液透析同时正式进入临床,至今已有50多年历史。然而这一技术从诞生之初就面临着腹膜炎的挑战,以至于长期以来被认为是血液透析的辅助和补充。最初只有那些不适合于做血液透析的终末期肾功能衰竭患者,方才考虑做腹膜透析。1979年出现连续不卧床腹膜透析(CAPD)之后,人们对腹膜透析的认识开始逐渐改变,在世界范围内腹膜透析人数逐年增多。特别是进入20世纪90年代以后,腹膜透析技术日趋成熟,腹膜炎已不再是困扰腹膜透析的难题,双袋透析连接装置的引入,使腹膜透析患者可以做到在长达4年的时间内不发生腹膜炎。由此腹膜透析逐渐成为早期透析的最佳选择。自动化腹膜透析和新型腹膜透析液的出现和发展,更使腹膜透析的治疗得到进一步的优化。腹膜透析在终末期肾功能衰竭患者的治疗中占有不可替代的地位,而且将占有越来越重要的地位。

(三)适应证和禁忌证

1.适应证

腹膜透析适用于急、慢性肾衰竭,高容量负荷,电解质或酸碱平衡紊乱,药物和毒物中毒等疾病,以及肝衰竭的辅助治疗。并可进行经腹腔给药、补充营养等。

(1)慢性肾衰竭:老年人、婴幼儿和儿童可优先考虑腹膜透析。腹膜透析不需要建立血管通路,可避免反复血管穿刺给儿童带来的疼痛、恐惧心理。腹膜透析对易合并心血管并发症的老年人心血管功能影响小,因此易被老年人和儿童接受;有心、脑血管疾病史或心血管状态不稳定的可优先考虑腹膜透析;血管条件不佳或反复动静脉造瘘失败的可考虑腹膜透析;凝血功能障碍伴明显出血或出血倾向的可优先考虑腹膜透析;尚存较好的残余肾功能的优先考虑腹膜透析;偏好居家治疗,或需要白天工作、上学者可优先选择腹膜透析;交通不便的农村偏远地区患者可优先考虑腹膜透析。

(2)急性肾衰竭或急性肾损伤:可早期腹膜透析治疗,清除体内代谢废物,纠正水、电解质和酸碱失衡,预防并发症发生,并为后续的药物及营养治疗创造条件。

(3)中毒性疾病:腹膜透析既能清除毒物,又能清除体内潴留的代谢产物及过多水分。尤其对于有血液透析禁忌证或无条件进行血液透析的患者,可选择腹膜透析。

2.禁忌证

慢性持续性或反复发作性腹腔感染或肿瘤广泛腹膜转移导致患者腹膜广泛纤维化、粘连;严重的皮肤病、腹壁广泛感染或腹部大面积烧伤无合适部位置入腹膜透析导管;外科难以修复的疝、脐突出、腹裂、膀胱外翻等难以纠正的机械性问题;严重腹膜缺损;患者精神障碍又无合适助手。

(四)开始时机

肾脏具有强大的储备功能,早期肾损害无明显临床症状,而当临床出现肾脏损害及并发症时,肾脏损害往往难以逆转。任何原因引起的肾脏损害,经过或长或短的一段时间后均会向损害肾功能的方向发展,最终导致终末期肾脏病及许多并发症。因此慢性肾脏病的治疗要重视疾病早期发现、及早干预疾病的进展、有效地预防并发症。即肾脏疾病的一体化治疗。一体化治疗的核心包括以下方面:及时、早期诊断终末期肾病(ESRD),同时进行有关疾病知识的教育和指导;适时开始肾脏替代治疗,保护残余肾功能,延缓病情发展;预防和治疗其并发症。最终达到使 ESRD 患者获得最佳的生活质量和尽可能恢复劳动能力的目的。肾脏替代治疗是其中非常重要的一环。ESRD 患者何时开始肾脏替代治疗以及选择何种肾脏替代治疗方案受到当地经济、社会因素及患者本人等诸多因素影响,难以达到统一的认识。究竟是饮食控制还是早期透析对 ESRD 患者更有利,对延缓肾功能恶化更有效呢?研究表明,当肾功能损害到一定程度,肾小球滤过率下降至 $25\sim50mL/min$ 时,通过减少饮食蛋白质的摄入虽能暂时地减轻肾脏工作负荷,但随之带来另一个问题就是严重的营养不良。随着肾功能的不断恶化,蛋白质和热量的摄入也随之进一步下降,非透析治疗时间越久,肾衰程度越重,营养状态越差的患者,即使透析治疗,其全身状态也很难纠正,预后较差。因此主张 ESRD 患者应尽早行透析治疗。

（五）肾脏替代治疗方案的选择

（1）对残余肾功能的保护优于血液透析。

（2）透析最初的数年内血压及液体控制优于血液透析，有利于心血管系统功能的稳定。

（3）生活质量较高。

（4）贫血的改善优于血液透析。

（5）腹膜透析转移植后肾功能延迟恢复的发生率较低。

（6）血液被污染的机会少。

（7）2～3年内的生存率高于或相同于血液透析。

残余肾功能状态是终末期肾病患者选择腹膜透析的关键.对于残余尿量较多的终末期肾病患者，腹膜透析不仅能充分发挥其透析效能，而且患者的生存质量以及存活率与血液透析患者类似，甚至更优。此外，腹膜透析较血液透析能更长时间地维持残余肾功能状态。但在残余肾功能低下或丧失的患者，其透析效能无法与血液透析相比。其治疗优势人群应定位在有残余肾功能的终末期肾病患者，尤其是间质小管性疾病以及慢性肾衰竭基础上伴有急性肾损伤的患者。终末期肾脏病患者的残余肾功能状态是决定腹膜透析效能及患者生存质量的关键。腹膜透析有其先天的局限性。由于腹膜本身是生物膜，其有限的使用寿命决定了腹膜透析能坚持的时间远远低于血液透析。在腹膜透析的过程中，一旦患者残余肾功能明显下降或丧失、超滤下降或其他原因无法进行充分透析时，可转为腹膜透析/血液透析或血液透析，或接受肾移植。由此可以使患者在整个肾脏替代治疗过程中始终能获得各阶段最佳的治疗效果，始终保持较高的生活质量。腹膜透析、血液透析和肾移植三者并非互相排斥，而是互为补充和支持。应根据患者的具体情况选择个体化的最佳治疗方案。

（六）透析流程

（1）以慢性肾衰竭的患者为例。如果患者有腹膜透析适应证，没有禁忌证，则可以选择腹膜透析治疗。专科医生将向患者或监护人无偏见地介绍血液透析、腹膜透析、肾移植等肾脏替代治疗方法的治疗方式、原理和各自的优缺点并给予中肯的治疗建议。除医疗方面原因外，可由患者自主选择透析方式。

（2）决定行腹膜透析的患者，由医生手术置入腹膜透析导管。置入腹透导管的方法有解剖法置管和腹腔镜法置管。解剖法置管即以常规的外科手术的方法置入腹透管，该方法确切可靠，并发症少，但要求操作者技术娴熟，有一定的外科手术基本功。腹腔镜法可在腹腔镜直视下将腹膜透析导管末端置于膀胱直肠窝或子宫直肠窝。此法简便、安全、创伤小、恢复快，但技术要求较高。不同的医院所用的方法不同，以解剖法置管为主。

（3）置管术后，患者需要在腹膜透析专科护士的指导下逐步学习掌握腹膜透析的操作方法和注意事项。包括：腹透换液的常规操作，如何测量和记录灌入、引流和超滤量，遇到意外情况该如何处理等等。患者还需要在营养师的指导下，根据个人自身的情况，制定合理的饮食计划。

（4）出院后随访：腹膜透析患者多为居家治疗，根据患者的病情和治疗需要进行出院后随访。新开始腹膜透析治疗的患者出院2周或1个月后返回医院首次随访，病情稳定者可每3～4个月随访1次，病情不稳定者随时随访或住院治疗。患者病情突变可以通过电话与腹透中心的专科护士、医生联系,接受远程指导。平时可以通过 QQ 群等平台和病友、护士、医生进行交流和讨论。

(七)腹膜平衡试验

用于评估腹膜透析患者腹膜转运功能的一种半定量的临床检测方法,其基本原理是在一定条件下测得腹膜透析液与血液中肌酐和葡萄糖浓度的比值,据此确定患者腹膜转运的类型。医生会根据患者的腹膜转运类型制定个体化的腹膜透析处方。

(八)并发症

1.非感染相关的并发症

(1)腹膜透析导管功能障碍,如导管移位、导管堵塞等。

(2)腹腔内压力增高所导致的疝、渗漏等。

(3)糖、脂代谢异常。

(4)腹膜功能衰竭。

(5)营养不良、心血管并发症、钙磷代谢紊乱等并发症。

2.感染相关的并发症

包括腹膜透析相关腹膜炎、出口处感染和隧道感染。

(1)腹膜透析:相关腹膜炎指患者在腹膜透析治疗过程中由于接触污染、胃肠道炎症、导管相关感染及医源性操作等原因造成致病原侵入腹腔引起的腹腔内急性感染性炎症。

(2)出口处感染和隧道感染:统称为腹膜透析导管相关感染。导管出口处周围未保持干燥、存在软组织损伤以及细菌定植.导致出口处感染,出现水肿、疼痛、脓性分泌物、周围皮肤红斑、结痂、肉芽组织等。隧道感染是发生于腹膜透析导管皮下隧道周围软组织的感染性炎症,通常伴发于出口处感染。

3.其他

随着腹膜透析技术的不断发展,感染相关并发症的发生率越来越低,与长期腹膜透析相关的非感染并发症则越来越突出,如营养不良、心血管并发症、钙磷代谢紊乱等。

(九)透析相关注意事项

(1)开始腹膜透析后肌酐不下降的原因。腹膜透析与血液透析相比,清除中分子物质更好,而清除小分子物质——比如肌酐,则不如血液透析。但肌酐本身对人体没什么影响,因此腹膜透析患者透析是否充分不是以肌酐是否下降为标准的,而应观察全身情况,如进食状况、皮肤瘙痒情况、精神状况等。

(2)透析不充分的处理办法。透析充分的关键就是机体容量状态的平衡,在此基础上患者才会有全身感觉良好。其次是氮质血症的纠正情况。如果患者的自我感觉良好,精力充沛、食欲好、睡眠好、就说明透析是充分的,如果患者觉得虚弱和疲乏、食欲减退、恶心、眼睑双脚水肿、皮肤瘙痒.则可能透析不充分。除了上述主观的评估方法之外,就是国际公认的 Kt/V 和 Ccr,医生会定期测定这两个指标.以评估患者的透析是否充分。达到透析充分性的标准除了达到足够的尿素、肌酐清除率外,还应包括以下诸多的标准:足够的、较大的分子溶质清除率,达到足够的超滤,维持水和电解质平衡,具有充分的营养,纠正代谢性酸中毒,良好的血压控制,改善贫血,控制钙磷代谢的平衡,控制炎症和心血管疾病的发生。

（3）保持水盐平衡的方法。人体内的水和盐需要保持平衡,肾脏是保持水盐平衡最重要的脏器。慢性肾功能不全的患者,肾脏调节水盐平衡的能力下降,水太多或太少都会让人感到不舒服,特别是会直接增加心脏的负担,甚至威胁生命。因此行腹膜透析后保持水盐的平衡是非常重要的。体内的水多了会出现体重增加、水肿、血压升高、胸闷甚至呼吸困难等表现;水太少了则会出现头晕、口渴、血压下降。水多了则需要限制饮水量,同时需要限制含水分多的食物的摄入;盐的摄入过多会加重水分的潴留,限制盐的摄入对于限制水分摄入也很重要;使用超滤效果好的腹透液可以清除体内过多的水分。

（4）透析后饮食注意:①可多吃的食品:优质动物蛋白(仍应控制),富含 B 族维生素和维生素 C 的食物,含丰富纤维素的食物。②应少吃的食品:避免食用高磷食物,限制盐的摄入,防止体液负荷过重,限制甜食和脂肪的摄入。

第五章　神经系统疾病

第一节　脑　出　血

脑出血是指非外伤性脑实质内出血,是血液从破裂的血管直接进入脑组织的病变。常由高血压合并动脉硬化引起,仅少数为其他因素所致,如动静脉畸形、动脉瘤、原发性或继发性脑肿瘤及血液病等。多数出血发生在大脑半球,其余在脑干和小脑。脑内出血形成的血肿压迫周围脑组织可引起脑水肿、脑疝,脑干受压可造成脑干缺血、坏死以及继发性出血,这些常是脑出血的死亡原因。中医称谓"中风""偏枯""薄厥"等和本病相似。

一、脑出血的相关危险因素

引起脑出血的因素很多,主要有以下几方面。

(一)高血压

高血压是发生脑出血的重要因素,其中收缩压尤为重要。随着收缩压的增高,脑出血的发病率也逐渐增加。体力、精神活动紧张时,血压进一步升高,当压力超过了血管承受的能力,则血管破裂发生脑出血。据报道,有 70%～80% 的脑出血是由高血压所致。

(二)肥胖

肥胖可通过血压因素间接影响脑血管病的发生。研究证实,体重增加血压亦增高。降低体重可减少患高血压病的危险性,每降低体重 1kg 就使收缩压降低 0.3kPa(2.25mmHg),舒张压下降 0.2kPa(1.5mmHg)。超过标准体重 20% 以上的肥胖者,高血压的患病率比正常体重者高 2.9 倍。

(三)食盐过量

食盐过量是高血压的促发因素,从而增加脑出血的机会。食盐是人体不可缺少的物质,但长期多食则有害。有一部分人爱吃咸味较重的食物,这是不良嗜好。研究证实,食盐对血管壁有直接损害作用,可增加血管的敏感性,使血容量增加,血压增高,易于发生脑出血。

(四)其他

如吸烟、酗酒、情绪激动、过度疲劳、性交、便秘、脑力紧张活动、A 型性格等,均是脑出血的促发因素。

二、脑出血的病因与发病机制

引起脑出血的病因,大致可分为两大类,即与高血压有关的脑出血,和非高血压所致的脑出血。高血压病是脑出血最常见、最重要的原因,脑出血患者有高血压者约占 95%。

围绕着脑出血的机制问题已做过大量研究,有许多的说法,目前比较公认的说法是微动脉瘤学说。其形成机制如下:由于长期高血压,血管承受较大的冲击、血流切应力长期作用于脑动脉内膜表面,可造成内皮细胞的损伤、脱落或通透性增加,血压的被动造成湍流,并在动脉分叉部和狭窄后的扩张部出现涡流,导致内膜损伤和动脉粥样硬化,在脑内的穿通动脉中可形成微型动脉瘤。据研究,微型动脉瘤好发于 50 岁以上的人群,主要分布于供应基底节的纹状动脉及脑桥、大脑白质和小脑的动脉(其直径 $100\sim300\mu m$)。微型动脉瘤的产生,是在高血压的持续作用下,导致动脉管壁本身结构改变,动脉壁的强度和弹性降低,引起血管壁薄弱部位向外隆起,而形成囊状的微型动脉瘤。当血压突然升高时,可引起微型动脉瘤的破裂而造成脑出血。非高血压性脑出血,可见于脑血管畸形、脑动脉淀粉样变性、脑瘤卒中、血液病、脑外伤等多种原因。脑血管畸形是较常见的原因,也是年轻人发生脑出血主要原因之一,约占非高血压性脑出血的 1/4。血管畸形以动静脉畸形多见,这些血管形态走行极不规则,常有节段性扩张、弹力纤维不连续、平滑肌发育不良,甚至完全由纤维组织所代替,所以容易破裂出血。脑动脉淀粉样变性,为自发性脑叶出血的常见原因,占脑出血的 5%~10%,是由于血管壁间质的淀粉样变性,血管壁变脆弱所造成的。其他如脑瘤卒中、凝血障碍、再生障碍性贫血、血小板减少性紫癜、血友病、真菌性脑动脉炎、钩端螺旋体病性脑动脉炎、脑外伤等均可造成脑出血,约占 10%。

三、脑出血的临床表现

以 50 岁以上的高血压患者多见,男多于女,可有脑出血或脑梗死发作史。多在清醒、活动时发病,可有情绪激动、用力、气候剧变等诱因。少数病例病前有头痛、动作不便、讲话不清等症状。通常突然起病,在几分钟至数小时达顶峰,表现为突然头痛头晕、恶心、呕吐、偏瘫、抽搐、失语、意识障碍、大小便失禁等症状,此与出血部位、出血量有关。出血部位不同,临床表现也有差异。

临床上常见的出血部位如下。

(一)基底节区出血

约占全部脑出血的 70%,壳核出血最为常见,约占全部出血的 60%。

1.壳核—外囊出血

较为常见。患者几分钟至几小时内昏迷,很快出现对侧偏瘫。出血少可仅有嗜睡和偏瘫。患者说话含糊或失语,头眼偏向健侧。压迫脑干时,昏迷加深,瞳孔散大、固定,呼吸不规则,双侧肌张力增高,Babinski 征阳性。

2.丘脑—内囊出血

丘脑位于间脑的背侧,为一对卵圆形的灰质块。身体各种感觉传导束都从这里经过,所以,丘脑是皮层以下司感觉的"司令部"。当一侧丘脑受刺激时,对侧半身会产生过敏或疼痛。如果一侧丘脑被破坏,则对侧半身深浅感觉障碍。丘脑出血主要因脑膝状体动脉或穿通支破裂引起。若出血量少,患者常常神志清楚或仅有轻度意识障碍。病灶对侧感觉异常,疼痛或感觉丧失,但没有偏瘫。如果出血直接侵及内囊,往往出现偏瘫。大量丘脑出血,则颅内压升高,患者常有头痛、呕吐及昏迷等症状。血肿破入脑室后,腰穿脑脊液为血性。

丘脑出血的眼球运动障碍具有特征。主要为上视障碍,患者双侧眼球向内下方凝视,似乎老看着自己的鼻尖,犹如"落日状"。瞳孔常常缩小,对光反射减弱或消失。血液破入第三脑室后,患者双眼则向偏瘫一侧凝视,这种眼球位置异常和运动障碍是诊断丘脑出血的可靠依据。少数患者因锥体外系受影响,可有病灶对侧不随意运动。丘脑出血的预后与出血灶的大小有关。若出血灶较大,血液穿破到脑室,引起脑干损伤,颅内压升高,发生脑疝时,预后不佳。丘脑出血的死亡率约占50%。

(二)脑桥出血

在脑出血中,原发性脑桥出血占2%～10%,主要是由基底动脉的分支旁正中动脉破裂所致。常见病因是高血压和动脉硬化。少数患者可因脑桥内血管畸形、血液病或肿瘤引起。中老年人多见,多因情绪激动和用力而诱发。本病临床表现多种多样。一般起病突然,迅速进入深昏迷,很快死亡,未能充分暴露神经系统定位体征,而难以诊断。但也有部分患者表现突然头痛(以枕部明显)、头晕、呕吐、眼花、复视、构音障碍、吞咽困难,一侧面部麻木和对侧肢体瘫痪等症状,两眼球向肢体瘫痪侧凝视,或自发性垂直性眼球浮动,眼球向两侧运动不能。当出血波及两侧时,出现两侧面瘫和四肢弛缓性瘫痪。少数为痉挛性瘫痪或呈去脑强直状态,双侧锥体束征阳性。约有1/3的患者,由于脑内交感神经受累,出现双侧瞳孔缩小,呈针尖样瞳孔,此为脑桥出血的特有症状。多数患者体温明显升高,常在40℃以上,此为病变累及脑桥外侧部的下行体温调节纤维所致。由于脑桥被盖中的呼吸中枢受损,所以,80%以上的患者有中枢性呼吸障碍,表现呼吸增快,呼吸减慢,呼吸不规则,陈—施氏呼吸或喘息等。多数患者心率增快,常在120次/min以上。少数患者心率减慢,可慢于60次/min。若体温突然下降,瞳孔散大,则提示生命垂危。当病变位于腹侧且广泛时,患者可出现四肢瘫痪,意识清楚,面无表情,默不作声,以眼球随意上下动作和眼睑睁闭来传递意思等闭锁综合征的表现。

脑桥出血的诊断常较困难,但若出现典型的瞳孔缩小、交叉性瘫痪或四肢瘫痪等脑桥定位特征时,较易诊断。脑桥出血预后很差,多数患者在发病后24h或12h内死亡,少数患者可存活数天。

(三)脑叶出血

即大脑皮质下白质内出血,多由动静脉畸形破裂引起。半数以上病例有高血压病史。出血可发生于额、顶、颞、枕、岛叶的任何部位,但以顶、颞叶出血者较多。脑叶出血后,主要表现头痛、呕吐、抽搐、失语、视野缺损、偏身感觉及运动障碍等。但由于各个脑叶都有自己的特殊神经功能,所以临床表现及其程度,主要取决于出血的部位。

1.额叶出血

以精神障碍为主,并常伴有轻微锥体束损害的症状和体征。主侧半球受损可有运动性失语。

2.颞叶出血

起病时,主要表现为病灶侧剧烈头痛、恶心、呕吐。出血破入蛛网膜下腔后,可出现全头痛、颈项强直,克尼格氏征阳性,临床上很像蛛网膜下腔出血。

3.顶叶出血

主要表现为不均等偏瘫,多为下肢重于上肢及面部,或上下肢瘫重于面部,半身感觉,障碍以及体像障碍、失用症等。

4.枕叶出血

以视野改变为主。主要为同向偏盲。血肿大时,可出现海马沟回疝,表现意识障碍,去大脑强直,双眼下视,瞳孔散大,对光反射消失等脑干受损的症状和体征。

总之,相比起来,脑叶出血有以下特点:①由于脑叶出血不像内囊出血容易累及运动传导束,偏瘫发生率低;②血肿部位距脑室较远,造成颅内高压和脑干受压机会较少,昏迷发生率低;③脑叶出血容易早期破入蛛网膜下腔,脑膜刺激征多;④脑叶出血经过及时治疗,预后较好。

(四)小脑出血

约占全部脑出血的 10%,多由小脑齿状核动脉破裂所致,多数表现突然起病的眩晕、频繁呕吐、枕部头痛、一侧上下肢共济失调而无明显瘫痪是其临床特点,可有眼球震颤,轻症者表现一侧肢体笨拙,步态不稳,共济失调和眼球震颤,无瘫痪。少数呈亚急性进行性,类似小脑占位性病变。重症大量出血者呈迅速进行性颅内压增高,很快进入昏迷。多在 48h 内因枕大孔疝而死亡。暴发型则突然昏迷,在数小时内迅速死亡。

(五)脑室出血

占脑出血的 3%~5%。一般分为原发性和继发性,原发性脑室内出血为脉络丛动脉破裂出血,较为少见。继发性者是由于脑内出血,穿破脑实质流入脑室所致。临床表现为呕吐、多汗、皮肤发紫或苍白。发病后 1~2h 便陷入昏迷、高热、四肢瘫痪或呈强直性抽搐、血压不稳、呼吸不规律等。大量脑室出血常起病急骤,迅速出现昏迷,频繁呕吐,针尖样瞳孔,眼球分离斜视或浮动,四肢弛缓性瘫痪及去脑强直发作等,病情多为严重,预后不良。

四、辅助检查

(一)体格检查

要注意确定有无高血压、严重贫血、红细胞增多症、感染等疾病;详细的神经系统检查有助于定位。

(二)颅脑 CT 检查

可早期对脑出血部位、出血量及继发的脑水肿等做出准确判断,以便及时准确地处理及选择适合的内外科治疗方案。

(三)脑血管多普勒超声检查

用以了解不同脑血管的血流情况及局部血管壁变化情况。

(四)颅脑核磁共振血管造影(MRA)和数字减影血管造影(DSA)

有助于原因不明的患者的病因诊断,但是不为首选。

(五)实验室检查

三大常规、肝肾功能检查以便了解患者其他脏器的功能情况;血脂、血糖检查、血液学检查以便病因诊断。

五、诊断

脑出血是急性脑血管病中一种较常见的和严重的疾病,它的病死率和致残率都较其他急性脑血管病高。因此,在诊断时要详细询问病史,全面体格检查,细致周到地进行分析,力争尽早明确诊断,积极有效地进行治疗。

首先,要掌握脑出血所具有的急性脑血管病一般性特征。其次,还要掌握脑出血自身的特征。急性脑血管病一般性特征:起病急,病程进展快,常在数分钟、数小时或数日内达到高峰。同时,还有明确的定位体征,发病后常在短时间内出现因脑机能损害的局灶性定位体征。此外还有显著的急性脑循环障碍,发病后急剧发生弥漫性、全脑性症状,如意识障碍、颅内高压、内脏功能受损等。根据这些一般性特征,可初步考虑为急性脑血管病。进而,再根据高血压脑出血的具体特征即可确诊。

(一)诊断依据

(1)老年高血压患者,活动用力激动状况下突然出现头痛、呕吐、肢体无力麻木、讲话不清等症状。

(2)伴有神经系统定位损害体征(如偏瘫、偏身感觉障碍、失语、共济失调等)、脑膜刺激征、呼吸脉搏血压等生命体征急剧异常变化,眼底视网膜出血等体征。

(3)颅脑 CT 示脑实质高密度影或腰穿血性脑脊液、压力高。

(二)诊断内容

1.判断有无出血

判定有无脑出血,也就是从临床上鉴别脑出血与脑梗死的可靠方法是头颅 CT 扫描,CT 上表现为高密度,CT 值为 75~80Hu。

2.出血量的估算

出血量估算的方法有很多,适合临床使用的是多田氏公式。根据 CT 影像,计算方法如下:

出血量(mL)=0.5×最大面积长轴(cm)×最大面积短轴(cm)×层面数。

3.CT 检查

可显示血肿部位、大小、形态,是否破入脑室,血肿周围有无低密度水肿带及占位效应、脑组织移位和梗阻性脑积水等。

4.脑出血的病因诊断

脑出血的病因多种多样,要尽可能做出病因诊断,以有利于治疗。下面给出常见病因的诊断线索。

(1)高血压性脑出血:①常见部位是豆状核、丘脑、小脑和脑桥。②急性期极为短暂,出血持续数分钟。③高血压病史。④无外伤、淀粉样血管病等其他出血证据。

(2)脑淀粉样血管病:①老年患者或家族性脑出血的年轻患者。②出血局限于脑叶。③无高血压史。④有反复发作的脑出血病史。⑤确诊靠组织学检查。

(3)抗凝剂导致的脑出血:①长期或大量使用抗凝剂。②出血持续数小时。③脑叶出血。

(4)溶栓剂导致的脑出血:①使用抗凝剂史。②出血位于脑叶或原有的脑梗死病灶附近。

(5)瘤卒中:①脑瘤或全身肿瘤病史。②出血前有较长时间的神经系统局灶症状。③出血位于高血压脑出血的非典型部位。④多发病灶。⑤影像学上早期出血周围水肿和异常增强。

(6)毒品和药物滥用导致的脑出血:①毒品滥用史。②血管造影血管呈串珠样改变。③脑膜活检的组织学证据。④免疫抑制剂有效。

(7)动静脉畸形出血:①发病早,年轻人的脑出血。②遗传性血管畸形史。③脑叶出血。④影像学发现血管异常影像。⑤确诊依据脑血管造影。

六、鉴别诊断

(一)脑梗死

脑出血和脑梗死性质不同,治疗方法也不同,因此,需及早明确诊断。在没有条件进行CT或核磁共振检查的情况下,可按以下几条鉴别。

(1)脑出血患者多有高血压和脑动脉硬化病史,而脑梗死患者多有短暂性脑缺血发作或心脏病史。

(2)脑出血多在情绪激动或用力的情况下发病,脑梗死多在安静休息时发病。

(3)脑出血发病急、进展快,常在数小时内达高峰,发病前多无先兆。而脑梗死进展缓慢,常在1~2d后逐渐加重,发病前常有短暂性脑缺血发作病史。

(4)脑出血患者发病后常有头痛、呕吐、颈项强直等颅内压增高的症状,血压亦高,意识障碍重。脑梗死发病时血压多较正常,亦无头痛、呕吐等症状,神志清醒。

(5)脑出血患者腰穿脑脊液压力高,多为血性,而脑梗死患者脑脊液压力不高,清晰无血。

(6)脑出血患者中枢性呼吸障碍多见,瞳孔常不对称,或双瞳孔缩小,眼球同向偏视、浮动。脑梗死患者中枢性呼吸障碍少见,瞳孔两侧对称,眼球少见偏视、浮动。

个别轻度脑出血患者临床症状轻,与脑梗死相似,两者难以鉴别。而大面积脑梗死患者,出现颅内压增高,意识障碍时,也酷似脑出血,临床上不好区分,要力争尽早做CT扫描检查。脑出血的CT表现为高密度阴影,而脑梗死表现为低密度阴影,两者截然不同。

(二)蛛网膜下腔出血

1.脑出血

(1)中老年人多常见。

(2)病因:高血压,脑动脉硬化,颅脑外伤。

(3)CT表现:可见块状高密度影周围可有水肿。

(4)脑血管造影:可见血管受压移位,小血管可见出血破坏或受压不显影。

(5)死亡率:高。

2.蛛网膜下腔出血

(1)青壮年多常见。

(2)病因:先天性动脉瘤,动静脉畸形,血液病。

(3)CT表现:通常无块状高密度影。

(4)脑血管造影:脑血管造影可见动脉瘤,动静脉畸形等。

(5)死亡率:再出血死亡率高。

七、治疗

脑出血是一种发病迅速,病情极其凶险的疾病,早期积极合理的抢救治疗往往可挽救患者的生命,并可以在最大程度上减少神经功能缺损程度和降低复发率,因此早期的抢救十分重要。

(一)脑出血的急救

(1)安静卧床,尽量减少搬动。呼叫急救车出诊,待病情较为稳定后,立即送医院急救。

(2)脑出血的最初的5min内,对于生命是至关重要的。由于患者舌根后坠易阻塞呼吸道引起窒息。在救护车到来之前,采取措施保证呼吸道通畅:松解衣领,取下义齿,侧卧位,头后仰,便于口腔分泌物自行流出,并及时清除口腔呕吐物,一旦窒息,尽快掏净口腔,进行人工呼吸。

(3)调整血压,对血压较高的脑出血,可用硫酸镁 10mL 深部肌肉注射;神志清楚的给予口服硝苯地平。

(4)如果患者倒在厕所、浴池等狭小场所,要尽快设法移到宽敞的地方。具体做法因地制宜,原则是尽量不要震动头部,保持头部水平位搬运,以免堵住呼吸道。

(5)建立静脉通道,给予生理盐水或乳酸林格液静滴,避免输液过快,避免给予含糖液,因为有增加脑水肿的危险。

(二)内科治疗

(1)内科一般治疗:①一般应卧床休息 2～4 周,避免情绪激动及血压升高。②保持气道通畅、呼吸和循环功能稳定,确定局灶神经功能损伤,注意外部创伤征象,检查是否合并褥疮。③有意识障碍、血氧饱和度下降或有缺氧现象(PO_2＜60mmHg 或 PCO_2＞50mmHg)的患者应给予吸氧。如果仍不能纠正者,辅以机械通气。④昏迷或有吞咽困难者在发病第 2～3 天即应鼻饲。⑤过度烦躁不安的患者可适量用镇静药;便秘者可选用缓泻剂,如通腑合剂,黄角汤等。⑥加强口腔护理,及时吸痰,保持呼吸道通畅;留置导尿时应做膀胱冲洗,昏迷患者可酌情用抗生素预防感染。

(2)全面监护:开放气道,纠正呼吸、循环,观察病情:严密注意患者的意识改变、瞳孔大小、血压、呼吸,有条件时应对昏迷患者进行重症监护。必要时气管插管,呼吸衰竭者予以呼吸机辅助呼吸。

(3)控制脑水肿:脑出血的急性期常有脑水肿,颅内压增高,甚至导致脑疝形成,因此,应及时应用脱水剂以降低颅内压,控制脑水肿。

脱水剂的应用原则是:①根据患者的临床症状和实际需要,决定脱水剂的用量和用法。并密切观察颅内压的动态变化,调整治疗方案,做到有效控制,合理用药。②有意识障碍者,提示病灶范围较大,中线结构已受影响,可给予 20% 甘露醇 125～250mL,静脉滴注,1 次/6h,并观察病情和意识障碍的动态改变,注意用药后症状是否缓解,以便调整用量和用药间隔时间。③若患者昏迷程度加深,腱反射和肌张力逐渐降低,出现对侧锥体束征或去大脑强直样反应时,为病灶扩大或中线结构移位加重的征象。除应给予 20% 甘露醇 250mL 静脉滴注进行积极的脱水治疗外,并应加用地塞米松 10～20mg 静脉滴注,每日 1～2 次,以上两药可同时或交替应用。④临床症状较轻,患者神志清楚,无剧烈头痛、呕吐,眼底检查未见视盘水肿者,可暂不用脱水剂。相反,如有剧烈头痛或呕吐,可予以甘露醇脱水治疗,并密切观察用药效应。若症状改善,说明确有颅内压增高。如果头痛、呕吐等症状未减轻,可能是蛛网膜下腔出血刺激所致,宜用止痛或镇静剂。⑤脱水剂一般应用 5～7d。但若合并肺部感染或频繁癫痫发作,常因感染、中毒、缺氧等因素,而使脑水肿加重,脱水剂的应用时间可适当延长。⑥应用脱水剂的过程中,既要注意是否已达到了脱水的目的,又要预防过度脱水所造成的不良反应,如血容量不足,低血压,电解质紊乱及肾功能损害等。

常用脱水剂的选择:高渗脱水药为主,如甘露醇或甘油果糖、甘油氯化钠等,注意尿量、血钾及心肾功能。利尿剂可酌情选用呋塞米(速尿),20mg,静脉注射,每日 2 次,短期使用。胶体脱水剂白蛋白,10g/次,每日 1～2 次。建议尽量不使用类固醇,因其副作用大,且降颅压效果不如高渗脱水药。

(4)调控血压:脑出血患者血压的控制并无一定的标准,应视患者的年龄、既往有无高血压、有无颅内压增高、出血原因、发病时间等情况而定。一般可遵循下列原则:①脑出血患者不要急于降血压,因为脑出血后的血压升高是对颅内压升高的一种反射性自我调节,应先降颅内压后,再根据血压情况决定是否进行降压治疗。②血压≥200/110mmHg 时,在降颅压的同时可慎重平稳降血压治疗,使血压维持在略高于发病前水平或 180/105mmHg 左右;收缩压在170～200mmHg 或舒张压 100～110mmHg,暂时可不必使用降压药,先脱水降颅压,并严密观察血压情况,必要时再用降压药。血压降低幅度不宜过大,否则可能造成脑低灌注。收缩压<165mmHg 或舒张压<95mmHg,不需降血压治疗。③血压过低者应升压治疗,以保持脑灌注压。

(5)静脉补液避免脱水。

(6)禁用抗血小板和抗凝治疗。

(7)防治并发症。

上消化道出血:对消化道出血的防治,首先是提高警惕,定期检查血红蛋白及红细胞,注意观察出血先兆。如突然发生面色苍白、出汗、脉速、血压骤降等现象时,应首先考虑有消化道出血。如果发现呕血、便血、大便潜血阳性或从胃管中抽出咖啡色内容物时,即可确诊,应立即采取措施。①应暂禁食或进流质饮食至少 24h 以上,避免进刺激性食物。②针对脑出血的病情和主要矛盾,用 20％甘露醇静脉推注,尽快减轻和消除脑水肿,从根本上消除胃肠道出血的激发因素。③停用激素,使用各种止血剂,如卡巴克洛、6-氨基己酸、巴曲酶等。④放置鼻饲管,经管把胃内容物抽空,注入云南白药或白及粉 0.3～0.6g,每日 3～4 次;亦可与氢氧化铝交替应用。并可通过胃管注入卡巴克洛(安特诺新)10～40mg,每 2h 1 次,或西咪替丁 200mg,每日 3 次。必要时注入去甲肾上腺素 10mg 加冰盐水 500mL,反复冲洗,每日 2～3 次。⑤出血量大或贫血现象明显者,应给予输血治疗。⑥当出血危及生命时,可考虑手术止血。

呼吸道感染:由于脑出血多发生于老年人,加之患者往往有不同程度的意识障碍,痰不易咳出来,导致吸入性肺炎。呼吸道不同程度的阻塞,导致肺不张。严重者导致呼吸衰竭而死亡。据报道,脑出血合并呼吸道感染死亡者占 20.4％,故应加强呼吸道感染的防治。若患者在数日后发生不同程度的发烧,或伴有呼吸、心率加快、咳嗽、咳痰、出汗等症状时,应考虑可能合并有呼吸道感染,并应进一步做血液及胸片等检查。一旦确诊应立即治疗。

治疗原则:①做好口腔护理。②口腔分泌物多时,应做体位引流,并鼓励患者咳痰。③保持呼吸道通畅,及时吸痰吸氧。若气管阻塞,通气不畅,有窒息危险者,应尽早做气管切开,并加强术后护理。④给予足量有效的抗生素,以控制感染。可首选青霉素、红霉素或卡那霉素等药物治疗。也可选用氨苄西林及阿米卡星等。若疗效不显著,可做细菌培养,待找到致病菌后,参考药物敏感试验结果,选用较敏感的药物治疗;⑤机体抵抗力较差者,可酌情给予输血或输血浆治疗。另外,病房也应保持清洁,每日用紫外线、煤酚皂溶液消毒,对控制呼吸道感染也是十分有益的。

中枢性高热：物理降温的效果较好，可给冰枕、冰敷、冰毯降温。效果不佳时可用多巴胺能受体激动剂如溴隐亭 3.5mg/d，逐渐加量至 7.5~15mg/d 分次口服。

下肢静脉血栓形成：表现为肢体进行性浮肿、发硬，应勤翻身，被动活动或抬高瘫痪肢体可预防，一旦发生，应进行肢体静脉血流图检查，并予以肝素 100mg 静脉滴注，每天 1 次，或低分子肝素 4000IU 皮下注射，每日 2 次。

(三)外科治疗

手术目的主要是尽快清除血肿、减轻颅内压、挽救生命，其次是尽可能早期减少血肿对周围脑组织的压迫，降低致残率。然而脑出血能否进行手术治疗，主要取决于出血的部位、病情轻重和手术时机。

1.手术适应证

如下列患者无心、肝、肾等重要脏器的明显功能障碍，可考虑手术治疗。

(1)脑出血患者逐渐出现颅内压增高伴脑干受压的体征，如心率缓慢、血压升高、呼吸节律变慢、意识水平下降或有动眼神经瘫痪。

(2)小脑半球出血的血肿＞15mL、蚓部血肿＞6mL，血肿破入第四脑室或脑池受压消失，出现脑干受压症状或急性阻塞性脑积水征象者。

(3)脑室出血致梗阻性脑积水。

(4)年轻患者脑叶或壳核中至大量出血(＞40~50mL)，或有明确的血管病灶(如动脉瘤、动静脉畸形和海绵状血管瘤)。脑桥出血一般不宜手术。

2.常用手术方法

(1)开颅血肿清除术。

(2)钻孔扩大骨窗血肿清除术。

(3)锥孔穿刺血肿吸除术。

(4)立体定向血肿引流术。

(5)脑室引流术：用于脑室出血。

(四)康复治疗

脑出血后，只要患者的生命体征平稳，病情稳定，停止进展，康复治疗宜尽早进行。早期康复治疗对恢复患者的神经功能，提高生活质量会大有裨益。并应针对患者可能发生的抑郁情绪，及时给予药物治疗和心理支持。

(五)特殊治疗

1.非高血压性脑出血

如凝血功能异常可用新鲜冰冻血浆和维生素 K 或静脉注射鱼精蛋白纠正；溶栓治疗并发的脑出血可用鱼精蛋白和 6-氨基己酸治疗；血友病所致脑出血可补充缺乏的凝血因子或用新鲜血浆治疗；白血病、再生障碍性贫血等血小板功能异常患者应输入血小板；阿司匹林、噻氯匹定等抗血小板药物引起的脑出血停药即可，药物滥用所致的脑出血应立即停药。

2.多发性脑出血

高血压动脉粥样硬化、淀粉样血管病变、脑血管畸形、瘤卒中、血液病等是常见的病因；通常病情较重，预后差，应积极寻找病因，进行病因治疗。

3.防治再出血

脑出血再发率约为 10％,调整血压最为关键。

4.不稳定脑出血

可因血压过高、长期大量饮酒或与发病后不适宜的搬动有关;CT 显示血肿边缘不整、密度不均、形状不规则,病情可继续加重或迅速恶化,或一度稳定后又突然加重,应密切监测,及时复查头颅 CT,并加强治疗措施。

第二节　蛛网膜下腔出血

蛛网膜下腔出血(SAH)是指各种原因出血流入蛛网膜下腔的统称,临床上可分自发性与外伤性两类。自发性又分为原发性与继发性两种。原发性蛛网膜下腔出血是指脑表面血管破裂后,血液流入蛛网膜下腔而言。年发病率为(5～20)/10 万,常见病因为颅内动脉瘤,其次为脑血管畸形,还有高血压性动脉硬化,也可见于动脉炎、脑底异常血管网、结缔组织病、血液病、抗凝治疗并发症等。脑实质内出血,血液穿破脑组织进入脑室或蛛网膜下腔者,称继发性蛛网膜下腔出血。

一、病因

(一)先天性动脉瘤破裂

SAH 最常见的病因是先天性动脉瘤破裂(占 50％～80％)。先天性脑动脉瘤好发于 Willis 动脉环及其主要分支,其中位于前半环颈内动脉系统者约占 85％,位于后半环椎基底动脉系统者约占 15％。由于瘤内、瘤壁和瘤外的条件变化,可导致动脉瘤破裂,血液流入蛛网膜下腔即引起 SAH。

(二)血管畸形

血管畸形又称血管瘤,有动静脉畸形和毛细血管畸形等,常位于大脑中动脉和大脑前动脉供血区的脑表面。大的 AVM 多见于幕上,幕下者少见;小的 AVM 幕上、幕下分布近似。畸形血管团小者直径 1cm,大者达到大脑半球的 1/2。可有 1 个或 2～3 个输入动脉,1 个输出血管。异常血管团的小动脉、小静脉和毛细血管有的缺乏弹力层或肌层,有的管壁仅为一层内皮细胞,薄壁血管容易破裂出血,引起蛛网膜下腔出血或脑出血。

(三)高血压、脑动脉硬化

脑动脉粥样硬化时,因动脉中的纤维组织代替了肌层,内弹力层变性断裂和胆固醇沉积于内膜,经过血液冲击逐渐扩张形成梭形动脉瘤,故极易引起破裂出血,导致 SAH。

(四)烟雾病

烟雾病指双侧颈内动脉远端及大脑前、中动脉近端狭窄或闭塞,伴有脑底丰富的小动脉、毛细血管扩张。这种扩张的小血管管壁发育不一。这种薄壁血管破裂后即可导致蛛网膜下腔出血。

(五)其他原因

其他原因包括血液病(可有白血病、再生障碍性贫血、原发性血小板减少性紫癜及血友病等)、脑肿瘤(如胶质瘤、血管内皮瘤及转移瘤)、血管性过敏反应、维生素缺乏症等;杆菌感染性疾病,如结核、炭疽杆菌感染等。此外,如妊娠、分娩及产后也偶可见有蛛网膜下腔出血,可能是伴随的凝血障碍所致。

(六)相关危险因素

约半数 SAH 与吸烟有关,并呈量效依赖关系。经常吸烟者发生 SAH 的危险系数是不吸烟者的 11.1 倍,男性吸烟者发病可能性更大。酗酒也是 SAH 的诱发因素,并呈量效依赖关系,同时 SAH 后再出血和血管痉挛的发生率明显增高,并影响预后。拟交感类药物使用者易患 SAH,如,毒品可卡因可使 SAH 的发病高峰年龄提前至 30 岁左右。高血压是 SAH 的常见并发症,并与 SAH 的发病具有相关性。高血压与吸烟对诱发 SAH 具有协同性。其他可引起动脉粥样硬化的危险因素如:糖尿病、高脂血症也可使 SAH 的发病率增高。口服避孕药是否增加 SAH 的发病率,目前尚有争议。

二、病理

蛛网膜下腔薄层积血,脑沟、脑裂及脑池处积血较多,于脑底池积血较厚。随着时间的推移,蛛网膜下腔的大量红细胞出现不同程度的溶解,释放出含铁血黄素,使邻近的脑皮质及软、硬脑膜呈现不同程度的铁锈色,同时局部可有不同程度的粘连。部分红细胞随着脑脊液流入蛛网膜颗粒,使其堵塞,引起脑脊液吸收减慢,最后产生交通性脑积水。较重的 SAH 由于血小板释放 5-羟色胺及血管创伤,可引起局部脑血管痉挛(发生率为 30%～50%)。早发痉挛常出现于起病后不久,历时数十分钟或数小时即缓解,当时出现的一过性意识丧失及轻度视神经功能障碍很可能与此有关。晚发痉挛多出现于起病后 5～15d,以第 1 周末最多见,可引起意识障碍、局限性神经功能障碍与精神障碍,部分病例可继发脑梗死。显微镜下,通常在发病 12h 以内即可见到颅内组织的防御反应,即脑膜细胞及游离单核细胞有吞噬红细胞现象。36h 以后可见血块的机化迹象,其成纤维细胞部分来自软脑膜,部分来自血管的外膜,渗入血块之内;机化现象缓慢进行,最后形成一层闭塞蛛网膜下腔的瘢痕。

三、临床表现

蛛网膜下腔出血的临床表现主要取决于出血量、积血部位、脑脊液循环受损程度等。主要以剧烈头痛、脑膜刺激征、血性脑脊液为其特征。

(一)起病形式

多在情绪激动或用力等情况下急骤发病,如举重、弯腰、体力活动、剧烈咳嗽、剧烈运动、排便、情绪波动、饮酒、性生活等。虽然尽力寻找 SAH 的先兆,但除病侧眼眶痛、动眼神经麻痹外,其他一些症状多无特征性。

(二)主要症状

突发剧烈头痛,持续不能缓解或进行性加重;多伴有恶心、呕吐;可有短暂的意识障碍及烦躁、谵妄等精神症状,少数出现癫痫发作。

(三)主要体征

脑膜刺激征明显,眼底可见玻璃膜下出血,少数可有局灶性神经功能缺损的征象,如轻偏瘫、失语、动眼神经麻痹等。

(四)临床分级

(1)一般采用 Hunt 和 Hess 分级法对动脉瘤性 SAH 的临床状态进行分级以选择手术时机和判断预后。

Hunt 和 Hess 分级法。

0 级:未破裂动脉瘤。

Ⅰ级:无症状或轻微头痛。

Ⅱ级:中～重度头痛、脑膜刺激征、颅神经麻痹。

Ⅲ级:嗜睡、意识混浊、轻度局灶神经体征。

Ⅳ级:昏迷、中或重度偏瘫、有早期去脑强直或自主神经功能紊乱。

Ⅴ级:深昏迷、去大脑强直、濒死状态。

(2)根据格拉斯哥昏迷评分(GCS)和有无运动障碍制定的世界神经外科联盟(WFNS)分级也广泛应用于临床。

WFNS 分级法。

Ⅰ级:15(GCS),运动障碍:无。

Ⅱ级:14～13(GCS),运动障碍:无。

Ⅲ级:14～13(GCS),运动障碍:有局灶症状。

Ⅳ级:12～7(GCS),运动障碍:有或无。

Ⅴ级:6～3(GCS),运动障碍:有或无。

四、辅助检查

(一)头颅 CT

是诊断 SAH 的首选方法,CT 显示蛛网膜下腔内高密度影可以确诊 SAH。作用如下。

(1)明确 SAH 存在及程度,提示出血部位。

(2)增强 CT 可显示增强的 AVM 或动脉瘤的占位效应。

(3)显示脑内、脑室内出血或阻塞性脑积水。

(4)随访治疗效果。

根据 CT 结果可以初步判断或提示动脉瘤的位置:如位于颈内动脉段常是鞍上池不对称积血;大脑中动脉段多见外侧裂积血;前交通动脉段则是前间裂基底部积血;而出血在脚间池和环池,一般无动脉瘤。动态 CT 检查还有助于了解出血的吸收情况,有无再出血、继发脑梗死、脑积水及其程度等。

(二)脑脊液(CSF)检查

通常 CT 检查已确诊者,腰穿不作为临床常规检查。如果出血量少或者距起病时间较长,CT 检查可无阳性发现,而临床可疑蛛网膜下腔出血需行腰穿检查 CSF。均匀血性脑脊液是蛛网膜下腔出血的特征性表现,且示新鲜出血,CSF 黄变或者发现吞噬了红细胞、含铁血黄素或胆红素结晶的吞噬细胞等,则提示已存在不同时间的 SAH。

(三)脑血管影像学检查

有助于发现颅内的异常血管。

1.脑血管造影(DSA)

是诊断颅内动脉瘤最有价值的方法,阳性率达95%,可以清楚显示动脉瘤的位置、大小、与载瘤动脉的关系、有无血管痉挛等。条件具备、病情许可时应争取尽早行全脑DSA检查以确定出血原因和决定治疗方法、判断预后。但由于血管造影可加重神经功能损害,如脑缺血、动脉瘤再次破裂出血等,因此造影时机宜避开脑血管痉挛和再出血的高峰期,即出血3d内或3周后进行为宜。如患者可以行外科手术,适合做放射检查,且有脑外科手术条件,则应尽早行血管造影。

2.CT血管成像(CTA)

是无创性的脑血管显影方法,主要用于有动脉瘤家族史或破裂先兆者的筛查,动脉瘤患者的随访以及急性期不能耐受DSA检查的患者。目前已能分辨2~3mm的动脉瘤,敏感性在77%~97%,特异性87%~100%。血管的三维结构可按任意平面进行旋转,便于寻找病变原因和决定手术入路。但目前CTA重建技术费时较长,操作人员需熟悉颅底解剖,并具有丰富的神经外科临床知识,对SAH急性期的病因诊断价值有限。

3.磁共振血管造影(MRA)

MRI检查是否会引起金属动脉瘤夹移位,目前说法不一。故动脉瘤夹闭后,不了解动脉夹特性前,慎用头颅MRI复查。磁共振血管造影(MRA)是近来发展的无创性诊断手段,可作为SAH的筛选手段,能检出直径大于3~5mm的动脉瘤,目前MRA对检出动脉瘤的敏感性在81%左右,特异性为100%。

(四)经颅超声多普勒(TCD)

动态检测颅内主要动脉流速是及时发现脑血管痉挛(CVS)倾向和痉挛程度的最灵敏的方法;局部脑血流测定用以检测局部脑组织血流量的变化,可用于继发脑缺血的检测。

五、诊断

近年来,由于SAH辅助检查手段的进展,对SAH的诊断提出了更高的要求,诊断SAH时,要考虑的问题有:①是否是SAH,②SAH的病因,③是否有SAH后CVS,④尽早识别SAH的再出血。

(一)SAH的诊断依据

(1)突然起病,病前可有诱因和先兆。

(2)主要症状为剧烈头痛,可有不同程度的神志、精神变化。

(3)主要体征为脑膜刺激征可伴有不同程度的感觉运动障碍,病理征可呈阳性,眼底的主要特征是大片或楔状出血。

(4)腰穿发现血性脑脊液,特殊染色可发现含铁阳性细胞。

(5)CT扫描及MRI检查急性期头颅CT扫描显示脑池、脑沟密度增高影;亚急性或慢性期头颅MRI扫描显示高信号的血肿影。

(6)注意非典型性尤其是老年及童年SAH的特点。

(二)SAH的病因诊断

1.血管造影

尤其是IV和IA-DSA是显示动脉瘤等病因的主要措施。

2.MRI

可显示隐性血管瘤。

3.头颅 CT

可显示部分动脉瘤,尤其是血管造影相结合情况下。

4.非血管性原因

有其原发病表现。

(三)SAH 后 CVS 诊断

(1)头痛、脑膜刺激征、发热进行性加重。

(2)意识变化特征为昏迷-清醒-昏迷。

(3)程度不同的局灶征和颅内压增高征。

(4)CT 扫描示蛛网膜下腔积血厚度>1mm。

(5)脑血管早期造影提示脑血管痉挛、收缩。

(四)SAH 再次出血的诊断

(1)病情好转后头痛,脑膜刺激征突然反复且加重。

(2)再次出现意识障碍,且较初次加重。

(3)眼底出血加重。

(4)脑脊液中红细胞波动或再次增多。

(5)头颅 CT 扫描提示有脑实质、脑室出血、脑积水征象。

(6)脑血管造影提示 CVS。

六、鉴别诊断

(一)脑硬膜外血肿

硬膜外血肿:①通常有颅外伤史,可能有颅骨骨折;②外伤后有几小时至 2~3d 的无症状间隙;③迅速发展为一侧轻瘫、意识障碍、去大脑强直,可有癫痫发作,血肿侧瞳孔散大,颅压增高;④脑脊液一般清亮;⑤头颅 CT 扫描可鉴别。

(二)脑硬膜下血肿

(1)急性硬膜下血肿:①有外伤史,但不一定很重,可无骨折;②一般发生在外伤后 14d 之内,可无症状间隙,或只有几小时;③血肿常弥漫至整个大脑半球。

(2)慢性硬膜下血肿:①无症状间隙通常为 1~3 个月;②半数患者头痛及视盘水肿,60%有血肿侧瞳孔散大;③局灶症状常较轻或不明显。

(3)头颅 CT 扫描、血管造影对鉴别 SAH 与硬膜下血肿有重要意义。

(三)脑出血

详见"脑出血"部分。

(四)脑瘤

(1)动脉瘤在破裂前的局灶症状与脑瘤相似,诊断可通过头颅 CT 扫描、DSA、MRI 扫描确诊鉴别。

(2)脑卒中型脑瘤只占脑瘤 50%,尤其是和 SAH 同时存在时,应详细检查诊断;转移性软脑膜瘤时,脑膜刺激征不明显,脑脊液为血性或找到癌细胞。

(五)脑膜炎

脑膜炎表现为：①突然发病、严重头痛、意识障碍较 SAH 少见；②脑脊液很少为血生；③脑脊液中白细胞多而红细胞少；④红细胞沉降率常较快；⑤脑脊液免疫球蛋白有相应变化。

(六)脑炎

脑炎表现为：①体温增高较明显,抽搐多见；②脑脊液多正常或只有白细胞轻度增高,只有脑膜出血时才表现为血性脑脊液；③头颅 CT 扫描可有特征性变化。

(七)精神病

SAH 以精神障碍突出者,需与脑部器质性精神病相鉴别。应了解病前精神创伤史,有无精神活动(注意力、记忆力、理解力、情感反应与行为等)的改变,如类癔症样发作等,以免延误病情。

(八)脑静脉及静脉窦血栓

临床上表现为：①急性起病,有发热、头痛及脑膜刺激征；②突然意识障碍、失语、复视、癫痫发作较少；③可有肢体瘫痪,一般下肢比上肢重；④脑血管造影可见受累静脉堵塞、血管的异常扭曲,或有不同范围的静脉充盈象延迟；⑤头颅 CT 扫描有特征性现象如"带征"、"S"征等。

(九)昏迷

主要排除中毒性疾病。内生性中毒性昏迷如糖尿病、尿毒症昏迷、肝昏迷、妊毒症昏迷、感染中毒性昏迷等。外生性毒素昏迷如安眠药、农药、吗啡、酒精、一氧化碳中毒等。腰穿脑脊液清亮,基本可除外 SAH。

(十)脊髓病变

由于血管畸形,肿瘤引起的脊髓蛛网膜下腔出血有脊椎部位或下肢疼痛,并常合并有脊髓症状。各种脊髓压迫症如肿瘤、蛛网膜炎、硬膜外脓肿、椎间盘突出均可使脑脊液黄变,但有脊髓症状及椎管阻塞症状,通过脊髓造影、脊髓 CT 扫描,尤其是脊髓 MRI 扫描可以明确诊断。

七、治疗

(一)一般处理及对症处理

监测生命体征和神经系统体征变化,保持气道通畅,维持呼吸、循环稳定。安静卧床,避免激动及用力,保持大便通畅,可对症应用镇静镇咳及抗癫痫类药物。

(二)降低颅内压

适当限制液体入量,防治低钠血症。临床常用甘露醇、呋塞米等脱水剂降低颅内压,也可酌情选用白蛋白。当伴有较大的脑内血肿时,可手术清除血肿以降低颅内压抢救生命。

(三)防治再出血

1.休息

安静休息,绝对卧床 4～6 周。

2.控制血压

患者可能因为剧痛导致血压升高,注意去除疼痛等诱因。

3.应用抗纤溶药物

以防动脉瘤周围血块溶解引起再出血,常用药物有氨基己酸、氨甲苯酸等。

4.外科手术消除动脉瘤

是防止动脉瘤性 SAH 再出血最好的办法。

(四)防治脑血管痉挛

(1)维持血容量和血压,必要时予胶体液扩容多巴胺静滴,3H 疗法(高血容量、升高血压、血液稀释)在国外较多用于治疗 SAH 后脑血管痉挛。

(2)早期使用尼莫地平等钙离子拮抗剂。

(3)早期手术去除动脉瘤、移除血凝块。

(五)防治脑积水

(1)予乙酰唑胺抑制脑脊液分泌,或应用甘露醇、呋塞米等脱水药。

(2)内科治疗无效时可行脑脊液分流术:脑室-心房或脑室-腹腔分流术。以免加重脑损害。

第三节　脑梗死

一、病因

(1)动脉硬化性脑梗死是因供应脑部的动脉粥样硬化,使动脉管腔狭窄、闭塞,导致急性脑供血不足或脑动脉血栓形成,造成局部脑组织坏死。

(2)动脉硬化常伴发高血压,后者与动脉硬化互相促进。糖尿病和高血脂可加速脑动脉硬化过程。

(3)动脉病变首先为动脉内膜损伤、破裂,随后胆固醇沉积于内膜下,形成粥样斑块,管壁变性增厚,使管腔狭窄,动脉变硬弯曲。血管损伤处易有血栓形成,同时血流动力学的改变或血液成分的改变等也可引起脑部有效灌注量及侧支循环的代偿不足,促发本病。

(4)血液成分改变,如脂质蛋白、胆固醇、纤维蛋白原等的增高,另外如红细胞增多症、血小板增多症等时使血液变得黏稠,血液流速减慢等,这样也可能促使血栓形成,发生脑梗死。

(5)病变大多数发生在颈内动脉系统,发生于椎-基底动脉系者较少。在脑梗死时病变组织软化、坏死并在病灶周围发生水肿,初发病时病灶与正常脑组织之间的界限并不分明,有一"灰色区域",当血液重新较快得到供应时,这些部位可能恢复功能,否则将继续恶化;以后,病灶界限变得分明。

(6)另外,因病灶区血管受到损伤,在重新获得血液供应后,会有出血,称为梗死性出血。这一点在治疗中应当考虑到。

二、临床表现

(1)与脑出血相比,脑血栓形成的发病过程较缓,可以在几小时或几天后病情方趋稳定;夜间发病者不少,有一些患者夜间睡眠安静,到早晨起床时方发现肢体活动不灵便,这在脑出血患者是不可能的。

（2）脑梗死患者的全脑症状重者较少，但梗死范围大，也会出现脑水肿；严重者，则出现昏迷，以致呼吸循环衰竭，危及生命。

（3）大多数患者的局灶症状明显，当然会有轻重，且依梗死部位而不同。①颈内动脉系统：颈内动脉闭塞后，如果侧支循环代偿良好，可以不产生症状。常出现大脑中动脉供血区受损的全部或部分症状，还可出现一时性单眼失明，同侧霍纳征。②大脑前动脉：皮质支闭塞时，有对侧下肢运动和感觉障碍。有排尿障碍，并可有强握、吸吮反射，以及智力、行为的改变。深穿支闭塞时，对侧上肢（近端重）瘫痪及面瘫。③大脑中动脉：皮质支之上部分支闭塞，出现对侧偏瘫（上肢重）感觉障碍和运动性失语（优势半球）。皮质支下部分支闭塞时，有感觉性失语、失读、失写（优势半球）体象障碍，对侧同向偏盲和失用、失认（非优势半球）。中动脉的深穿支闭塞时，出现对侧偏瘫和感觉障碍。大脑中动脉起始段（主干）闭塞时，临床上可同时出现中央支（深穿支）和皮质支闭塞的表现：因病变范围大、有脑水肿，常有昏迷，可因严重颅内压增高出现脑癌，导致死亡。④椎—基底动脉系统：椎动脉主干一侧闭塞，可不出现症状。小脑前下动脉闭塞，可有同侧耳鸣、耳聋、眩晕、呕吐、眼震、霍纳征、小脑性共济失调、同向性注视麻痹、对侧痛温觉丧失，也可能有对侧偏瘫。椎动脉或其外侧分支（包括小脑后下动脉）闭塞者较多见，表现为同侧面部痛温觉和对侧半身痛温觉减退，有霍纳征及同侧前庭神经、舌咽神经、迷走神经受损。基底动脉的旁正中动脉闭塞者不少见，临床上可见同侧面神经、展神经（外展神经）麻痹和对侧偏瘫，感觉障碍。基底动脉的主要分支大脑后动脉皮质支闭塞，可有双眼对侧同向性偏盲或上象限盲、失读、遗忘性失语和失认（非优势半球）。大脑后动脉近端支（包括深穿支）闭塞时，症状极为复杂，有对侧深感觉丧失、半身舞蹈徐动症、偏侧共济失调、震颤。也因丘脑病变，出现对侧深浅感觉丧失、自发性疼痛、同向性偏盲、一时性偏瘫，或病侧动眼神经麻痹和对侧偏瘫等不同的症状体征。

三、诊断

在判定急性脑血管病后，大多数可以与脑出血鉴别，如前所述，发病较缓，全脑症状较轻者，多数为脑梗死，脑栓塞者发病甚为突然，但是有少数患者尚不能区别，诊断会有困难。这时，临床治疗则应以出血处理。

脑梗死在发病初始期及病变较轻时，CT 可以无明显的异常，在病后一两天后，CT 检查才可能出现改变。但发病后及时 CT 检查首先可以除外脑出血，这为及时正确的治疗提供了肯定的价值。MRI 检查在早期即可发现较小的病灶。

四、治疗

脑梗死治疗的关键是处理好半暗区，该处脑组织缺血，但神经细胞尚存活，若能尽快恢复血流，可以减轻继发性神经元损伤，改善一部分脑功能。病变的大小和不同部位均影响预后，需采取从多方面的综合治疗，尽早去除动脉内血栓，解除阻塞，增加或改善缺血区的血液供应，降低脑代谢，保护脑细胞，控制脑水肿，防治脑疝，防治各种并发症及合并症。以下的措施是临床经常考虑应用的方法。

（一）内科支持治疗

1.整体监护

保持呼吸道通畅、维持氧气供应、防治呼吸道及泌尿道感染，注意水及电解质平衡，以及防治褥疮等,一如各种重症患者的护理。尽量经口或胃管进食,一般营养支持中,应适当限制液体入量,每天不宜超过 2500mL。体弱者考虑用乳化脂肪、清蛋白、氨基酸或能量合剂等。控制体温,低温有利于对脑组织的保护,可用物理降温,必要时用药物。

2.血压的调控

急性脑梗死的血压调控应根据不同情况的梗死分别处理。如需使用降压药,首选静脉用药,最好用输液泵。避免血压下降过低。肺梗死早期血压会有不同程度的升高,应慎用降压药。收缩压在 180～220mmHg 或舒张压在 110～120mmHg,暂不用药,严密观察。如＞120mmHg,则应缓降血压。对出血性脑梗死,血压宜维持在收缩压≤180mmHg 或舒张压≤105mmHg。而溶栓治疗前后,当收缩压＞180mmHg 或舒张压＞105mmHg 时,应降压治疗预防出血。可用输液泵静滴硝普钠迅速平稳地降血压至所需水平,也可用乌拉地尔 30～60mg 早晚各 1 次。在脑梗死恢复期则应按高血压病常规治疗进行处理。

(二)脱水降颅内压

急性脑梗死常伴有不同程度的脑水肿,对于大、中型梗死应积极脱水降颅内压,防止脑疝形成。腔隙性脑梗死不宜脱水。常用脱水药有以下几种。

1.甘露醇

200g/L(20％)的甘露醇 125～250mL,快速静推,6～8h 1 次,5～7d 为宜。颅内压增高明显或有脑疝形成时可加量,快速静推,使用时间可根据病情延长。应注意甘露醇有反跳现象。

2.甘油果糖

250～500mL 静滴,1～2 次/d。一般无反跳,并可提供一定的热量,肾功能不全也可考虑使用。甘油盐水溶血作用较大,不推荐使用。

3.呋塞米

20～80mg 静注,6～8h 1 次,与甘露醇交替使用可减轻两者的不良反应。

4.类固醇皮质激素

现已不主张使用。

5.人血白蛋白

20g,静滴,2 次/d,价格昂贵。

6.七叶皂苷钠

10～20mg 加入 50g/L(5％)葡萄糖或生理盐 100mL 中,静滴,1～2 次/d。

(三)改善脑血循环

1.溶栓治疗

发病 3h 内应用重组组织型纤溶酶原激活剂(rt-PA)静脉溶栓,不仅显著降低了患者死亡率及严重残疾的危险性,而且还大大改善了生存者的生活质量。

(1)溶栓适应证:①年龄 18～75 岁。②发病在 6h 以内。③脑功能损害的体征持续存在超过 1h,且比较严重(NIHSS 7～22 分)。④脑 CT 已排除颅内出血,且无早期脑梗死低密度改变及其他明显早期脑梗死改变。⑤患者或家属签署知情同意书。

(2)常用药物:对有适应证的发病 3h 内的脑梗死者应积极采用静脉溶栓治疗,首选 rt-PA,无条件采用 rt-PA 时,可用尿激酶替代;发病 3～6h 可用静脉尿激酶溶栓治疗,但选择应更严格。

rt-PA:剂量为 0.9mg/kg(最大剂量 90mg),先静脉推注 10%(1min),其余剂量连续静滴,60min 滴完。

尿激酶:常用剂量为 100 万~150 万 U,溶于生理盐水 100~200mL 中,持续静滴 30min。

(3)将患者收到 ICU 或者卒中单元进行监测,定期进行神经功能评估,监测生命体征特别是血压的变化。溶栓过程中如出现严重的头痛、急性血压增高、恶心或呕吐,应立即停用溶栓药物。紧急进行头颅 CT 检查。溶栓治疗后 24h 内一般不用抗凝、抗血小板药,24h 后无禁忌证者可用阿司匹林 300mg/d,共 10d,以后改为维持量 50~150mg/d。不宜太早放置鼻胃管、导尿管或动脉内测压导管。

2.抗凝治疗

抗凝治疗的目的主要是防止脑梗死的早期复发、血栓的扩延及防止阻塞远端的小血管继发血栓形成,促进侧支循环。急性期抗凝治疗虽已广泛应用多年,但一直存在争议,一般急性脑梗死者不推荐常规立即使用抗凝剂作为辅助治疗,也不推荐在溶栓 24h 内使用抗凝剂。

(1)普通肝素:虽有资料显示肝素可降低卒中的早期复发,但出血风险也同时增加。目前在临床上较少应用。

(2)低分子肝素:有资料显示低分子肝素有一定疗效,副作用也较小,目前临床使用相对较多,常用 4100U 腹部皮下注射,1 次/d,使用 5~7d。

肝素类抗凝剂的禁忌证必须注意。有出血倾向者、肝肾功能不全者、严重高血压病、年龄大者不可轻易使用,并且,准备好在遇到用抗凝剂引起出血时立即进行处理,用肝素引起的自发性出血,用鱼精蛋白锌中和;由口服抗凝剂引起的出血,用维生素 K 救治。

3.降纤治疗

很多证据显示蛇毒制剂可以显著降低急性脑梗死患者血浆中纤维蛋白原水平,增加纤溶活性及抑制血栓形成,对于合并高纤维蛋白原血症患者,国内较多应用巴曲酶、降纤酶。

(1)巴曲酶:国内已应用多年,积累了一定临床经验。国内已有一项以发病 72h 内的颈内动脉系统脑梗死患者为研究对象的多中心、随机、双盲、安慰剂平行对照研究,结果显示巴曲酶对急性脑梗死疗效肯定,症状改善快且较明显,不良反应轻,可显著降低纤维蛋白原水平,但亦应注意出血倾向。

(2)降纤酶:近年国内完成的大样本多中心、随机、双盲、安慰剂对照的临床试验显示,应用国产降纤酶可有效地降低脑梗死患者血液中纤维蛋白原水平,改善神经功能,并减少卒中的复发率,发病 6h 内效果更佳。研究结果还显示,纤维蛋白原降至 1.3g/L 以下时增加了出血倾向。

4.抗血小板治疗

有研究显示脑梗死早期使用阿司匹林对于降低死亡率和残疾率有一定效果,症状性脑出血无显著增加,但与溶栓药物同时应用可增加出血的危险;已经有单独使用或者联合糖蛋白 Ⅱb/Ⅲa 受体抑制剂治疗脑梗死的研究。小样本研究显示这类制剂还是安全的。

目前认为。多数无禁忌证的不溶栓患者应在卒中后尽早(最好 48h 内)开始使用阿司匹林,溶栓的患者应在溶栓 24h 后使用阿司匹林,或阿司匹林与双嘧达莫缓释剂的复合制剂,推荐剂量阿司匹林 150～300mg/d,4 周后改为预防剂量 50～100mg/d。

(四)神经保护治疗

缺血半暗带的存在是脑保护治疗的理论基础。理论上,通过药物、亚低温等手段阻断不同机制的脑细胞坏死,可延长治疗时间窗,增强脑细胞生存能力,促进后期神经功能恢复。大量动物实验表明很多药物具有脑保护作用,然而目前尚无证据证明这些药物的临床疗效。胞磷胆碱在临床使用较多,一般用胞磷胆碱 1g 加入生理盐水 250mL 静脉滴注。

(五)外科治疗

暂不推荐对急性缺血性卒中患者进行紧急颈动脉内膜切除术(＜24h)治疗;脑梗死伴有占位效应和进行性神经功能恶化者,为挽救生命,可考虑行去骨片减压术。对有或无明显症状,单侧的颈动脉狭窄＞70％,或经药物治疗无效者可考虑行颈动脉内膜切除术治疗。

第四节　短暂性脑缺血发作

一、病因

由于一过性脑部供血不足,使脑的功能出现障碍,经过短暂的间隔时间,在血液恢复供应后,脑功能又恢复正常。但是又有可能出现同样的发作。其病因尚无一致的认识;但多数学者认为,动脉硬化是发病的基础,在硬化斑块上发生溃疡,由之发生附壁血栓,可能有脱落的栓子碎屑,成为微栓子而堵塞血管,有些患者眼底动脉见到栓子,支持这样的意见;另外尚有小动脉痉挛学说(在眼底可以见到血管痉挛),及心功能不全时伴发的低血压,或者血液流向的改变(如脑动脉逆流症)也可能是原因。

二、临床表现

短暂性脑缺血发作的临床特点是起病突然,约 5min 即达高峰;历时不久又会好转。反复刻板的发作,不同于其他急性脑血管病。患者不会有意识障碍,大多数患者的症状延续几分钟到几小时,一般不会超过 24h。所见的症状分颈内动脉系统或椎－基底动脉系统两大类型。

(一)颈内动脉系统

症状以偏侧肢体瘫痪最多见,大多为轻瘫或上肢单瘫,主侧病变可伴有失语,如为颈内动脉主干,可发生短暂的单眼失明。有些患者有偏身感觉障碍及偏盲。检查时,可发现有局灶性体征。少数患者可有精神症状,患者表现精神恍惚、反应迟钝,或有嗜睡等。

(二)椎-基底动脉系统

很常见的症状是眩晕,天旋地转、恶心、呕吐。可因累及的部位不同,会有复视、构音困难、吞咽发呛、共济失调等;如有交叉性瘫痪体征,则定位更明确。大脑后动脉受累,可出现双眼对侧同向性偏盲。极少的情况下可以见到四肢突然无力而猝倒,这多在患者头部突然转动时发生,症状随即消失。

三、诊断

依据症状的特点,可以初步做出诊断;但症状发生不足 24h,以往无类似发作史者还难以判断,在治疗的同时应进一步观察。进行 CT 或 MRI 检查或可发现与临床症状相符的病灶。如已有过发作病史,症状与前次相同者,则需与下列情况鉴别。

(一)局限性癫痫

症状多限于面部或手指,症状表现为刺激性,如抽搐发麻等。如出现从局部扩散的症状,则多为癫痫,及时检查脑电图可以见到痫性放电,当为有力的根据。

(二)晕厥发作

血压因素为主要原因,不会有神经系统体征。发作时有短暂意识不清,常同时有自主神经系统异常表现。

(三)内耳眩晕症

年轻者多,虽有多次发作,但主要症状仍为眩晕,不会有其他神经系统体征,多次发作以后,眩晕症状渐渐减轻,但出现听力减退。

(四)偏头痛

有些偏头痛的患者,先出现眼花,也可有恶心、呕吐,偶见有些患者会伴有眼肌麻痹或对侧轻瘫;偏头痛者年轻人较多,可能时,应进一步检查,以除外脑血管畸形等。

四、治疗

本病是卒中的高危因素,应对其进行积极治疗,而对不同患者的治疗应注意个体化。

(一)危险因素的控制

戒烟、戒酒,改变不良生活习惯。积极治疗高血压、血脂异常、心脏病、颈动脉狭窄、糖尿病等。目前已证实对有卒中危险因素的患者进行抗血小板治疗能有效预防中风。对本病尤其是反复发生本病的患者应首先考虑选用抗血小板药物。

(二)抗血小板治疗

(1)大多数患者首选环氧化酶抑制剂阿司匹林治疗,推荐剂量为 50~150mg/d,宜选用肠溶剂。

(2)阿司匹林 25mg 和双嘧达莫缓释剂 200mg 的复合制剂在《欧洲急性卒中指南》作为首选,有条件时也可选用,2 次/d。

(3)氯吡格雷可抑制二磷酸腺苷诱导的血小板聚集,有条件者、高危人群和对阿司匹林不能耐受者可选用,用量 75mg/d,但可出现中性粒细胞减少等副作用,应注意监测血常规。

(4)对频繁发作者,可静脉滴注抗血小板聚集药物如奥扎格雷。

(三)抗凝治疗

抗凝治疗本病已有校长的历史,但目前尚无有力证据来支持其确切疗效。故抗凝治疗不作为本病的常规治疗;对于伴发房颤和冠心病的患者推荐使用抗凝治疗(感染性心内膜炎除外);经抗血小板治疗后,症状仍频繁发作者,可考虑选用抗凝治疗。

(四)降纤治疗

对有高纤维蛋白血症的患者,或频繁发作者可考虑使用降纤酶或巴曲酶治疗。

（五）手术治疗

经过规范的内科治疗无效、反复发作性（4 个月内）的大脑半球或视网膜短暂性脑缺血发作、颈动脉狭窄程度＞70％者可进行手术治疗，根据病情选择动脉血管成形术（PTA）或颈动脉内膜切除术（CEA）。

第五节　腔隙性脑梗死

腔隙性脑梗死是一种很小的梗死灶，直径一般不超过 1.5cm。这种梗死多发生在大脑深部的基底节区以及脑干等部位。在这些部位的动脉多是一些称为深穿支的细小动脉，它们实际上是脑动脉的末梢支，又称终末支。由于深穿支动脉供血范围有限，所以单一支的阻塞只引起很小范围脑组织的缺血坏死，即形成所谓的腔隙。

一、病因

本病是指脑深部动脉闭塞引起的缺血性微梗死灶，是脑梗死的一种类型。脑深部的血液是由脑穿通动脉供应，这些血管供应大脑半球深部白质、核团和脑干，这些动脉为终末动脉，无侧支循环，当高血压使这些小动脉硬化、狭窄、血栓形成或栓子脱落阻断其血流时，引起供血区的梗死，导致出现相应的症状。

二、临床表现

患者多为有多年原发性高血压史的老年人。急性或逐渐起病，一般无头痛、意识障碍等全脑症状。表现为"腔隙综合征"的症状有纯运动性轻偏瘫，纯感觉性卒中，共济失调性轻偏瘫，手笨拙－构音不良综合征等。症状多可完全消失，预后良好。反复发作可以是多发性腔隙，称为腔隙状态，表现为假性延髓性麻痹，甚至血管性痴呆。CT、MRI 检查可发现与临床症状一致的缺血病灶改变。

三、诊断

根据多年原发性高血压史，突然出现局灶性神经定位体征，影像检查的发现，可以确诊。但临床上未行影像检查，不能肯定为腔隙性脑梗死，因为已有报告少数"腔隙综合征"可由小量出血、小的脱髓鞘性病灶及不明原因的软化灶所引起。

四、治疗

与动脉粥样硬化血栓性脑梗死患者的治疗基本相同。但多数病情较轻，无须特殊治疗就能恢复良好。应避免溶栓、脱水治疗及降低血压过猛措施。恢复期后要对高血压认真治疗，以防复发。

第六节　周围神经疾病

一、三叉神经痛

三叉神经痛是指三叉神经分布范围内反复发作的短暂性剧烈疼痛,分为原发性和继发性两种。前者病因未明,可能是某些致病因素使三叉神经脱髓鞘而产生异位冲动或伪突触传递,近年来,由于显微血管减压术的开展,多数认为主要原因是邻近血管压迫三叉神经根所致。继发性三叉神经痛常见原因有鼻咽癌颅底转移、中颅窝脑膜瘤、听神经瘤、半月节肿瘤、动脉瘤压迫、颅底骨折、脑膜炎、颅底蛛网膜炎、三叉神经节带状疱疹病毒感染等。

(一)诊断

1.原发性三叉神经痛

原发性者多发于中年以后,在三叉神经分布区内发作性疼痛,多在一侧,以第二、三支较多见。

2.疼痛特点

骤然发作剧烈疼痛,无先兆,呈电击、刀割、钻痛或撕裂样疼痛,持续数秒钟至 $1\sim2min$ 后缓解,可伴有反射性面肌抽搐,间歇期疼痛完全消失。常因漱口、吃饭、说话、吞咽等动作所诱发,触动面部某点(称为扳机点或触发点)时即发作剧痛,以致影响患者的饮食和日常生活,不敢洗脸及刷牙。原发性者神经系统检查无阳性体征。

3.继发性三叉神经痛

多发于青壮年,疼痛持续时间长,发作间歇期仍有痛感。有三叉神经受损的阳性体征,如三叉神经分布区浅感觉减退或消失,角膜反射消失,颞肌、咀嚼肌萎缩,张口时下颌向病侧偏斜等,常有外伤、感染、肿瘤、脱髓鞘疾病等病史。

4.辅助检查

有神经系统阳性体征者,应考虑继发性三叉神经痛,下列检查有助于诊断。

(1)颅底拍片及内听道 X 线拍片。

(2)鼻咽部、听力和前庭功能、脑干听觉诱发电位(BAEP)及经颅多普勒(TCD)等检查。

(3)脑脊液常规及生化检查。

(4)必要时做脑血管造影、头部 CT 或 MRI 检查。

(二)治疗

1.药物

原发性者一般先用药物治疗。

(1)卡马西平(又称酰胺咪嗪、痛痉宁),$0.1\sim0.2g$,每日 $2\sim3$ 次,疼痛缓解后逐渐减量,至最小有效量维持。副作用可有眩晕、嗜睡、共济失调、恶心、皮疹、白细胞减少等,较重者需停药。

(2)苯妥英钠 $0.1\sim0.2g$,每日 3 次,并可与安定、苯巴比妥或卡马西平等药合用,其疗效比单独使用好。

(3)氯硝西泮 1～2mg,每日 3 次,能使部分患者症状完全控制或显著改善,副作用有嗜睡、步态不稳等。

(4)维生素 B_{12} 1000μg,肌内注射,每日一次,20～30d 为一疗程;或用钴宾酰胺(又称甲钴胺)500μg,每日 3 次,亦可用其注射剂 500μg,肌注,隔日 1 次,30d 为一疗程。

(5)巴氯芬(氯苯氨丁酸、力奥来素),为 γ 氨基丁酸衍生物,可抑制脊髓单突触和多突触神经元之间的传导,对高级中枢神经元也有抑制作用。应用时从小剂量开始,5mg/次,每日 3 次,以后逐渐增至每日 60～80mg,副反应有恶心、呕吐、嗜睡及眩晕等,有癫痫及惊厥史者禁用,合并有溃疡病、肾功衰、肺功能不全及接受抗高血压药物治疗的患者慎用。

(6)哌咪清(匹莫齐特):文献报道,用其他药物治疗无效的顽固性三叉神经痛患者本品有效,且其疗效明显优于卡马西平。开始剂量为每日 4mg,逐渐增加至每日 12～14mg,分 2 次服用。副反应以锥体外系反应较常见,亦可有口干、无力、失眠等。

(7)其他:①氢溴酸山莨菪碱,为我国从茄科植物唐古特山莨菪中分离的一种生物碱,可用于治疗各种神经痛,5～10mg/次,每日 3 次,或 10～20mg/次,肌内注射,每日 1 次。不良反应轻,有口干、面红、视物模糊表现,也可出现心动过速或排尿困难。②七叶莲,为木通科野木瓜属的一种草药,常用其片剂 0.4g,每日 4 次,或 4mL 肌内注射,每日 1～2 次。无严重副反应,可有口干、腹部不适、食欲减退、头昏等。③汉桃叶片,五加科植物广西鹅掌柴的干燥地上部分,每片含汉桃叶干浸膏 0.3g,口服,每次 3～5 片,每日 3 次,7d 为一疗程。④硫必利 0.1g,每日 3 次,2 周为一疗程。

2.物理疗法

(1)针灸:耳针、头针等对缓解疼痛,改善症状能发挥一定效果,但作用时间短,必须配合药物治疗。

(2)氦-氖激光疗法:利多卡因和普鲁士红离子透入疗法,对止痛、镇静、抗炎有一定作用,可酌情选用。

(3)射频电流经皮选择性热凝术:可选择性破坏三叉神经传导痛觉的无髓鞘纤维,而基本上不损害传导触觉的有髓鞘纤维,多数均能达到止痛效果,特别适用于年老、体弱及多病者。

3.神经阻滞疗法

疼痛顽固,药物治疗无效或有不良反应时选用。常用 95％酒精 0.5～1mL 作三叉神经周围支或半月神经节阻滞。注射前先用 1％～2％普鲁卡因 0.5mL 注射于上述部位,证实感觉丧失区与疼痛发作的分布区一致后,再注入酒精,疗效佳者疼痛可缓解数月至数年。亦有采用经皮三叉神经节后甘油注射法(PRGR)及外周神经甘油注射法(PGI)治疗原发性三叉神经痛获得良效。

4.手术治疗

可选用三叉神经周围支切断术,三叉神经感觉支部分切断术,三叉神经电凝术和选择性三叉神经节热凝术,三叉神经脊束切断术或三叉神经减压术等。目前三叉神经痛的治疗仍以各种非手术疗法开始,仅在经系统治疗无效的顽固病例才施行手术治疗,其中以三叉神经周围支切断术最简单、安全、有效。

(三)疗效评价

1.治愈

疼痛发作基本消失,历时 1 年以上,已恢复正常生活和工作。

2.显效

疼痛发作次数及程度减轻 80％以上,疼痛轻,不影响正常生活和工作。

3.好转

疼痛发作次数及程度减轻 50％以上,残留痛可忍受,不影响洗脸、进食,能坚持工作。

4.无效

疼痛程度及频度无改善。

二、坐骨神经痛

坐骨神经通路及其分布区域出现的疼痛综合征称为坐骨神经痛,可分为原发性及继发性两种。原发性坐骨神经痛又称坐骨神经炎,病因未明,与感染、受寒、糖尿病等因素有关。继发性坐骨神经痛的病因较复杂,根据其病变部位可分为以下几种。

(1)椎管内疾病:如脊髓和马尾的炎症、肿瘤、外伤及血管畸形等。

(2)脊椎疾病:如腰椎间盘突出、腰椎骨关节病、结核、肿瘤、椎管狭窄等,其中以腰椎间盘突出最多见。

(3)骨盆及盆腔疾病:包括骶髂关节病、炎症、结核、脱位及盆腔内子宫附件感染、肿瘤等。

(一)诊断

(1)好发于成年人,以青壮年较多见,疼痛位于一侧腰部、臀部,并向大腿后侧、小腿后外侧及足外侧放射,沿坐骨神经区有压痛。根性坐骨神经痛在咳嗽、喷嚏、闭气用力等增加腹压动作时疼痛加重,病变水平的腰椎棘突及横突(椎旁点)压痛明显,颈胸试验及压颈静脉试验阳性。干性坐骨神经痛压痛点则以臀点、腘点、腓点及踝点压痛明显,压颈静脉及颈胸试验阴性。

(2)患肢感觉及肌力减退,臀部及小腿肌轻度萎缩,踝反射减低或消失,拉塞格征阳性。为了减轻疼痛,常有特殊姿势,如站立时患肢微屈、脊柱侧凸、身体弯向健侧等。

(3)辅助检查:①腰骶椎、骨盆 X 线拍片。②肌电图及神经电图检查,能了解坐骨神经及其分支受损的程度,并有定位诊断价值。③脑脊液常规及生化检查,测压时尚可作通畅试验,了解有无椎管阻塞情况。④疑为椎管内疾病、腰椎间盘突出或盆腔内疾病者,做脊髓腔造影、CT 扫描或 MRI 检查,有重要辅助诊断价值。

(二)治疗

(1)针对不同的病因作相应治疗。

(2)睡硬板床 4～6 周。

(3)药物治疗。①镇痛剂:如索米痛片 0.5g,每日 3 次;芬必得 0.3g,每日 2 次;萘普生 250mg,每日 3 次;硫必利 0.1g,每日 3 次;曲马朵 50mg,每日 3 次或汉桃叶片 3～5 片,每日 3 次,酌情选用 1～2 种。②维生素 B_1 100mg、B_{12} 2500μg 肌内注射或口服,每日 1 次;甲钴胺 500μg,每日 3 次,或其注射剂 500μg 肌注,隔日 1 次;配合地巴唑 10～20mg,每日 3 次;或氢溴酸山莨菪碱 10mg,肌内注射,每日 1～2 次。每疗程 1～2 月。③神经阻滞疗法:可用 0.5％普鲁卡因 20mL 加入醋酸强的松龙 25mg 做局部阻滞,如为根性坐骨神经痛,可作椎旁点或骶管阻滞;如为干性坐骨神经痛则可直接封闭坐骨神经周围,穿刺点为股骨大转子与坐骨结节间连线中点,隔日 1 次,4～6 次为一疗程。④肾上腺皮质激素:泼尼松 5～10mg,每日 3 次,或醋酸可的松 25mg,肌内注射,每日一次,对减轻炎症反应及局部水肿有较佳效果。⑤其他:短波透热疗法、直流电离子导入、针灸、水针、电针、推拿、按摩等可按具体情况选用,亦可配合中医药治疗。

(4)腰椎间盘突出患者尚可作骨盆牵引、腰围固定、骶管硬膜外阻滞等措施,经保守治疗无效者可考虑手术。

(三)疗效评价

1.治愈

症状及体征消失,观察半年以上未复发作,能恢复日常工作,肌电图及神经电图检查正常。

2.好转

症状明显减轻,体征大部分消失,生活自理,能进行一般活动,肌电图及神经电图检查改善。

3.无效

症状、体征及电生理检查均无改善。

三、特发性面神经麻痹

特发性面神经麻痹通称面神经炎,又称贝耳麻痹,指茎乳突孔内面神经非化脓性炎症,病因未明,可能与病毒感染、受凉、寒冷、自主神经不稳定等因素有关,以上因素导致神经营养血管收缩缺血,毛细血管扩张,组织水肿,压迫面神经而出现一侧周围性面瘫症状及体征。由外伤、中耳炎、后颅窝肿瘤、颅底蛛网膜炎等所引起的周围性面瘫属继发性,两者应予鉴别。

(一)诊断

(1)发病于任何年龄,起病较急,绝大多数单侧,偶见双侧,可复发。

(2)常于受凉后出现一侧面肌麻痹,面部动作不灵,口角歪斜,伴流涎、流泪,食物易滞留在齿颊间,亦可有病侧耳后疼痛、耳鸣或听觉过敏。

(3)体检时可见患侧额纹消失,眼裂增大,眼睑闭合不全,鼻唇沟变浅,口角下垂,示齿时口角歪向健侧,不能做皱额、蹙眉、闭目、露齿、鼓气和噘嘴等动作。

(4)少数患者由于膝状神经节病损,除表现为面神经麻痹,听觉过敏和舌前 2/3 味觉障碍外,并有耳郭和外耳道感觉迟钝,出现疱疹,称为亨特(Hunt)综合征,系带状疱疹病毒感染所致。

(5)肌电图及神经电图检查对辅助诊断及判定预后有重要价值。

(6)需鉴别继发性面神经麻痹时,可做乳突、内听道或颅底 X 线拍片,耳及鼻咽部检查、脑脊液常规及生化,必要时做头部 CT 或 MRI 检查。

(二)治疗

1.药物

(1)急性期用泼尼松 10～20mg,每日 3 次,连服 2～3d 后逐渐减量,一般用 10～14d 为一疗程,或地塞米松 0.75～1.5mg,每日 3 次,维持量每日 0.75mg,连用 2 周。

（2）下列药物根据病情选择应用：维生素 B_1 100mg 及 B_{12} 500μg 肌内注射，每日 1 次；甲钴胺 500μg，每日 3 次，或 500μg 肌注，隔日 1 次；地巴唑 10～20mg，每日 3 次；阿司匹林 0.5g，每日 3 次；加兰他敏 2.5～5mg，肌内注射，每日 1 次。有明显病毒感染者（如单纯疱疹、带状疱疹）加用吗啉胍 0.1～0.2g，每日 3 次，阿昔洛韦 200～400mg，每日 4 次，或静脉给药，10mg/kg，每日 2～3 次。其他如板蓝根、利巴韦林等，可酌情使用。

2.理疗

起病 1～2 周内，给予短波透热疗法、红外线、超声波、局部热敷或肌肉按摩等治疗。康复期用碘离子透入、感应电、针灸、穴位注射等疗法。

3.预防眼内感染

用眼罩或眼膏保护角膜，不宜吹风和持续用眼视物或阅读，尽量减少户外活动。

4.手术

少数患者经系统治疗效果欠佳，6 个月后仍不能明显恢复，可考虑行整容手术，做面-舌下神经或面-副神经吻合术，复发病例可做面神经管减压术，但疗效尚不肯定。

（三）疗效评价

1.治愈

症状及体征消失，无后遗症，肌电图及神经电图恢复正常。

2.好转

起病半年后面神经麻痹仅部分恢复，或面肌恢复尚佳，但有不同程度的后遗症如面肌萎缩、面肌阵挛、鳄泪征等，肌电图及神经电图检查部分异常。

3.无效

临床症状、体征及实验检查无改善。

四、多发性周围神经炎

多发性周围神经炎又称多发性神经病、周围神经炎、末梢神经炎，临床甚常见，其病因较多，均为全身性疾病所致，如感染性、中毒性、营养缺乏、代谢障碍、血管性、遗传性、免疫机制异常等，基本病理改变为轴索变性、神经元病或节段性脱髓鞘损害。主要表现为对称性末梢型感觉障碍，下运动神经元瘫痪及自主神经功能障碍。

（一）诊断

（1）由于病因不同，可呈急性、亚急性或慢性起病，其病情及各种功能受损的程度亦有差异。因此，必须根据病史、病程、特殊症状及有关实验检查来确定本病的病因。

（2）感觉障碍：初期肢端出现疼痛或各种感觉异常，如烧灼样痛、麻木或感觉过敏，可逐渐向近端伸延。以后表现为感觉减退或消失，肌肉和神经有压痛，典型者呈手套、袜子型感觉障碍。

（3）运动及反射障碍：肢体出现不同程度的对称性下运动神经元瘫痪，表现为肌力减退、肌张力降低、肌肉萎缩，远端重于近端，四肢腱反射减低或消失。

（4）自主神经功能障碍：肢体远端皮肤菲薄、发冷、指（趾）甲松脆，伴多汗或无汗等症。

（5）辅助检查：①肌电图及神经电图：患肢受检肌肉有部分性或完全性失神经支配肌电图改变、神经传导速度减慢，此特征对多发性周围神经病的诊断有重要价值。②其他结合病史作有关实验检查,对确定病因有重要意义,如砷中毒患者可从尿、头发、指甲等处测定砷含量得到确诊;糖尿病患者作空腹血糖、尿糖及葡萄糖耐量检查;肾脏病引起的尿毒症可作尿常规、血尿素氮、肌酐、血浆总蛋白、白蛋白、球蛋白、肾脏 B 超、放射性核素扫描、尿路 X 线平片或造影等,各种感染后、血清注射或疫苗接种后发生的多发性神经炎、病史及病原学、血清学、免疫学检查具有重要参考价值。

(二)治疗

1.病因治疗

根据不同病因,对原发病或致病因素进行处理,如中毒性周围神经炎应及时脱离接触,阻止毒物继续进入体内,加速排出和使用解毒剂,砷中毒可用二巯丙醇(BAL),3mg/kg 肌内注射,每 4～6h 1 次,2～3d 后改为每日 2 次,连用 10d。铅中毒可用二巯丁二酸钠,每日 1g,加入 5%～10%葡萄糖液静脉滴注,5～7d 为 1 疗程,可重复 2～3 个疗程,亦可用依地酸钙钠每日 1g,稀释后静脉滴注,3～4d 为 1 个疗程,停药 2～4d 后再重复应用,一般可用 3～4 个疗程,糖尿病并发周围神经炎患者,除控制饮食外,应加用口服降糖药或注射胰岛素,使血糖及尿糖恢复接近正常,感染后、血清注射或疫苗接种后引起的多发性周围神经病,使用肾上腺皮质激素可获良好效果。

2.一般治疗

急性期应卧床休息,肢体保持在功能位置,防止足下垂、褥疮、肢体挛缩及畸形。给予营养丰富及多种维生素饮食,疼痛明显者可使用各种止痛剂,如索米痛片 0.5g,每日 3 次;布洛芬 0.2g,每日 3 次;芬必得 0.3g,每日两次;曲马朵 50mg,每日 3 次等,严重疼痛病例可用卡马西平 0.2g,每日 3 次,或苯妥英钠 0.1g,每日 3 次。

3.神经营养药

大剂量 B 族维生素,如维生素 B_1 100mg,肌内注射,每日 1 次;维生素 B_{12} 500～1000μg,肌内注射,每日 1 次;甲钴胺 500μg,每日 3 次,或 500μg 肌注,隔日 1 次;维生素 B_6 50mg,肌内注射,每日 1 次,或 10～20mg 口服,每日 3 次。严重病例并用辅酶 A、三磷腺苷等药,有利于神经再生和机能恢复,以上疗程应在 1 个月以上。也可用肌苷,胞磷胆碱,神经节苷脂等。

4.血管扩张药

地巴唑对血管平滑肌有直接松弛作用,使外周阻力降低,改善血液循环,此外,还有兴奋脊髓作用,能促进神经冲动传导,常用量 10～20mg,每日 3 次。烟酸片 50～100mg,每日 3 次,或氢溴酸山莨菪碱 10mg,肌内注射,每日 1～2 次,酌情选用 1～2 种。

5.肾上腺皮质激素

对早期多发性周围神经病疗效显著,如泼尼松 5～10mg,每日 3 次;地塞米松 0.75～1.5mg,每日 3 次,发挥疗效后逐渐减量,疗程约 1 个月。重症患者在前 10d 可采用静脉滴注。亦可用促肾,上腺皮质激素(ACTH),每日 25～50U,溶于 5%葡萄糖液中,缓慢滴注,维持 8～12h。

6.康络素钠盐

含有存在于哺乳类动物神经组织中的四种神经节苷脂,是一种复合糖脂,参与神经元的生长、分化和再生过程。具有促进神经生长,恢复神经支配功能的特性,是肌肉神经支配复活和突触接触恢复的基本因素。适用于多种原因引起的周围神经病变,常用量 20～40mg,肌内注射,每日 1 次,20～30d 为一疗程。

7.理疗

急性期可采用温热疗法,如红外线、超短波,有利于消炎、止痛、排毒,加速新陈代谢,增加抵抗力。康复期除温热疗法,离子导入外,为减轻肌萎缩,刺激再生,可用电冲击、脉冲电流、针灸、按摩、推拿,并配合主动和被动锻炼,使肢体功能康复。

(三)疗效标准

1.治愈

症状基本消失,四肢肌力恢复至Ⅳ度以上,系统观察半年,生活自理,能参加部分工作或操持家务,肌电图及神经电图已大致正常。

2.好转

症状减轻,四肢肌力达Ⅲ度左右,在别人搀扶下能行走,肌电图及神经电图较治疗前明显改善。

3.无效

症状、体征及实验检查无改善。

五、急性感染性多发性神经根神经炎

本病又称格林-巴利综合征(GBS),或称为急性炎症性脱髓鞘性多发性神经病,病因未明,主要病变是周围神经广泛的炎症性脱髓鞘,位于神经根(前根为主)、神经节和周围神经,偶可累及脊髓。病前可有非特异性病毒感染或免疫接种史。

(一)诊断

(1)病前 1～4 周有上呼吸道或胃肠道感染病史,少数有免疫接种史。呈急性或亚急性起病,约半数患者 1 周内病情达高峰,症状稳定后 1～4 周开始恢复。

(2)首发症状为四肢对称性乏力,可自远端向近端发展或相反,或远近端同时受累,并可波及躯干,当膈肌、肋间肌受损时则出现呼吸麻痹,这是导致死亡的重要原因。特点为下运动神经元瘫痪、肌张力降低、腱反射减低或消失,无病理反射。晚期因继发神经轴突变性可出现肌萎缩。

(3)颅神经损害以双侧面瘫较常见,其次为后组颅神经(Ⅸ,Ⅹ,Ⅺ,Ⅻ)麻痹,除嗅神经外,其他颅神经亦可受累。

(4)感觉障碍远比运动障碍轻,表现为肢体远端感觉异常,自觉麻木、不适或疼痛,可有末梢型感觉减退。

(5)四肢腱反射减弱或消失,肌肉和神经有按压痛,拉塞格征阳性,常伴有自主神经功能紊乱,如多汗、皮肤潮红、手足肿胀及营养障碍,严重者有心动过速、直立性低血压或血压增高现象。

(6)辅助检查。①脑脊液:蛋白含量增高,而细胞数正常,称为蛋白—细胞分离现象;糖和氯化物含量正常,蛋白质增高在起病后第三周最明显。②肌电图及神经电图检查:运动和感觉神经传导速度显著减慢,急性期肌电图表现为运动单位电位减少,发病 3～4 周后可出现纤颤电位和正锐波。③心电图:可见心动过速、心肌受损等改变。

(二)治疗

1.一般治疗

急性期应卧床休息,加强护理,防止肺部感染、褥疮及足下垂。给予高营养高维生素饮食,有延髓麻痹者及早采用鼻饲,注意维持水及电解质平衡。

2.保持呼吸道通畅

经常保持呼吸道通畅,定时翻身、拍背、吸痰,预防肺不张及呼吸道感染,如呼吸困难、缺氧症状(如烦躁、发绀、出汗、憋气等)明显者,应及时作气管插管或气管切开,外接人工呼吸器。使用呼吸器期间应加强监护,经常检查呼吸器是否通畅,呼吸道有无分泌物阻塞,定期作血气分析。抢救呼吸肌麻痹是否成功,往往是治疗本病成败的关键。

3.药物治疗

(1)肾上腺皮质激素:是否使用激素治疗本病尚有不同意见,多数认为应根据具体情况选择性应用较妥,并应注意其副反应。常用地塞米松 10～1.5mg 或氢化可的松 200～300mg,稀释后静脉滴注,每日 1 次,连用 10～14d,也可用促肾上腺皮质激素(ATCH)25～50U 静脉滴注或肌内注射,每日 1 次,7～14d 为一疗程。病情好转后逐渐减量,然后改为泼尼松口服维持量,持续 1 个月左右。

(2)合并呼吸道感染,或使用激素期间,预防感染可酌情使用抗生素。

(3)神经营养药及血管扩张药:应用大剂量维生素 B_1、B_{12},肌内注射;严重病例合并用细胞色素 C 100 单位、ATP 40mg、辅酶 A 100 单位加 10% 葡萄糖 500mL,静脉滴注,每日 1 次,连用 2～3 周,同时合并用地巴唑、烟酸及氢溴酸山莨菪碱等药,肌肉松弛、肌张力明显低下者,用加兰他敏 2.5～5mg,肌内注射,每日 1 次,连续 2～3 周。

4.血浆交换疗法

可清除血浆中的髓鞘毒性抗体、抗原-免疫球蛋白的免疫复合物,炎性化学介质补体,纤维蛋白原和抗原,从而减少和避免神经髓鞘的中毒性损害,促进脱髓鞘的修复和再生,能改善和缓解临床症状,缩短病程,降低死亡率。适用于急性或慢性较严重患者,但费用昂贵,且易出现并发症,必须在有条件的医院进行,每次交换出血浆量 40～50mL/kg,5～8 次为一疗程。

5.免疫增强剂

对体液免疫功能低下的患者,每日静脉输入大剂量丙种球蛋白,200～400mg/kg,连用 5d,对急性病例可获得与血浆交换疗法相近似的效果,且较血浆交换疗法安全、简便。也可用丙种球蛋白,每次 2～5mL 肌内注射,3 周一次。

6.康复期

康复期进行肢体功能训练,被动和主动运动、针灸、理疗、按摩,并配合中医药治疗,有助于神经功能恢复。

(三)疗效评价

参照多发性周围神经病。

第七节　脊髓疾病

一、急性脊髓炎

急性脊髓炎系脊髓非特异性急性炎症,病因未明,可能与病毒感染或疫苗接种后引起自身免疫反应或其他中毒、过敏等因素有关。多见于青壮年,呈散在性发病。胸段脊髓最常受累。少数患者病变范围可迅速向上扩展,症状及体征也相应迅速上升,可达颈髓和延髓而危及生命,常因呼吸肌麻痹致死亡,称为上升性脊髓炎。

(一)诊断

(1)病前数天或 1～2 周常有发热、全身不适、上呼吸道感染等症状,或有疫苗接种史。

(2)起病急骤,先有背痛、腹痛或束带感等神经根刺激症状,数小时或数天内发展成脊髓完全横贯性损害,症状及体征视受损脊髓节段而定。初期瘫痪肢体肌张力降低,腱反射减弱或消失,并尿潴留、大便失禁,无病理反射,称为脊髓休克期,持续时间 2～3 周,亦可长达数月。病变水平以下深浅感觉减退或消失,在感觉消失区上缘出现一感觉过敏带,受损平面以下并有自主神经功能障碍、少汗或无汗、皮肤干燥、脱屑、趾甲松脆、趾端苍白等。

(3)康复期:病变水平以下的肢体逐渐出现上运动神经元瘫痪,表现为不同程度的肌力减退,肌张力增高,腱反射亢进,病理反射阳性。感觉障碍平面逐渐下降和恢复,但常遗留不同程度的感觉异常,易发生尿失禁。通常于发病后 3～6 个月可基本恢复,少数患者有程度不等的后遗症。恢复的时间越晚,程度愈差,完全恢复的可能性便越少。

(4)辅助检查:①急性期周围血白细胞正常或稍高。②脑脊液压力正常,一般无阻塞现象,白细胞数正常或稍高,以淋巴细胞为主,蛋白含量可轻度增高,糖与氯化物正常。③临床需与脊髓压迫症、脊髓出血、脊椎转移癌或脱髓鞘性脊髓病鉴别时,可选择做脊髓 CT、MRI、肌电图及脊髓诱发电位等检查。

(二)治疗

1.急性期处理

(1)肾上腺皮质激素:目前认为急性脊髓炎为自身免疫性疾病,治疗以激素为主,可用地塞米松 10～15mg,或氢化可的松 100～300mg,加至 5%～10%葡萄糖液 500mL,静脉滴注,每日 1 次,连用 10～14d 后逐渐减量,改用泼尼松口服,同时口服钾盐。为预防肺部或泌尿系感染,可选用适当抗生素合并使用。病情发展迅速,估计脊髓肿胀压迫明显者,加用 20%甘露醇 250mL,每 8～12h 1 次。

(2)神经营养药及血管扩张药:给予大剂量维生素 B_1 维生素 B_{12} 肌内注射或口服;甲钴胺(商品名弥可保)500μg,每日 3 次,或 500μg 肌内注射,隔日 1 次,并用 ATP、辅酶 A、地巴唑等药做辅助治疗。若肌肉松弛,肌张力明显低下者,可用加兰他敏 2.5～5mg,肌内注射,每日 1 次,20d 为一疗程。

(3)血浆交换疗法:通过血细胞分离机把患者血浆中含有自身循环抗体和免疫复合物等有害物质分离出来,弃除后再选用健康人血浆、白蛋白、6%羟乙基淀粉、林格液或生理盐水等替换液给予补充,以促进神经功能恢复,亦可用滤膜分离法,每日 1 次,7 次为一疗程。

(4)其他:紫外线照射充氧自血回输疗法、高压氧治疗、大剂量丙种球蛋白静脉滴注等,可按具体情况选用。对于疱疹后脊髓炎,应早期用抗病毒药,如阿昔洛韦 0.2g,每日 4 次,注射剂 5~10mg/kg,加入输液中静脉滴注,每 8h 1 次,连用 7~10d。利巴韦林 0.1~0.2g,每日 3 次,或 200~300mg,加至 5% 葡萄糖 500mL 静滴,每日 1~2 次,10~14d 为一疗程。

(5)护理重点应包括:①勤翻身,床垫柔软平整,在骨骼突起处(如骶尾部、踝部、肩部等)加用气圈或软垫,严防褥疮形成;②有尿潴留者应定期间歇性导尿,放置保留导尿管时,每 4~6h 开放引流管一次,不宜持续引流,防止膀胱挛缩,同时定期作闭合式膀胱冲洗,常用 3% 硼酸或 1:1000 呋喃西林溶液,每次 250mL 灌注冲洗,停留半小时后放出,每日 1~2 次;③鼓励患者将痰咳出,适时变换体位,经常保持呼吸道通畅;④使瘫痪肢体处于功能位置,防止挛缩和畸形。

2.康复期处理

加强肢体功能锻炼,促进肌力恢复,可用针灸、推拿、按摩、理疗及瘫痪肢体被动运动等措施,有利于早日康复。若遗留有痉挛性截瘫,肌张力明显增高者,可用妙纳 50mg,每日 3 次;或巴氯芬 5mg,每日 3 次,根据病情需要可逐渐增加至每日 60~80mg。

(三)疗效标准

1.治愈

症状基本消失,瘫痪肢体肌力达Ⅳ度以上,生活自理,能参加部分工作或操持家务,脑脊液正常。

2.好转

症状及体征改善。患肢肌力恢复至Ⅲ度左右,能在别人搀扶下行走,大小便功能基本正常。

3.无效

症状、体征无改善,或患者病情恶化、甚至死亡。

二、脊髓蛛网膜炎

脊髓蛛网膜炎系继发于某种致病因素的反应性炎症,隐袭起病,部分患者有感染、外伤、脊椎疾病、椎管内注射药物或造影剂等病史。病因不明者多系病毒感染或非特异性炎症所致。病变区蛛网膜增厚,与脊髓、脊神经根粘连或形成囊肿,可出现不同的临床表现,病变多见于胸段脊髓。

(一)诊断

(1)病程进展缓慢,迁延数月或数年,常有起伏,有时病情缓解后,可因受凉、外伤或感染后又迅速恶化。

(2)临床表现复杂,受累范围广泛且不规则,可分为两型。①粘连型:病变范围广,脊髓受损程度不一,有根型及传导束型感觉障碍,分布凌乱,运动障碍亦轻重不一,以痉挛性瘫痪为主或有肌肉萎缩,括约肌功能受损较晚。②囊肿型:较少见,临床表现类似椎管内肿瘤,可有神经根痛,病变平面以下出现感觉、运动及自主神经功能障碍。

(3)辅助诊断:①脑脊液初压较低,可呈淡黄色,蛋白含量增高,细胞数正常或轻度增高,动力试验显示部分性或完全性阻塞。②脊髓腔碘油或碘水造影:脊髓腔呈不规则受阻,造影剂流动缓慢,分散成点状,串珠状或烛泪状。囊肿型则在阻塞平面呈杯口状。③有条件者可做脊髓CT、MRI 或脊髓诱发电位检查,有助于诊断、鉴别诊断及疗效观察。

(二)治疗

1.药物

(1)肾上腺皮质激素:地塞米松 15～20mg,或氢化可的松 100～200mg,加至 5％～10％葡萄糖液 500mL,静脉滴注,每日 1 次,连用 10～14d 后逐渐减量,改用泼尼松口服,同时补充钾盐。

(2)预防感染药:有感染史或为了预防感染,可酌情选用适宜的抗生素,亦可用大蒜素90～150mg,加至 5％葡萄糖液 500～1000mL,稀释后缓慢滴注,连用 10～15d,或 40％乌洛托品加 25％葡萄糖液 40mL,静脉注射,每日 1 次,连用 7～14d。

(3)神经营养代谢药:如细胞色素 C,辅酶 A、ATP、谷氨酸、γ-酪氨酸、维生素 B_1、维生素 B_{12} 等,选择 1～2 种使用。

(4)血管扩张药:如烟酸片 50～100mg,每日 3 次;地巴唑 10～20mg,每日 3 次;氢溴酸山莨菪碱 10mg,肌内注射,每日 1 次;妥拉唑啉 25mg,每日 3 次,或 25mg 肌内注射,每日 3 次;血管舒缓素 10～20U,肌肉注射,每日 1 次等,酌情选用。

2.减少粘连及疤痕形成

可采用脊髓部位碘离子透入或透热疗法,超短波照射,每日 1 次,10 次为一疗程。口服碘化钾 1g,每日 3 次;蛛网膜下腔注入灭菌空气或氧气,每次 10～20mL,或蛛网膜下腔注入地塞米松 3～5mg,每周 1～2 次,4～6 次为一疗程,对早期患者分离粘连,减少疤痕形成有一定疗效。

3.手术治疗

囊肿型或局限粘连型蛛网膜炎,可作囊肿切除或粘连分解术,如为弥漫性粘连,则不宜手术治疗。

4.预防并发症

加强护理,预防褥疮、泌尿系或肺部感染。瘫痪肢体应尽早进行功能锻炼,防止患肢挛缩和畸形,并积极配合理疗、针灸、推拿、按摩、中药等措施,促进神经功能恢复。

(三)疗效评价

1.治愈

症状基本消失,患肢肌力达Ⅳ度以上,生活自理,脑脊液检查恢复正常。

2.好转

临床症状改善,患肢肌力已达Ⅲ度或较治疗前上升Ⅰ～Ⅱ度,遗留不同程度肌萎缩,病理反射阳性,脑脊液仍有轻度异常。

3.无效

临床症状、体征及辅助检查无改善。

三、脊髓亚急性联合变性

脊髓亚急性联合变性是神经系统的一种变性疾病,主要病变在脊髓后索和侧索,不同程度地累及大脑白质、视神经和周围神经,先发生脱髓鞘改变,然后出现轴突变性。其病因与维生

素 B_{12} 缺乏密切相关,临床特征为深感觉缺失、感觉性共济失调、痉挛性截瘫,并伴有肢体远端感觉异常等表现。

(一)诊断

(1)多在中年发病,呈亚急性或慢性隐袭进展,早期症状为四肢感觉异常,如刺痛、麻木或烧灼感,多为持续性和对称性,下肢重于上肢,渐出现双下肢无力,步态不稳,深感觉缺失和感觉性共济失调。侧索受损时出现上运动神经元瘫痪,肌张力增高,腱反射亢进,病理反射阳性。

周围神经受损时表现为腱反射减弱或消失,四肢远端呈末梢型感觉障碍,少数患者有视力障碍,亦可有痴呆、易激动、多疑、记忆力减退、情绪不稳等精神症状。

(2)多数患者伴有贫血及消化道症状,如头昏、乏力、肤色苍白、舌炎、腹泻等,部分病例有慢性萎缩性胃炎、胃大部切除术或营养性巨细胞性贫血史。

(3)辅助检查:①周围血及骨髓检查,呈巨幼红细胞性贫血改变。②脑脊液多数正常,少数患者蛋白含量轻度增高。③胃液分析可见胃酸减少,缺乏游离酸,注射组胺后胃液分析,可发现抗组胺性胃酸缺乏。④血清中维生素 B_{12} 含量降低,做 Schilling 试验(口服放射性核素[57]钴标记的维生素 B_{12},测定其尿、粪中的排出量)可发现维生素 B_{12} 吸收缺陷。⑤临床与脊髓压迫症、周围神经炎、多发性硬化等疾病鉴别困难时,可做脊髓 CT 扫描、MRI、肌电图及诱发电位等检查。

(二)治疗

(1)本病做出诊断后,如尽快进行治疗,一般预后良好。若轴突已发生严重破坏,则疗效甚差。可用维生素 B_{12} 500～1000μg,肌内注射,每日 1 次,连续 2 周,以后改为 500μg,每周注射 2～3 次,3 个月后用小剂量维持,每月至少注射 100μg,需终身用药。同时加用维生素 B_1、C、B_6,给予营养丰富的饮食,效果更佳。叶酸虽能改善贫血,但有可能使神经症状加重,故不宜单独使用,与维生素 B 合用能共同促进红细胞的生成和成熟,对恶性贫血患者更适宜,常用量为 5mg,每日 3 次。

(2)胃酸缺乏者,可口服胃蛋白酶合剂或 10%稀盐酸,每次 10mL,每日 3 次,并用硫酸亚铁 0.15～0.3g,每日 3 次,或 10%枸橼酸铁胺糖浆 10mL,每日 3 次。

(3)加强瘫痪肢体的功能锻炼,进行理疗、针灸、推拿、按摩、医疗体育等措施,促进患肢功能恢复。

(三)疗效评价

1.治愈

患肢肌力达Ⅳ度以上,生活自理,精神症状完全恢复,遗留轻度感觉异常或视力障碍,能参加部分工作。

2.好转

症状改善,患肢肌力较治疗前改善Ⅰ～Ⅱ度,遗留不同程度的感觉异常、视力障碍,病理反射阳性,生活不能完全自理。

3.无效

症状及体征均无改善。

四、脊髓压迫症

脊髓压迫症是由于脊椎或椎管内占位性病变,使脊髓、神经根或供应脊髓的血管受压,而产生的脊椎功能障碍综合征。其病因有肿瘤、结核、炎症、外伤、血液病、寄生虫病及先天性疾病等,其中以肿瘤最为多见。

(一)诊断

1.发病方式

起病缓急、症状出现的先后及病程长短取决于病变的性质、部位及发展速度,多数起病缓慢,逐渐加重,如系急性炎症、外伤或血肿等致病,则起病急骤。

2.神经根症状

受损平面后根分布区自发性刺痛,或刀割、烧灼及电击样痛,夜间加剧,咳嗽、喷嚏、用力或转体时可诱发,相应区皮肤感觉过敏、麻木或束带感,前根受累时出现节段性肌萎缩、肌束震颤。

3.感觉障碍

当脊髓上行的脊髓丘脑束受压时,损害平面以下对侧身体痛觉,温觉减退或消失。髓外病变的感觉障碍自下而上到达受压脊髓节段水平;而髓内病变,则感觉障碍自受损平面开始自上而下伸延;后索受损则出现损害平面以下同侧深感觉障碍。随着病程发展,脊髓从部分受损最后成为完全横贯性损害。

4.运动障碍

较感觉障碍明显,前角、前根受压时,出现肢体弛缓性瘫痪,锥体束受损则出现痉挛性瘫痪。急性脊髓损伤早期呈脊髓休克,病变以下弛缓性瘫痪,随着病情恢复转变为痉挛性瘫痪。

5.反射异常

前根、前角或后根受损,出现相应节段的腱反射减弱或消失,如锥体束受压,则出现受压水平以下同侧腱反射亢进,病理反射阳性。

6.自主神经功能障碍

常见排尿及排便功能障碍,皮肤干燥、脱屑、肢端苍白或发绀,多汗或少汗,趾甲松脆等。

7.辅助检查

(1)腰穿及脑脊液动力试验可发现椎管部分阻塞或完全阻塞,脑脊液蛋白含量明显增高,细胞数多正常。

(2)X线平片、脊髓腔造影、脊髓 CT 及 MRI 检查最终可确定脊髓病变的部位和性质。

(二)治疗

1.病因治疗

有手术适应证者及早进行手术,尽可能切除压迫物,或做椎板减压手硬脊膜外脓肿应紧急手术,并给予足量适宜的抗生素治疗。脊椎结核可行手术同时给予抗结核治疗。

2.对症治疗

酌情给予镇静、镇痛药、B族维生素及神经营养药。病情进展迅速,脊髓肿胀压迫明显者加用脱水剂,如 20%甘露醇 250mL,快速静脉滴注,每 8~12h 1 次;复方甘油注射液 500mL,或甘油果糖注射液 500mL,静脉滴注,每日 1~2 次。

3.康复治疗

瘫痪肢体进行针灸、理疗、推拿、按摩,积极进行功能锻炼,防止并发症。

(三)疗效评价

1.治愈

症状基本消失,患肢肌力Ⅳ度以上,生活自理,能恢复部分工作或操持家务。

2.好转

症状改善,患肢肌力已达Ⅲ度,或较治疗前提高Ⅰ～Ⅱ度以上,有不同程度后遗症。

3.无效

症状、体征均无改善。

五、脊髓血管病

脊髓血管病与脑血管病相似,可分为缺血性与出血性两大类,但其发病率远比脑血管病少见。由于脊髓的体积小,结构紧密,一旦发生病变后,就可出现明显症状。缺血性脊髓血管病多由节段性动脉闭塞引起,动脉硬化为主要原因,而且病变往往在远端动脉而非病灶局部。青年人常与感染或脊髓血管畸形有关,颈椎病、椎间盘突出、脊椎骨折或脱位、椎管内注射药物等亦可导致脊髓动脉血管缺血。出血性脊髓血管病包括硬膜外、硬膜下、蛛网膜下腔和脊髓内出血。病因多为血管畸形,亦可由外伤、血液病、急性感染和中毒性疾病引起。

(一)诊断

1.缺血性脊髓血管病

易发生在脊髓前动脉分布区,以中胸段和下胸段较多见,亦可发生在脊髓后动脉分布区,根据其闭塞程度及部位不同,有以下几种表现。

(1)脊髓间歇性跛行:走路时双下肢无力、沉重、麻木、疼痛,短暂性出现下肢轻度锥体束征,休息后能缓解,再次行走时又容易复发。

(2)脊髓前动脉闭塞综合征:病变节段水平出现急性根痛,短时间内发生截瘫,损害平面以下由脊髓丘脑束传导的痛、温觉丧失,而后束传导的深感觉保留。

(3)脊髓后动脉闭塞综合征:脊髓后动脉左、右各一支,闭塞时出现急性根痛,病变水平以下同侧肢体的深感觉缺失,而脊髓丘脑束和皮质脊髓束的功能不受损,故痛、温觉及肢体的肌力均保留。

(4)延髓段脊髓前动脉闭塞时,则出现四肢瘫痪,深感觉障碍,舌肌瘫痪并有萎缩。

2.出血性脊髓血管病

(1)脊髓出血:起病急骤,剧烈背痛,沿神经根放射,随后出现部分或完全横贯性脊髓损害,由于出血常位于脊髓中央,故可出现数个节段的分离性感觉障碍,合并蛛网膜下腔出血者,有颈痛、背痛和脑膜刺激征。

(2)脊髓蛛网膜下腔出血:因脊髓表面血管破裂所致,以腰背痛为主,合并一侧或双侧下肢痛,出血量较大时,血液进入蛛网膜下腔,可出现头痛、颈项强直、凯尔尼格征阳性,无脊髓受压症状。

(3)脊髓硬膜外血肿:背部骤起剧烈疼痛,常在数小时内发展为完全横贯性脊髓损害。

3.辅助检查

脊髓血管病的诊断比较困难,除根据病史、神经系统定位体征外,可按具体情况及是否手术治疗选择下列检查。

(1)脑脊液:通畅试验、常规及生化检查,对鉴别缺血性或出血性脊髓血管病以及椎管有无阻塞等有重要价值。

(2)脊髓腔造影、脊髓 CT 及磁共振检查:对脊髓内出血、血肿及血管畸形有重要价值。

(3)脊髓动脉和椎静脉造影:对确定血管畸形以及血管闭塞的部位和程度有较高价值,有利于选择治疗方案。

(二)治疗

1.缺血性脊髓血管病的治疗

可用血管扩张药、脱水药、皮质激素和促进神经功能恢复的药物。加强护理,防止褥疮、肺炎及泌尿系感染,明确病因后其治疗原则可参照本书缺血性脑血管病的治疗。

2.出血性脊髓血管病的治疗

(1)急性期可用 20%甘露醇 250mL,快速静脉滴注,每 8～12h 1 次;或地塞米松每日 10～15mg,稀释后静脉滴注,以控制脊髓水肿。

(2)脊髓出血的治疗原则与脑出血治疗基本相同。

(3)明确诊断后针对不同病因治疗,如脊髓出血或脊髓硬膜外血肿应尽早手术解除脊髓压迫。脊髓血管畸形则根据其范围及部位不同,做椎板减压术,供养血管结扎术、畸形血管切除术、人工栓塞畸形血管术或深度 X 线照射畸形血管等。

(三)疗效评价

1.治愈

基本症状消失,患肢肌力Ⅳ度以上,生活自理,能恢复部分工作或操持家务。

2.好转

症状改善,患肢肌力Ⅲ度,或较治疗前提高Ⅰ～Ⅱ度以上,有不同程度后遗症。

3.无效

症状、体征均无改善。

第八节　锥体外系疾病

一、帕金森病

帕金森病,是一种颇为常见的锥体外系疾病。大多在 50 岁之后发病。男稍多于女,有家族遗传史者约占 20%。

本病病因至今不清,已明病因者临床谓之震颤麻痹综合征(如药物中毒、一氧化碳中毒、脑血管病、脑外伤、脑肿瘤等)。近几年来发现一种阿片类镇痛剂的衍生物 MPTP(1－甲基 4－苯基－1,2,3,6－四氢吡啶),对人脑中黑质细胞具有特异性毒性作用,并可产生酷似帕金森病的临床症状,从而提高了环境中毒的可能性。

本病主要的生化改变为酪氨酸羟化酶减少,晚期则多巴脱羧酶也减少,从而导致人体内多巴胺含量降低,使得多巴胺-乙酰胆碱作用失去平衡,出现锥体外系功能失调。

(一)诊断

(1)发病多在 50 岁以上,病情进展缓慢。

(2)至少具备以下四种典型症状和体征中的两种表现即静止性震颤、少动、僵直和位置性反射障碍。

(3)不具备以下有否定帕金森病诊断价值的不典型症状和体征,如锥体束征、失调性步态障碍、小脑症状、意向性震颤、凝视麻痹,严重的自主神经功能障碍,明显痴呆伴有轻度锥体外系症状。

(4)实验检查脑脊液中高香草酸减少,对帕金森病的早期诊断和特发性震颤、药物性帕金森病综合征与帕金森病的鉴别有一定的帮助。

(二)治疗

至今尚无根治办法,目前的治疗只能不同程度地减轻症状,保持一定的工作和生活能力,减少并发症和延长生命。

1.药物治疗

(1)左旋多巴:21 世纪 60 年代应用于临床并取得显著疗效,被认为是神经病学领域内一个重要进展。左旋多巴为多巴胺先驱物,本身并无药理性活性,进入人体后,被肠壁细胞、血液和脑组织中的多巴脱羧酶脱去羧基后转化成多巴胺,其进入脑内部分则起着补充递质作用,使乙酰胆碱与多巴胺恢复平衡,从而达到治疗目的。

治疗从小剂量开始,最初每次 125mg 口服,每日 3 次。一般隔 4～5d 可增量 250mg,同时逐步增加每日服药次数达 4～5 次。取得最大疗效后减少用量,维持量一般为 1.5～4g/d。左旋多巴治疗本病虽疗效较好,但也存在不少缺点:①用量过大,因体内广泛存在多巴脱羧酶,故口服左旋多巴大多都在脑外脱羧成多巴胺而被消耗掉,只有极少部分能进入脑组织;②副作用较多,包括胃肠道、心血管及泌尿系统反应,如食欲不振、恶心、呕吐、直立性低血压、心律失常、尿潴留、尿失禁等。中枢方面的副作用有烦躁、失眠、精神障碍(幻觉、妄想、轻躁狂),尤其长期应用会出现运动障碍,如"开一关"现象,剂末不能运动和"耗尽"效应等。青光眼与前列腺肥大者禁用。用药过程中禁用维生素 B_6。

(2)脑外多巴脱羧酶抑制剂:脑外多巴脱羧酶抑制剂的特点是不易透过血脑屏障。故在小剂量时,只抑制外周左旋多巴的脱羧作用,对中枢则无影响,故小量多巴脱羧酶抑制剂与左旋多巴合用时,能阻止外周多巴脱羧成多巴胺。这样既可减少左旋多巴用量又可同时减轻其外周副作用。目前较常用的含此两药的制剂主要有:美多巴(Madopar)和 Sinemet 两种。开始剂量为 125mg,口服,每日 2 次。每隔 2～5d 增量 125mg/d。常用量 375～100mg/d,每日3～5 次。服用多巴脱羧酶抑制剂时主张合用维生素 B_6,因后者为脱羧过程中的辅酶,可促进左旋多巴在脑内脱羧转化成多巴胺。

(3)多巴胺能受体直接激动剂:部分患者可能因黑质变性,缺乏多巴脱羧酶,故不能将外源性左旋多巴转变成多巴胺,因而左旋多巴无效,或因长期应用左旋多巴产生不同程度的运动障碍和药效减退等,对这部分病例应用受体直接激动剂可以奏效。因为受体直接激动剂能在多巴胺能神经元突触点直接激动受体,不需多巴脱羧酶参与作用。最常用的是溴隐亭,是一种麦角生物碱衍生物,具有多巴胺样作用,能选择性作用于 D_2 受体的突触后膜,使其对多巴胺敏感性增加,1974 年首先用于治疗帕金森病,其优点在于,与左旋多巴合用可加强左旋多巴的疗效,减轻不良反应,如多动症、精神症状等。一般自小剂量开始。每日用量 1.0～2.5mg,缓慢增加。常用维持量为 10～20mg/d。对震颤疗效较好,其副作用类似左旋多巴。

(4)金刚烷胺:本药奏效快,失效也快,用药后 1～10d 可见效,4～8 周疗效开始减退,故在左旋多巴治疗初期,合用本药最为合适。常用量为 100～150mg 口服,每日 2 次。副作用有恶心、失眠、下肢皮肤网状青斑及踝部与小腿水肿、精神错乱等。有癫痫史者禁用。主要的药理作用是加强突触前合成与释放多巴胺,并减少多巴胺的再摄取,从而使症状得以减轻。

(5)抗胆碱能药物:应用较广泛者为苯海索(安坦),口服 2～5mg,每日 3 次;甲磺酸苯扎托品(苯甲托品),口服 1～2mg,每日 2～3 次。此类药物早期使用对震颤和强直可获得部分改善。其主要药理作用是协助维持纹状体内的递质平衡。常见的副作用有视物模糊、瞳孔扩大、便秘、尿潴留等。有时可出现幻觉、妄想、精神错乱甚至意识改变。停药或减少剂量后上述症状可迅速消失。有青光眼或前列腺肥大者禁用。

(6)抗组胺药物:常用苯海拉明,口服 12.5～25mg,每日 3 次。一般只作为辅助性药物,可轻度抑制震颤,对兴奋不安和失眠者具有镇静效果。副作用为乏力和嗜睡。

2.物理治疗

包括按摩、针灸、理疗和运动训练,通过被动和主动运动肢体,可使强直好转。可缓解疼痛,并可防止肌肉萎缩,起到辅助治疗作用。

3.脑内移植治疗

(1)肾上腺髓质细胞移植:把患者自身肾上腺髓质细胞直接植入患者的纹状体或尾状核头端,由此细胞产生多巴胺以补充脑内多巴胺的不足,结果发现患者的双侧强直、震颤得到缓解,左旋多巴的维持量减少,但确切的临床疗效尚未肯定,近年来多主张将神经生长因子与肾上腺髓质细胞共同移植,以提高移植物存活能力。

(2)胚胎黑质细胞移植:一般将 8～9 周胎儿中脑多巴胺神经元立体定向植入成年原发性帕金森病的单侧壳核中,术后患者的肌强直及运动迟缓明显好转,"开—关"现象减少。

(3)遗传修饰细胞移植:酪氨酸羟化酶(HT)是多巴胺合成的限速酶,它可将酪氨酸转化为左旋多巴,后者经脱羧后成为多巴胺。由于本病患者脑内 HT 活性降低,使得多巴胺含量降低。因此,目前的基因治疗是在体外向靶细胞转染 HT 的表达载体,使之能产生多巴胺,这是一种颇有希望治疗本病的方法,目前仅处于实验阶段。

(三)疗效评价

1.治愈

临床症状改善,能自理生活,并能从事一般活动。

2.好转

一般临床症状及体征改善。

二、小舞蹈病

小舞蹈病是风湿热在神经系统中最常见的表现,常见于儿童,以 5～15 岁发病最多,女性发病多于男性。精神刺激、妊娠等可为发病诱因。

(一)诊断

(1)亚急性起病,发病初期表现情绪不稳,易激惹。

(2)典型舞蹈样不自主运动。其多动可累及身体各个部位,状如挤眉弄眼、歪嘴吐舌、躯干翻扭、手足舞动等。本病病程不长,能自发缓解,但易复发。

(3)肌张力明显降低。

(4)风湿热病史及有关临床表现。

(二)治疗

1.一般治疗

急性期必须卧床休息,尽可能避免外界光、声刺激,使其安静。对不自主动作频繁者,为避免跌伤,床旁可加护栏。饮食应富于营养,如吞咽困难者则给予鼻饲或静脉输液,适当补充维生素。

2.抗风湿治疗

首选阿司匹林,3～5 岁,每次 210～300mg,每日 3～4 次;成人 1～1.5g,每日 3～4 次。泼尼松口服,每日 30～60mg;塞米松每日 1.5～3mg,如静脉给药氢化可的松,每日 100～300mg 或地塞米松 5～15mg,以上药物均按正常抗风湿热正规疗程给药。儿童用量应根据年龄与体重酌减。此外,青霉素肌内注射,80 万单位,每日 2～3 次,共用 1～2 周,以清除可能存在的灶性感染。

3.抗多动治疗

一般选用氟哌啶醇口服,每次 1～2mg,每日 2～3 次或氯丙嗪 12.5～25mg,每日 3 次,儿童酌减,大多可在几日或 1～2 周内起效;硫必利 100mg/次,每日 3 次。对部分症状较轻者,可口服安定 2.5mg,每日 3 次,可使症状好转。

(三)疗效标准

1.治愈

舞蹈样动作及精神症状消失或基本消失,风湿症状基本改善。

2.好转

舞蹈样动作及精神症状减轻,风湿症状有改善。

三、慢性进行性舞蹈病

慢性进行性舞蹈病也称 Huntington 舞蹈病,是一种常染色体显性遗传性疾病。大多在 30 岁后发病,偶见于儿童。病理改变主要为脑灰白质普遍性萎缩,尤以额叶、枕叶尾状核头部和苍白球受累严重。主要的生化改变为新纹状体 GABA、谷氨酸脱羧酶、胆碱乙基转移酶、P 物质明显减少。

(一)诊断

(1)隐袭性起病,早期主要为精神方面改变,突出症状是全身性舞蹈－手足徐动性不自主动作。多动往往以面部和上肢为重,迅速而剧烈,晚期常导致言语障碍和卧床不起。

（2）进行性痴呆。

（3）阳性家族史。

（4）脑电图显示轻、中度的慢波活动改变，头部 CT 或磁共振检查提示侧脑室扩大等对诊断也有一定的帮助。

（二）治疗

1.一般治疗

生活照顾护理极为重要，注意患者的饮食起居，鼓励参加适当活动，使之与环境保持一定接触等，可减缓精神及智力减退。

2.抗多动治疗

可供选择的药物有：

（1）氟哌啶醇，每日 2～3 次，每次 2～4mg。

（2）氯丙嗪，每日 2～3 次，每次 50mg。

（3）奋乃静，每日 2～3 次，每次 2～4mg。

（4）硫必利，每日 2～3 次，每次 100mg。

此外，有人应用异烟肼作为 7-氨基丁酸转氨酶的抑制剂治疗本病有效，剂量为每日 10～20mg/kg，同时给予维生素 B_6，其副作用较小。

3.改善脑功能

改善认知功能和脑部缺氧状态的药物种类繁多，诸如甲氯芬酯、γ-氨酪酸、吡硫醇、都可喜、弟哥静、舒脑宁、脑活素、核糖核酸及地阿诺等可有帮助，但疗效尚无肯定的结论。

（三）疗效标准

1.治愈

临床症状和体征消失或基本消失。

2.好转

临床症状与体征好转。

四、肝豆状核变性

肝豆状核变性又称 Wilson 病，是一种常染色体隐性遗传铜代谢障碍疾病，由于铜沉积于豆状核、肝、角膜、肾等而引起。

正常人每日自肠道摄入少量的铜进入血液，先与白蛋白松散结合，然后和 α_2 球蛋白紧密结合成为铜蓝蛋白，并具有氧化酶的作用。本病代谢障碍可能为致病因子造成铜蓝蛋白的合成障碍，铜的吸收增加及铜在胆道中的排泄障碍。由于铜蓝蛋白减少，使得铜在肝中大量沉积，导致肝硬化。当铜的摄入超过肝的容纳限度时，铜则通过血流渗入全身各个器官并沉积，产生相应临床表现。由于基底节神经元对无机铜的毒性尤为敏感，故症状、体征特别突出。同时肝硬化的形成往往导致门静脉高压而发生一系列相应表现。

（一）诊断

（1）发病多在 7～25 岁，男多于女。

（2）多数先出现神经精神症状，少数病例以肝损害为首发症状。精神症状可见记忆力减退，学习能力低下，情绪不稳，强哭傻笑，后期呈现明显痴呆。常见的神经症状儿童以舞蹈，手足徐动和张力不全性动作为主,如面部怪容,张口流涎,言语讷吃等,成人多以肌强直、动作减少和慌张步态为主。

(3)角膜上或下缘可见铜盐沉积引起的绿褐色环。

(4)肾损害主要表现为氨基酸尿、蛋白尿。

(5)肝硬化严重者可出现脾肿大,并发消化道出血。

(6)可有骨质疏松、关节损害等。

(7)血清铜蓝蛋白减少(正常值 $150\sim400mg/L$),血清总铜降低(成人低于 $70mg/L$),血清游离铜升高,血清铜氧化酶降低,尿铜增多。

(二)治疗

自从应用青霉胺治疗以来,本病的预后大为改观,如能及早诊断(特别是症状前诊断)及治疗,则可阻止或减慢疾病的进展。其治疗目的旨在防止铜盐蓄积和促进体内铜盐的排泄,以维持铜代谢负平衡。

1.减少铜摄入

(1)避免食用含铜量高的食物,如豆类、坚果类、蕈类、软体动物、甲壳类动物、各种动物的肝和血、巧克力、可可、蜜糖等,勿用铜制品用具。

(2)减少铜吸收,可服用羧基阳离子交换树脂或餐后服用硫化钾 $20mg$,每日 $1\sim2$ 次,使肠道铜形成不溶性硫化铜,以阻止肠道吸收。

2.促进铜排泄

应用目的在于增加尿铜排出,减少体内铜盐,但并不能使铜代谢的根本缺陷得以纠正,必须长期反复使用。

(1)青霉胺:开始剂量 $250mg/d$,口服,每隔数日增加 $250mg/d$,直到 $2\sim3g/d$,1 个月后减至 $1g/d$,长期服用。首次服用时(必须作青霉素过敏试验),以住院治疗为宜,便于观察其不良反应,包括发热、皮疹、淋巴结病、白细胞减少甚至再生障碍性贫血等,上述不良反应停药即可恢复。青霉胺长期治疗可因抑制免疫球蛋白合成而导致人体免疫功能紊乱,需予重视。此外,青霉胺为一种抗维生素 B_6 代谢制剂,可引起维生素 B_6 缺乏,在治疗中应加服维生素 B_6,以免引起癫痫和视神经炎等。

(2)二巯丙醇:是一种抗神经毒气化合物,可促进尿铜排泄。一般 $250\sim300mg/d$,分 $1\sim2$ 次注射,$10\sim15d$ 为一疗程。对慢性震颤初期疗效较好,但长期肌注,易引起局部疼痛、硬结成脓肿等,且不易维持铜的负平衡,往往用其他药物取代。

3.其他药物

硫酸锌 $200mg$/次,每日 3 次,此剂可加强铜的代谢,促进沉积铜的排泄,三乙基四胺,每日 $1.2g$,对不能耐受青霉胺的患者,可获得效果。此外,对锥外系症状尚可用苯海索、东莨菪碱、氟哌啶醇等药物治疗,但不宜使用对肝有损害的药物。无论肝功能正常与否,均应采用护肝治疗。

4.肝移植

由于本病主要系铜代谢障碍所致,其遗传缺陷在肝似乎已经肯定,因此当本病极为严重时可考虑肝移植。

(三)疗效标准

1.治愈

临床症状及体征基本消失,生活可自理,能从事一般活动。血清铜及铜蓝蛋白水平恢复正常。

2.好转

临床症状和体征改善。

五、痉挛性斜颈

痉挛性斜颈是指颈部肌肉阵发性、紧张性收缩而造成头部旋转性异常姿势而得名。临床上一般分为器质性和精神性两大类。器质性病变多见于脑炎、先天性变异、纹状体变性等,精神性病变即所谓功能性或癔病性斜颈。亦有相当一部分患者病因不清楚。

(一)诊断

(1)本病大多成年发病,男女无别。

(2)一般隐袭发病,临床主要表现为头向一侧旋转,有时向后仰,阵发性加剧,历时数分钟不等。

(二)治疗

1.癔病性斜颈

主要是对症治疗,包括暗示疗法、药物、理疗等。暗示疗法分直接与间接两种。轻症患者可通过坚定有力的语气,嘱患者按医生的提示,进行训练可获得缓解。必要时语言暗示可在催眠状态下进行。间接暗示需借助于理疗或药物,如静脉注射 10% 葡萄糖酸钙 10mL,佐以言语强化,促进恢复。对病期长症状重者常需进行持久的精神治疗,并配合适当安定剂,如注射安定 10mg、氯氮卓 10mg,也可口服安定 2.5mg,每日 3 次,辅以其他心理治疗等。

2.器质性斜颈

(1)药物治疗。可选用:①氟哌啶醇,每日 3 次,每次 2～4mg;②硫必利,每日 3 次,每次 100mg;③金刚烷胺,每日 3 次,每次 0.1g。有时可获得较满意疗效。

上述药物不宜长期服用,因易引起锥体外系并发症。

(2)手术治疗:目前采用单侧或双侧头颊肌切断术,疗效较为满意。此外,如副神经切断术,前斜角肌切断术等也可选用。

(三)疗效标准

1.治愈

临床症状和体征消失或基本消失。

2.好转

临床症状和体征改善。

第九节　脱髓鞘疾病

一、多发性硬化

多发性硬化是一种典型的中枢神经系统脱髓鞘疾病。病因至今未明,但认为与病毒感染及自身免疫关系密切。病理改变为不规则脱髓鞘斑散见于中枢神经的白质内。由此而出现多处受累的症状、体征。多在 20～40 岁发病,以急性或亚急性发病常见。

(一)诊断

(1)临床上同时或相继发生多病灶性中枢神经系统白质损害的症状和体征,表现复杂多变,不能以一处病灶做出定位诊断。

(2)病情缓解与复发交替,两次发作间隔至少 1 个月,每次持续 24h 以上;或呈慢性进展,病程至少 6 个月以上。

(3)发病年龄在 10～50 岁。

(4)可排除其他病因。

(5)运动诱发电位、视觉诱发电位,听觉诱发电位或体感诱发电位异常。

(6)CT 或 MRI 显示白质内有多处损害。

(7)脑脊液电泳显示球蛋白区有多条单克隆带。

如符合 1～7 项者为确诊。符合 1～4 项者为临床确诊。符合 1、3、4 项而只有 1 次发作者,或临床上只有 1 处损害而第 6 项显示另一损害者,或符合 2、4 两项而病变仅限于多发性硬化常见部位的一个病灶者为近于确诊。

(二)治疗

1.免疫疗法

(1)皮质激素:先用大剂量冲击,当症状开始改善后逐渐减至维持量治疗较长时间。急性期用泼尼松 60mg/d,病情严重者可增至 80～120mg/d,连用 5～7d。获明显改善后减量,维持量通常为 5～15mg/d,或 10～30mg/隔日。有报道用甲泼尼龙 1000mg 稀释于 5% 葡萄糖 500mL 静脉滴注 3h 以上,每日 1 次,3 次为一疗程。对急性期疗效显著。治疗期间应低盐饮食,服抗酸剂,每日量血压及体重等,以防止并发症的发生。

(2)环磷酰胺:大多主张用短程大剂量冲击疗法,400mg/d,静脉注射,连用 20d 为一疗程。常见副作用是治疗终止后 3～5d 出现白细胞减少,1 周后可恢复到正常。此外还可出现胃肠道症状及出血性膀胱炎等不良反应。

(3)全淋巴放疗(TLI):每次 15 拉德,每周 2 次的全身放疗,5 周为一疗程。治疗有效者淋巴细胞绝对计数降低。

(4)血浆置换:可去掉血中循环抗体和其蛋白。每周 1 次血浆交换,持续 5 个月并配合环磷酰胺[1～1.5mg/(kg·d)]和泼尼松(1mg/kg,隔日服)口服,在最后 1 次血浆交换后再持续口服上述两种药 1 个月,以防抗体回升。

2.对症治疗

(1)尿失禁:对膀胱痉挛性尿失禁者用抗胆碱能药物,如阿托品 0.3~0.6mg 口服,每日 3 次;或普鲁苯辛 30mg 口服,每日睡前 1 次。对膀胱弛缓性尿失禁者给胆碱能药物,如新斯的明 0.5~1mg 皮下注射。

(2)痉挛状态:安定 5~10mg,每日 3 次。巴氯芬,每个患者所用剂量应个别化,以防副作用。

(3)痛性痉挛或三叉神经痛:卡马西平 0.1~0.2g,每日 3 次。

(4)震颤:普萘洛尔 l0mg,每日 3 次。

3.其他

患者一旦获悉身患此症,会有深深的忧恐,故应加强精神治疗。康复期应配合理疗加强功能恢复。应避免感染、怀孕等诱发因素,减少复发。

(三)疗效标准

1.治愈

症状和体征消失或基本消失。

2.好转

症状和体征改善。

3.无效

症状、体征无好转或病情恶化。

二、视神经脊髓炎

视神经脊髓炎被认为是多发性硬化的一个变异型。病理改变除视神经和脊髓的大块髓鞘脱失外,部分患者中枢神经白质的许多区域内,有与多发性硬化斑块毫无区别的斑块。多见青少年发病。

(一)诊断

(1)发病前数日或数周内常有呼吸道或消化道感染史。

(2)急性或亚急性发病,病情中常有缓解和复发交替现象。

(3)有视神经及脊髓损害症状及体征,两者可同时或先后出现。

(4)视觉和体感诱发电位可示早期异常。MRI 可见脊髓白质病灶。

(5)脑脊液免疫球蛋白等常增高。

(6)当分别出现视神经和脊髓损害时,应排除有关疾病,如视神经炎、急性脊髓炎等。

(二)治疗

同多发性硬化。

(三)疗效标准

同多发性硬化。

三、急性播散性脑脊髓炎

急性播散性脑脊髓炎是一种广泛累及脑和脊髓,尤其是白质的脱髓鞘疾病。本病可以是原发的,称特发性脑脊髓炎;亦可发生于牛痘接种或狂犬疫苗接种后,称接种后脑脊髓炎;甚常见于儿童期某些传染病后(如流行性感冒、麻疹、风疹、水痘、百日咳等),称感染后脑脊髓炎。

(一)诊断

(1)以儿童及青少年多见,急性或亚急性发病。

(2)发病前常有出疹性病毒感染或疫苗接种史。

(3)原发疾病或接种后数日或数周出现播散性脑和脊髓损害的症状和体征,如意识障碍、感觉障碍、瘫痪及运动障碍等,由于病灶呈播散性,故定位体征可不易确定。

(4)脑脊液免疫球蛋白增高。

(二)治疗

1.肾上腺皮质激素

如果在发病48h以内用药,半数以上的患者在数小时内即可产生明显效果。其作用在于抑制自身免疫反应,减轻脑水肿。用量为氢化可的松100~300mg(或地塞米松10~30mg)加入5%葡萄糖液500mL中静脉滴注,每日1次,7~10d后逐渐减量并改口服维持2~4周。用药期间应注意皮质激素副作用的处理。

2.对症治疗

包括脱水剂的应用;抽搐的控制;意识障碍的处理。

3.其他积极预防

前述感染性疾病。婴儿期牛痘接种可避免或减少接种后脑脊髓炎的发生。疫苗接种前行皮试,必要时先行脱敏,狂犬疫苗接种更应慎重,尽可能用最新制剂。此外,还应重视康复期治疗,以降低病残率。

(三)疗效标准

1.治愈

症状及体征基本消失,脑脊液检查恢复正常。

2.好转

症状、体征及脑脊液检查改善。

3.无效

症状、体征及脑脊液均无改善。

四、脑白质营养不良

脑白质营养不良是一大类以髓鞘形成异常为特征的家族遗传性疾病,主要发生于婴儿期和儿童期。主要病理改变为脑白质内对称性弥漫性髓鞘脱失,大多有某种脂类物质的异常沉积。故认为是由于先天的代谢异常或某种酶缺乏所致的神经鞘磷脂的代谢缺陷。这类疾病中可分为异染性脑白质营养不良(MLD)、球样细胞脑白质营养不良(GLD)、嗜苏丹性脑白质营养不良(SLD)、肾上腺脑白质营养不良(ALD)、中枢神经系统海绵状变性等。其临床表现虽各具特色,但多有发育停滞、智力进行性减退、惊厥或肌阵挛、进行性瘫痪、肌张力改变、共济失调、视听障碍等。

(一)诊断

(1)婴儿和儿童期发病,发育停滞,可有阳性家族史。

(2)神经系统症状和体征呈对称性。

(3)典型神经精神症状,如进行性智力减退、惊厥及肌阵挛、进行性瘫痪、肌张力异常、共济失调及视听障碍等,并呈进行性恶化。

(4)CT、MRI 见脑白质对称性异常密度病灶。

(5)病理和生化酶学异常。

(二)治疗

本病目前尚无特殊疗法,主要为对症及支持治疗。预后不良,病程呈进行性恶化,多在数月至数年内死亡。

第六章 血液与造血疾病

第一节 贫 血

贫血是指人体外周血红细胞容量减少,不能对组织器官充分供氧的一种病理状态。因无法直接测定红细胞容量,临床上凡是循环血液单位体积中红细胞计数(RBC)、血红蛋白浓度(Hb)、血细胞比容(HCT)低于正常值下限即可认为贫血存在。在我国海平面地区,成年男性 Hb<120g/L,成年女性(非妊娠)Hb<110g/L,孕妇 Hb<100g/L 就可诊断贫血。

一、分类

贫血分类有多种方法,各有其优缺点,临床多综合应用。简述之,依据贫血进展速度分为急性、慢性贫血;依据红细胞计量学特征,包括红细胞平均体积(MCV)、红细胞平均血红蛋白含量(MCH)及红细胞平均血红蛋白浓度(MCHC),分为大细胞性贫血、正常细胞性贫血和小细胞低色素性贫血;依据血红蛋白浓度分为轻度、中度、重度和极重度贫血;按骨髓红系增生情况分为增生性贫血和增生不良性贫血(如再生障碍性贫血)。

(一)贫血的细胞学分类

1.小细胞低色素性贫血

(1)MCV:<80fL。

(2)MCH:<26pg。

(3)MCHC:<32%。

(4)常见疾病:缺铁性贫血、铁粒幼细胞性贫血、珠蛋白生成障碍性贫血。

2.正常细胞性贫血

(1)MCV:80~100fL。

(2)MCH:26~32pg。

(3)MCHC:32~35%。

(4)常见疾病:再生障碍性贫血、纯红细胞再生障碍性贫血、溶血性贫血、慢性病贫血、急性失血。

3.大细胞性贫血

(1)MCV:>100fL。

(2)MCH:>32pg。

(3)MCHC:32~35%。

(4)常见疾病:巨幼细胞贫血、骨髓增生异常综合征、伴网织红细胞大量增生的溶血性贫血;肝疾病。

(二)贫血严重程度分类

1.极重度

Hb 浓度:<30g/L。

2.重度

Hb 浓度:30~59g/L。

3.中度

Hb 浓度:60~90g/L。

4.轻度

Hb 浓度:>90g/L。

二、病因和发病机制

(一)红细胞生成减少

红细胞生成或红系造血依赖三大因素:造血干细胞(HSC)、造血微环境龛(niche)及造血原料。基于自我更新与分化潜能,造血干细胞分为多能造血干细胞、髓系干祖细胞及红系定向祖细胞,后者进一步发育为光学显微镜下可以识别的红系前体细胞(如骨髓中原始及早、中、晚幼红细胞)和成熟红细胞。造血微环境龛由骨髓基质细胞与多种可溶性造血相关细胞因子组成,包括干细胞因子(SCF)、白细胞介素(IL)、GM-CSF、G-CSF、TPO、EPO、肿瘤坏死因子(TNF)及干扰素(IFN)等正、负调控因子。造血原料指造血细胞生长发育以及细胞构建必需的物质,如蛋白质、糖、脂、维生素(叶酸、维生素 B_{12} 等)及微量元素(铁、铜、锌等)等。干细胞、造血龛及造血材料三者间的有机协调是红系造血精细调控的生物学基础,任一环节发生异常均可干扰红细胞生成,进而引起贫血。

1.造血干祖细胞功能异常

(1)再生障碍性贫血(AA):以骨髓造血功能衰竭为主要表现的干细胞疾病。获得性 AA 详见本章第四节。遗传性 AA 中以范可尼贫血最为常见。

(2)纯红细胞再生障碍性贫血(PRCA):红系干祖细胞功能缺陷致单纯红细胞生成障碍。遗传性 PRCA 称 Diamond-Blackfan 综合征;获得性 PRCA 有原发性、继发性两亚型。原发性 PRCA 多由自身免疫机制所致;继发性 PRCA 多与药物、感染(尤其是病毒)、自身免疫病及淋巴细胞增殖性疾病(如胸腺瘤、淋巴瘤、浆细胞病及慢性淋巴细胞白血病等)相关。临床上,该疾患可表现为急性型、慢性幼儿型(先天性)和慢性成人型。

(3)先天性红细胞生成异常性贫血(CDA):CDA 是一种遗传性红系干祖细胞疾病。源自病变干祖细胞的红系造血前体细胞因内在缺陷不能有效分化为成熟红细胞而在骨髓原位破坏。这一骨髓原位溶血或称红系无效造血的病理过程为 CDA 的主要发生机制。依据遗传方式,该疾患有常染色体隐性遗传型和显性遗传型。

(4)造血系统恶性克隆性疾病:包括骨髓增生异常综合征、急性白血病、多发性骨髓瘤等。这些恶性造血细胞不仅自身分化成熟功能异常,而且抑制骨髓中正常造血干细胞的生理性造血过程,进而引起正常红细胞生成减少及贫血。

(5)骨髓增生受抑:肿瘤放射治疗和(或)化学治疗可直接损伤正常造血干祖细胞,导致生理性造血功能受抑,出现贫血或全血细胞减少。

2.微环境和造血调节异常

(1)骨髓基质结构损伤：骨髓转移癌、纤维化、硬化症、慢性骨髓炎等可因癌性细胞、成纤维细胞异常浸润、损伤骨髓微环境(和造血细胞)而影响红细胞生成。这种因非造血肿瘤或组织广泛浸润并替代大片正常骨髓而引起的贫血称为骨髓痨性贫血，外周血出现幼红、幼粒细胞和泪滴状红细胞为其实验室特征之一。

(2)淋巴细胞功能亢进所致贫血：T 淋巴细胞功能亢可通过细胞毒 T 细胞或(和)活化 T 细胞产生的造血负调控因子而介导造血细胞损伤、造血功能衰竭(再生障碍性贫血)。B 淋巴细胞功能亢进可通过产生抗骨髓造血细胞抗体而致造血功能衰竭(免疫相关性全血细胞减少)。

(3)造血调节因子水平异常：肾功能不全、垂体或甲状腺功能低下、肝病等均可因 EPO 产生不足而导致贫血；TNF、IFN、炎症细胞因子等造血负调控因子增多，抑制骨髓细胞正常造血引起贫血。慢性感染(如结核)、慢性炎症(如类风湿性关节炎)、系统性红斑狼疮或某些恶性肿瘤等可诱生多种炎性细胞因子，这些细胞因子(尤其 IL-6)可有效刺激肝细胞分泌铁调素，阻断单核巨噬细胞释放铁(即诱导铁滞留)、抑制肠道铁吸收，进而导致低铁血症、干扰红细胞对铁的生物利用，最终引起轻、中度小细胞低色素性贫血。该类贫血也称慢性病贫血(ACD)或炎症性贫血。

3.造血原料不足或利用障碍

(1)叶酸、维生素 B_{12} 缺乏或利用障碍各种原因致机体叶酸和维生素 B_{12}，绝对或相对缺乏或利用障碍所引起的巨幼细胞贫血为临床上常见的贫血类型之一(详见本章第三章节)。

(2)铁缺乏或利用障碍临床上最常见的贫血。缺铁或铁利用障碍通过影响血红素合成而引起小细胞低色素性贫血。临床上铁利用障碍多见于铁粒幼细胞贫血、血红蛋白病(主要是地中海贫血)等。

(二)红细胞破坏过多

正常红细胞的寿命为 100～120d。由于红细胞破坏过多、红细胞寿命缩短所致的贫血称溶血性贫血。

(三)失血性贫血

1.出血性疾病所致

如免疫相关性血小板减少症(特发性血小板减少性紫癜)、血友病和严重肝病等引起慢性失血。

2.非出血性疾病所致

如外伤、肿瘤、结核、支气管扩张、消化性溃疡、肝病、痔疮及泌尿生殖系统疾病等均可引起贫血。

三、临床表现

贫血的临床表现包括原发病的表现和贫血本身的表现。影响贫血临床表现的因素有：贫血的病因，贫血导致血液携氧能力下降的程度，贫血时血容量下降的程度，发生贫血的速度和血液、循环、呼吸等系统对贫血的代偿和耐受能力。

(一)神经系统

疲乏无力,头昏、耳鸣、头痛,失眠多梦,视物模糊、记忆力减退、注意力不集中等,与贫血导致脑组织缺氧有关。有些症状还可能与贫血的原发病、急性失血性贫血引起血容量不足有关,有些与严重溶血引起高胆红素血症或高游离血红蛋白血症有关,有些是引起贫血的原发病(如白血病中枢神经系统浸润)所致,甚至是贫血并发颅内或眼底出血所致(如 AA)。肢端麻木可由贫血并发的末梢神经炎所致,多见于维生素 B_{12} 缺乏的巨幼细胞贫血。小儿患缺铁性贫血时可哭闹不安、躁动,甚至影响智力发育。

(二)皮肤黏膜

皮肤、黏膜苍白是贫血最常见的体征,这是由于贫血时机体为保障重要脏器供血,通过神经体液调节引起血容量重新分布,使皮肤、黏膜等相对次要脏器供血减少所致;另外,由于单位容积血液内红细胞和血红蛋白含量减少,也会引起皮肤、黏膜苍白。缺铁性贫血时还可出现皮肤粗糙、指(趾)甲薄脆无光泽、反甲、毛发干枯、舌炎、口角炎等,这除与贫血导致皮肤、黏膜供血减少和营养不足有关外,还可能与细胞内含铁酶减少导致上皮组织异常有关。溶血性贫血(尤其是血管外溶血)时可引起皮肤、黏膜黄染。

(三)呼吸系统

轻度贫血时无明显表现(与机体具有一定代偿和适应能力有关)。活动后呼吸加快加深并有心悸、气短,这是由于活动后机体缺氧和高二氧化碳状态加剧,刺激呼吸中枢所致。重度贫血时,即使平静状态下也可能有气短、端坐呼吸。另外,贫血的并发症和原发病也可能影响呼吸系统。

(四)消化系统

贫血时消化腺分泌减少甚至腺体萎缩,导致消化功能减低、消化不良,出现腹胀、食欲减退,大便规律和性状的改变。长期慢性溶血可合并胆道结石和脾大。长期缺铁性贫血可出现吞咽异物感或异嗜症,巨幼细胞贫血或恶性贫血可引起舌炎、舌萎缩、"牛肉舌"、"镜面舌"。

(五)循环系统

急性失血性贫血导致血容量降低,出现心悸、心率增快、直立性低血压等,非失血性贫血由于血容量不低,故循环系统的主要表现是心脏对组织缺氧的反应:轻度贫血时,安静状态下可无明显表现,仅活动后有心悸、心率加快;中、重度贫血时,安静状态下也会出现心悸和心率加快。长期的严重贫血,心脏超负荷工作且心肌供血不足,会导致贫血性心脏病,表现为心律失常、心脏扩大、心肌肥厚,甚至心功能不全。多次输血可导致血色病而引起心功能不全。

(六)泌尿系统

肾性贫血在贫血前和贫血同时有原发肾疾病的临床表现。胶原病可同时影响造血系统和肾脏。血管外溶血出现高尿胆原尿;血管内溶血出现血红蛋白尿和含铁血黄素尿,重者可引起少尿、无尿、急性肾衰竭。急性重度失血性贫血可因血容量不足导致肾血流量减少,引起少尿甚至无尿,持续时间过长可致肾功能不全。

(七)内分泌系统

长期贫血会影响甲状腺、性腺、肾上腺、胰腺的功能,会改变红细胞生成素和胃肠激素的分泌。孕妇产后大出血导致垂体缺血坏死而发生席汉综合征。某些自身免疫病不仅可影响造血系统,可同时累及一个甚至数个内分泌器官,导致激素分泌异常。

(八)生殖系统

长期贫血会使性腺激素分泌减少,出现性功能减退。男性特征减弱,女性月经周期紊乱、月经量增多、减少或闭经。

(九)免疫系统

继发于免疫系统疾病的贫血患者,均有原发免疫系统疾病的临床表现。贫血本身也可引起免疫系统的改变,如红细胞减少会降低红细胞在抵御病原微生物感染过程中的调理素作用,红细胞膜上 C3 的减少会影响机体的非特异性免疫功能。贫血患者反复输血会影响 T 细胞亚群。某些治疗贫血的药物能改变患者的免疫功能。重度贫血的患者可有低热。

(十)血液系统

外周血的改变主要表现在血细胞量、形态和生化成分上,某些情况下还可合并血浆或血清成分的异常。造血器官的改变主要在骨髓,造血系统肿瘤性疾病所致的贫血可能合并肝、脾、淋巴结肿大,溶血性贫血可能合并肝、脾大,骨髓纤维化症和脾功能亢进性贫血可能合并脾大。

四、诊断

(一)问诊

应详细询问病史和既往史、家族史、营养史、月经生育史及危险因素暴露史。要注意贫血发生的时间、速度、程度、并发症,可能的诱因及干预治疗的反应等。

(二)体检

注意发热、皮肤黏膜苍白程度、心率或心律改变、呼吸姿势或频率异常等;注意营养不良改变;皮肤、黏膜或毛发干燥、黏膜溃疡、舌乳头萎缩、匙状甲和神经系统深层感觉障碍等;皮肤黏膜有无出血点、黄染;肝、脾、淋巴结有无肿大,骨骼有无压痛;有无心界扩大及杂音等。肛门和妇科检查亦不能忽略。

(三)实验室检查

1.血、尿、便常规

血常规检查可确定有无贫血、贫血的严重程度及红细胞形态的大小、贫血是否伴白细胞和血小板数量的变化;尿常规、便常规可提供胆红素代谢异常和潜血的信息。

2.外周血涂片

观察红细胞、白细胞及血小板数量或形态改变,有无疟原虫和异常细胞等。

3.网织红细胞计数

间接反映骨髓红系增生情况。

4.骨髓穿刺或活检

多部位骨髓检查有助于判断贫血的病因及机制,如骨髓造血细胞增生程度及造血组织是否出现肿瘤性改变、坏死、纤维化等。骨髓铁染色是评价机体铁储备的可靠指标。

5.贫血的发病机制检查

包括缺铁性贫血的铁代谢及引起缺铁的原发病检查;巨幼细胞贫血的血清叶酸和维生素 B_{12} 水平测定;失血性贫血的原发病检查;溶血性贫血的红细胞膜、酶、珠蛋白、自身抗体等检查;造血干细胞疾病的染色体、基因等检查。

综合分析贫血患者的病史、体格检查和实验室检查结果,即可明确贫血的病因或发病机制,从而做出贫血的疾病诊断。

五、治疗

(一)对症治疗

输注红细胞,纠正体内缺氧状况。轻、中度贫血一般不输血,慢性贫血 Hb<60g/L、急性失血超过总容量 30% 是输血的指征。应尽量选用去除白细胞的成分输血。

(二)对因治疗

针对贫血的发病机制进行治疗。如缺铁性贫血补铁及治疗原发病;巨幼细胞贫血补充叶酸和(或)维生素 B_{12};溶血性贫血采用糖皮质激素或脾切除;遗传性球形红细胞增多症脾切除有肯定疗效;造血干细胞质异常性贫血采用干细胞移植;再生障碍性贫血采用抗淋巴(胸腺)细胞球蛋白、环孢素及造血正调控因子(如雄激素、G-CSF、GM-CSF 或 EPO)等;遗传性贫血可望通过基因疗法达到缓解。

第二节　缺铁性贫血

缺铁性贫血(IDA)是指体内铁的需求与供给失衡,导致体内储存铁耗尽,继之红细胞内铁缺乏,最终表现为小细胞低色素性贫血。缺铁和铁利用障碍影响血红素合成,故该类贫血也称为血红素合成异常性贫血。

一、铁代谢

(一)铁的分布和储存

铁总量在正常成年男性 50~55mg/kg,女性 35~40mg/kg。人体内的铁大致分两部分:①功能状态铁,包括血红蛋白铁(占体内铁 67%)、肌红蛋白铁(占体内铁 15%)、转铁蛋白铁(3~4mg)以及乳铁蛋白、酶和辅因子结合的铁。②储存铁,包括铁蛋白和含铁血黄素,男性1000mg,女性 300~400mg(约占体内铁 25%)。铁蛋白是氢氧化铁和脱铁铁蛋白的水溶性复合体,几乎存在于人体所有组织细胞。血浆(血清)中也含有微量铁蛋白,其浓度水平是反映机体铁储备的敏感指标。含铁血黄素是另一种非水溶性铁储存形式,正常情况下主要存在于肝、脾、骨髓等器官的单核-吞噬细胞系统中,病理状态下大量含铁血黄素可沉积于机体每一种组织。在普通光学显微镜下,未染色组织切片或骨髓中的含铁血黄素呈现为金黄色的折光性颗粒或团块。

(二)铁的来源、吸收及调节

正常情况下铁消耗和补充处于动态平衡,以维持机体铁含量保持稳定。铁补充主要源于饮食。正常每日饮食含铁 10~15mg,其中 5%~10% 可被吸收。

饮食铁形式包括血红素铁和非血红素铁(即植物性食品中的无机铁与有机铁复合物)。铁主要在十二指肠和空肠上段吸收。动物性食品(含血红蛋白或肌红蛋白)中的血红素铁可通过内吞过程直接进入肠细胞,之后被血红素氧化酶分解为胆红素、Fe^{2+} 等。食物中 Fe^{3+} 经铁还原酶,如十二指肠细胞色素 b,转变为 Fe^{2+},再通过二价金属离子转运蛋白-1 进入胞内。肠细胞内 Fe^{2+} 通过基侧膜铁输出蛋白及其辅助蛋白的协同作用转出至血浆并氧化为 Fe^{3+},Fe^{3+} 与血浆转铁蛋白结合后被输送至骨髓红系造血细胞用于血红蛋白生物合成。

铁吸收或铁生物利用度受诸多因素影响。胃液的低 pH 环境有利于血红素与其载体蛋白解离,也有利于 Fe^{3+} 转变为 Fe^{2+},故对血红素与非血红素铁吸收均有促进作用。维生素 C(将 Fe^{3+} 还原为 Fe^{2+})和食物中动物蛋白成分(中间消化产物与无机铁形成可溶性复合物)以及人乳可促进非血红素铁吸收。鞣酸(茶叶富含之,可与铁结合形成不可溶的鞣酸铁)和多酚(含于茶叶、咖啡和某些豆科植物)抑制铁吸收。

铁虽是机体必需的微营养素,但铁负荷过重,如血色病,可产生过量氧自由基,进而损害多种组织细胞功能。因此机体需严格的调节机制以维持其铁平衡。机体铁稳态主要依赖小肠的铁吸收调节。铁调素是肝脏产生的一种含 25 个氨基酸残基的抗菌肽,能有效抑制小肠细胞的铁吸收过程,对维持人体铁稳态有重要作用。体内铁缺乏时,肝脏生成铁调素减少;反之,铁调素生成增多。

(三)铁的转运和再利用

血浆转铁蛋白(由肝细胞合成)可结合 Fe^{3+} 并通过膜特异性转铁蛋白受体将之转入幼红细胞等非肠道组织细胞。幼红细胞内的铁大部分转至线粒体,用于合成血红素,剩余部分以铁蛋白形式储存。当线粒体血红素合成受损(如铅中毒、铁粒幼细胞贫血)时,线粒体累积过量非结晶铁聚体。经亚铁氰化钾(普鲁士蓝反应)染色后,这些富含铁的线粒体被染成深蓝色大铁颗粒且环绕幼红细胞胞核分布,即环形铁粒幼细胞。正常幼红细胞也可见有少许深蓝色铁颗粒,为铁蛋白聚集形成的铁小体,常 1～3 个,随机分布于胞质。这些含铁小体的正常幼红细胞称为铁粒幼细胞,约占骨髓红系前体细胞的 20%～50%。幼红细胞对铁的摄取率依赖其膜转铁蛋白受体数目,细胞内缺铁时,膜转铁蛋白受体表达增加。细胞膜转铁蛋白受体可脱落入血浆,其血浆浓度与骨髓红系前体细胞膜转铁蛋白受体数正相关,浓度升高反映骨髓红系造血活性,也是红细胞内缺铁的敏感指标。血浆转铁蛋白能够结合铁的数量称为总铁结合力(TIBC)。正常情况下,只有 1/3 转铁蛋白铁结合位点被占据,即转铁蛋白饱和度约为 33%。

机体对铁的利用极为有效和节省。正常人每日合成血红蛋白需要 20～25mg 铁,其中大部分来自衰老红细胞释放出的铁,仅 1.0～1.5mg 来自外源性吸收的铁。在红细胞生成过程中铁被反复利用。衰老红细胞被巨噬细胞吞噬,血红蛋白破坏后释放出铁。一部分以铁蛋白或含铁血黄素储存,大部分返回血液,与转铁蛋白结合进入再利用循环。正常情况下,铁在肝脏(胆汁)和肾脏(尿液)两大代谢排泄途径中丢失极少,主要是伴随体细胞(如肠道细胞、皮肤细胞和尿道细胞)的脱落而微量丢失。

二、病因与发病机制

(一)病因

1.铁摄入不足

多见于婴幼儿、青少年、妊娠和哺乳期妇女。婴幼儿需铁量较大,若不补充蛋类、肉类等含铁量较高的辅食,易导致缺铁;青少年偏食易缺铁,女性月经量过多、妊娠或哺乳需铁量增加,若不补充高铁食物,易导致缺铁性贫血。

2.铁吸收障碍

胃大部切除术后,胃酸分泌不足且食物快速进入空肠,绕过铁的主要吸收部位致铁吸收减少;长期腹泻、慢性肠炎等胃肠道功能紊乱等均可因铁吸收障碍而发生缺铁性贫血。

3.铁丢失过多

慢性失血是缺铁性贫血最常见的病因之一,胃肠道出血是成年男性引起缺铁最常见的原因,包括痔疮、消化性溃疡、寄生虫感染、食管或胃底静脉曲张破裂或胃肠道肿瘤等;女性仅次于月经量过多,如宫内放置节育环及子宫肌瘤、月经失调等妇科疾病。肺结核、支气管扩张、肺癌等引起咯血,慢性血管内溶血、人工心脏瓣膜引起机械性溶血、慢性肾衰竭透析治疗等均可造成缺铁。

(二)发病机制

1.缺铁对铁代谢的影响

当体内储铁减少到不足以补偿功能状态铁时,铁蛋白、含铁血黄素、血清铁和转铁蛋白饱和度降低;总铁结合力和未结合铁的转铁蛋白升高;组织缺铁、红细胞内缺铁。幼红细胞内缺铁时,其膜转铁蛋白受体表达显著增加。转铁蛋白受体可脱落进入血液。循环血转铁蛋白受体量与其细胞受体量正相关。因此血清可溶性转铁蛋白受体升高多表明幼红细胞内缺铁。

2.缺铁对造血系统的影响

红细胞内缺铁,血红素合成障碍;大量原卟啉不能与铁结合成为血红素,以游离原卟啉(FEP)的形式积累在红细胞内或与锌原子结合成为锌原卟啉(ZPP);血红蛋白生成减少,红细胞胞质少、体积小,发生小细胞低色素性贫血。重者粒细胞、血小板生成受影响。

3.缺铁对组织细胞代谢的影响

组织缺铁,细胞中各种重要的含铁酶或铁依赖酶的活性降低,导致许多组织和器官发生细胞代谢及功能紊乱。如细胞内含铁酶活性降低,可致淋巴细胞免疫功能缺陷、粒细胞杀菌活力下降,以致缺铁性贫血患者易于感染;红细胞内含铁酶活性降低,影响其脂质、蛋白质及糖代谢而引起红细胞异常,易于在脾内破坏,红细胞寿命缩短。

三、临床表现

发病隐匿,呈渐进的慢性过程。

(一)贫血表现

当体内储存铁减少到不足以补偿功能状态的铁时,红细胞内缺铁,影响血红素合成,导致血红蛋白合成减少,携氧能力降低,机体出现缺氧的一般表现。如皮肤、黏膜苍白,乏力,头晕,耳鸣,眼花,食欲缺乏,活动后加重的心慌、气短等。

(二)组织缺铁表现

组织缺铁,细胞中含铁酶和铁依赖酶的活性降低,进而影响患者的精神行为、生长发育和智力等。精神行为异常,如烦躁、易怒、注意力不集中;体力、耐力下降,易感染;儿童生长发育迟缓,智力低下;口腔炎、舌炎、缺铁性吞咽困难;毛发干枯、皮肤干燥,指(趾)甲缺乏光泽、脆薄、变平甚至呈勺状;异食癖是缺铁性贫血的特殊表现;长期严重的贫血可发生贫血性心脏病。

(三)缺铁原发病表现

如消化性溃疡、肿瘤或痔疮导致的黑便、血便或腹部不适,妇女月经量过多,肿瘤性疾病的消瘦,血管内溶血的血红蛋白尿等。

四、实验室检查

(一)血象

呈小细胞低色素性贫血,MCV<80fL,MCH<27pg,MCHC<32%;外周血片中可见红细胞体积小,中心淡染区扩大。网织红细胞计数正常或轻度增高。白细胞计数多在正常范围,血小板计数正常或略升高。

(二)骨髓象

红系增生活跃或明显活跃,以中、晚幼红细胞增生为主,其体积小、核染色质致密、胞质少偏蓝色,边缘不整齐,血红蛋白形成不良。骨髓涂片用亚铁氰化钾(普鲁士蓝反应)染色后,在骨髓小粒中无深蓝色含铁血黄素颗粒;在幼红细胞内铁小粒减少或消失,铁粒幼细胞<15%。

(三)生化检查

1.铁代谢检查

血清铁<8.95μmoL/L(500μg/L),血清铁蛋白<12μg/L,总铁结合力>64.44μmoL/L(3600μg/L),转铁蛋白饱和度<15%。

2.血清可溶性转铁蛋白受体(sTfR)测定

是反映缺铁性红细胞生成的最佳指标,一般 sTfR 浓度>26.5nmol/L(2.25μg/mL)可诊断缺铁。

3.红细胞内卟啉代谢

FEP>0.9μmoL/L(全血),ZPP>0.96μmoL/L(全血),FEP/Hb>4.5μg/gHb。

五、诊断和鉴别诊断

(一)诊断

缺铁性贫血是长期负铁平衡的最终结果,在其渐进的发病过程中,根据缺铁的程度可分为三个阶段:

1.铁耗减期(ID)

①血清铁蛋白<12μg/L;②骨髓铁染色显示骨髓小粒可染铁消失,铁幼粒细胞少于15%。③Hb 及血清铁等指标尚正常。

2.缺铁性红细胞生成期(IDE)

①ID 的①+②;②转铁蛋白饱和度<5%;③FEP/Hb>4.5μg/gHb;④Hb 尚正常。

3.缺铁性贫血期(IDA)

①IDE 的①+②+③;②小细胞低色素性贫血,男性 Hb<20g/L,女性 Hb<110g/L,孕妇 Hb<100g/L;MCV<80fL,MCH<27pg,MCHC<32%。

根据病史、体检和实验室检查,缺铁性贫血诊断并不困难,需强调的是在确立诊断后,应进一步查找病因或原发病。

(二)鉴别诊断

主要与下列有小细胞低色素性贫血表现的疾病鉴别。

1.珠蛋白异常所致贫血

包括异常血红蛋白病和地中海贫血(海洋性贫血),属遗传性疾病,常有家族史,体检可有脾大。外周血片中可见靶形红细胞,血红蛋白电泳出现异常血红蛋白带。血清铁、铁蛋白、骨髓可染铁和转铁蛋白饱和度不降低。

2.慢性病贫血(ACD)

常见病因有慢性感染、炎症和肿瘤。贫血为小细胞性;血清铁、血清铁饱和度、总铁结合力减低;储存铁(血清铁蛋白和骨髓小粒含铁血黄素)增多;骨髓铁粒幼细胞减少,而巨噬细胞内铁增加,有助于鉴别。

3.铁粒幼细胞贫血

系红细胞铁利用障碍所致,表现为小细胞性贫血,分为先天性和获得性两类。骨髓中铁粒幼细胞增多,并出现特征性的环形铁粒幼细胞,其计数>15%时有诊断意义,血清铁和铁蛋白升高。

4.转铁蛋白缺乏症

系常染色体隐性遗传所致(先天性)或继发于严重肝病、肿瘤(获得性)。表现为小细胞低色素性贫血,血清铁、总铁结合力、血清铁蛋白及骨髓含铁血黄素均明显降低。先天性者自幼发病,伴发育不良及其他器官功能受累;获得性者有原发病表现。

六、治疗

治疗原则是根除病因,补足储备铁。

(一)病因治疗

去除病因是 IDA 根治的关键。如婴幼儿、青少年和妊娠妇女营养不足引起的 IDA,应改善饮食;消化道慢性失血应多次查大便隐血、胃肠道 X 线检查或内镜检查,明确有无炎症、溃疡及肿瘤,必要时手术根治;月经量过多应调理月经,寄生虫感染应驱虫治疗。

(二)铁剂治疗

首选口服铁剂,餐后服用可减少对胃肠道的刺激,忌与茶、咖啡、牛奶同时服用,维生素 C 有助于铁剂吸收。许多铁剂均可选用,如琥珀酸亚铁 0.1g,3 次/d,硫酸亚铁 0.3g,3 次/d,多糖铁复合物 2 粒/d。

口服铁剂后,先是外周血网织红细胞开始增多,高峰在服药后 5~10d,2 周后血红蛋白浓度开始升高,一般在 2 个月左右恢复正常;铁剂治疗应在血红蛋白恢复正常后至少持续 4~6 个月,待铁蛋白正常后停药,以补足机体铁储备,防止复发。

注射铁剂的副作用较多且严重,应严格掌握适应证:如口服铁剂后胃肠道刺激反应大不能耐受;原有消化道疾病或吸收障碍,如溃疡性结肠炎、胃十二指肠溃疡,胃十二指肠切除术后、萎缩性胃炎等。可选择右旋糖酐铁、蔗糖铁缓慢深部肌内注射,每次 50mg,每日或隔日 1 次,直至完成总需量。注意过敏反应(首次应用必须做过敏试验)。注射用铁的总需量(mg)=[需达到血红蛋白浓度-患者血红蛋白浓度(g/L)]×患者体重(kg)×0.33。

如补充铁剂后不能使贫血减轻,须考虑下列可能:患者未按医嘱服药,诊断有误,出血未控制,同时伴有感染、炎症、恶性肿瘤,骨髓造血功能受抑制,胃肠道疾病如腹泻、肠蠕动过速等。

七、预防

改进婴幼儿的喂养,提倡母乳喂养,要及早添加富含铁的食品,如动物肉类、肝脏、蛋黄、海带及黑木耳等。青少年应纠正偏食。妊娠、哺乳期妇女可适当补充铁剂,月经期妇女防治月经量过多。在钩虫流行区应定期进行大规模寄生虫防治工作。及时诊治肿瘤性疾病或慢性出血性疾病。

第三节　巨幼细胞贫血

巨幼细胞贫血(MA)是维生素 B_{12} 或叶酸缺乏,或某些影响核糖核酸代谢的药物导致细胞脱氧核糖核酸(DNA)合成障碍所致的一种大细胞性贫血。

一、叶酸和维生素 B_{12} 代谢

(一)叶酸代谢

叶酸是一种人体不能合成的水溶性 B 族维生素,机体所需叶酸由食物提供,新鲜绿叶蔬菜中叶酸含量最多,肝、肾、酵母和蘑菇中也较多。食物中叶酸经长时间烹煮可损失 $50\%\sim90\%$,食物叶酸主要在近端空肠吸收,每日需从食物摄取叶酸 $200\mu g$ 。人体内叶酸储存量 $5\sim20mg$,约 50% 在肝脏。叶酸主要经尿、粪便排出体外,每日 $2\sim5\mu g$ 。食物叶酸以多聚谷氨酸形式存在。在肠黏膜细胞产生的解聚酶作用下,多聚谷氨酸转变为单谷氨酸或双谷氨酸型叶酸后进入小肠黏膜上皮细胞,再经叶酸还原酶催化及还原型烟酰胺腺嘌呤二核苷酸磷酸(NADPH)作用还原为二氢叶酸(FH_2)和四氢叶酸(FH_4),后者进一步转变为有生理活性的 N^5- 甲基四氢叶酸(N^5-FH_4),经门静脉入肝。其中一部分 N^5-FH_4 经胆汁排泄到小肠后重新吸收,即叶酸的肠肝循环。血浆中 N^5-FH_4 与白蛋白结合后运送到组织细胞,通过叶酸受体被摄入细胞内,在维生素 B_{12} 依赖的蛋氨酸合成酶作用下转变为 FH_4 ,进而为 DNA 合成提供一碳基团如甲基($-CH_3$)、甲烯基($-CH_2-$)和甲酰基($-CHO$)等。

(二)维生素 B_{12} 代谢

维生素 B_{12} 又叫钴胺素,因含钴而呈红色,又称红色维生素。血液中维生素 B_{12} 以甲基钴胺素形式存在。人体不能合成维生素 B_{12} ,正常人每日需维生素 B_{12} 约 $1\mu g$,主要来源于含量丰富的动物性食品,如肝、肾、肉、鱼、蛋和乳类制品。食物中的蛋白结合型维生素 B_{12} ,经胃酸和胃蛋白酶消化后解离,再与胃液中的 R 蛋白结合成一种稳定的复合物(R- B_{12})进入十二指肠,经胰蛋白酶作用后,R 蛋白被降解并释放维生素 B_{12} 。两分子维生素 B_{12} 又与胃黏膜壁细胞分泌的一种糖蛋白即内因子(IF)结合以抵抗蛋白消化液的降解作用。维生素 B_{12}-IF 复合物到达回肠末端与该处上皮细胞刷状缘的维生素 B_{12}-IF 受体结合并进入肠黏膜细胞,继而经门静脉入肝。人体内维生素 B_{12} 储存量有 $2\sim5mg$,有 $50\%\sim90\%$ 在肝脏(以 5-脱氧腺苷钴胺素形式存在)。维生素 B_{12} 主要经粪便、尿排出体外。

二、叶酸和维生素 B_{12} 缺乏的原因

(一)叶酸缺乏

1.摄入不足

主要是烹调时间过长或温度过高破坏大量叶酸,其次是偏食,缺少富含叶酸的蔬菜、肉蛋类食物。

2.需求量增加

婴幼儿、青少年、妊娠和哺乳妇女需要量增加,甲亢、慢性感染、恶性肿瘤等消耗性疾病患者需要量也增加。

3.吸收障碍

长期腹泻、小肠炎症、肿瘤、肠切除术后和某些药物(抗癫痫药物、异烟肼、柳氮磺吡啶、乙醇等)影响叶酸吸收。

4.利用障碍

抗核苷酸合成药物(如甲氨蝶呤、氨苯蝶啶、氨基蝶呤和乙胺嘧啶等)可干扰叶酸的利用。

5.叶酸排出增加

血液透析、酗酒可增加叶酸排出。

(二)维生素 B_{12} 缺乏

1.摄入减少

严格的素食者或长期拒绝动物性食品的偏食者是维生素 B_1 缺乏的特殊

2.吸收障碍

这是维生素 B_{12} 缺乏最常见的原因,可见于内因子缺乏(如全胃或胃大部切除术后、萎缩性胃炎)、胃酸和胃蛋白酶缺乏、胰蛋白酶缺乏、肠道疾病、先天性内因子缺乏或维生素 B_{12} 吸收障碍、药物影响(如对氨基水杨酸、新霉素、二甲双胍、秋水仙碱和苯乙双胍等)及肠道寄生虫(如阔节裂头绦虫病)或细菌大量繁殖消耗维生素 B_{12} 等。

3.利用障碍

先天性转钴蛋白 Ⅱ (TCⅡ)缺乏、麻醉药氧化亚氮等可影响维生素 B_{12} 转运和利用。

三、发病机制

叶酸和维生素 B_{12} 是细胞合成 DNA 过程中的重要辅酶。叶酸或维生素 B_{12} 缺乏时,脱氧尿嘧啶核苷酸(dUMP)转变为脱氧胸腺嘧啶核苷酸(dTMP)发生障碍,DNA 合成、复制速度减慢,核分裂时间延长,细胞核体积增大,而胞质内 RNA 及蛋白质合成无明显障碍,故导致细胞质发育正常而细胞核发育延迟,即所谓"核幼浆老"巨幼变。可累及红系、粒系和巨核系。巨幼变细胞因功能缺陷易在骨髓内破坏(称原位溶血),因此骨髓造血细胞呈无效性代偿增生,但外周血却表现为全血细胞减少。

维生素 B_{12} 缺乏还可引起神经精神异常。其机制与两个维生素 B_{12} 依赖酶(L-甲基丙二酰辅酶 A 变位酶和甲硫氨酸合成酶)的催化反应障碍有关。前者催化反应障碍造成髓鞘合成受阻,并有奇数碳链脂肪酸或支链脂肪酸掺入髓鞘中,后者催化反应障碍引起神经细胞甲基化反应受损。

四、临床表现

(一)血液系统表现

起病缓慢,常有面色苍白、头晕、乏力,活动后心慌、气短等,严重者可有全血细胞减少、反复感染和出血。少数患者可出现轻度黄疸、脾大。

(二)消化系统表现

胃肠道黏膜萎缩常可引起食欲不振、腹胀、便秘或腹泻,舌质红、舌乳头萎缩致表面光滑的

"牛肉舌",可伴舌痛。

(三)神经系统表现和精神症状

主要见于维生素 B_{12} 缺乏,有时神经系统表现是主要就诊原因。病变主要累及脊髓后侧束的白质和脑皮质,出现亚急性脊髓联合变性,表现为手足对称性麻木、深感觉障碍、共济失调和锥体束征阳性,特别是老年患者可表现为抑郁、嗜睡、记忆障碍,严重者偶可出现精神异常症状。

五、实验室检查

(一)血象

呈大细胞性贫血(MCV>100fL),严重者全血细胞减少,血涂片中红细胞大小不等,出现数量不等的大椭圆形红细胞是其特征。偶见有核红细胞。中性粒细胞分叶过多(5 叶者>5% 或出现 6 叶者),网织红细胞正常或轻度增多。

(二)骨髓象

骨髓增生活跃,以红系增生为主,胞体增大,细胞核发育落后于细胞质。红细胞内可见 Howell-Jolly 小体和 Cabot 环。晚幼、杆状核粒细胞巨幼变发生于疾病早期。巨核细胞体积增大,分叶过多,胞质颗粒少。骨髓铁染色常增多。

(三)生化检查

1.叶酸和维生素 B_{12} 测定

血清叶酸<6.8nmol/L(3ng/mL),维生素 B_{12}<74pmol/L(100ng/mL)。

2.其他

胃酸降低,内因子抗体和 Schilling 试验(测定放射性核素标记的维生素 B_{12} 吸收)阳性(恶性贫血),血清间接胆红素和乳酸脱氢酶可增高(骨髓原位溶血所致),维生素 B_{12} 缺乏者尿高半胱氨酸 24h 排泄量增加。

六、诊断和鉴别诊断

(一)诊断

依据病史、贫血表现、消化道及神经系统症状,结合特征性血象、骨髓象及外周血叶酸和维生素 B_{12} 水平,一般可明确诊断。试验性治疗给予叶酸和维生素 B_{12},如网织红细胞 1 周左右上升,应考虑叶酸或维生素 B,缺乏。

(二)鉴别诊断

1.造血系统肿瘤性疾病

如骨髓增生异常综合征,急性红白血病、红血病等,骨髓中均可见幼红细胞巨幼样改变等病态造血现象,但叶酸、维生素 B_{12} 水平不低,且补充无效。

2.有红细胞自身抗体的疾病

如温抗体型自身免疫性溶血性贫血、Evans 综合征、免疫相关性全血细胞减少等,不同阶段的红细胞有抗体附着,MCV 变大,又有间接胆红素增高,少数患者尚合并内因子抗体,故易与单纯叶酸、维生素 B,缺乏引起的巨幼细胞贫血混淆。其鉴别点是此类患者有自身免疫病的特征,用免疫抑制剂方能显著纠正贫血。

3.合并高黏滞血症的贫血

如多发性骨髓瘤,因 M 蛋白成分黏附红细胞而使之呈"缗钱状",血细胞自动计数仪测出的 MCV 偏大,但骨髓瘤有特异性表现可鉴别。

4.全血细胞减少性疾病

巨幼细胞贫血严重时可致外周血全血细胞减少,需与再生障碍性贫血、阵发性睡眠性血红蛋白尿、骨髓纤维化、脾功能亢进等疾病相鉴别,后者骨髓无明显巨幼变,叶酸和维生素 B_{12} 也不缺乏。

七、治疗

(一)原发病的治疗

有诱因或基础疾病者,应去除病因或治疗基础疾病。

(二)补充叶酸和维生素 B_{12}

口服叶酸 5～10mg,每日 3 次,吸收障碍者可改用注射剂四氢叶酸钙,3～6mg,肌内注射,每日 1 次,直至贫血表现完全消失。若无原发疾病,不需维持治疗。如同时有维生素 B_{12} 缺乏,则需同时补充维生素 B_{12},否则可加重神经系统损伤。

肌注维生素 B_{12},每次 $500\mu g$,每日 1 次,2 周后可改为每周 1 次。若有出血疾病者可采用口服维生素 B_{12} 片剂;若有神经系统表现,治疗维持半年或 1 年;全胃切除或恶性贫血患者,需终身维持治疗。

叶酸和维生素 B_{12} 治疗开始后,患者网织红细胞 4～6d 内可见上升,10d 左右达高峰,骨髓细胞巨幼变也迅速改善,血红蛋白上升。多数患者血象 1～2 月内恢复正常。如血细胞恢复不满意,应注意查找原因并加以纠正(如伴有缺铁,应补充铁剂)。

八、预防

纠正偏食及不良烹饪习惯。对高危人群可予适当干预措施,如婴幼儿及时添加辅食,青少年和妊娠妇女多补充新鲜蔬菜,亦可口服小剂量叶酸或维生素 B_{12} 预防;应用干扰核苷酸合成药物治疗的患者,应同时补充叶酸和维生素 B_{12}。

第四节　再生障碍性贫血

再生障碍性贫血(AA)简称再障,是一种获得性骨髓衰竭综合征,以全血细胞减少及其所致的贫血、感染和出血为特征。免疫抑制治疗有效。其发病群体多见于 15～25 岁的青壮年和60 岁以上的老年人。

依据临床、实验室特征,再障分为重型(SAA)和非重型(NSAA),重型又可分出极重型(VSAA)。依据病因,再障分为先天性(遗传性)和后天性(获得性)。获得性再障可根据有无明确诱因分为继发性和原发性,原发性再障诱因不明。

一、病因与发病机制

(一)病因

约半数以上患者无明确的病因可寻,称为原发性再障。继发性再障的可能病因为:①化学因素,尤其是氯霉素、磺胺、苯、细胞毒类抗肿瘤药物等,抗肿瘤药物和苯抑制骨髓与剂量累积有关,但抗生素及除草剂等化学物质引起的再障与个人敏感体质有关;②长期接触 γ 射线和 X 射线等高能射线,可导致造血细胞 DNA 合成受抑(如核泄漏时再障发病率明显增高);③病毒感染,尤其是肝炎病毒、EB 病毒、微小病毒 B_{19} 等。

(二)发病机制

再障的发病机制尚未完全阐明。传统学说认为,在一定遗传背景下,AA 作为一组后天暴露于某些致病因子后获得的异质性"综合征",可能通过三种机制发病:造血干祖细胞("种子")缺陷、造血微环境("土壤")异常、免疫("虫子")异常。目前认为 T 淋巴细胞功能异常亢进介导的造血干细胞损伤及骨髓衰竭是获得性再障的主要发病机制。

1.造血干细胞缺陷

包括质和量的异常。AA 患者骨髓 CD34$^+$ 细胞较正常人明显减少,减少程度与病情有关;部分 AA 伴克隆性造血(如存在克隆性染色体或基因异常)且可向具有造血干细胞质异常性的阵发性睡眠性血红蛋白尿(PNH)、骨髓增生异常综合征(MDS)甚至白血病转化;40%~60%的 AA 患者诊断时即伴有 PNH 克隆。AA 伴克隆性造血并可转为 PNH、MDS 的现象提示造血干细胞功能异常参与 AA 发生。

2.造血微环境异常

造血微环境包括基质细胞及其分泌的细胞因子。骨髓活检发现再障患者造血细胞减少、脂肪化、静脉窦壁水肿、出血、毛细血管坏死。部分再障骨髓基质细胞体外培养生长情况差,基质细胞产生的集落刺激因子活性减低。

3.免疫功能紊乱

某些自身免疫性疾病(如类风湿性关节炎、SLE 等)患者易并发 AA。现认为获得性 AA 是由自身 T 细胞异常活化介导的骨髓造血干祖细胞和造血微环境的免疫损伤所致。AA 患者 T 细胞亚群失衡,Th1/Th2 平衡向 Th1 方向偏移,T 细胞分泌的造血抑制因子或负调节因子(IL-2,IFN-γ,TNF)明显增多,造血干祖细胞凋亡亢进,骨髓造血衰竭。多数再障患者对免疫抑制治疗有效。

4.其他因素

再障发病可能与某些遗传异常有关,如范可尼贫血。另外,也有妊娠相关再障的报道。

二、临床表现

临床上再障主要表现为贫血、出血及感染,不出现淋巴结和肝、脾肿大。临床上根据骨髓衰竭的严重程度分为重型再障(SAA)和非重型再障(NSAA);根据临床病程进展情况分为急性再障(AAA)和慢性再障(CAA)。

(一)非重型再障(NSAA)

起病缓慢,以贫血症状为主,感染及出血均相对较轻。NSAA 又称慢性再障(CAA)。

(二)重型再障(SAA)

发病急,进展迅速,常以出血和感染为主要表现。起初贫血常不明显,但随着病程发展进行性加重。血小板减少可引起皮肤黏膜出血,如皮肤瘀斑、鼻衄、齿龈出血、月经过多、便血、血尿、眼底出血,严重者可发生颅内出血,后者是再障的主要死亡原因之一。中性粒细胞减少时,患者易发生感染,除皮肤软组织感染外,严重者可发生呼吸系统感染、败血症。多为细菌感染,也可见真菌、病毒或原虫感染。

三、实验室检查

(一)血象

全血细胞减少,网织红细胞减少,贫血一般为正细胞正色素性,淋巴细胞比例相对升高,如无血小板减少时再障的诊断宜慎重。

(二)骨髓象

需多部位骨髓穿刺涂片。SAA 呈多部位增生减低或重度减低,粒、红及巨核细胞明显减少,形态大致正常。淋巴细胞、网状细胞及浆细胞等非造血细胞比例明显增多。骨髓小粒皆空虚。NSAA 不同部位穿刺的骨髓象增生不一致,但至少要有一个部位增生不良,如增生活跃,须有巨核细胞明显减少及淋巴细胞相对增多。

(三)骨髓活检

骨髓涂片易受周围血液稀释,有时难以反映骨髓造血功能的实际情况,而骨髓活检则可避免这一缺陷。再障时,骨髓活检显示骨髓脂肪变和有效造血面积减少(<25%),无纤维增生表现。骨髓活检是再障确诊的必备检查。

(四)发病机制

检查体外造血祖细胞培养体系中,集落明显减少或缺如;T 细胞亚群 $CD4^+/CD8^+$ 比值减低、Th1/Th2 比值增高;$CD8^+$ T 抑制细胞和 $\gamma\delta TCR^+$ T 细胞比例增高,血清 IL-2、IFN-γ、TNF 水平增高。骨髓染色体核型多正常,骨髓储存铁(含铁血黄素)增多,中性粒细胞碱性磷酸酶(NAP)染色强阳性,溶血检查均阴性。

四、诊断及鉴别诊断

(一)诊断

1.AA 诊断标准

①全血细胞减少,网织红细胞减少,淋巴细胞相对增多;②一般无肝、脾肿大;③骨髓多部位增生减低(<正常 50%),或重度减低(<正常 25%),造血细胞减少;④能除外引起全血细胞减少的其他疾病;⑤一般抗贫血治疗无效。

2.AA 分型诊断标准

(1)SAA-Ⅰ(又称 AAA):①发病急,贫血进行性加重,严重感染和(或)出血;②血象具备下述三项中两项:网织红细胞<1%,绝对值<15×10^9/L;中性粒细胞<0.5×10^9/L;血小板<20×10^9/L。③骨髓多部位增生重度减低,三系造血细胞明显减少,非造血细胞相对增多。骨髓小粒中非造血细胞相对增多。如中性粒细胞<0.2×10^9/L,则为极重型再障(VSAA)。

(2)NSAA(又称 CAA):指达不到 SAA-Ⅰ 型诊断标准的再障。如 NSAA 病情恶化,临床、实验室特征达 SAA-Ⅰ型诊断标准时,称 SAA-Ⅱ型。

(二)鉴别诊断

主要与外周血全血细胞减少的疾病鉴别。

1.阵发性睡眠性血红蛋白尿(PNH)

与 AA 关系密切,可相互转变。典型者有血红蛋白尿(酱油色尿)发作,容易鉴别。临床表现不典型者,骨髓增生减低时易误诊为 AA,但 PNH 常有溶血现象、特征性检查阳性,网织红细胞轻度升高,NAP 积分下降,PNH 血细胞(粒细胞和红细胞)膜上 CD55、CD59 表达下降,可资鉴别。如骨髓增生低下,又发现类似 PNH 的异常细胞,应疑为疾病的转化或兼有两病,均为 AA-PNH 综合征。

2.骨髓增生异常综合征(MDS)

其中 RA 型可有全血细胞减少,骨髓可低增生,网织红细胞有时降低,易与 AA 混淆。但 RA 有病态造血,早期髓系细胞相关抗原(CD34)表达增多,骨髓活检有不成熟前体细胞异常定位(ALIP),可有染色体核型异常。

3.急性造血功能停滞

常在溶血性贫血或感染发热的患者中发生,全血细胞尤其是红细胞急剧减少,网织红细胞可降至零。但骨髓涂片尾部可见巨大原始红细胞,病程呈自限性,约 1 月后可自然恢复。

4.低增生性急性白血病

可表现为全血细胞减少,早期肝、脾、淋巴结不肿大,易与 AA 混淆。但骨髓中原始细胞比例增高,达到白血病的诊断标准,可资鉴别。

五、治疗

(一)支持治疗

1.去除病因

仔细查找病因,避免接触各类危险因素,禁用对骨髓有损伤和抑制血小板的药物。

2.保护措施

预防感染(注意饮食及环境卫生,对 SAA 患者进行保护性隔离),防止出血(避免外伤及剧烈活动)。

3.对症治疗

(1)纠正贫血:Hb<60g/L 且患者对贫血耐受较差时可输血。长期输血者应注意铁过载,必要时进行去铁治疗。

(2)控制出血:可用促凝血药物如酚磺乙胺(止血敏)等,也可合用抗纤溶药,如氨基己酸(泌尿生殖系统出血患者禁用)。女性月经量过多可试用诀诺酮控制。对 PLT<20×10^9/L 或有明显出血倾向者应预防性输注单采血小板,以减少致命性出血的危险,当血小板输注无效时,可输 HLA 配型相合的血小板。

(3)控制感染:再障患者由于中性粒细胞减少甚至缺乏、长期应用免疫抑制剂,极易发生感染,而感染加重骨髓衰竭,因此感染的防治尤为重要。

对有发热(>38.5℃)和感染征象者,及时经验性应用广谱抗生素治疗,然后再根据微生物学证据加以调整,同时应注意系统性真菌感染的预防和治疗。

(4)保护脏器功能:AA 常有肝功能损害,可适当应用护肝药物。

(二)针对发病机制的治疗

1.免疫抑制治疗

(1)抗胸腺细胞球蛋白(ATG)/抗淋巴细胞球蛋白(ALG):多用于 SAA。兔 ATG 3~5mg/(kg·d),连用 5d,马 ALG 10~15mg/(kg·d),连用 5d;ATG 或 ALG 是异种蛋白,故用药前需做过敏试验,缓慢静脉滴注,同时短期应用糖皮质激素防治过敏反应和血清病。应用 ATG 或 ALG 期间应给予强有力的支持,包括隔离措施、积极的成分输血和及时处理感染。联合应用环孢素(CsA)可提高疗效。

(2)环孢素(CsA):适用于全部再障。3~5mg/(kg·d),分 2~3 次口服,疗程一般长于 1 年。环孢素主要不良反应有消化道反应、牙龈及毛发增生、手震颤、肝肾功能损害等,出现毒副反应时应减量甚至停药。一些患者停药后血象稳定,而少部分患者存在依赖性,过早停药易导致疾病复发。治疗期间根据环孢素血药浓度、造血恢复情况和药物不良反应调节用药剂量和疗程。血象恢复正常后逐渐减量,小剂量巩固 1~3 年。治疗期间应定期监测环孢素的血药浓度。临床上目标血药浓度:成年人 150~250μg/L,儿童 100~150μg/L。

(3)其他:大剂量免疫球蛋白、CD3 单克隆抗体、麦考酚吗乙酯(MMF,骁悉)、环磷酰胺、甲泼尼龙等治疗 SAA。

2.促造血治疗

(1)雄激素:治疗 NSAA 首选雄激素。司坦唑醇 2mg,口服,每日 3 次,十一酸睾酮 40mg,口服,每日 3 次。雄激素使用中应注意肝脏毒性,定期监测肝功能,保肝治疗。

(2)造血生长因子:适用于全部 AA,尤其是 SAA。G-CSF 5μg/(kg·d),皮下注射,EPO 50~100U/(kg·d),皮下注射。一般在免疫抑制剂治疗 SAA 后使用,维持 3 个月以上。

(三)造血干细胞移植

对 40 岁以下,无感染及其他并发症、有合适供体的 SAA 患者可考虑异基因造血干细胞移植。

(四)中药治疗

多用于 NSAA。

六、AA 的疗效标准

(一)基本治愈

贫血和出血症状消失,血红蛋白男性达 120g/L,女性达 110g/L,白细胞达 $4×10^9$/L,血小板达 $100×10^9$/L,随访 1 年以上未复发。

(二)缓解

贫血和出血症状消失,血红蛋白男性达 120g/L,女性达 100g/L,白细胞达 $3.5×10^9$/L 左右,血小板也有一定程度增加,随访 3 个月病情稳定或继续进步。

(三)明显进步

贫血和出血症状明显好转,不输血,血红蛋白较治疗前 1 个月内常见值增长 30g/L 以上,并能维持 3 个月。

判定以上三项疗效标准者,均应 3 个月内不输血。

（四）无效

经充分治疗后，症状、血象未达明显进步。

七、预后

再障的预后依其分型而不同。NSAA病情进展缓慢，经治疗后患者多数可获不同程度改善，预后较好，仅少数进展为SAA-Ⅱ型；SAA发病急、病情重，预后恶劣。随着有效疗法的出现及临床应用，SAA的预后已获得明显改善，但仍有约1/3的患者死于颅内出血和严重感染。

第五节　溶血性贫血

一、概述

溶血性贫血（HA），简称溶贫，是由于红细胞破坏速率增加（寿命缩短），超过骨髓造血的代偿能力而发生的贫血。骨髓有6～8倍的红系造血代偿能力，如红细胞破坏速率在骨髓的代偿范围内，可无贫血，称为溶血状态。

（一）发病机制与临床分类

溶血性贫血的根本原因是红细胞破坏致寿命缩短。导致红细胞易于破坏的原因大致概括为红细胞自身内在缺陷和红细胞外部因素异常。

1.依据病因和发病机制分类

(1)红细胞内在缺陷：①遗传性红细胞膜结构与功能缺陷，如遗传性球形（椭圆形、口形、棘形）红细胞增多症。②遗传性红细胞酶缺乏，如葡萄糖-6-磷酸脱氢酶缺乏症（G6PD），丙酮酸激酶缺乏症等。③遗传性血红蛋白病，如珠蛋白生成障碍性贫血，异常血红蛋白病等。④获得性红细胞膜蛋白异常，如阵发性睡眠性血红蛋白尿（PNH）。

(2)红细胞外部因素异常：①免疫性因素如自身免疫性溶血性贫血（温抗体型或冷抗体型）、新生儿溶血病，血型不合的输血反应，药物诱发的免疫性溶贫。免疫性溶血主要是抗原抗体或补体介导的红细胞破坏。②血管性因素微血管病性溶血性贫血（可见于弥漫性血管内凝血、血栓性血小板减少性紫癜、溶血尿毒综合征），瓣膜病（钙化性主动脉瓣狭窄及人工心脏瓣膜），行军性血红蛋白尿等。③生物因素多种感染可引起溶血，如严重的细菌、病毒感染和原虫等。④理化因素如大面积烧伤、蛇毒、苯肼、亚硝酸盐、砷、铅等。铅中毒干扰血红素合成，可发生溶血性贫血。亚硝酸盐中毒可引起获得性高铁血红蛋白血症而溶血。

2.根据溶血部位分为血管内溶血和血管外溶血

(1)血管内溶血：红细胞在血管内破坏，血红蛋白直接释放入血浆，游离的血红蛋白与血浆中的结合珠蛋白结合，被肝细胞摄取。若溶血严重，多余的游离血红蛋白经肾脏排出，出现血红蛋白尿。若被肾小管上皮细胞摄取可转化为含铁血红素，上皮细胞脱落后随尿排出，出现含铁血黄素尿，Rous试验检查为阳性。常见的血管内溶血有血型不合输血、阵发性睡眠性血红蛋白尿等。红细胞破坏发生在血液循环中，典型特征是血红蛋白血症和血红蛋白尿。

(2)血管外溶血：红细胞主要在脾脏的单核－吞噬细胞系统中被破坏，释放出的血红蛋白被分解为铁、珠蛋白和卟啉,卟啉则分解为脂溶性的游离胆红素(又称间接胆红素)。游离胆红素入血被肝细胞摄取,与葡萄糖醛酸结合形成水溶性的结合胆红素(直接胆红素),并随胆汁排至肠腔经细菌作用还原为粪胆原随大便排出。少量粪胆原经肠肝循环重吸收入血液,经肝细胞再随胆汁排出或经肾随尿液排出(称为尿胆原)。血中未结合的游离胆红素能与白蛋白结合,故尿中胆红素阴性。常见的血管外溶血有遗传性球形红细胞增多症和温抗体型自身免疫性溶血性贫血等。巨幼细胞贫血、骨髓增生异常综合征等因造血细胞功能缺陷,幼红细胞在成熟前已在骨髓内破坏,称为无效性红细胞生成或原位溶血,严重时可伴有黄疸,是一种特殊的血管外溶血。

值得注意的是,血管内外溶血有时不易区分,红细胞本身有缺陷被巨噬细胞吞噬,为血管外溶血,但如缺陷严重,影响膜的结构,也可在血管内被破坏。另外,巨噬细胞也可将未完全降解的血红蛋白释放入血。

(二)临床表现

主要取决于溶血的部位、程度、速率、持续时间以及心肺代偿能力和基础疾病。

1.急性溶血

多为血管内溶血,发病急骤,短期内大量溶血引起寒战、高热、头痛、呕吐、四肢腰背部疼痛及腹痛,继之出现面色苍白、血红蛋白尿及黄疸,严重者发生急性肾衰竭和休克。

2.慢性溶血

多为血管外溶血,发病缓慢,病程较长,可表现为贫血、黄疸和脾大。由于长期的高胆红素血症,患者可并发胆石症和肝功能损害。慢性溶血病程中,感染等因素可使溶血加重,发生溶血危象及再障危象。慢性重度溶血性贫血时,长骨的部分黄髓可因代偿造血机制转变为红髓,致骨髓腔扩大、骨皮质变薄、骨骼变形。髓外造血可致肝、脾大。

(三)实验室检查

实验室检查可通过贫血、红细胞破坏增多、骨髓红系代偿性增生的证据,来确定有无溶血、溶血部位,通过详细询问病史及溶血性贫血的特殊检查可确定 HA 的病因和类型。

(1)按红细胞破坏的部位,溶血性贫血的一般实验室检查如下。①血管内溶血:血清游离血红蛋白增多;血清结合珠蛋白降低甚至消失;血红蛋白尿;含铁血黄素尿(Rous 试验阳性)。②血管外溶血:高胆红素血症(游离胆红素增高为主);尿胆原排出增多,尿胆红素阴性;粪胆原排出增多。

(2)检测骨髓红系代偿性增生的检查如下。

①网织红细胞:增多。②外周血涂片:可见有核红细胞、嗜碱性点彩红细胞、Howell-Jolly 小体或 Cabot 环,严重溶血时可见幼稚粒细胞。③骨髓象:红系增生旺盛,以中幼和晚幼红细胞为主,粒/红比例下降或倒置。

(3)确定溶血性贫血的特殊检查如下。

①红细胞形态异常:大量球形、椭圆形、口形、靶形红细胞提示为遗传性溶血性贫血;畸形红细胞、红细胞碎片增多提示微血管病性溶血性贫血。②红细胞渗透脆性试验:渗透脆性增加见于遗传性球形红细胞增多症、温抗体型自身免疫性溶血性贫血;渗透脆性降低见于珠蛋白合成障碍性贫血、血红蛋白病等。③血红蛋白电泳:β珠蛋白生成障碍性贫血。④高铁血红蛋白

还原试验：葡萄糖-6-磷酸脱氢酶缺乏症。⑤抗人球蛋白直接试验（Coombs test）：自身免疫性溶血性贫血。⑥酸溶血试验（Ham test），蔗糖溶血试验，血细胞 CD55、CD59 检测：阵发性睡眠性血红蛋白尿。

红细胞寿命缩短是诊断溶血最可靠的证据。用放射线核素^{51}Cr（临床较少应用）标记红细胞，可检测出其半衰期缩短。

（四）诊断和鉴别诊断

1.诊断

依据临床表现，同时有红细胞破坏过多和骨髓红系造血代偿性增生的证据时，即可诊断溶血性贫血，再选用各种特殊检查，确定溶血的类型和病因。

2.鉴别诊断

溶血性贫血应与以下疾病相鉴别。

（1）贫血伴网织红细胞增多者：失血性、缺铁性贫血或巨幼细胞贫血治疗恢复的早期。

（2）Gilbert 综合征（家族性非溶血性黄疸）：间接胆红素增高但无贫血及网织红细胞增高。

（3）骨髓转移癌：可出现幼红、幼粒细胞性贫血，但无溶血性黄疸，有原发病表现。

（五）治疗

1.病因治疗

针对发病机制治疗。药物诱发者立即停药；免疫因素介导者应用糖皮质激素或脾切除等治疗。

2.对症治疗

预防心衰、休克，保护肝肾功能，纠正电解质紊乱，必要时输注洗涤红细胞、补充造血原料。

二、遗传性球形红细胞增多症

（一）病因与发病机制

遗传性球形红细胞增多症（HS）是一种红细胞膜先天性缺陷所致的溶血性贫血。本病多为常染色体显性遗传，约 3/4 的患者有阳性家族史。病理红细胞膜骨架缺陷，致细胞膜脂质丢失、细胞表面积减少而变为球形。球形红细胞变形能力差，易被脾脏扣留和吞噬，造成血管外溶血。

（二）临床表现

任何年龄可发病，病情异质性很大，可有不同程度的贫血、脾大及间歇性黄疸，常伴有胆石症、胆囊炎。可出现再障危象，表现为血红蛋白急剧下降和网织红细胞减少或缺如，持续 1～2 周，病毒感染、叶酸缺乏是其常见诱因。

（三）诊断与鉴别诊断

1.诊断要点

（1）3/4 的患者有阳性家族史。

（2）自幼发生的贫血、间歇性黄疸、脾大。

（3）实验室检查：①血涂片中可见直径小、染色深及中心淡染区消失的球形红细胞增多（＞10％）；②网织红细胞增多，间接胆红素及乳酸脱氢酶增高；③红细胞渗透脆性试验：目前仍是 HS 最重要的筛查试验。红细胞于不同浓度的低渗盐水溶液中会发生膨胀、最后破裂出现溶血现象。球形红细胞因其表面积与体积的比例下降,吸水膨胀能力较小,对低渗盐水溶液的耐受能力降低,红细胞容易破裂,即其脆性显著增加。HS 患者红细胞开始溶血及完全溶血浓度较正常对照高出 0.08% 以上。红细胞渗透脆性试验阴性者不能除外 HS;④不典型病例需做红细胞膜蛋白电泳以证实膜骨架蛋白缺失。

2.鉴别诊断

遗传性球形红细胞增多症应与化学中毒、烧伤、自身免疫性溶血性贫血等引起的继发性球形红细胞增多相鉴别。

(四)治疗

脾切除对本病有显著疗效。术后球形红细胞依然存在,但红细胞寿命延长,数天后黄疸及贫血即可改善,所以诊断一旦确定,年龄在 10 岁以上,无手术禁忌证,即可考虑脾切除。溶血或贫血严重时加用叶酸,以防贫血加重或诱发再障危象。

三、红细胞葡萄糖-6-磷酸脱氢酶缺乏症

葡萄糖-6-磷酸脱氢酶(G6PD)缺乏是临床上最多见的红细胞内戊糖磷酸途径的遗传性缺陷。红细胞 G6PD 缺乏症是指因 G6PD 缺乏或活性降低、以溶血为主要特征的一种遗传性溶血性疾病。主要是血管外溶血,也可发生血管内溶血。国内广西某些地区、海南岛黎族和云南省傣族多见。

(一)病因与发病机制

G6PD 突变基因位于 X 染色体(Xq28),呈 X 连锁不完全显性遗传,男性多于女性,基因呈复杂的多态性,可形成多种 G6PD 缺乏症的变异型。G6PD 缺乏的红细胞内还原型烟酰胺腺嘌呤二核苷酸磷酸(NADPH)和还原型谷胱甘肽(GSH)减少,致细胞抗氧化功能缺陷。接触氧化剂后,靶细胞的胞膜巯基出现氧化损伤,同时生成高铁血红素和变性珠蛋白即海因小体。氧化损伤的红细胞僵硬、变形能力差,易被脾脏巨噬细胞吞噬而发生血管外溶血。严重者也可发生血管内溶血。

(二)临床表现

溶血程度轻重不一,有多种诱因(如蚕豆、药物或感染等)及临床类型。

1.先天性非球形红细胞溶血性贫血

慢性溶血过程,G6PD 活性严重缺乏,排除其他红细胞酶缺乏和(或)异常血红蛋白病。

2.蚕豆病

进食蚕豆后引起 HA,常见于 1～5 岁男性儿童,40% 的患者有家族史,发病集中于 3—5 月蚕豆成熟季节,起病急,呕吐、腹痛、发热及相继出现的血红蛋白尿、贫血和黄疸,严重程度与食蚕豆的量无关。溶血自限为本病的特点。

3.新生儿黄疸

出生后早期(多为 1 周内)发生的黄疸,主要为间接胆红素增多。

4.药物性溶血

服用可疑药物后 2～3d 发生急性血管内溶血,溶血程度与酶缺陷程度及药物剂量有关。引起溶血的药物如抗疟药(伯氨喹、奎宁等),解热镇痛药(阿司匹林、对氨基水杨酸等),硝基呋喃类(呋喃唑酮),磺胺类,异烟肼,氯霉素等。

(三)实验室检查

1.高铁血红蛋白还原试验

可半定量 G6PD 活性,并将 G6PD 活性初分为中度(低于正常值 75%)及严重异常(低于正常值 30%)。

2.红细胞海因小体(Heinz body)生成试验

G6PD 缺乏的红细胞内可见海因小体(变性珠蛋白包涵体),计数>5%有诊断意义。特异性不强。

3.G6PD 活性测定

最可靠的诊断实验。本病患者酶活性多低于正常均值的 40%,溶血高峰期及恢复期,酶活性可正常或接近正常。通常在急性溶血后 2～3 个月复查能较为准确地反映患者的 G6PD 活性。

(四)诊断

对于有阳性家族史,有食蚕豆或服药等诱因者,临床有急性溶血表现者应考虑本病,进一步行 G6PD 活性缺乏的筛选实验和定量试验,并排除其他溶血性贫血后 G6PD 缺乏症诊断即可成立。

(五)治疗

脱离可能诱发溶血的因素,如停止服用可疑的药物和蚕豆,不接触樟脑丸,控制感染,注意纠正水电解质酸碱失衡和肾功能不全等。

输注红细胞(避免亲属血),使用糖皮质激素改善病情,慢性者口服叶酸。脾切除效果不佳。

新生儿发生溶血伴核黄疸,可换血、光疗或苯巴比妥注射。

四、血红蛋白病

血红蛋白病是以血红蛋白质和量异常为特征的一组遗传性溶血性贫血。包括异常血红蛋白病和珠蛋白生成障碍性贫血(地中海贫血)两大类。依据珠蛋白肽链(α、β、γ 或 δ 链)组成,正常人出生后有三种血红蛋白:①血红蛋白 A(HbA,$\alpha_2\beta_2$,占 95%以上);②血红蛋白 A_2(HbA$_2$,$\alpha_2\delta_2$,占 2%～3%);③胎儿血红蛋白(HbF,$\alpha_2\gamma_2$,约占 1%)。

(一)珠蛋白生成障碍性贫血

珠蛋白生成障碍性贫血又称地中海贫血或海洋性贫血,是由于一种或几种正常珠蛋白肽链合成障碍而引起的遗传性溶血性疾病。溶血、无效造血及小细胞低色素贫血为主要特征。本病呈世界性分布,我国以西南和华南一带为高发区。因涉及珠蛋白基因突变的种类及其影响因素繁多,故本组疾病呈现高度异质性。临床上以 α 和 β 珠蛋白生成障碍性贫血最重要。

1.α 地中海贫血

(1)病因与发病机制:由 α 珠蛋白基因缺失或缺陷致 α 珠蛋白链合成受抑所致。含 α 链的三种血红蛋白(HbA,HbA$_2$,HbF)合成减少。在胎儿和新生儿,γ 链过剩并聚合成 Hb Bart(γ_4),在成人 β 链过剩并聚合成 HbH(β_4)。异常血红蛋白氧亲和力高,在微循环中不能充分释放氧,致组织细胞缺氧。HbH 不稳定,易发生沉淀,形成包涵体(靶形红细胞),造成红细胞僵硬和膜损伤,导致红细胞在脾内被破坏,引起溶血。

(2)临床分型与表现:①静止型(1 个 α 基因异常)及标准型(2 个 α 基因异常):患者多无症状和体征。红细胞呈小细胞低色素性。少数红细胞内有 HbH 包涵体。血红蛋白电泳分析无异常。②HbH 病(3 个 α 基因异常)、患者生长发育稍差或正常,轻至中度贫血,伴黄疸、肝脾肿大,少数可出现重度贫血。感染或氧化性药物可加重贫血。红细胞低色素性明显,靶形红细胞可见,红细胞渗透脆性降低。形成大量 HbH 包涵体,血红蛋白电泳分析 HbH 占 $5\%\sim40\%$。③Hb Bart 胎儿水肿综合征(4 个 α 基因异常):α 海洋性贫血中最严重的类型。α 链绝对缺乏,γ 链自相聚合成 Hb Bart(γ_4),其氧亲和力高,不能为组织充分供氧,造成组织严重缺氧。常于妊娠 30~40 周成为死胎,流产或早产后胎儿发育不良,明显苍白,全身水肿伴胸腹水、心包积液,肝脾显著增大,绝大部分在数小时内死亡。

2.β 地中海贫血

(1)病因与发病机制:β 珠蛋白基因缺陷致 β 珠蛋白肽链合成受抑,称为 β 地中海贫血。该病是常染色体显性遗传。正常人自父母双方各继承一个 β 珠蛋白基因,若继承了异常的 β 基因,则 β 链合成减少或缺乏,a 链相对增多,自聚成不稳定的 a 聚合体,在幼红细胞和成熟红细胞内沉积,形成包涵体,致细胞功能异常及变形能力减低,进而引起骨髓无效造血(原位溶血)及血管外溶血。γ 和 δ 链代偿增加,致 $HbA_2(a_2\delta_2)$ 和 $HbF(a_2\gamma_2)$ 增多。HbF 的氧亲和力高,加重组织缺氧。

(2)临床分型与表现。①轻型:多数无症状,少数有轻度贫血和轻度脾大。血红蛋白电泳 HbA_2 升高至 3.5% 以上($4\%\sim8\%$),HbF 正常或轻度增加。②重型(Cooley 贫血):父母均有地中海贫血,患儿常在出生后 3~6 个月出现贫血症状且进行性加重,溶血严重时出现黄疸及肝、脾大。至 3 岁左右,逐渐形成"地中海贫血外貌",表现为:头颅增大,额部、颧骨隆起,眼距增宽,鼻梁塌陷,上颌及牙齿前突。多数患儿 10 岁前夭折。如能活到 10 岁以上,常出现第二性征不发育、肾上腺功能不全等症状。患者长期依赖输血,常继发血色病。血红蛋白电泳 HbF 显著增高($30\%\sim90\%$),HbA 多低于 40% 甚至 0%,红细胞渗透脆性明显减低。③中间型:症状与体征介于轻型和重型之间,中度贫血,小细胞低色素性,可见靶形红细胞,脾轻至中度大。可有轻度骨骼改变,性发育延迟,不依赖长期输血。血红蛋白电泳 HbF 可达 10%。

(二)异常血红蛋白病

异常血红蛋白病是一组遗传性珠蛋白链结构异常的血红蛋白病,表现为珠蛋白链多聚体形成、氧亲和力变化、形成不稳定血红蛋白或高铁血红蛋白等,以溶血、发绀、血管阻塞为主要临床表现。绝大多数为常染色体显性遗传病。

1.镰状细胞贫血(HbS)

又称血红蛋白 S(HbS)病,本病主要见于黑人,β 珠蛋白链第 6 位谷氨酸被缬氨酸替代。HbS 在缺氧状态下易形成溶解度很低的螺旋状多聚体,红细胞变形为镰刀状细胞(镰变),变形性降低,易发生血管内溶血和血管外溶血。僵硬的镰状细胞在微循环内淤滞,造成血管阻塞而引起脏器功能障碍。临床表现为贫血、黄疸和肝脾大。病情可急剧恶化或出现血管阻塞危象,可造成肢体或脏器的缺血性疼痛或功能障碍甚至坏死。其他急性事件有再障危象、脾滞留危象等。若病情急剧恶化,可危及生命。本病无特殊治疗,溶血发作时给予吸氧、补液、抗感染和输血等对症治疗。羟基脲能够诱导 HbF 合成,HbF 有抗镰变作用,可在一定程度上缓解病情和疼痛。杂合子一般不发生镰变和贫血。

2.不稳定血红蛋白病(UHD)

已发现200多种，但发病率低。发病机制是基因突变致珠蛋白链氨基酸替换或缺失使珠蛋白不能正常折叠，或与血红素结合变弱。异常珠蛋白不稳定，易被氧化、变性和沉淀，并形成胞内包涵体，称为海因小体(Heinz body)。海因小体附着于细胞膜，造成红细胞变形性降低和膜通透性增加，易被脾扣留破坏。临床可表现为慢性溶血，感染或氧化性药物可诱发溶血危象。无须特殊治疗，应避免使用磺胺类及其他具有氧化作用的药物。患者海因小体生成试验阳性，异丙醇试验及热变形试验阳性。

3.血红蛋白M(HbM)病

共发现7种，发病率很低，患者均为杂合子型。发病机制是基因突变致珠蛋白 α、β 或 γ 链氨基酸替代(组氨酸被酪氨酸替代)，血红素铁易被氧化为高铁(Fe^{3+})状态。患者自幼出现发绀，故又称为家族性发绀症，溶血可不明显。实验室检查高铁血红蛋白增高，但一般不超过30%。本病不需要治疗。

4.氧亲和力增高的血红蛋白病

本病是由于珠蛋白肽链发生氨基酸替代，改变了血红蛋白的立体空间构象，造成其氧亲和力增高，氧解离曲线左移，致氧解离障碍，引起动脉血氧饱和度下降和组织缺氧，出现代偿性红细胞增多症。

5.其他

HbE病是由于珠蛋白 β 链第26位谷氨酸被赖氨酸替代，为我国最常见的异常血红蛋白病，广东省和云南省多见。杂合子不发病，纯合子可有轻度溶血性贫血，呈小细胞低色素性，靶形红细胞增多，可达25%～75%。

五、自身免疫性溶血性贫血

自身免疫性溶血性贫血(AIHA)系因人体免疫功能紊乱，红细胞吸附自身不完全抗体IgG、IgA、IgM及补体C3，导致红细胞被肝、脾内的单核－巨噬细胞识别和吞噬，使红细胞破坏增速而引起的一种溶血性贫血。根据抗体作用于红细胞时所需的温度不同，AIHA分为温抗体型(37℃)、冷抗体型(0～5℃)及温冷抗体混合型。

(一)温抗体型自身免疫性溶血性贫血

1.病因与发病机制

温抗体型AIHA占AIHA的80%～90%。最常见抗体是IgG型，其次补体C3型，IgA和IgM型少见。自身抗体与红细胞反应最佳温度为37℃，为不完全抗体，吸附于红细胞表面，主要在脾内单核－吞噬细胞系统内被破坏，发生血管外溶血。AIHA患者病情的严重程度与红细胞上抗体类别有关，复合型较单纯型重，以IgG＋C3型最重，C3型最轻。临床上，约50%温抗体型AIHA原因不明(即原发性)。继发性患者多合并有造血系统肿瘤、感染性疾病、系统性红斑狼疮、干燥综合征、类风湿性关节炎及溃疡性结肠炎等基础疾病。

2.临床表现

多为慢性血管外溶血，起病缓慢，女性多见。贫血与黄疸轻重不一，半数有脾大，1/3有肝大。长期高胆红素血症可并发胆石症和肝功能损害。可伴血栓栓塞性疾病，抗磷脂抗体可阳性。感染可诱发溶血加重,可发生溶血危象及再障危象。溶血急性发作可出现寒战、高热、腰背部疼痛、呕吐等,严重者或贫血加重时可出现烦躁不安、昏迷。10%～20%的患者可并发免疫性血小板减少,称为Evans综合征。

继发性AIHA常伴有原发疾病的临床表现。

3.实验室检查

(1)血象及骨髓象:不同程度的贫血,多呈正细胞正色素性贫血,网织红细胞比例增高,白细胞及血小板多正常,急性溶血阶段白细胞可增多。外周血涂片可见数量不等的球形红细胞及幼红细胞。骨髓红系造血细胞代偿性增生,以中、晚幼红细胞为主。再障危象时全血细胞减少,网织红细胞减低甚至缺如,骨髓增生减低。

(2)抗人球蛋白试验:抗人球蛋白试验又称Coombs试验,分为直接抗人球蛋白试验(DAT)和间接抗人球蛋白试验(IAT)。DAT检查结合于红细胞膜上的抗红细胞抗体(多为IgG)或补体(多为C3)。DAT阳性是诊断本病的最重要依据。IAT检查血清中游离的抗红细胞抗体或补体,可阳性或阴性。

(3)其他实验室检查:见本节概述相关部分。

4.诊断要点

(1)临床表现:慢性血管外溶血症状,可伴有基础疾病。

(2)实验室检查:不同程度贫血,网织红细胞增高,间接胆红素增高,DAT阳性,冷凝集素效价在正常范围,近4个月内无输血和特殊药物应用史,可诊断本病。依据能否查到基础疾病分为原发性或继发性AIHA。少数Coombs试验阴性者需与其他溶血性贫血(特别是遗传性球形红细胞增多症)鉴别。

5.治疗原则

(1)病因治疗:寻找病因,积极治疗原发病。

(2)控制溶血发作。①糖皮质激素:首先治疗,有效率80%以上。常用醋酸泼尼松1～1.5mg/(kg·d)口服,急性溶血者可用甲泼尼龙静脉滴注。贫血纠正后,治疗剂量维持1个月后缓慢减量(5～10mg/w),小剂量泼尼松(5～10mg/d)持续至少3～6个月。足量糖皮质激素治疗3周无反应则视为激素治疗无效。②脾切除:二线治疗,对约60%的患者有效。适用于糖皮质激素治疗无效,或所需泼尼松维持量>10mg/d,或有激素应用禁忌证、不能耐受。术后复发病例再用糖皮质激素仍可有效。③其他免疫抑制剂:用于糖皮质激素和脾切除都不缓解者,或有脾切除禁忌证及泼尼松维持量>10mg/d。常用环磷酰胺、硫唑嘌呤或霉酚酸酯(MMF)、环孢素等,可与激素同用,总疗程需半年左右。利妥昔单抗375mg/(m²·w),连续4周,有效率40%～100%不等。④其他:大剂量免疫球蛋白静脉注射或血浆置换术可有一定疗效,但作用不持久。

(3)输血尽可能不输血,贫血较重者可输洗涤红细胞,且速度应缓慢。

(二)冷抗体型自身免疫性溶血性贫血

相对少见,占AIHA的10%～20%,抗体主要有冷凝集素(IgM型)和冷热溶血素(D-L抗体,IgG型)。多见于中老年患者。

1.冷凝集素综合征(CAS)

常继发于支原体肺炎、传染性单核细胞增多症及血液系统恶性肿瘤,抗体多为冷凝集素性IgM,是完全抗体,0～5℃表现最大的反应活性。遇冷时 IgM 可在循环血中直接凝集红细胞并激活补体,发生血管内溶血。临床表现为寒冷环境下血红蛋白尿和手指、足趾发绀,受暖后消失。冷凝集素试验阳性。DAT 阳性者多为 C3 型。

2.阵发性冷性血红蛋白尿(PCH)

多继发于病毒或梅毒感染,抗体是 IgG 型双相溶血素,又称 D-L 抗体,20℃以下时其吸附于红细胞膜并固定补体,当复温至 37℃时补体被迅速激活导致血管内溶血。临床表现为遇冷后出现血红蛋白尿,伴发热、腰背痛、恶心呕吐等,反复发作者可有脾大、黄疸、含铁血黄素尿等。冷热溶血试验(D-L 试验)阳性,发作时 DAT C3 型强阳性,但 IgG 阴性。

治疗:寻找原发病,避免寒冷刺激,保暖是冷抗体型 AIHA 的最重要治疗措施。输血时血制品应预热至 37℃。激素疗效不佳,切脾无效,对保暖无效者可应用免疫抑制剂,如环磷酰胺、苯丁酸氮芥。利妥昔单抗有效率约为 50%。

六、阵发性睡眠性血红蛋白尿

阵发性睡眠性血红蛋白尿(PNH)是一种获得性造血干细胞基因突变引起的红细胞膜缺陷性溶血病,是良性克隆性疾病。以与睡眠相关、间歇发作的慢性血管内溶血和血红蛋白尿为主要临床特征。可出现全血细胞减少和反复静脉血栓形成。发病峰龄为 20～40 岁,我国患者北方多于南方、男性多于女性。

(一)病因与发病机制

由于造血干细胞基因突变,造成血细胞膜上糖化磷脂酰肌醇(GPI)锚生物合成障碍及锚连蛋白(包括补体激活抑制者)表达缺失,导致红细胞易被补体破坏而发生慢性血管内溶血。CD55 和 CD59 是血细胞膜上最重要的 GPI 锚连蛋白,具有抑制补体激活的功能。CD55 在补体激活的 C3、C5 转化酶水平起抑制作用,限制 C3 及 C5 组装成 C3、C5 转化酶。CD59 可阻止液相的补体 C9 转变成膜攻击复合物。当 PNH 患者红细胞膜上 CD55 和 CD59 表达缺失,补体系统激活发生失控性放大,可致红细胞膜遭受补体攻击而破坏,最终发生血管内溶血。因基因突变发生于造血干细胞水平,故 PNH 患者红细胞、粒细胞、单核细胞及淋巴细胞上 GPI 锚连蛋白均可表达缺失。患者体内补体敏感性 PNH 细胞与正常血细胞并存,前者数量与血红蛋白发作频度和血细胞减少程度有关。

(二)临床表现

1.血红蛋白尿

为约 1/4 患者的首发症状,重者尿液外观呈酱油或红葡萄酒样,伴乏力、胸骨后及腰腹疼痛、发热;轻者仅为尿隐血试验阳性。因补体作用最适宜的 pH 是 6.8～7.0,而睡眠时酸性代谢产物积聚,pH 下降,所以血红蛋白尿常与睡眠有关,早晨较重,下午较轻。此外,感染、手术、月经、情绪波动、饮酒、疲劳或服用铁剂、维生素 C、阿司匹林等可诱发血红蛋白尿发作。

2.血细胞减少的表现

有不同程度贫血表现。血管内溶血致尿铁丢失过多,可出现小细胞低色素性贫血。中性粒细胞减少及功能缺陷可致各种感染,血小板减少可有出血倾向。部分患者可演变为 AA-

PNH 综合征而致骨髓造血衰竭、贫血加重。

3.血栓形成

患者有血栓形成的倾向,易发于肝静脉(Budd-Chiari 综合征),其次为肠系膜、脑静脉和下肢深静脉等,并引起相应临床表现。国内血栓并发症报道较少。血栓形成可能与血小板活化及红细胞破坏释放的促凝物质有关。

(三)实验室检查

1.血象及骨髓象

贫血程度轻重不一,可为正细胞、大细胞或小细胞低色素性,约半数患者全血细胞减少。网织红细胞增多。血涂片可见有核红细胞和红细胞碎片。骨髓增生活跃或明显活跃,以红系增生为主,少数患者可有增生减低。若溶血频繁发作,尿铁丢失过多,铁染色示骨髓内、外铁减少。

2.血管内溶血相关检查

见本节概述相关部分。

3.诊断性试验

(1)特异性血清学检查:酸溶血试验(Ham 试验)阳性是本病经典的确诊试验,特异性较高,敏感性差;此外还有蛇毒因子溶血试验、蔗糖溶血试验(糖水试验)及热溶血试验等。

(2)流式细胞术检测:CD55 和 CD59 可发现粒细胞、单核细胞、红细胞及淋巴细胞膜上的 CD55 和 CD59 表达下降。

(3)流式细胞术检测 FLAER:FLAER 是荧光标记的嗜水气单胞菌溶血素,能与 GPI 锚链蛋白特异结合。该检测技术更敏感、特异,且不受输血和溶血的影响,对检测微小 PNH 克隆敏感性较高,已逐渐应用于临床。

(四)诊断与鉴别诊断

1.诊断

根据临床表现、实验室检查可确立诊断,流式细胞术发现粒细胞和红细胞的 CD55 或 CD59 表达下降>10%即可诊断。

2.鉴别诊断

本病需与自身免疫性溶血性贫血(尤其是阵发性冷性血红蛋白尿或冷凝集素综合征)、骨髓增生异常综合征及再生障碍性贫血等疾病鉴别。

(五)治疗

1.避免诱因

尽量避免感染等诱发因素。

2.贫血的治疗

本病贫血的原因包括溶血、造血障碍和铁丢失。若有缺铁证据,可予补铁治疗,但铁剂可诱发溶血,起始量宜小(常规剂量的 1/3~1/10),用糖皮质激素可减少溶血发作,PNH 患者不宜补充足够的铁剂,若有溶血应停用。雄激素可刺激骨髓造血,如达那唑、十一酸睾酮、司坦唑醇等。严重贫血者可输注去白细胞的洗涤红细胞,输血指征应从严掌握。

3.控制溶血发作

(1)糖皮质激素:对部分患者有效,可给予醋酸泼尼松 $0.25\sim1mg/(kg\cdot d)$,发作停止后减半,一周后改为隔日一次,维持 $2\sim3$ 个月,如应用 $1\sim2$ 个月无效,应停药。

(2)碳酸氢钠:口服或静脉滴注,碱化尿液。

(3)抗氧化药物:对细胞膜有保护作用,如大剂量维生素 E,效果不肯定。

(4)抗补体单克隆抗体:Eculizumab 是抗补体 C5 的单克隆抗体,阻止膜攻击复合物形成。国外已用于治疗 PNH,并取得良好效果。

4.血栓形成的防治

对发生血栓者应给予抗凝治疗,开始用肝素类制剂,后改为香豆素口服抗凝剂维持。

5.异基因造血干细胞移植

本病是一种获得性造血干细胞疾病,异基因造血干细胞移植是目前唯一的根治措施。但因本病并非恶性克隆性疾病且移植并发症严重,故应权衡利弊,慎重选择。

(六)预后

PNH 是一种慢性病,中位生存期 $10\sim15$ 年,部分病程较长的患者病情逐渐减轻,可出现不同程度的自发缓解。除再生障碍性贫血外,少数患者还可转化为急性白血病或骨髓增生异常综合征,预后不良。主要死亡原因是感染、血栓形成和出血。

第六节 白细胞减少和粒细胞缺乏症

白细胞减少指成人外周血白细胞数低于 $4\times10^9/L$、儿童≥$10\sim12$ 岁低于 $4.5\times10^9/L$ 或<10 岁低于 $5.0\times10^9/L$。中性粒细胞减少指外周血中性粒细胞绝对数在成人低于 $2.0\times10^9/L$,在儿童≥10 岁低于 $1.8\times10^9/L$ 或<10 岁低于 $1.5\times10^9/L$。

严重者低于 $0.5\times10^9/L$ 时,称为粒细胞缺乏症。

一、病因与发病机制

本组疾病按病因可分为先天性和获得性,获得性患者常见。引起中性粒细胞减少的原因和致病机制主要包括以下三方面因素。

(一)中性粒细胞生成缺陷

1.生成减少

可见于:①电离辐射、化学毒物、细胞毒类药物,可损伤正常造血干细胞、抑制生理性造血,是引起中性粒细胞减少最常见的原因;②再生障碍性贫血;③家族性中性粒细胞减少症;④骨髓造血组织被白血病、骨髓瘤及转移瘤等恶性细胞浸润,致正常造血过程受抑;⑤某些病毒或细菌感染。

2.成熟障碍

维生素 B_{12}、叶酸缺乏或代谢障碍和骨髓增生异常综合征等可引起造血细胞分化成熟障碍,粒细胞在骨髓原位或释放入血后不久被破坏,出现无效造血。

(二)破坏或消耗过多

1.免疫性因素

药物诱发的免疫性中性粒细胞减少往往在停药后可逐渐恢复;自身免疫性疾病,如系统性红斑狼疮、类风湿性关节炎等可引起粒细胞减少。

2.非免疫性因素

病毒感染或败血症时,中性粒细胞在血液或炎症部位消耗增多;脾大导致脾功能亢进,中性粒细胞在脾内滞留、破坏增多。

(三)分布异常

中性粒细胞由骨髓释放并进入外周血后,约一半分布在血液循环中,称为循环池;另一半附于小血管壁,称为边缘池。如附于边缘池的粒细胞增多,循环池的粒细胞则相对减少,称为假性粒细胞减少症。见于异体蛋白反应、内毒素血症,情绪变动、体温变化等。另外,中性粒细胞也可以滞留于循环池其他部位,如脾脏(脾大)、肺血管(血液透析后)等。

二、临床表现

(一)中性粒细胞减少

根据中性粒细胞减少的程度分为轻度$\geqslant 1.0 \times 10^9/L$ 和中度$(0.5 \sim 1.0) \times 10^9/L$。轻度减少者症状缺乏特异性,多表现为原发病症状,中度和重度减少者易并发感染和出现疲乏、无力、头晕、食欲减退等非特异性症状。

(二)粒细胞缺乏

临床上多表现为突发寒战、高热、头痛、全身肌肉或关节疼痛、虚弱、衰竭。最常见感染部位是呼吸道。粒细胞严重缺乏时,难以形成有效炎症反应,感染病灶不易局限,迅速恶化及蔓延,可出现败血症、脓毒血症或感染性休克。X线检查可无炎症浸润阴影,脓肿穿刺可无脓液。

三、实验室检查

(一)血象及骨髓象

血常规检查发现白细胞减少,中性粒细胞减少,红细胞和血小板一般正常。因粒细胞减少原因不同,骨髓象各异。

(二)特殊检查

中性粒细胞特异性抗体测定:包括白细胞聚集反应、免疫荧光粒细胞抗体测定法,用以判断是否存在抗粒细胞自身抗体。肾上腺素试验:肾上腺素促使边缘池中性粒细胞进入循环池,从而鉴别假性粒细胞减少。

四、诊断与鉴别诊断

根据多次血常规检查的结果即可做出诊断。在诊断过程中注意询问有无药物、毒物或放射线的接触史,放化疗史,家族史;查体有无肝、脾、淋巴结肿大、胸骨压痛等,积极寻找原发病。如存在中性粒细胞特异性抗体,应考虑自身免疫性疾病。肾上腺素试验阳性者提示假性粒细胞减少的可能。

五、治疗

(一)病因治疗

对可疑的药物或其他致病因素,应立即停止接触;继发性减少者应积极治疗原发病,病情缓解或控制后,粒细胞可恢复正常。

(二)防治感染

轻度减少者一般不需要特殊的预防措施。中度减少者应减少公共场所出入,保持个人卫生,去除慢性感染灶。粒细胞缺乏者应采取无菌隔离措施,同时经验性应用广谱抗生素,之后据病原学检查及药敏试验调整用药。若 3～5d 无效,应警惕是否存在真菌感染。病毒感染者加用抗病毒药物。静脉注射免疫球蛋白有助于重症感染的治疗。

(三)促进粒细胞生成

可应用维生素 B$_4$、维生素 B$_6$,鲨肝醇,利血生、中药等,疗效不确切。粒细胞集落刺激因子(G-CSF)和粒细胞—巨噬细胞集落刺激因子(GM-CSF)疗效明确,可缩短粒细胞缺乏的病程,促进中性粒细胞增生和释放,并增强其吞噬杀菌及趋化功能。常用剂量为 $2～10\mu g/(kg \cdot d)$,皮下注射,常见的副作用有发热、肌肉骨骼酸痛、皮疹等。

(四)免疫抑制剂

自身免疫性粒细胞减少和免疫机制所致的粒细胞缺乏可用糖皮质激素治疗。

六、预后

预后与粒细胞减少的病因、程度、持续时间、进展情况、能否及时去除以及控制感染、恢复中性粒细胞数量的治疗措施有关。轻、中度者,若不进展则预后较好。重度粒细胞缺乏症病死率较高。

第七节　骨髓增生异常综合征

骨髓增生异常综合征(MDS)是一组异质性克隆性造血干细胞疾病,主要特征为骨髓一系或多系病态造血并难治性血细胞减少,部分病例可向急性髓细胞白血病转化。任何年龄男、女均可发病,约 80% 的患者大于 60 岁。

一、病因与发病机制

(一)病因

原发性 MDS 的病因尚不明确,继发性 MDS 多与烷化剂、放射线、有机毒物等密切接触有关。

(二)发病机制

MDS 异常克隆细胞在骨髓中分化、成熟异常,出现病态造血,在骨髓原位或释放入血后不久被破坏,导致无效造血。约 50% 的 MDS 患者染色体核型异常(如 +8、-7 等),患者可有原癌基因(如 N-ras)和抑癌基因(如 p53 基因)突变、染色体异常(如 +8、-7 等)和(或)凋亡相关基因异常表达,这些遗传学异常可能参与 MDS 的发生和发展。DNA 甲基化及组蛋白去乙酰化等表观遗传学改变也与 MDS 发病有关。

二、分型

FAB 协作组依据患者外周血及骨髓中原始细胞比例、形态学特征及单核细胞数量将

MDS 分为 5 个类型,即难治性贫血(RA)、难治性贫血伴环形铁粒幼细胞(RAS)、难治性贫血伴原始细胞增多(RAEB)、难治性贫血伴原始细胞增多转变型(RAEB-t)、慢性粒－单核细胞性白血病(CMML)。

世界卫生组织(WHO)提出了新的 MDS 分型标准,认为骨髓原始细胞达 20％即为急性白血病,故将 RAEB-t 归为急性髓细胞白血病(AML);另将 CMML 归为 MDS/MPN(骨髓增生异常综合征/骨髓增殖性肿瘤)。WHO 分型标准保留了 FAB 的 RA、RAS/RARS、RAEB 亚型,增加了难治性血细胞减少伴单系病态造血(RCUD);并将 RA、RARS 中伴两系或三系增生异常者视为一种独立的疾病实体,即难治性血细胞减少伴多系病态造血(RCMD),将仅有 5 号染色体长臂缺失的 RA 独立为 5q⁻综合征。WHO 分型还增加了 MDS 未分类亚型(MDS-U)。

三、临床表现

几乎所有 MDS 患者都有贫血症状,如头晕、乏力、疲倦。约 60％的 MDS 患者伴有中性粒细胞减少,同时存在功能缺陷,使得 MDS 患者容易并发感染,约有 20％的 MDS 患者死于感染。约 50％的 MDS 患者有血小板减少及出血症状。

RA 和 RARS 患者多以贫血为主,临床进展缓慢,中位生存期 3～6 年,白血病转化率为 5％～15％。RAEB 和 RAEB-t 多以全血细胞减少为主,贫血、出血及感染易见,可伴有脾大,病情进展快,中位生存期分别为 12 个月和 5 个月,RAEB 的白血病转化率高达 40％以上。CMML 以贫血为主,可有感染和(或)出血,脾大常见,中位生存期约 20 个月,约 30％转变为 AML。

四、实验室检查

(一)血象与骨髓象

患者常有全血细胞减少,也可为一系或两系血细胞减少。骨髓多增生活跃,少数患者增生低下。有病态造血细胞形态特征。

1.红系

细胞核:核出芽,核间桥,核碎裂,多核,核多分叶,巨幼样变;细胞质:环形铁粒幼细胞,空泡,PAS 染色阳性。

2.粒系

细胞核:核分叶减少(假 Pelger-Huët;Pelgeriod),不规则核分叶增多;细胞质:胞体小或异常增大,颗粒减少或无颗粒,假 Chediak-Higashi 颗粒,Auer 小体。

3.巨核系

小巨核细胞,核少分叶,多核(正常巨核细胞为单核分叶)。

(二)细胞遗传学改变

40％～70％的 MDS 患者有克隆性染色体异常,多为缺失性改变,以＋8、－5/5q⁻、－7/7q⁻、20q⁻最为常见。

(三)骨髓病理

正常人骨髓原粒和早幼粒细胞沿骨小梁内膜分布,而 MDS 患者在骨小梁旁区和间区出现 3～5 个或更多呈簇状分布的原粒和早幼粒细胞,称为不成熟前体细胞异常定位(ALIP)。

（四）造血祖细胞体外集落培养

造血祖细胞在体外集落培养中形成的集落少或不能形成集落。

五、诊断与鉴别诊断

根据患者血细胞减少和相应的症状及病态造血、细胞遗传学异常、病理学改变，MDS 的诊断不难确立。MDS 有病态造血，但病态造血并非 MDS 特有。迄今，MDS 的诊断尚无"金标准"，仍是一个排除性诊断，常需与以下疾病鉴别。

（一）非重型再生障碍性贫血（NSAA）

低增生性 MDS（尤其是 RCMD）需与 NSAA 相鉴别。MDS 网织红细胞可正常或升高，骨髓病态造血明显、早期细胞比例不低或增加，可有染色体异常，外周血可见幼红细胞，而 NSAA 无上述异常。

（二）巨幼细胞贫血

巨幼细胞贫血严重者有三系细胞减少，骨髓中细胞可出现巨幼变，易与 MDS 混淆。但血清叶酸、维生素 B_{12} 水平下降，且无染色体异常。

（三）阵发性睡眠性血红蛋白尿（PNH）

PNH 患者可有全血细胞减少，红系病态造血，故需与 MDS 鉴别，但 PNH 是一种血管内溶血性疾病，其血浆游离血红蛋白增高，Ham 试验、糖水试验阳性，细胞表面 CD55 和 CD59 缺失等可资鉴别。

（四）慢性粒细胞白血病（CML）

CML 患者 Ph 染色体和（或）BCR/ABL 融合基因阳性，可与 CMML 鉴别。

六、治疗

MDS 患者预后分层依据修订的国际预后积分系统（IPSS-R）。IPSS-R 是综合患者血细胞减少程度、骨髓中原始细胞比例及染色体核型对 MDS 患者进行预后积分与危险度分组，以指导治疗。IPSS-R 危险度分组及相应分值为：极低危≤1.5 分，低危＞1.5～3 分，中危＞3～4.5 分，高危＞4.5～6 分，极高危＞6 分。

MDS 患者的自然病程及预后差异性很大，需个体化治疗。对于低危 MDS 治疗主要是支持治疗、促造血、去甲基化药物和生物反应调节剂等治疗，以改善生活质量为目的；而中高危 MDS 主要是采用去甲基化药物、化疗和造血干细胞移植，以改善自然病程为目的。

（一）支持治疗

IPSS 低危和老年患者（＞65 岁）或有合并症者应避免过度治疗，而以支持治疗为主，目的是控制 MDS 症状，预防感染、出血和提高生活质量为主。一般在 Hb＜60g/L 或伴有明显贫血症状时可输注红细胞。患者为老年、机体代偿能力受限、需氧量增加时，可放宽输血指征。对于心功能差的老年患者，在输血过程中有发生心力衰竭的风险，要适当控制输注速度，必要时给予利尿剂。PLT＜$10×10^9$/L 或有活动性出血时，应给予血小板输注。长期输血可致体内铁超负荷，严重者引起血色病。血清铁蛋白＞1000μg/L 时应给予去铁胺、地拉罗司等药物行去铁治疗。粒细胞减少和缺乏的患者应注意防治感染。

（二）促造血治疗

司坦唑醇、十一酸睾酮、达那唑等雄激素对少数 MDS 患者有效。粒细胞集落刺激因子

(G-CSF)可用于粒细胞减少患者,以增强抗感染能力;促红细胞生成素(EPO)可改善部分患者的造血功能,血清 EPO 水平<500U/L 的患者使用 EPO 疗效较佳。

(三)诱导分化治疗

全反式维 A 酸(20~60mg/d)或 $1,25-(OH)_2D_3$ 可改善部分患者血象、减少骨髓原始细胞,但疗效不确切。

(四)免疫抑制及免疫调节治疗

环孢素(CsA)对部分伴免疫功能紊乱的低危 MDS 有一定疗效;沙利度胺及其衍生物来那度胺作为免疫调节药物,可抑制肿瘤坏死因子(TNF-α)等炎症因子产生及血管新生,从而改善骨髓微环境,可用于输血依赖性低危 MDS 及伴 $5q^-$ 的 MDS 患者。来那度胺 10mg/d×21d,28d 为一个疗程。

(五)去甲基化药物

5-氮杂胞苷(AZA)和 5-氮杂-2-脱氧胞苷(地西他滨)可抑制 DNA 甲基转移酶、逆转抑癌基因启动子区 DNA 的过度甲基化,从而促使细胞分化凋亡,延迟向 AML 转化。主要应用于中、高危 MDS 患者。AZA 75mg/(m² · d),连续 7d,28d 为一个疗程,6 个疗程后评价,有效可持续使用。地西他滨 20mg/(m² · d),连续 5d,28d 为一个疗程,4~6 个疗程后评价,有效可持续使用。

(六)联合化疗

高危 MDS 尤其是原始细胞比例增高的患者可考虑预激方案化疗。小剂量 Ara-c 10mg/m²,q12h×14d,加用 G-CSF,并联合阿克拉霉素(ACR)或高三尖杉酯碱(HHT)或去甲氧柔红霉素(IDA)。

(七)异基因造血干细胞移植(allo-HSCT)

是目前唯一可能治愈 MDS 的手段。IPSS 评分为中、高危 MDS 患者首先考虑是否适合移植,尤其是年轻、原始细胞增多和伴有预后不良染色体核型者。低危 MDS 伴严重输血依赖的患者也可考虑移植。

第八节 急性白血病

急性白血病细胞的发育停滞在较早阶段,多为原始细胞及早期幼稚细胞,临床表现为正常造血受抑引起的贫血、出血、感染,以及白血病细胞浸润所导致的肝脾肿大、淋巴结肿大等征象。病情发展迅速,如不及时治疗,通常在数月内死亡。

一、分类

(一)急性白血病 FAB 分型

1976 年法美英三国协作组(FAB 协作组)制定的急性白血病 FAB 分型诊断标准,仅以形态学和细胞化学染色信息为依据,现已逐渐为世界卫生组织(WHO)分型标准所替代。

1.AML 的 FAB 分型

M_0(急性髓系白血病微分化型):骨髓原始细胞>30%,无嗜天青颗粒及 Auer 小体,核仁明显,光镜下髓过氧化物酶(MPO)及苏丹黑 B 阳性细胞<3%。

M_1(急性粒细胞白血病未分化型):原粒细胞占骨髓非红系有核细胞(NEC,指不包括浆细胞、淋巴细胞、组织嗜碱性细胞、巨噬细胞及所有红系有核细胞的骨髓有核细胞计数)≥90%,其中至少 3% 以上细胞为 MPO 阳性。

M_2(急性粒细胞白血病部分分化型):原粒细胞占骨髓 NEC 的 30%~89%,其他粒细胞≥10%,单核细胞<20%。

M_3(急性早幼粒细胞白血病,APL):骨髓中以颗粒增多的早幼粒细胞为主,此类细胞在 NEC 中>30%。

M_4(急性粒单核细胞白血病,AMML):骨髓中原始细胞占 NEC 的 30% 以上,各阶段粒细胞≥20%,各阶段单核细胞≥20%。

M_4Eo(AML with eosinophilia):除上述 M_4 型的特点外,嗜酸性粒细胞在 NEC 中≥5%。

M_5(急性单核细胞白血病,AMoL):骨髓 NEC 中原单核、幼单核细胞≥80%,且原单核、幼单核及单核细胞≥80%。原单核细胞≥80% 为 M_{5a},<80% 为 M_{5b}。

M_6(红白血病,EL):骨髓中幼红细胞≥50%,NEC 中原始细胞(Ⅰ型+Ⅱ型)≥30%。

M_7(急性巨核细胞白血病,AMeL):骨髓中原始巨核细胞≥30%。血小板抗原阳性,血小板过氧化酶阳性。

2.ALL 的 FAB 分型

L1:原幼淋巴细胞以小细胞(直径≤12μm)为主,胞质少,核型规则,核仁小而不清楚。

L2:原幼淋巴细胞以大细胞(直径>12μm)为主,胞质较多,核型不规则,常见凹陷或折叠,核仁明显。

L3(Burkitt 型):原幼淋巴细胞以大细胞为主,大小一致,胞质多,内有明显空泡,胞质嗜碱性、染色深,核型规则,核仁清楚。

(二)急性白血病 WHO 分型

WHO 分型是基于形态学、免疫学、细胞遗传学和分子遗传学信息的整合而制定的分型(即 MICM 分型),是目前国际通用的白血病分型方法。WHO 分型将急性白血病分为 AML、ALL、系列不明急性白血病三大类。

1.AML 的 WHO 分型

(1)伴重现性遗传学异常的 AML:①AML 伴 t(8;21)(q22;q22);RUNX1-RUNX1T1。②AML 伴 inv(16)(p13.1;q22)或 t(16;16)(p13;q22);CBFβ-MYH11。③APL 伴 t(15;17)(q22;q12);PML-RARα。④AML 伴 t(9;11)(p22;q23);MLLT3-MLL。⑤AML 伴 t(6;9)(p23;q34);DEK-NUP214。⑥AML 伴 inv(3)(q21;q26.2)或 t(3;3)(q21;q26.2);RPN1-EVI1。⑦AML(原始巨核细胞性)伴 t(1;22)(p13;q13);RBM15-MKL1。⑧AML 伴 NPM1 突变(暂命名)。⑨AML 伴 CEBPA 突变(暂命名)。

(2)AML 伴 MDS 相关改变,治疗相关性 AML。

(3)非特指型 AML(AML,NOS):①AML,微分化型。②AML,非成熟型。③AML,成熟

型。④急性粒单核细胞白血病。⑤急性原始单核细胞白血病和急性单核细胞白血病。⑥急性红白血病。⑦急性巨核细胞白血病。⑧急性嗜碱性粒细胞白血病。⑨急性全髓增殖伴骨髓纤维化。

2.ALL 的 WHO 分型

(1)前体 B 细胞 ALL(B-ALL)

1)非特指型 B—ALL(B-ALL,NOS)。

2)伴重现性遗传学异常的 B-ALL：①B-ALL 伴 t(9;22)(q34;ql1.2);BCR/ABL。②B-ALL 伴t(v;11q23);MLL 重排。③B-ALL 伴 t(12;21)(p13;q22);TEL-AML1(ETV6-RUNX1)。④B-ALL 伴超二倍体。⑤B-ALL 伴亚二倍体。⑥B-ALL 伴 t(5;14)(q31;q32);IL3-IGH。⑦B-ALL 伴 t(1;19)(q23;pl3.3);E2A-PBX1(TCF3-PBX1)。

(2)前体 T 细胞 ALL(T-ALL)。

3.系列不明急性白血病

混合表型急性白血病(MPAL)分为双系列型急性白血病和双表型急性白血病,前者指同时存在两种或两种以上白血病细胞亚群,分别表达髓系和淋系抗原,后者指同一白血病细胞同时表达髓系和淋系抗原。

二、临床表现

起病急缓不一。急性起病多以高热或严重出血为突发表现,缓慢起病者常表现为苍白、皮肤出血点或紫癜、牙龈出血等。临床表现多无特异性。

(一)白血病细胞抑制正常造血(血细胞减少)的表现

1.发热

半数以上患者以发热为早期表现。发热多因粒细胞缺乏所致的感染,多为高热;白血病本身所致发热较少见,多为中低度发热。常见感染部位有上呼吸道、肺部、口腔、肛周及全身(败血症)等。局部炎症症状可不典型。最常见的致病菌为革兰阴性杆菌,其次为革兰阳性球菌。患者常伴有免疫功能缺陷,可发生病毒感染,如单纯疱疹病毒、带状疱疹病毒、巨细胞病毒等感染。长期使用抗生素或者粒细胞缺乏者,还可能合并真菌(含卡氏肺孢子菌)感染。感染是急性白血病患者最常见的死亡原因之一。

2.出血

40～70%患者起病时伴出血倾向。白血病可导致血小板减少和凝血、纤溶功能异常,继发弥散性血管内凝血(DIC),白血病细胞也可浸润、损伤血管壁,导致出血。多数表现为皮肤出血点、紫癜和瘀斑,牙龈出血,鼻衄,月经过多等。眼底出血者可致视力障碍。部分患者可发生内脏出血,如血尿、呕血、颅内出血。颅内出血时可出现头痛、呕吐、双侧瞳孔大小不对称,甚至发生脑疝而昏迷、死亡。APL 常伴有 DIC 及原发性纤溶亢进,出血表现尤其突出。出血也是急性白血病患者死亡的重要原因,未并发 DIC 患者死于出血者为 10%～15%,并发 DIC 患者死于出血者为 20%～25%。

3.贫血

约 2/3 的患者起病时有中度贫血;部分患者病程短,可无贫血;继发于骨髓增生综合征(MDS)的患者可有长达数月甚至数年的难治性贫血病史。贫血多呈进行性加重,表现为面色苍白、乏力、头昏、劳力性呼吸困难等,年老体弱或重度贫血可诱发心血管症状。

(二)白血病细胞增殖浸润的表现

1.淋巴结和肝脾肿大

ALL 患者淋巴结肿大较多见。纵隔淋巴结肿大多见于 T-ALL。肝脾肿大多为轻至中度,CML 急变患者可能出现巨脾。

2.骨骼和关节

胸骨下端局部压痛为典型体征。白血病细胞浸润至骨膜、骨和关节可引起骨骼和关节疼痛。发生骨髓坏死者可出现剧烈骨骼疼痛。

3.粒细胞肉瘤

$2\%\sim14\%$ 的 AML 患者出现粒细胞肉瘤,又称绿色瘤。常累及骨膜,尤其是眼眶部,引起眼球突出、复视或失明。

4.口腔和皮肤

牙龈浸润时可出现牙龈增生和肿胀;皮肤浸润时呈蓝灰色斑丘疹或紫蓝色结节,多见于 M_4 和 M_5。部分患者出现急性发热性嗜中性皮病,也称为 Sweet 综合征,表现为发热、肢端皮肤红色斑丘疹或结节,皮肤组织病理检查见皮层大量成熟中性粒细胞浸润。

5.中枢神经系统

多数细胞毒药物难以通过血液－脑脊液屏障,不能有效杀灭隐藏在中枢神经系统的白血病细胞,进而引起中枢神经系统白血病(CNSL)。CNSL 可发生于疾病各期,尤其在化疗后缓解期,以 ALL 最常见,儿童尤甚,其次为单核细胞相关的急性白血病,如 M_4、M_5。轻者可无症状,也可出现头痛、头晕,重者有恶心、呕吐、颈项强直,甚至抽搐、昏迷。脊髓浸润可导致截瘫,神经根浸润可产生各种麻痹症状。中枢神经系统是急性白血病最常见的髓外浸润部位。

6.睾丸

常为单侧、无痛性肿大,对侧睾丸虽无肿大,活检也常发现白血病细胞浸润。睾丸是中枢神经系统之外重要的髓外复发部位。睾丸复发也多见于治疗后缓解期。

7.其他

胸膜、肺、心、消化道、泌尿系统等均可受累,可无临床表现。儿童患者的扁桃体、阑尾或肠系膜淋巴结被浸润时,常误诊为外科疾病。

三、实验室检查

(一)血象

大部分患者白细胞(WBC)数增高。超 $100\times10^9/L$ 时称为高白细胞性急性白血病。WBC 数也可正常或减少,甚至 $<1\times10^9/L$,称为白细胞不增多性白血病。约 50% 的患者血小板(PLT)数 $<60\times10^9/L$。可有不同程度贫血。外周血涂片可见数量不等的原始细胞和幼稚细胞,但白细胞不增多性白血病患者可能很难找到原始细胞。

(二)骨髓象

骨髓增生多明显活跃或极度活跃,但约 10% AML 骨髓增生低下,称为低增生性急性白血病。多数患者骨髓象中白血病性原始、幼稚细胞显著增多,而较成熟的中间阶段细胞缺如,并残留少量成熟粒细胞,形成"裂孔"现象。正常的巨核细胞和幼红细胞减少。Auer 小体常见于 AML,不见于 ALL。

(三)细胞化学染色

用于鉴别各类急性白血病。常见白血病细胞化学反应鉴别如下。

1.急淋

(1)过氧化物酶(POX)(-)。

(2)糖原反应(PAS)(+),成块或颗粒状。

(3)非特异性酯酶(NSE)(-)。

(4)碱性磷酸酶(AKP/NAP)增加。

2.急粒

(1)过氧化物酶(POX):分化差的原始细胞(-)~(+);分化好的原始细胞(+)~(+++)。

(2)糖原反应(PAS):弥漫性淡红色(-)/(+)。

(3)非特异性酯酶(NSE):氟化钠抑制不敏感(-)~(+)。

(4)碱性磷酸酶(AKP/NAP)减少或(-)。

3.急单

(1)过氧化物酶(POX)(-)~(+)。

(2)糖原反应(PAS):弥漫性淡红色或细颗粒状(-)/(+)。

(3)非特异性酯酶(NSE):能被氟化钠抑制(+)。

(4)碱性磷酸酶(AKP/NAP)正常或增加。

(四)免疫学

根据白血病细胞表达的系列相关抗原确定其系列来源,如淋巴系 T/B 和髓系,将急性白血病分为 AML、T-ALL、B-ALL。MPO(髓系)、血型糖蛋白 A(红系)、CD41/CD42b/CD61(巨核系)、(cy)CD22(B 系)、(Cy)CD3(T 系)为系列特异性抗原;CD34、HLA-DR、TdT 为早期阶段抗原;CD45 为白细胞抗原。诊断 MPAL,需根据白血病免疫分型欧洲组(EGIL)提出的免疫学积分系统,对白血病细胞表达的系列抗原进行积分,髓系和 B 或 T 淋巴系积分均>2。如 T 或 B 淋巴系积分>2,髓系抗原积分≤2,称为伴髓系抗原表达的 ALL(My+ALL)。如髓系积分>2,淋巴系抗原积分≤2,称为伴淋巴系抗原表达的 AML(Ly+AML)。极少数髓系和淋巴系抗原积分均≤2,称为急性未分化型白血病(AUL)。

(五)染色体和基因改变

急性白血病常伴有染色体和基因异常。某些异常改变具有预后意义,可指导急性白血病的危险度分层和治疗策略的选定。

1.AML 的预后分层[参考美国国立综合癌症网络(NCCN)指南]

(1)预后良好。①染色体改变:t(8;21)(q22;q22);t(15;17)(q22;q21);inv16(p13;q22)或 t(16;16)(pl3;q22)。②基因改变:正常核型伴有孤立的 NPM1 突变或 CEBPA 突变,不伴 FLT3-ITD。

(2)预后中等。①染色体改变:正常核型;孤立的+8;孤立的 t(9;11)(p22;q23);其他异常。②基因改变:t(8;21)或 inv16 伴有 C-KIT 突变。

(3)预后不良。①染色体改变：复杂的细胞遗传学异常（≥3种异常）；−5/5q⁻或−7/7q⁻；11q23，除外t(9；11)；t(6；9)(p23；q34)；t(9；22)。②基因改变：正常核型伴FLT3-ITD。

2.ALL的预后分层[参考美国国立综合癌症网络（NCCN）指南]

(1)良好。①染色体改变：超二倍体[染色体数目51～65和（或）DNA指数＞1.16,4、10、17号染色体三体预后最佳]；t(12；21)(pl3；q22)。②基因改变：TEL-AML1。

(2)不良。①染色体改变：复杂的细胞遗传学异常（≥5种异常）；亚二倍体[染色体数目＜44和（或）DNA指数＜0.81]；t(v；11q23)；t(9；22)(q34；q11)。②基因改变：BCR−ABL；MLL重排。

(六)血液生化及脑脊液改变

常见血清尿酸及乳酸脱氢酶增高。凝血和纤溶指标异常多见于APL或继发于DIC。CNSL患者脑脊液压力增高、白细胞数增多（＞$0.005×10^9$/L）、蛋白质含量增高（＞450mg/L）、糖定量降低，可查见白血病细胞。

四、诊断和鉴别诊断

(一)诊断

1.WHO分型诊断标准

根据临床表现、血象和骨髓象特点，结合免疫分型诊断急性白血病。骨髓原始细胞占全部骨髓有核细胞（ANC）≥20％，或者原始细胞＜20％但伴有t(15；17)、t(8；21)或inv(16)/t(16；16)重现性染色体异常者，诊断为AML。具有典型的APL细胞形态学表现、细胞遗传学检查t(15；17)阳性或分子生物学检查PML-RARα融合基因阳性者，诊断为APL。骨髓原始/幼稚淋巴细胞占全部骨髓有核细胞（ANC）≥20％，诊断为ALL。

2.危险度/预后分层

(1)AML（非APL）：常根据染色体和基因异常进行分层。

(2)APL：按照诱导治疗前的WBC、PLT数进行分层：①低危组：WBC≤$10×10^9$/L，PLT＞$40×10^9$/L；②中危组：WBC≤$10×10^9$/L，PLT≤$40×10^9$/L；③高危组：WBC＞$10×10^9$/L。

(3)ALL：成人ALL预后因素较AML复杂，其中重要的因素为年龄、起病时白细胞数、特定免疫表型和染色体异常、初次诱导化疗反应等。

(二)鉴别诊断

1.类白血病反应

外周血白细胞数明显增多。一般无贫血和血小板减少。涂片可见中、晚幼粒细胞；骨髓粒系左移，有时原始细胞增多但极少超过2％，无Auer小体。中性粒细胞碱性磷酸酶（NAP）积分显著增高。类白血病反应有原发病（如严重感染等），原发病好转后白细胞数可恢复正常。

2.骨髓增生异常综合征

MDS的RAEB亚型外周血和骨髓中均可出现原始和（或）幼稚粒细胞，常伴有全血细胞减少、病态造血和染色体异常，易与AML相混淆。但骨髓中原始细胞＜20％。

3.单核白细胞增多综合征

发热伴反应性细胞毒T淋巴细胞增多为特征性临床表现。多由EB病毒、巨细胞病毒等感染诱发。单核白细胞增多综合征的概念涵盖了经典定义的传染性单核细胞增多症和传染性淋巴细胞增多症,为自限性疾病。外周血淋巴细胞比例增高,异形淋巴细胞多>10%,但形态不同于原始细胞;常无贫血及血小板减少;EB病毒感染者血清中嗜异性抗体效价逐步上升,可检测出 EB 病毒标志物。

4.巨幼细胞贫血

有时可能与红白血病(M_6)混淆,但前者骨髓中原始及幼稚细胞不增多,幼红细胞 PAS 反应为阴性,叶酸、维生素 B,治疗有效。

5.急性粒细胞缺乏症恢复期

某些药物或者感染引起的粒细胞缺乏症恢复期骨髓增生旺盛,可出现原始、幼稚粒细胞增多,但此症多有明确病因,原始、幼稚粒细胞中无 Auer 小体,免疫学检测无异常白血病克隆,PLT 数多正常。病因去除后,原始、幼稚粒细胞比例常在1~3月内降至正常。

五、治疗

依据 WHO 分型诊断、预后危险度评估,并结合患者体能状态、意愿和经济能力等,制定个体化治疗策略。适合异基因造血干细胞移植(Allo-HSCT)者行 HLA 配型。

(一)一般治疗

1.高白细胞血症紧急处理

循环血液中 WBC 数$>200\times10^9$/L 时可产生白细胞淤滞症,导致血栓栓塞或出血,临床表现为呼吸困难、低氧血症、言语不清、颅内出血、阴茎异常勃起等。当血 WBC 数$>100\times10^9$/L时可使用血细胞分离机快速清除过高的 WBC(APL 除外),同时给以小剂量化疗药物预处理,水化、碱化尿液,预防白血病细胞溶解诱发的高尿酸血症、酸中毒、电解质紊乱、凝血异常等并发症,减少肿瘤溶解综合征的发生风险。短期预处理方案如下:①AML 可用羟基脲 1.5~2.5g/6h,约 36h;②ALL 用地塞米松 $10mg/(m^2 \cdot d)$,静脉注射,连续 3~5d,可联用环磷酰胺(CTX)$200mg/(m^2 \cdot d)$。一般在血 WBC 数降至 50×10^9/L 以下时开始联合化疗。

2.防治感染

急性白血病患者常伴有粒细胞减少或缺乏,化疗后正常造血受抑可使粒细胞减少进一步加重并持续较长时间,另外化疗常致黏膜屏障破坏。因此易发生严重感染,病原体多为革兰阴性杆菌,也可为革兰阳性菌、真菌或病毒。感染是急性白血病患者死亡的重要原因。应加强感染防治,患者宜住消毒隔离病房或层流病房,患者、家属、医护人员应佩戴清洁口罩,勤洗手、消毒。化疗后可使用 G-CSF 或 GM-CSF 缩短粒细胞缺乏期。一旦发热,应立即经验性应用广谱、足量的抗生素治疗(详见本章第六节)。

3.成分输血

Hb≤80g/L 时应输注浓缩红细胞。白细胞淤滞时不宜马上输注,以免增加血黏度。PLT数过低时需输注单采血小板,维持 PLT 数$\geq20\times10^9$/L,合并发热、感染、DIC 者可适当放宽输注指征。含有细胞成分的血液制品需经辐照处理灭活淋巴细胞后输注,或经白细胞过滤器输注,以预防输血反应及输血后移植物抗宿主病。

4.造血支持

化疗后可给予刺激正常造血的细胞因子,缩短骨髓抑制期,促进正常造血恢复。常用

EPO 刺激红系造血,G-CSF 或 GM-CSF 促进粒单核细胞造血,TPO 或 IL－11 刺激巨核细胞系造血。

5.代谢并发症处理及营养支持

白血病细胞负荷较高者,尤其是在化疗期间,容易产生高尿酸血症、高磷血症和低钙血症等代谢紊乱,严重者可合并高钾血症和急性肾功能损害(高尿酸血症肾病)。应充分水化(补液量＞3L/d),使每小时尿量＞150mL/m² 并碱化尿液;同时予别嘌醇(每次 100mg,每日 3 次)降低尿酸。注意补充营养,存在消化道黏膜损伤或功能障碍时应予静脉营养支持,并维持水、电解质平衡。

(二)抗白血病治疗

分为诱导缓解治疗和缓解后治疗。多药联合的间歇性化疗为主要治疗手段。诱导治疗目标:使患者在 1～2 个化疗周期内获得完全缓解(CR)。CR 判断标准以临床表现和形态学作为依据,即白血病症状及体征消失;外周血中性粒细胞≥1.5×10⁹/L,PLT≥100×10⁹/L,白细胞分类未见白血病细胞;骨髓形态学正常,原始细胞(原始粒细胞,或原单＋幼单,或原淋＋幼淋)≤5%(M₃型原粒＋早幼粒细胞≤5%),无 Auer 小体;无髓外白血病存在。

CR 患者体内的白血病细胞数量由发病时的 10¹⁰～10¹² 降至 10⁸～10⁹,这些残留的白血病细胞称为微小残留病灶(MRD),是白血病复发的根源。缓解后治疗目标为进一步降低 MRD,以防止复发,争取长期无病生存(DFS),甚至治愈。缓解后治疗主要包括多药联合的巩固、强化治疗和造血干细胞移植。

1.AML(非 APL)治疗

(1)诱导治疗:常用化疗方案分为两类:①蒽环类药物联合标准剂量[100～200mg/(m²·d)]阿糖胞苷(Ara-C)组成方案:蒽环类药物可选柔红霉素(DNR)或去甲氧柔红霉素(IDA),与标准剂量 Ara-C 组成的 DA 或 IA 方案最为常用,60 岁以下患者 CR 率可达 50%～80%。我国学者率先以高三尖杉酯碱(HHT)替代 IDA 或 DNR 组成 HA 方案,CR 率为 60%～65%。HA 与 DNR 或阿克拉霉素(Acla)组成的 HAD、HAA 方案,CR 率增加但治疗相关毒性也相应增加。②中、大剂量 Ara-C 组成方案:Ara-C 用量为每 12h 1.0～2.0g/m²,使用 3～5d(第 1、3、5 天或第 1～5 天)。此类方案不能增加 CR 率,但可提高年轻患者的 DFS。诱导化疗结果直接影响患者长期生存。1 疗程获 CR 的患者 DFS 较长;2 疗程未获 CR,提示白血病细胞原发耐药,需更换化疗方案或进行 Allo-HSCT。

急性白血病常用联合化疗方案如下:

DA 方案:柔红霉素 45～90mg/(m²·d),静注,第 1～3 天;阿糖胞苷 100～200mg/(m²·d),静滴,第 1～7 天。

MA 方案:米托蒽醌 8～12mg/(m²·d),静注,第 1～3 天;阿糖胞苷 100～200mg/(m²·d),静滴,第 1～7 天。

IA 方案:去甲氧柔红霉素 8～12mg/(m²·d),静注,第 1～3 天;阿糖胞苷 100～200mg/(m²·d),静滴,第 1～7 天。

HA 方案:高三尖杉酯碱 2～2.5mg/(m²·d),静注,第 1～7 天;阿糖胞苷 100～200mg/(m²·d),静滴,第 1～7 天。

VP 方案:长春新碱 2mg,每周静注 1 次;泼尼松 1mg/(kg·d),分次口服,连用 2~3 周。

VDCLP 方案:柔红霉素 40~45mg/(m²·d),静滴,每 2 周第 1~3 天,共 4 周;长春新碱 2mg,每周第 1 天静注,共 4 周;门冬酰胺酶 10000U/d,静滴,第 19 天开始,连用 10 天;环磷酰胺 600mg/(m²·d),静滴,第 1 天,第 15 天;泼尼松 1mg/(kg·d),分次口服,连用 4 周。

hyper-CVAD 方案:①A 方案:环磷酰胺 300mg/(m²·12h),静注 3h,第 1~3 天;长春新碱 2mg/d,静注,第 4 天、11 天;阿霉素 50mg/(m²·d),静注,第 4 天;地塞米松 40mg,口服或静滴,第 1~4 天,第 11~14 天。②B 方案:甲氨蝶呤 1g/m²,静滴,第 1 天;阿糖胞苷 3g/m²,每 12h 1 次,共 4 次,第 2~3 天。

(2)缓解后治疗:根据年龄、危险度及预后分组进行分层治疗。

①小于 60 岁 AML(非 APL):预后良好者,首选大剂量 Ara-C(HDAC)或 HDAC 为基础的方案(Ara-C 用量为每 12 小时 3g/m²,至少 6 个剂量)进行强化治疗,以进一步清除 MRD,3~4 疗程后进入随访阶段,复发后再行 HSCT;预后中等者,HDAC 或 HDAC 为基础的方案强化治疗后进行自体造血干细胞移植(Auto-HSCT)或配型相合的 Allo-HSCT;预后不良者,经 HDAC 或 HDAC 为基础的方案强化治疗后,首选 Allo-HSCT。30%~60% 的患者可长期生存。②年龄大于 60 岁或伴有严重并发症的 AML(非 APL)患者:因耐受性较差、难以接受高强度治疗、伴预后不良染色体异常发生率高,故预后显著较年轻患者差,仅 10%~15% 长期生存。可采用常规剂量/小剂量化疗药物组成的方案轮换巩固、维持治疗。有 HLA 相合的同胞供者可行降低预处理强度的 HSCT(RIC-HSCT)。也可采用支持、姑息治疗。缓解后治疗阶段需监测 MRD。

(3)复发、难治性 AML 的治疗:经两个疗程标准方案不能获 CR 者,称为难治性急性白血病,在 AML 中占 20%~30%。获 CR 的急性白血病仍存在复发风险。急性白血病复发指 CR 后外周血重新出现白血病细胞,或骨髓原始细胞>5%,或出现髓外白血病浸润,复发多在 CR 后 2 年内。一旦复发,需积极进行复发后治疗,也称为挽救治疗。主要方法为联合化疗和 HSCT。早期复发者(复发时间≤CR 后 12 月)可采用原诱导方案进行再诱导。晚期复发者(复发时间>CR 后 12 月)应采用含有 HDAC,或与原诱导方案无交叉耐药的新药组成方案。再诱导治疗获 CR 多为短暂,应尽快行 Allo-HSCT。

2.APL 治疗

APL:发病机制为 15 号染色体上的早幼粒细胞白血病(PML)基因与 17 号染色体上的维 A 酸受体基因(RARα)易位形成 PML/RARα 融合基因,产生 PML/RARα 融合蛋白,阻断细胞分化和凋亡,导致异常早幼粒细胞集聚,发生 APL。APL 诱导治疗主要是通过全反式维 A 酸(ATRA)、三氧化二砷(ATO)等药物靶向作用于 PML/RARα 融合基因及蛋白,诱导异常的早幼粒细胞分化成熟,因此称为诱导分化治疗。ATRA 诱导 APL 细胞分化成熟;ATO 在小剂量时诱导 APL 细胞分化成熟、大剂量时诱导其凋亡。ATRA 和 ATO 用于 APL 诱导分化和靶向治疗,是我国科学家对急性白血病治疗做出的突出贡献。ATRA 和(或)ATO 联用蒽环类抗生素可进一步提高疗效。

诱导分化治疗需防治维 A 酸综合征(RAS)。RAS 多见于单用 ATRA 诱导治疗 APL,发生率为 3%~30%,可能与细胞因子大量释放和白血病细胞膜表面黏附分子表达增加有关。

临床表现为发热、体重增加、肌肉骨骼疼痛、呼吸窘迫、肺间质浸润、胸腔积液、心包积液、水肿、低血压、急性肾衰竭等。初诊时 WBC 数较高或治疗后迅速上升者易发生 RAS。治疗包括暂停 ATRA、吸氧、利尿、高剂量地塞米松（10mg，静脉注射，q12h，$\geqslant$ 2 周），直至低氧血症解除。ATRA 联合化疗可降低 RAS 的发生率和死亡率。APL 易合并凝血、纤溶功能障碍，导致出血，应按需输注新鲜血浆和血小板，补充纤维蛋白原。

缓解后治疗可采用化疗、ATRA 及砷剂等药物进行巩固、维持治疗。APL 复发时一般采用 ATRA$\pm$ATO 进行再次诱导分化治疗。

3.Ph 染色体阴性 ALL(Ph-ALL) 的治疗

ALL 治疗方案选择需综合年龄、ALL 亚型、MRD、是否有 HSCT 供者、靶向治疗药物等因素进行选择。青少年 ALL 宜采用儿童 ALL 样治疗方案。

(1)诱导治疗：首选以长春新碱(VCR)、蒽环类药物、糖皮质激素为基础的 VDP 方案，推荐采用 VDP 联合环磷酰胺(CTX)和门冬酰胺酶(L-ASP)组成的 VDCLP 方案。VCR 等主要副作用为末梢神经炎和便秘。蒽环类药物存在心脏毒性，毒性随药物剂量累积而增加。L-ASP主要副作用为肝功能损害、胰腺炎、凝血因子及白蛋白合成减少、过敏反应。

(2)缓解后治疗。①治疗分层：达到 CR 后应尽快采用联合化疗或 HSCT 进行巩固强化治疗。适于 Allo-SCT 为第一缓解期(CR_1期)伴 MRD 持续阳性等高危因素、第二缓解期(CR_2)或复发难治的患者。无合适供体的标危、高危患者(尤其是 MRD 持续阴性者)可于巩固强化治疗后进行Auto-HSCT，之后继续维持治疗。②巩固强化治疗：目的在于进一步提高疗效反应深度，以强化疾病控制。治疗原则为重复原诱导方案(巩固治疗)，以及给予其他大剂量化疗方案(强化治疗)，如含大剂量甲氨蝶呤(MTX)、Ara-C 及 L-ASP 等药物的方案。大剂量 MTX 的主要副作用为黏膜炎、肝肾功能损害，需及时给予四氢叶酸钙解救。③维持治疗：长期维持治疗(毒副作用轻微)提高延长疗效反应的持续时间与无进展生存期，最终可改善患者总生存。ALL 强调维持治疗，可在巩固强化治疗后单独应用，也可与巩固强化治疗交替序贯进行。常使用 6-巯基嘌呤(6-MP)和 MTX。

(3)复发 ALL 治疗：骨髓复发最常见，多采用多药化疗联合 Allo-HSCT。复发 ALL，CR_2期短暂，应尽早考虑 Allo-HSCT。髓外复发多见于中枢神经系统和睾丸。髓外复发者多能同时检出骨髓 MRD，随之出现血液学复发，因此除局部治疗外，常需进行全身化疗。

4.Ph 染色体阳性 ALL 的治疗(Ph$^+$-ALL)

(1)诱导治疗：化疗方案选择同 Ph-ALL，联合使用酪氨酸激酶抑制剂(如伊马替尼，每日600mg)。

(2)缓解后治疗：若有合适供者，巩固、强化治疗后尽早行 Allo-HSCT。酪氨酸激酶抑制剂尽量持续应用至维持治疗结束。定期监测 BCR/ABL 融合基因。

5.CNSL 防治

中枢神经系统是最常见的白血病髓外浸润和复发部位。

确诊 CNSL 的标准为：脑脊液白细胞计数$\geqslant$0.005×10^9/L、离心标本证实为原始细胞。CNSL 防治措施有鞘内注射化疗药物、大剂量 Ara-C 或 MTX 全身化疗，头颅加全脊髓放疗。预防一般采用前两种方法。诊断时不建议行腰椎穿刺筛查。预防性鞘内注射通常在急性白血病获得 CR 后开始,使用地塞米松(5mg)加上 MTX(10～15mg)或(和)Ara-C(30～50mg)的两联或三联方案。确诊 CNSL 患者可予以鞘内注射,每周两次,脑脊液检查正常后改为每周一次,共 4～6 周。对未曾接受过照射的 CNSL,可采用大剂量 Ara-C 或 MTX 化疗联合中枢神经系统照射(12～18Gy)。

CNSL 预防因疾病分类而异:①ALL 的 CNSL 发生率远高于 AML,预防性鞘内注射至少 6 次,高危患者可达 12 次。②AML(非 APL)达到 CR 的患者,尤其是对于初诊时 WBC 数≥ 100×10^9/L,伴髓外病变,M_4/M_5,伴 t(8;21)/AML-ETO 融合基因,伴 inv(16)的患者,可行至少一次腰椎穿刺及预防性鞘内注射。③APL 定期行预防性鞘内注射,低/中危组至少 3 次,高危组至少 6 次。

6.睾丸白血病治疗

药物疗效不佳,必须进行放射治疗,即使仅有单侧睾丸肿大也要进行双侧照射和全身化疗。

六、预后

未治疗的急性白血病平均生存期仅 3 个月,重症、进展迅速时可在诊断后数天内死亡。规范、现代化治疗可使部分急性白血病患者长期存活甚至治愈。目前儿童 ALL 长期 DFS 已达 80%,随着支持治疗加强、化疗方案改进及 HSCT 的应用,成人 ALL 预后亦有明显改善,Ph-ALL长期 DFS 为 28%～60%。APL 若能避免早期死亡则多可治愈、预后良好。具有良好预后因素的 AML(非 APL)长期 DFS 可达 50%～65%。

第九节　慢性白血病

一、慢性髓细胞白血病

慢性髓细胞白血病(CML)是骨髓造血干细胞克隆性增殖形成的恶性肿瘤,起病缓慢,表现为外周血粒细胞显著增多伴成熟障碍,嗜碱性粒细胞增多,脾肿大明显,甚至为巨脾。自然病程分为慢性期(CP)、加速期(AP)和急变期(BP/BC)。CML 急变多数转为 AML(急粒变),较少转变为 ALL(急淋变)。Ph 染色体(Ph)和 BCR/ABL 融合基因为其标记性改变。

(一)发病机制

Ph 染色体是 9 号染色体上 C-ABL 原癌基因易位至 22 号染色体,与 22 号染色体断端的断裂点集中区(BCR)连接,即 t(9;22)(q34;q11),形成 BCR/ABL 融合基因。可编码产生 3 种融合蛋白:$p210^{BCR/ABL}$蛋白、$p190^{BCR/ABL}$蛋白、$p230^{BCR/ABL}$蛋白,以 $p210^{BCR/ABL}$蛋白多见。这些融合蛋白具有极强的酪氨酸激酶活性,可使某些信号蛋白持续性磷酸化,影响细胞的增殖分化、凋亡及黏附,导致 CML。粒系、红系、巨核系及 B 淋巴细胞系均可发现 Ph 染色体。

(二)临床表现

我国年发病率为 0.36～0.55/10 万人,高于西方国家。各年龄组均可发病,我国中位发病年龄 45～50 岁,较西方国家年轻。起病缓慢,早期常无自觉症状,常在偶然情况下或健康检查时发现外周血 WBC 数升高或脾肿大,而进一步检查确诊。

1.一般症状

CML 症状缺乏特异性,常见有乏力、易疲劳、低热等与肿瘤相关的高代谢综合征,以及脾大导致的腹部饱胀不适等。

2.肝脾肿大

90%的 CML 患者有脾大,部分患者可发展至巨脾。脾大程度与病情、病程、特别是 WBC 数密切相关。发生脾梗死时脾区压痛明显,并有摩擦音。40%~50%的患者有肝脏肿大。

3.加速期/急变期表现

CP 可持续 1~4 年,多为一般症状,体征以脾肿大最为显著。当出现不明原因的发热、虚弱、骨痛、脾脏进行性肿大、其他髓外器官浸润表现、贫血加重或出血,以及对原来有效的药物失效时,提示疾病进展。

(三)实验室检查

1.血象

CP 时 WBC 数明显增高,多$>50×10^9$/L,可见各阶段粒细胞,以中性晚幼和杆状核粒细胞居多,原始细胞$<2\%$,嗜酸、嗜碱性粒细胞增多。PLT 数多在正常水平,部分患者增多,晚期 PLT 数减少,并出现贫血。AP 和 BP 时,外周血原始细胞进一步增高。

2.中性粒细胞碱性磷酸酶

90%以上的患者 NAP 活性减低或者缺失;治疗有效时 NAP 活性可恢复;疾病复发时下降;合并感染时可升高至接近正常。

3.骨髓

增生明显活跃或极度活跃,以髓系细胞为主。CP 时原始粒细胞$<10\%$;嗜酸、嗜碱性粒细胞增多。AP 时原始细胞 $10\%~19\%$。BP 时原始细胞,或原始淋巴+幼稚淋巴细胞,或原始单核+幼稚单核细胞$≥20\%$。骨髓活检可见不同程度的纤维化。红系增生受抑。巨核细胞正常或增多,晚期减少。

4.细胞遗传学及分子生物学改变

Ph 染色体及 BCR/ABL 融合基因是 CML 的特殊性标志。95%以上患者细胞中出现 Ph 染色体及 BCR/ABL 融合基因。5%患者 BCR/ABL 融合基因阳性而 Ph 染色体阴性。CML 进展期可出现额外染色体异常,例如+8、双 Ph 染色体、i(17q)、+21 等。

(四)诊断和鉴别诊断

1.诊断

对于不明原因的白细胞数持续增高患者,根据脾大、特征性血象、骨髓象改变,NAP 积分降低,Ph 染色体和(或)BCR/ABL 融合基因阳性可诊断 CML,确诊后需进行临床分期。

CML 各临床分期诊断标准(WHO)如下。

(1)慢性期(CP):无临床症状或有低热、乏力、多汗、体重减轻和脾大等;外周血 WBC 增多,以中性粒细胞为主,可见各阶段粒细胞,以晚幼和杆状粒细胞为主,原始细胞$<2\%$,嗜酸和嗜碱性粒细胞增多,可有少量幼红细胞;骨髓增生活跃,以粒系为主,中晚幼和杆状核增多,原始细胞$<10\%$;Ph 染色体和(或)BCR/ABL 融合基因阳性。

(2)加速期（AP）：具有下列之一或以上者：外周血 WBC 和（或）骨髓中原始细胞占有核细胞 10%～19%；外周血嗜碱性粒细胞≥20%；与治疗无关的持续性 PLT 数减少（＜100×10⁹/L）或治疗无效的持续性 PLT 数增高（＞1000×10⁹/L）；治疗无效的进行性 WBC 数增加和脾大；细胞遗传学示有克隆性演变。

(3)急变期（BP/BC）：具有下列之一或以上者：外周血 WBC 数或骨髓中原始细胞占有核细胞≥20%；有髓外浸润；骨髓活检示原始细胞大量聚集或成簇。

2.鉴别诊断

CML 需与类白血病反应、原发性骨髓纤维化、原发性血小板增多症等骨髓增殖性肿瘤、慢性粒单核细胞白血病及其他原因引起的脾大等疾病鉴别。上述疾病各有特点，而不具备 CML 的特征性血象和骨髓象，Ph 染色体和（或）BCR/ABL 融合基因阳性。

(1)类白血病反应：常继发于严重感染、肿瘤等基础疾病，伴有原发疾病的相应临床表现；粒细胞细胞质中常有空泡和中毒颗粒，嗜酸性粒细胞和嗜碱性粒细胞不增多；NAP 反应呈强阳性；血小板和血红蛋白水平大多正常；控制原发病后，白细胞数恢复正常；Ph 染色体和 BCR/ABL 融合基因阴性。

(2)骨髓增殖性肿瘤：原发性骨髓纤维化以外周血中出现泪滴样红细胞、幼红细胞，骨髓活检网状纤维染色阳性为特征，骨髓穿刺容易干抽。原发性血小板增多症以血小板增多为显著表现，中性粒细胞仅轻中度增高。真性红细胞增多症表现为红系显著增生。这些骨髓增殖性肿瘤 Ph 染色体及 BCR/ABL 融合基因阴性，部分患者存在 JAK2/V617 基因突变等特征性改变。

(3)其他：某些急性白血病也可出现 Ph 染色体阳性和 BCR/ABL 融合基因，如 2% 的 AML、5% 儿童 ALL 及 20% 成人 ALL，但无慢性病程，Ph⁺-ALL 多表达 p190^{BCR/ABL} 蛋白。

（五）治疗

治疗着重于 CP。初始治疗目标为控制异常增高的 WBC，缓解相关症状和体征。最终治疗目标是力争达到细胞遗传学甚至分子学反应、预防疾病进展、延长生存期甚至治愈。一旦疾病进展进入 AP 或 BP，则预后不良。

1.一般治疗

CP 时白细胞瘀滞症并不多见，一般无须快速降低 WBC 数。初始治疗时对 WBC 数＞1000×10⁹/L 者应以血细胞分离机进行白细胞单采，也可加用羟基脲和（或）伊马替尼，同时服用别嘌醇降低尿酸，水化、碱化尿液。巨脾有明显压迫症状时可行局部放射治疗。

2.分子靶向治疗

(1)甲磺酸伊马替尼：CML 治疗首选甲磺酸伊马替尼（IM）。IM 是第一代酪氨酸激酶抑制剂（TKI），能够选择性抑制 BCR/ABL 蛋白的酪氨酸激酶活性，抑制 CML 细胞增殖并诱导其凋亡。治疗目标为 18 个月内获得完全遗传学反应（CCyR）。IM 治疗需持续终生。CP、AP、BP 的治疗剂量分别为 400mg/d、600mg/d、600～800mg/d。主要不良反应分为血液学不良反应（如 WBC 和 PLT 数减少、贫血）以及非血液学不良反应（如水肿、皮疹及肌痉挛、腹痛、腹泻、恶心、关节痛、头痛、肌肉骨骼疼痛等）。使用 IM 患者有 10%～15% 出现疾病进展。IM 耐药主要与 BCR/ABL 基因点突变、BCR/ABL 基因扩增有关。随意减停 IM 容易诱导 BCR/

ABL 激酶区突变,导致继发性耐药。IM 治疗失败时可增加 IM 剂量、换用第二代 TKI,或者进行 Allo-HSCT。此类患者应进行 BCR/ABL 基因突变检测,具有 T315I 突变的患者现有TKI 均无效,应尽快行 Allo-HSCT。

(2)第二代 TKI:主要用于 IM 耐药或 IM 不能耐受的 CML,包括尼洛替尼、达沙替尼和博舒替尼等。第二代 TKI 抑制细胞增殖、酪氨酸激酶活性的作用强于 IM;对野生型和大部分突变型 BCR/ABL 细胞株均有作用,但对 T315I 突变均无效。

3.干扰素

干扰素 α(IFN-α)适合不能应用 TKI 和 Allo-HSCT 的患者。常用剂量为 300 万～500 万单位/(m^2·d)±阿糖胞苷 15～20mg/(m^2·d),每周 3～7 次。CP 患者约 70% 获得 HR,1/3的患者 Ph 阳性细胞减少,约 13% 获得 CCyR。主要副作用有乏力、头痛、发热、食欲缺乏、肌肉骨骼酸痛等流感样症状,预防性使用对乙酰氨基酚能减轻症状。其他不良反应有体重下降、肝功能异常、轻到中度血细胞减少等。

4.化学治疗

(1)羟基脲:为周期特异性抑制 DNA 合成的药物,起效快,持续时间短。常用剂量 3g/d,分 2 次口服,待 WBC 减至 20×10^9/L 时剂量减半,降至 10×10^9/L 时改为 0.5～1g/d 维持治疗。治疗期间监测血象以调节剂量。多用于高白细胞瘀滞时降低白细胞,以及不能耐受 IM、干扰素的患者,但不改变细胞遗传学异常及预后。

(2)其他:阿糖胞苷、高三尖杉酯碱、靛玉红、砷剂、白消安等也可用于控制 WBC 数。

5.异基因造血干细胞移植

Allo-HSCT 可根治 CML,现已逐渐被 IM 替代。但中国 CML 患者发病年龄显著低于西方国家,年轻患者对 Allo-HSCT 仍有需求,因此应结合疾病状态、移植风险、患者意愿等因素进行 Allo-HSCT 适应证评估。

6.疾病进展期治疗

AP 和 BP 时 TKI 可使患者重新回到 CP,但缓解期短,故应立即行 Allo-HSCT。Allo-HSCT 不局限于 HLA 全相合供者,可考虑进行单倍体 HSCT。

(六)预后

TKI 出现前,CML 自然病程一般为 3～5 年,经历较平稳的 CP 后进展至 AP 和 BP。治疗后中位数生存 39～47 个月,个别可达 10～20 年,5 年总生存率(OS)25%～50%。TKI 及 Allo-HSCT 极大地改善了 CML 预后。IM 治疗的 7 年无事件生存率(EFS)为 81%,OS 为86%,而 MCyR 和 CCyR 分别为 89% 和 82%。CP 患者全相合 Allo-HSCT 术后 5 年 OS 可达 80%。

二、慢性淋巴细胞白血病

慢性淋巴细胞白血病(CLL)是以成熟样 B 淋巴细胞在外周血、骨髓、淋巴结和脾脏大量蓄积为特征的低度恶性肿瘤,进展缓慢。CLL 一般为 B 细胞性,既往所谓 T 细胞 CLL(T-CLL)现称为 T 幼稚淋巴细胞白血病(T-PLL)。

(一)临床表现

患者多超过 50 岁,男女比例 2:1。CLL 在欧美是最常见的成人白血病,而在我国、日本、东南亚国家相对少见。起病缓慢,早期多无自觉症状,往往因血象检查异常或体检发现淋巴结、脾肿大而就诊。

1.一般表现

早期症状常为疲倦、乏力,随病情进展而出现食欲减退、消瘦、发热、盗汗等症状。晚期可出现贫血和出血。易并发感染。

2.淋巴结和肝脾肿大

60%～80%的患者淋巴结肿大,颈部、锁骨上部位常见。肿大淋巴结一般为无痛性,质地较硬,无粘连,可移动,疾病进展时可融合、固定。可出现肺门、纵隔、腹膜后、肠系膜等部位深部淋巴结肿大。50%～70%的患者有轻至中度脾大,轻度肝大。脾梗死少见。胸骨压痛少见。

3.自身免疫表现

部分晚期或化疗后患者可并发自身免疫性溶血性贫血(AIHA)、免疫性血小板减少症(ITP)、纯红细胞再生障碍性贫血(PRCA)。

4.其他

部分患者可转化成其他类型的淋巴系统肿瘤如弥漫大 B 细胞淋巴瘤,称为 Richter 转化。治疗后可继发第二肿瘤。

(二)实验室和辅助检查

1.血象

以淋巴细胞持续增多为主要特征。白血病细胞形态类似成熟的小淋巴细胞,偶见原始淋巴细胞。中性粒细胞比值降低,随病情进展可出现 PLT 减少和(或)贫血。

2.骨髓和淋巴结检查

骨髓象有核细胞增生明显或极度活跃,淋巴细胞≥40%,以成熟淋巴细胞为主;红系、粒系及巨核系细胞减少;溶血时幼红细胞可代偿性增生。骨髓和淋巴结活检可见 CLL 细胞浸润。

3.免疫表型

肿瘤性 B 淋巴细胞呈单克隆性,只表达 K 或 λ 轻链中的一种,典型免疫表型为 CD5、CD19、CD23 阳性;SmIg、CD20、CD79b 弱阳性;FMC7、CCDN、CD10 阴性,CD43＋/－。但 CLL 缺乏特异性免疫标记,可使用免疫表型积分系统帮助鉴别。60%的患者有低 γ 球蛋白血症,20%的患者抗人球蛋白阳性。

4.细胞遗传学

常规核型分析仅 40%～50%的 CLL 患者可检出染色体异常,采用 FISH 技术可将检出率提高至 80%。13q$^-$ 最常见,单纯 13q$^-$ 预后较好;其次为 11q$^-$、＋12,17p$^-$;17p$^-$ 和(或)p53 基因突变、11q$^-$ 和(或)ATM 基因缺失、复杂染色体异常为预后不良标志。病情进展时可出现新的染色体异常。

5.分子生物学

50%～60%的患者存在免疫球蛋白重链可变区基因(IgV$_H$)体细胞突变,预后较好、生存期较长;不伴 IgV$_H$ 突变的 CLL 患者生存期短、预后差。IgV$_H$ 突变状态与 ZAP-70 及 CD38 表达水平呈负相关。10%～15%的 CLL 患者伴 ATM 基因缺失和(或)p53 基因突变,对治疗更为抵抗,预后差。

(三)诊断与鉴别诊断

1.诊断

CLL/小细胞淋巴瘤(SLL)的诊断标准如下:①外周血 B 淋巴细胞(CD19$^+$ 细胞)计数≥$5×10^9$/L,具有 CLL 免疫表型特征;B 淋巴细胞<$5×10^9$/L,如存在 CLL 细胞骨髓浸润所致的血细胞减少,也可诊断 CLL;②外周血涂片中特征性表现为小的、形态成熟的淋巴细胞显著增多,外周血淋巴细胞中不典型淋巴细胞及幼稚淋巴细胞≤55％;③典型的免疫表型特征为CD5、CD19、CD23 阳性,CD10、FMC7、CCDN 阴性,SmIg、CD20、CD79b 弱表达,CD43＋/－。SLL 与 CLL 是同一种疾病的不同表现,SLL 主要累及淋巴结和骨髓,CLL 主要累及外周血和骨髓。

2.鉴别诊断

(1)反应性淋巴细胞增多:由病毒或细菌感染引起,为一过性,感染控制后淋巴细胞数即恢复正常。

(2)其他小 B 淋巴细胞淋巴瘤侵犯骨髓:套细胞淋巴瘤、滤泡性淋巴瘤、脾边缘区淋巴瘤累及骨髓时,需与 CLL 鉴别。根据淋巴结和骨髓病理活检、肿瘤细胞免疫表型特征进行鉴别。

(3)幼淋巴细胞白血病(PLL):多见于老年患者,与 CLL 比较,WBC 数更高,脾大更明显,病程较急,侵袭性强,且外周血幼稚淋巴细胞>55％。PLL 细胞免疫表型与 CLL 有区别,SmIg、FMC7、CD79b 阳性,CD5 阴性。外周血幼稚淋巴细胞 10％～55％ 的 CLL 称为 CLL 伴幼淋细胞增多(CLL/PLL)。

(4)毛细胞白血病:临床表现为全血细胞减少和脾大,淋巴结肿大少见,白血病细胞有毛发状胞质突起,抗酒石酸的酸性磷酸酶染色反应阳性。毛细胞白血病细胞的典型免疫表型为CD5 阴性,CD11c、CD25、CD103 及 FMC7 阳性。

(四)临床分期

CLL 常用临床分期标准包括 Rai 分期及 Binet 分期。

1.CLL 的 Rai 分期及预后

0 期:儿淋巴细胞增多[外周血中淋巴细胞计数>$5×10^9$/L,持续 4 周以上;贫血:血红蛋白(Hb)<110g/L;血小板减少:PLT<$100×10^9$/L]。中位数存活期>10 年。

Ⅰ期:淋巴细胞增多＋淋巴结肿大。中位数存活期 7～9 年。

Ⅱ期:淋巴细胞增多＋脾脏/肝脏肿大±淋巴结肿大。中位数存活期 7～9 年。

Ⅲ期:淋巴细胞增多＋贫血±淋巴结肿大或脾脏/肝脏肿大。中位数存活期 1.5～5 年。

Ⅳ期:淋巴细胞增多＋血小板减少±贫血±淋巴结肿大±脾脏/肝脏肿大。中位数存活期1.5～5 年。

2.CLL 的 Binet 分期及预后

A:血和骨髓中淋巴细胞增多,<3 个区域的淋巴组织肿大。中位数存活期>10 年。

B:血和骨髓中淋巴细胞增多,≥3 个区域的淋巴组织肿大。中位数存活期 7 年。

C:与 B 相同外,尚有贫血(Hb:男性<110g/L,女性<100g/L),或血小板减少(<100x100/L)。中位数存活期 2～5 年。

5 个区域包括头颈部、腋下、腹股沟、脾、肝;肝脾大指体检阳性。

(五)治疗

CLL 呈慢性、惰性过程，早期患者可定期复查，不需治疗。CLL 治疗指征如下。①至少具有一种下列疾病相关症状：6 个月内体重下降＞10%，极度疲劳，发热（T＞38℃）＞2 周且无明显感染证据，盗汗＞1 月且无感染证据；②进行性贫血和（或）血小板减少；③进行性或者有症状的脾脏肿大，或巨脾（如超过左肋缘下 6cm）；④进行性淋巴细胞增多（＞200×10⁹/L（或淋巴细胞计数达到 30×10⁹/L 以上，2 个月内绝对值增加＞50%或倍增时间＜6 个月）；⑤巨块型淋巴结肿大（如最长直径＞10cm），进行性或有症状的淋巴结肿大；⑥合并 AIHA 或 ITP 对皮质类固醇或其他标准治疗反应不佳。具备上述治疗指征的患者应开始治疗，不具备治疗指征的患者每 2～6 个月随访观察。

需要治疗的 CLL 患者根据 FISH 结果[del(17p)和 del(11q)]、年龄和身体状态进行分层治疗。体能状态好的患者建议选用一线标准治疗，其他患者可采用减低剂量化疗或者支持治疗。

1.化学治疗

(1)烷化剂。①苯丁酸氮芥：可连续给药，剂量 0.1mg/(kg·d)，每周监测血象以调整剂量；或者间断给药，剂量 0.4mg/kg，每 2 周 1 次，每次加量 0.1mg/kg 直至最大耐受量 0.4～1.8mg/kg。总反应率为 40%～50%，但 CR 率仅为 4%～10%。多用于年老、不能耐受其他药物化疗或有并发症的患者，以及维持治疗。②苯达莫司汀：新型烷化剂，兼有抗代谢功能和烷化剂作用。单药 100mg/m²，第 1 天，第 2 天，每 4 周 1 疗程，共 6 疗程。也可与利妥昔单抗联用（BR 方案）。CR 率为 20%～40%。可作为初治患者的一线治疗、难治复发患者的挽救性治疗。苯达莫司汀不足以克服 17p⁻异常患者的不良预后。③环磷酰胺（CTX）：疗效与苯丁酸氮芥相当，联合糖皮质激素可提高疗效。

(2)核苷酸类似物氟达拉滨（Flu），常用剂量为每日 25～30mg/m²，连用 3d 或 5d，静脉滴注，每 4 周重复 1 次。未经治疗的患者反应率约为 70%，CR 率为 20%～40%。Flu 联用 CTX（FC 方案）优于单用 Flu，可作为初治患者的一线治疗、难治复发患者的挽救性治疗。其他核苷酸类似物包括克拉屈滨（2-CdA）、喷司他丁等。

(3)联合化疗：代表方案有 COP、CAP 及 CHOP 等，疗效并不优于烷化剂单药治疗。烷化剂、糖皮质激素、蒽环类等药物与核苷酸类似物联用，如 FC 方案，可提高疗效。

(4)糖皮质激素：一般不单独应用，主要用于 CLL 合并 AIHA 和（或）ITP。对难治性 CLL 尤其是 17p⁻患者，大剂量甲泼尼龙有较高的治疗反应率。

2.免疫治疗

利妥昔单抗为人鼠嵌合性抗 CD20 单克隆抗体，通过靶向 CD20 抗原，介导细胞杀伤作用，适用于老年衰弱、存在并发症的年轻患者不能耐受强烈治疗者。人源化 CD20 单克隆抗体奥法木单抗和 Obinutuzumab 的免疫抑制作用强于利妥昔单抗。阿伦单抗（人源化的鼠抗人 CD52 单抗）可以部分克服 17p⁻的不良预后。

3.化学免疫治疗

化疗联合免疫治疗可提高疗效而不加重骨髓抑制。FCR（Flu＋CTX＋rituximab）方案在初治 CLL 患者 CR 率可达 70%，总反应率＞90%，是目前初治 CLL 获得的最佳治疗反应。

4.免疫调节治疗

来那度胺通过抑制肿瘤坏死因子 a 等细胞因子及刺激活化 T 细胞、NK 细胞而治疗 CLL。适用于难治/复发 CLL,可单用或与利妥昔单抗联用。

5.异基因造血干细胞移植

CLL 为惰性疾病,传统化疗不能治愈,Allo-HSCT 可使部分患者长期存活甚至治愈,但相关并发症多,CLL 患者年龄偏大,多数难以耐受清髓性 Allo-HSCT,减低强度预处理/非清髓性 Allo-HSCT 有助于降低移植相关死亡率。高危组(如存在 17p⁻、TP53 突变等)、一般状态良好的年轻患者(<65 岁)可考虑 Allo-HSCT。

6.放射治疗

淋巴结肿大发生明显压迫症状、痛性骨病、不能行脾切除的痛性脾肿大患者可行局部放疗。

7.并发症治疗

CLL 患者极易感染,应积极防治感染。反复感染者可输注免疫球蛋白。痛性脾肿大,合并 AIHA 或 ITP 而激素治疗无效的脾肿大患者,可考虑脾切除。

8.新药治疗

新型的酪氨酸激酶抑制剂 Ibrutinib、磷脂酰肌醇 3 激酶(PI3K)抑制剂 Idelalisib 等针对 B 细胞受体信号通路的靶向药物正在临床试验中,有望克服 17p⁻ 与 TP53 突变对预后的不良影响。

(六)预后

病程长短不一,半年至十余年不等。多数 CLL 患者死于骨髓衰竭导致的严重贫血、出血或感染。CLL 尚可发生转化,转化为 DLBCL、PLL,极少数转为 ALL;发生转化者预后更为不良。

第十节　淋　巴　瘤

淋巴瘤是一组原发于淋巴组织的免疫系统恶性肿瘤,其发生大多与免疫应答过程中淋巴细胞增殖分化产生的某种免疫细胞恶变有关,以无痛性进行性的淋巴结肿大和局部肿块为其特征性的临床表现,同时可有相应器官的压迫症状。

临床表现具有多样性,如病变侵犯结外的淋巴组织,例如扁桃体、鼻咽部、胃肠道、骨骼或皮肤等,则以相应组织器官受损的症状为主;当淋巴瘤浸润血液和骨髓时可形成淋巴瘤细胞白血病。患者常有发热、盗汗、消瘦等全身症状,最后出现恶病质。

根据组织病理学,淋巴瘤可分成霍奇金淋巴瘤(HL)和非霍奇金淋巴瘤(NHL)两大类。

HL 流行特点:①发达地区较落后地区多见,②年轻人多见,③白人多于黑人,④男性多于女性。NHL 中滤泡型所占比例较低,弥漫型占大多数。我国 NHL 发生远较 HL 常见,从儿童到老年均可见,发生率显示与年龄相关的升高。某些类型的 NHL 发生于特定年龄,如 Burkitt 淋巴瘤、淋巴母细胞型和弥漫大 B 细胞型在儿童常见。

一、霍奇金淋巴瘤

(一)病因与发病机制

尚不完全清楚。

1.感染因素

尤其是病毒感染。

(1)EB 病毒:用 EB 病毒的 DNA 探针和 PCR 技术检测 HL 患者,50%患者 R-S 细胞内有 EB 病毒感染。用免疫组化技术在 48%R-S 细胞的胞质和胞膜上发现有 EB 病毒基因编码的产物。既往有传染性单核细胞增多症的患者,HL 发病率增高。

(2)人类免疫缺陷病毒(HIV)感染:人类免疫缺陷病毒可增加 HL 的发生风险。

2.遗传因素

HL 可在家庭成员中群集发生;有 HL 家族史者患 HL 危险较其他人高。

(二)病理和分型

HL 病理上具有独特的细胞学构成,在炎性细胞背景下,含有少量典型的肿瘤细胞(R-S 细胞及其变异型)。R-S 细胞是诊断性肿瘤细胞。R-S 细胞多数较大,形态极不规则,胞质嗜双色性。核外形不规则,可呈"镜影状",也可多叶或多核,偶有单核。核染质粗细不等,核仁大而明显。可伴各种细胞成分和毛细血管增生以及不同程度纤维化。结节硬化型 HL 中 RS 细胞由于变形,浆浓缩,两细胞核间似有空隙,称为腔隙型 R-S 细胞。

WHO 分类将 HL 分为结节性淋巴细胞为主型霍奇金淋巴瘤(NLPHL)和经典型霍奇金淋巴瘤(CHL)两大类,后者又根据 RS 细胞数量、外观、免疫染色特征及背景环境分为 4 个亚型:结节硬化型(NSHL)、混合细胞型(MCHL)、富于淋巴细胞型(LRCHL)及淋巴细胞减消型(LDHL)。除结节硬化型较为固定外,各型并非固定不变,部分患者可发生类型转化。

(三)临床表现

HL 多见于青年。

1.全身症状

发热、盗汗和体重减轻较多见,此外可有局部及全身皮肤瘙痒。特殊症状为饮酒痛,即酒后数分钟至几小时肿瘤部位疼痛。

2.淋巴结肿大

浅表淋巴结肿大最为常见,无痛性的颈部或锁骨上淋巴结进行性肿大占 60%～80%,其次为腋下淋巴结肿大。少数患者仅有深部淋巴结肿大。HL 常影响前纵隔,而且这可能是唯一受累部位。早期患者无自觉症状,肿块增大可致咳嗽、哮鸣、胸部不适,与 NHL 相比,很少引起上腔静脉阻塞。腹膜后淋巴结肿大可压迫输尿管,引起肾盂积水。

3.淋巴结外受累

比 NHL 少,且有器官偏向性,常累及脾,侵犯肺、胸膜较 NHL 多见,但累及胃肠道者很少见。独立的结外表现(如皮下结节)而无淋巴结受累的情况是没有的,后者常提示 NHL。

(四)实验室和辅助检查

1.实验室检查

常见轻度至中度贫血,中度至明显的类白血病反应,血小板增多。轻度嗜酸性粒细胞升高,特别是伴有瘙痒者。患有晚期疾病或与 HIV 相关的 HL 患者可出现淋巴细胞减少,提示预后不良。疾病活动期血沉加快。肝功能检查异常应采用影像学进一步评估。当血清碱性磷酸酶活力或血钙增加,提示骨骼累及。血清乳酸脱氢酶增高提示预后不良。

2.骨髓检查

HL 骨髓侵犯常为局灶性且常伴有纤维化,应做骨髓活检。临床ⅠA 至ⅡA 的患者骨髓很少受累,可不做此检查。

3.影像学检查

(1)B 超:可更好地显示肿大的浅表淋巴结,还可用于腹腔病变的检查、随访、深部肿瘤穿刺等。

(2)胸部 X 线:提供胸部疾病的基本信息,为患者治疗后监测提供一种简单的检查。

(3)CT 检查:胸部 CT 可确定纵隔与肺门淋巴结肿大,还可体现肺间质累及、胸腔积液、心包积液、胸壁肿块等。腹部、盆腔 CT 检查可显示腹主动脉旁淋巴结,还能显示淋巴结造影所不能检查到的脾门、肝门和肠系膜淋巴结等受累情况,同时显示肝、脾、肾受累的情况。

(4)正电子发射计算机断层显像(PET):可以显示淋巴瘤或淋巴瘤残留病灶,并作为诊断、疗效评估和随访的重要手段。

(5)放射性核素骨扫描:可用于骨痛或血清碱性磷酸酶升高的患者。

(6)MRI:可检查骨和骨髓受累。

4.病理学检查

病理诊断是确诊 HL 及病理类型的主要依据。取材时选取较大的淋巴结,完整取出,切开后在玻片上做淋巴结印片,然后置固定液中。淋巴结印片 Wright's 染色后作细胞病理形态学检查,固定的淋巴结经切片和 HE 染色后作组织病理学检查。深部淋巴结可依靠 B 超或 CT 引导下细针穿刺涂片作细胞病理形态学检查。

5.剖腹探查

现已不用。

(五)诊断与鉴别诊断

1.诊断

确诊主要依赖病变淋巴结或肿块的病理活检检查。明确淋巴瘤的诊断和分类分型诊断后,还需根据淋巴瘤分布范围,依 HL 临床分期方案(NHL 也参照使用)进行临床分期和分组。

Ⅰ期:病变仅限于一个淋巴结区(Ⅰ)或单个结外器官局部受累(ⅠE)。

Ⅱ期:病变累及膈同侧 2 个或更多的淋巴结区(Ⅱ),或病变局限侵犯淋巴结以外器官及同侧一个以上淋巴区(ⅡE)。

Ⅲ期:膈上下均有淋巴结病变(Ⅲ),可伴脾累及(ⅢS),结外器官局限受累(ⅢE),或脾与局限性结外器官受累(ⅢSE)。

Ⅳ期:一个或多个结外器官受到广泛性或播散性侵犯,伴或不伴淋巴结肿大。肝或骨髓只要受到累及均属Ⅳ期。

分期记录符号:E,结外;X,直径 10cm 以上的巨块;M,骨髓;S,脾脏;H,肝脏;O,骨骼;D,皮肤;P,胸膜;L,肺。

全身症状包括 3 个方面:①发热 38℃以上,连续 3 天以上,且无感染原因;②6 个月内体重减轻 10%以上;③盗汗,即入睡后出汗。各期按全身症状有无分为 A、B 二组。无症状者为 A,有症状为 B。

2.鉴别诊断

淋巴结肿大应与感染、免疫、肿瘤性疾病继发的淋巴结病变相鉴别。病理方面,免疫组化的结果非常关键。另外,RS 细胞可见于传染性单核性细胞增多症、结缔组织病及其他恶性肿瘤,在缺乏 HL 其他组织学改变时,单独见到 RS 细胞不能确诊 HL。

（六）治疗

放疗的进展及有效联合化疗的建立使超过 75%的新诊断为 HL 的患者得到治愈。疾病的分期对于治疗的选择和结局非常重要。①ⅠA,ⅡA:主要选用扩大照射,膈上用斗篷式,膈下用倒 Y 字式。②ⅠB,ⅡB,ⅢA,ⅢB,Ⅳ:主要选用联合化疗＋局部照射。

Ⅰ～Ⅱ期的 HL,目前认为最佳的治疗方案是 4～6 个周期的 ABVD 方案联合 20～30Gy 的受累野的照射治疗。ABVD 方案对生育功能影响小,较少引起继发性肿瘤,常见毒性有轻度脱发、疲劳和骨髓抑制。Ⅲ～Ⅳ期 HL 患者亦以化疗为主,ABVD 方案仍然是标准方案。ABVD 方案 6～8 个周期,其中在 4～6 个周期后复查,若达到完全缓解(CR)/未确定的 CR(CRu),则继续化疗 2 个周期,伴有巨大肿块的患者需行巩固性放疗。近年来国际多个霍奇金淋巴瘤研究组推出多个方案,获得了一定疗效。

霍奇金淋巴瘤的主要化疗方案:

ABVD 方案:阿霉素 $25mg/m^2$,静注,第 1 天、15 天;博来霉素 $10mg/m^2$,静注,第 1 天、15 天;长春碱(长春花碱)$6mg/m^2$,静注,第 1 天、15 天;达卡巴嗪 $375mg/m^2$,静注,第 1 天、15 天。

ICE 方案:异环磷酰胺 $1.5mg/m^2$,静注,第 1～3 天;卡铂 300mg,静注,第 2 天;依托泊苷 $100mg/m^2$,静注,第 1～3 天。

DHAP 方案:地塞米松 40mg,静注,第 1～4 天;顺铂 $100mg/m^2$,静注,第 1 天;阿糖胞苷 $2g/m^2$,静滴 3h,每 12h 1 次,第 2 天。

ESHAP 方案:依托泊苷 $40mg/m^2$,静脉滴注 2 小时,第 1～4 天;甲泼尼龙 $500mg/m^2$,静脉滴注,第 1～4 天;阿糖胞苷 $2g/m^2$,静脉滴注 3 小时,第 5 天;顺铂 $25mg/m^2$,静脉滴注,第 1～4 天(每 3 周为一周期)。

干细胞移植适用于复发或难治 HL 患者中年龄<55 岁,未获 CR、CR 维持时间<1 年,两种以上化疗方案失败者。

（七）预后

HL 是化疗可治愈的肿瘤之一,预后与组织类型及临床分期紧密相关。淋巴细胞为主型预后最好,淋巴细胞消减型最差。HL 临床分期为Ⅰ期与Ⅱ期 5 年生存率在 90%以上,Ⅳ期为31.9%。有全身症状较无全身症状为差;女性预后较男性为好;儿童及老年人预后一般比中青年为差。

二、非霍奇金淋巴瘤

(一)病因与发病机制

尚未完全阐明,可能涉及遗传、感染、环境等因素。

1.免疫系统异常

某些遗传病可使 NHL 发生风险增加,如 X 连锁淋巴细胞增生症。获得性免疫缺陷状态也与 NHL 发生有关。如接受实体脏器移植的患者、AIDS、类风湿性关节炎、Hashimoto 甲状腺炎患者,NHL 发生率增加。

2.感染

(1)EB 病毒:大多数移植后淋巴细胞增生症和很多 AIDS 相关淋巴瘤,均与 EB 病毒相关。95%以上地方性 Burkitt 淋巴瘤和约 40%散发性 Burkitt 淋巴瘤及 AIDS 相关性淋巴瘤都能检出病毒基因组。

(2)反转录病毒:人类 T 细胞白血病/淋巴瘤病毒(HTLV)被证明是成人 T 细胞白血病/淋巴瘤的病因。近来 HTLV Ⅱ被认为与 T 细胞皮肤淋巴瘤(蕈样肉芽肿)的发病有关。

(3)人疱疹病毒 B(Kaposi 肉瘤相关疱疹病毒):与原发性渗漏性淋巴瘤有关。

(4)幽门螺杆菌:与胃的结外边缘区/黏膜相关淋巴组织(MALT)的淋巴瘤有关。

(5)丙型肝炎病毒:与淋巴浆细胞性淋巴瘤和脾边缘区淋巴瘤有关。

3.环境及职业因素

农药、电离辐射、有机溶剂、染发剂等都与 NHL 有关。

淋巴瘤细胞基因组是以少数或单一的非随机染色体异常为特征,常表现为染色体易位。基因异常包括因染色体易位而激活的癌基因和因染色体缺失或畸变而失活的抑癌基因。

(二)病理和分型

NHL 病变淋巴结切面外观呈鱼肉样。镜下正常淋巴结构破坏,淋巴瘤细胞成分单一排列紧密。NHL 常原发累及结外淋巴组织,往往越过邻近淋巴结向远处淋巴结转移,呈跳跃性播散。大部分 NHL 为侵袭性,发展迅速,易发生早期远处扩散。有多中心起源倾向,有的病例在临床确诊时已播散至全身。

WHO 分类根据起源细胞为 B 细胞还是 T/NK 细胞,以及淋巴瘤来自原始前体细胞还是比较成熟的外周细胞进行分类。其中较常见的 NHL 亚型包括以下几种。

1.边缘带淋巴瘤(MZL)

发生在边缘带,即淋巴滤泡套区之外的淋巴瘤。系 B 细胞来源,CD5+,表达 BCL-2,属惰性淋巴瘤。

(1)淋巴结边缘区 B 细胞淋巴瘤(MZL):发生在淋巴结边缘带,其细胞形态类似单核细胞,亦称单核细胞样 B 细胞淋巴瘤。

(2)脾边缘区细胞淋巴瘤(SMZL):在外周血中,恶性细胞表面有小的绒毛状突起和丰富的胞质。

(3)结外黏膜相关性边缘区 B 细胞淋巴瘤(MALT):发生在结外淋巴组织边缘带,可有 t(11;18),包括甲状腺的桥本甲状腺炎、涎腺的干燥综合征以及幽门螺杆菌相关的胃淋巴瘤。

2. 滤泡性淋巴瘤(FL)

指发生在生发中心的淋巴瘤,为 B 细胞来源,sIg$^+$,BCL-2$^+$,伴 t(14;18)。为惰性淋巴瘤,临床过程隐袭,现有治疗通常不能治愈,病程长,反复复发或转成侵袭性。

3. 套细胞淋巴瘤(MCL)

来源于滤泡外套的 B 细胞,CD5$^+$,BCL-2$^+$,常有 t(11;14)。多见于老年男性。患者诊断时病变往往已有广泛累及,临床过程为中度侵袭性,中位存活期 3~4 年。属 NHL 常见类型中预后较差的一种。

4. 弥漫性大 B 细胞淋巴瘤(DLBCL)

是最常见的侵袭性 NHL,常有 t(3;14),与 BCL-2 表达有关。平均年龄 60 岁,儿童也可发生。临床表现为淋巴结或结外部位单个或多发、迅速增大、有症状的肿块。

5. 伯基特淋巴瘤(BL)

由细胞形态单一的小无裂细胞组成。细胞中等大小,核圆,胞质嗜碱性。CD20$^+$,CD22$^+$,CD5$^-$,伴 t(8;14),与 MYC 基因表达有关,增生极快,是严重的侵袭性 NHL。临床有 3 种亚型:地区性 Burkitt 淋巴瘤;散发性 Burkitt 淋巴瘤;免疫缺陷相关 Burkitt 淋巴瘤。流行区儿童多见,常累及颌骨。非流行区,病变主要累及回肠末端和腹部脏器。AIDS 相关的病例,常表现为 ALL-L3。

6. 间变性大细胞淋巴瘤(ALCL)

细胞有时与 RS 细胞相似,需与 HL 鉴别。细胞呈 CD30$^+$,伴 t(2;5)(p23;q35)。位于 5q35 的核磷蛋白(NPM)基因融合到位于 2p23 的编码酪氨酸激酶受体的 ALK 基因,形成 NPM-ALK 融合蛋白。免疫表型可为 T 细胞型或 NK 细胞型。分为 2 个临床亚型:系统性 ALCL(原发于淋巴结);原发性皮肤 ALCL(仅有皮肤病变而没有系统受累的证据)。临床发展迅速,ALK 阳性者预后较好。

7. 周围 T 细胞淋巴瘤(PTCL)

所谓"周围性",指 T 细胞已向辅助 T 或抑制 T 分化,可表现为 CD4$^+$ 或 CD8$^+$,而未分化的胸腺 T 细胞 CD4、CD8 均呈阳性。属侵袭性淋巴瘤,化疗效果可能比大 B 细胞淋巴瘤差。通常表现为大、小混合的不典型淋巴细胞。本型日本多见,我国也较多见。

8. 血管免疫母细胞性 T 细胞淋巴瘤(AITCL)

属侵袭性周围 T 细胞淋巴瘤的一种,发热、皮疹、全身淋巴结肿大、高 γ 球蛋白血症为本病四大特点。CD4 阳性细胞多于 CD8。

9. 成人 T 细胞白血病/淋巴瘤

指 HTLV-1 病毒感染引起的 T 细胞肿瘤。常表达 CD2、CD3、CD4、CD25。TCR 基因重排。多数病例是侵袭性病变,以全身淋巴结肿大、肝脾肿大、皮肤浸润、血钙升高出现。最常见于日本南部和加勒比地区。

10. 蕈样肉芽肿(MF)

皮肤 T 细胞淋巴瘤,发展缓慢,属惰性淋巴瘤。增生的瘤细胞为成熟的辅助性 T 细胞,呈 CD3$^+$、CD4$^+$、CD8$^-$。临床分三期:红斑期、斑块期、肿瘤期。侵及末梢血液为赛塞里综合征。赛塞里综合征罕见,见于成人,是 MF 的白血病期,可有全身红皮病、瘙痒、外周血有大量白血病细胞。晚期可侵犯淋巴结及内脏。

(三)临床表现

NHL 有远处扩散和结外侵犯倾向,对各器官的侵犯较 HL 多见。除惰性淋巴瘤外,一般发展迅速。

1.全身症状

发热、盗汗、原因不明性消瘦。

2.淋巴结肿大

为最常见的首发表现,无痛性颈和锁骨上淋巴结进行性肿大,其次为腋窝、腹股沟淋巴结。以高热或各系统症状发病者也很多见。肿大的淋巴结一般不沿相邻区域发展,且较易累及滑车上淋巴结、口咽环病变、腹腔和腹膜后淋巴结,但纵隔病变较 HL 少见。淋巴结肿大亦可压迫邻近器官,引起相应症状。

3.淋巴结外受累

NHL 多见累及结外器官。如原发性脑淋巴瘤时的神经症状,肺 MALT 淋巴瘤的气短,胃 MALT 或弥漫性大 B 细胞淋巴瘤时的上腹痛和呕吐,小肠淋巴瘤时的肠梗阻,睾丸弥漫性大 B 细胞淋巴瘤时的睾丸肿物,皮肤淋巴瘤的皮肤损害等。侵入骨髓可引起广泛性骨髓抑制和骨髓衰竭。

4.免疫异常

如自身免疫性溶血性贫血和 ITP。

(四)实验室和辅助检查

1.实验室检查

NHL 白细胞数多正常,伴有淋巴细胞绝对和相对增多。血清乳酸脱氢酶常见升高并提示预后不良。当血清碱性磷酸酶活力或血钙增加,提示骨骼累及。B 细胞 NHL 可并发溶血性贫血。累及中枢神经系统时,脑脊液可有改变。

2.骨髓检查

晚期并发急性淋巴细胞白血病时可呈现白血病样血象和骨髓象。

3.影像学检查

见本节"霍奇金淋巴瘤"相关部分。

4.病理学检查

①淋巴结活检、印片:见"霍奇金淋巴瘤"相关部分。②淋巴细胞分化抗原检测:区分 B 细胞或 T 细胞免疫表型,还可了解淋巴瘤细胞的成熟程度。③染色体易位检查:有助 NHL 分型诊断。t(8;14)是 Burkitt 淋巴瘤的标记,t(14;18)是滤泡细胞淋巴瘤的标记,t(11;14)是套细胞淋巴瘤的标记,t(11;18)是边缘区淋巴瘤的标记,3q27 异常是弥漫性大细胞淋巴瘤的染色体标志。④基因重排:确诊淋巴瘤有疑难者可应用聚合酶链式反应(PCR)技术检测 T 细胞受体(TCR)基因重排和 B 细胞 H 链的基因重排。还可应用 PCR 技术检测 BCL-2 基因等为分型提供依据。

5.剖腹探查

现已不用。

(五)诊断与鉴别诊断

1.诊断

凡无明显感染灶的淋巴结肿大,应考虑到本病,如肿大的淋巴结饱满、质韧,更应考虑到本病,应做淋巴结印片及病理切片或淋巴结穿刺物涂片检查。怀疑皮肤淋巴瘤时可做皮肤活检及印片。根据组织病理学检查结果作出淋巴瘤的诊断和分类分型诊断。应尽量采用免疫组化、细胞遗传学和分子生物学检查,按 WHO(2008)的造血和淋巴组织肿瘤分型标准做出诊断。同 HL 一样,诊断后按 Ann-Arbor 方案进行临床分期和分组。

2.鉴别诊断

淋巴瘤须与其他淋巴结肿大疾病相区别,以发热为主要表现的淋巴瘤须和结核病、败血症、结缔组织病、坏死性淋巴结炎和恶性组织细胞病等鉴别。结外淋巴瘤须和相应器官的其他恶性肿瘤相鉴别。

(六)治疗

NHL 的治疗应根据淋巴瘤的病理分型、疾病分期及患者的预后和生理状态决定。

1.化学治疗

(1)惰性淋巴瘤:B 细胞惰性淋巴瘤包括小淋巴细胞淋巴瘤,边缘带淋巴瘤和滤泡细胞淋巴瘤等。T 细胞惰性淋巴瘤指蕈样肉芽肿/赛塞里综合征。惰性淋巴瘤的治疗包括单纯观察、单纯放疗、单药化疗、中剂量联合化疗、新的试验性药物及抗生素。该组 Ⅰ~Ⅱ 期放疗或化疗后存活可达 10 年,部分患者有自发性肿瘤消退。Ⅲ~Ⅳ 期患者化疗后,虽会多次复发,但中数生存时间也可达 10 年。故主张姑息性治疗原则,尽可能推迟化疗,如病情有所发展,可单独给以苯丁酸氮芥 4~12mg,每天 1 次,口服或环磷酰胺 100mg,每天 1 次口服。联合化疗可用 COP 方案。临床试验表明强烈化疗效果差,不能改善生存。

嘌呤类似物是一种新的化疗药物,如氟达拉滨、克拉屈滨,对惰性淋巴瘤治疗效果较好。

(2)侵袭性淋巴瘤:B 细胞侵袭性淋巴瘤主要包括套细胞淋巴瘤、弥漫大 B 细胞淋巴瘤和伯基特淋巴瘤等,T 细胞侵袭性淋巴瘤包括血管免疫母细胞性 T 细胞淋巴瘤、间变性大细胞淋巴瘤和周围 T 细胞淋巴瘤等。侵袭性 NHL 几乎均需联合化疗,也可化疗联合放疗。

CHOP 方案的疗效与其他治疗 NHL 的化疗方案类似而毒性较低。因此,该方案为侵袭性 NHL 的标准治疗方案。使用粒细胞集落刺激因子 $5\mu g/kg$,$5\sim 8d$,可减少白细胞下降。CHOP 方案每 3 周一疗程,4 个疗程不能缓解,应该改变化疗方案。完全缓解后巩固 2 个疗程,可结束治疗,但化疗不应<6 个疗程。长期维持治疗并无好处。本方案 5 年无病生存率达 $41\%\sim 80\%$。

非霍奇金淋巴瘤常用联合化疗方案如下。

COP 方案:环磷酰胺 $400mg/m^2$,每日口服,第 1~5 天;长春新碱 $1.4mg/m^2$,静注,第 1 天;泼尼松 $100mg/m^2$,每日口服,第 1~5 天(每 3 周为一周期)。

CHOP 方案:环磷酰胺 $750mg/m^2$,静注,第 1 天;阿霉素 $50mg/m^2$,静注,第 1 天;长春新碱 $1.4mg/m^2$,静注,第 1 天;泼尼松 $100mg/m^2$,每日口服,第 1~5 天(每 3 周为一周期)。

m-BACOB 方案:博来霉素 $4mg/m^2$,静注,第 1 天;阿霉素 $45mg/m^2$,静注,第 1 天;环磷酰胺 $600mg/m^2$,静注,第 1 天;长春新碱 $1mg/m^2$,静注,第 1 天;地塞米松 $6mg/m^2$,每日口

服,第 1～5 天;甲氨蝶呤 200mg/m²,静注,第 8 天及第 15 天;四氢叶酸 10mg/m²,口服,q6h,×6,第 9 天及第 16 天开始(每 3 周为一周期)。

Hyper CVAD 方案:①A 方案:环磷酰胺 300mg/m²,静注,q12h,第 1～3 天;美斯纳 600mg/m²,静注,第 1～3 天;长春新碱 2mg,静注,第 4 天、第 11 天;阿霉素 50mg/m²,静注,第 4 天;地塞米松 40mg,静注/口服,第 1～4 天,11～14d。②B 方案:甲氨蝶呤 1g/m²,静注,第 1 天,四氢叶酸:解救首次 50mg 静注,后 15mg 静注 q6h 共 6 次,MTX 输注结束后 12h 始,至 MTX 血药浓度<0.1μmol/L,阿糖胞苷 3g/m²,静注,q12h,第 2～3 天。

注:上述药物方案剂量仅供参考,实际应用剂量按具体情况酌情增减。

血管免疫母细胞性 T 细胞淋巴瘤及 Burkitt 淋巴瘤进展较快,数周或数月内可死亡,应采用强烈的化疗方案治疗。大剂量环磷酰胺组成的化疗方案对伯基特淋巴瘤有治愈作用,应考虑使用。全身广泛播散的淋巴瘤或有向白血病发展倾向者或已转化成白血病的患者,可试用治疗淋巴细胞白血病的化疗方案,如 VDLP 方案。ESHAP 方案对复发淋巴瘤有一定的完全缓解率。

2.生物治疗

(1)单克隆抗体:对 B 细胞来源、CD20 阳性淋巴瘤可应用抗 CD20 单抗(利妥昔单抗,375mg/m²)治疗。是一种针对 CD20 抗原的人鼠嵌合型单抗,通过介导抗体依赖的细胞毒性(ADCC)和补体依赖的细胞毒性(CDC)作用杀死淋巴瘤细胞,并诱导淋巴瘤细胞凋亡。单独应用治疗滤泡型淋巴瘤、低度恶性淋巴瘤有效率 50%左右。抗 CD20 单抗与 CHOP 等联合化疗方案合用治疗惰性或侵袭性淋巴瘤可显著提高 CR 率和延长无病生存时间。

(2)干扰素:有生长调节和抑制肿瘤细胞增殖作用,对蕈样肉芽肿和滤泡性淋巴瘤有部分缓解作用。

胃黏膜相关淋巴样组织淋巴瘤可使用抗幽门螺杆菌的药物,经抗菌治疗后部分患者症状改善甚至临床治愈。

3.造血干细胞移植(HSCT)

大剂量化疗联合自体造血干细胞移植(auto-HSCT)已经成为治疗失败患者的标准治疗。也可作为预后差的高危淋巴瘤的初次 CR 期巩固强化的治疗选择,亦是复发性 NHL 的标准治疗。异基因造血干细胞移植(allo-HSCT)较少用于恶性淋巴瘤。但如属缓解期短、难治易复发的侵袭性淋巴瘤,或伴骨髓累及,55 岁以下,重要脏器功能正常,可考虑行异基因造血干细胞移植,以期取得较长期缓解和无病存活。

4.手术治疗

一般仅限于活体组织检查。但对于原发于消化道和胸内的淋巴瘤、结外淋巴瘤如扁桃体、脾、肾等部位的 NHL,在必要和可能时可手术治疗。术后再行放疗或化疗。合并脾功能亢进者如有切脾指征,可行脾切除术以提高血象,为以后化疗创造有利条件。

(七)预后

临床上最常用而且已被证明有预后价值的风险评估系统是国际预后指数(IPI)评分。该系统基于年龄(≤60 岁/>60 岁)、Ann Arbor 分期(Ⅰ～Ⅱ期/Ⅲ～Ⅳ期)、血清乳酸脱氢酶水平(小于正常/大于等于正常)、体力状态(PS 评分<2 分/≥2 分)和结外累及部位的数量(≤1

个/＞1个)五个因素,根据具有的预后因子数量将患者分为低危、低中危、高中危及高危四类。①低危:IPI 数 0~1;CR 率 87%;2 年生存率 84%;5 年生存率 73%。②低中危:IPI 数 2;CR率 67%;2 年生存率 66%;5 年生存率 50%。③高中危:IPI 数 3;CR 率 55%;2 年生存率54%;5 年生存率 43%。④高危:IPI 数 4~5;CR 率 44%;2 年生存率 34%;5 年生存率 26%。

第七章　内分泌系统疾病

第一节　单纯性甲状腺肿

单纯性甲状腺肿,也称之为非毒性甲状腺肿,系由于多种原因引起的非炎症性或非肿瘤性甲状腺代偿性肿大,通常无甲状腺功能减退或亢进表现。

一、流行病学

单纯性甲状腺肿患者约占人群的 5%,女性发病率是男性的 $3\sim5$ 倍。本病可呈地方性分布,常由缺碘所致,称为地方性甲状腺肿,亦可散发。前者流行于离海较远、海拔较高的山区,是一种见于世界各地的地方性多发病,我国西南、西北和华北等地区均有分布。近年来由于全民食用加碘盐的普及,缺碘性甲状腺肿已经明显减少;个别地区(如河北、山东等沿海地区)可能与经常性饮用高碘水有关。散发者见于全国各地,因甲状腺激素(TH)合成障碍或致甲状腺肿物质等引起,称为散发性甲状腺肿,多发于青春期、妊娠期、哺乳期和绝经期。

二、病因和发病机制

(一)病因

1.碘缺乏

目前其病因未完全明了,但缺碘是引起甲状腺肿的重要因素,我国主要见于西南、西北、华北等地,其土壤、水和食物中的碘含量与发病呈反比,碘化食盐可减少该病的发生,证实疾病的发生与缺碘是密切相关的。人体每天最低碘需求量约为 $75\mu g$,WHO 推荐的成人每日碘的摄入量为 $150\mu g$。监测碘营养水平的公认指标是尿碘,尿碘中位数(MUI)$100\sim200\mu g/L$ 是最适当的碘营养状态,常用学龄儿童的尿碘值反映地区的碘营养状态,$MUI<100\mu g/L$ 定义为碘缺乏。

在儿童生长期、青春期、妇女妊娠、哺乳期或感染、创伤、寒冷等状况下,人体对甲状腺素和碘的需要量增加,造成碘的相对不足,可诱发和加重本病。

2.致甲状腺肿物质

含硫有机物(二硫化物、异硫氰化物)、药物(保泰松、对氨基水杨酸、秋水仙碱)等可抑制碘离子的有机化或浓聚;含硫脲类食物或含有某些阻抑 TH 合成物质(卷心菜、黄豆、坚果及牛奶、含氟较多的饮水)可引起甲状腺肿;碳酸锂也有致甲状腺肿作用;大量碘化物可抑制 TH 的合成和释放,可引起甲状腺肿。

3.高碘

为少见原因,可表现为地方性或散发性。在我国河北、山东部分沿海地区发生甲状腺肿,分析原因为饮用水含碘较高,影响酪氨酸碘化,碘的有机化过程受影响,表现为甲状腺代偿性肿大。妊娠期应用碘剂可致胎儿先天性甲状腺肿,使用含碘药物亦可以引起甲状腺肿。

4.先天性甲状腺激素合成障碍

表现为家族性甲状腺肿,是一种少见原因。由于酶的缺陷而影响 TH 合成障碍,碘的有机化、碘化酪氨酸耦联、甲状腺球蛋白分离和释放入血发生困难,致甲状腺肿。

(二)发病机制

单纯性甲状腺肿发病机制不明,传统观点认为可能与以下机制有关:各种病因损害甲状腺的合成和分泌功能,使垂体 TSH 分泌增加,致使甲状腺组织增生,腺体肿大。近年有观点认为患者体中含有甲状腺生长刺激免疫球蛋白(TGI)促进甲状腺细胞肿大而不促进 TH 的合成和释放;还有观点认为甲状腺肿大为甲状腺对机体缺碘的代偿性适应过程。

三、病理

甲状腺肿大可表现为弥漫性或结节性,病理改变是动态过程。早期甲状腺呈弥漫性轻度或中度肿大,甲状腺腺细胞常呈增生、肥大,血管增多,并向滤泡腔内突出,腔内胶质减少。随着病程的延长,甲状腺组织不规则增生或再生,出现大小不一结节。后期由于滤泡内积聚大量胶质,形成巨大滤泡,上皮细胞受压成扁平。部分滤泡可发生坏死、出血、纤维化或钙化。

四、临床表现

大多患者只有甲状腺肿大,无其他自觉症状,患者多不知发病时间,常当甲状腺增大到正常 4~5 倍时才被触及肿大。表现为轻度或中度弥漫性肿大,质地较软,无压痛,无血管杂音。如甲状腺质地坚韧,多不对称,有大小不等结节,多提示缺碘较重或时间较长。重度肿大者对邻近组织器官可产生压迫症状,如压迫气管可引起憋气、呼吸不畅、胸闷,刺激性干咳,甚至呼吸困难;压迫食管可将食管推向一侧,重度可有吞咽困难;压迫喉返神经可引起声音嘶哑;压迫交感神经可表现同侧瞳孔扩大,严重者出现 Horner 综合征。腺体内有时可发生出血、坏死,致急骤增大,疼痛剧烈,触之有波动感,可加重压迫症状。异位甲状腺重度肿大可压迫颈内静脉或上腔静脉,造成肺不张。

五、实验室和其他检查

(一)甲状腺功能检查

血清 TT_3、TT_4 基本为正常,TT_3/TT_4 比值常增高。TSH 常正常。放射性碘摄取率一般正常,部分增高,但高峰不提前,多在 24 小时达最高峰。

(二)尿碘

地方性甲状腺肿因碘摄入不足,尿碘排出减少,多低于 $100\mu g/L$。

(三)血 Tg

缺碘时因甲状腺功能、组织发生改变致细胞转化率增高,使血清甲状腺球蛋白(Tg)入血,Tg 增高的程度与甲状腺肿的体积呈正相关。

(四)甲状腺 B 超

是确定甲状腺肿的主要检查方法,可探出触诊不到的细小结节,并可显示形态、大小及结构,鉴别病灶良恶性。

(五)其他检查

核素扫描可评估甲状腺功能状态,弥漫性甲状腺肿常呈均匀性分布,甲状腺癌多呈热结节,结节性甲状腺肿可呈温结节或凉结节。CT 或 MRI 多用于胸骨后或胸腔内甲状腺肿以明确颈部甲状腺延续情况及其邻近组织关系。

六、诊断和鉴别诊断

典型病例常可根据甲状腺肿大而其功能基本正常以诊断。地方性甲状腺肿的地区流行病史有助于本病诊断。

甲状腺肿大应与早期的桥本甲状腺炎作鉴别,后者主要表现为甲状腺肿,质地较硬,更不规则,甲状腺自身抗体阳性。单纯性甲状腺肿如进展出现结节,需与甲状腺癌相鉴别,必要时作甲状腺细针穿刺活检。

七、防治

地方性甲状腺肿的预防需在普查的基础上作集体性预防处理,最佳方法是补充碘剂,对孕妇、新生儿和婴儿尤其重要,最为可行方法为普及碘化食盐,2011 年国家标准规定的食盐加碘浓度是 20～30mg/kg。每天摄碘 200μg,加日常生活中所获取部分碘,已足够预防所需。

治疗主要取决于病因和发展阶段。青春期、妊娠或哺乳期可发生甲状腺生理性肿大,多数肿大并不显著,一般无须特殊治疗,大多可自行逐渐消失。如肿大显著或有结节形成者可适当治疗。由于摄入含有致甲状腺肿物质引起者,大多于停止摄入这些物质后,甲状腺肿可自行消失。对先天性甲状腺激素合成障碍的患者,主要是及早给予左甲状腺素(L-T$_4$)治疗,补充其生理不足,给予剂量以不发生甲状腺毒症与血 TSH 不减低,减小甲状腺体积为宜,停药后复发可重复治疗。单纯性甲状腺肿,无论是散发还是地方性,一般不采取手术治疗,但当发生压迫症状,或结节性甲状腺肿怀疑有甲状腺癌者,或胸骨后甲状腺肿可行甲状腺次全切除术。术后常需长期服用甲状腺制剂。

第二节　甲状腺功能亢进

甲状腺毒症是指由于甲状腺本身或甲状腺以外的多种原因引起的甲状腺激素增多,进入循环血中,作用于全身的组织和器官,造成机体的神经、循环、消化等各系统的兴奋性增高和代谢亢进为主要表现的疾病的总称。甲状腺功能亢进症(简称甲亢),是指甲状腺本身的病变引发的甲状腺毒症。其病因主要是弥漫性毒性甲状腺肿(Graves 病)、多结节性毒性甲状腺肿和甲状腺自主高功能腺瘤(Plummer 病)。

一、病因

Graves 病的病因尚不十分清楚,但患者有家族性,约 15% 的患者亲属有同样疾病,其家属中约有 50% 的人抗甲状腺抗体呈阳性反应。许多研究认为 Graves 病是一种自身免疫性疾病(AITD)。由于免疫功能障碍可以引起体内产生多淋巴因子和甲状腺自身抗体,抗体与甲状腺细胞膜上的 TSH 受体结合,刺激甲状腺细胞增生和功能增强。此种抗体称为甲状腺刺激免疫球蛋白(TSI)。血循环中 TSI 的存在与甲亢的活动性及其复发均明显相关,但引起这种自身免疫反应的因素还不清楚。Olpe 认为患者体内有免疫调节缺陷,抑制 T 淋巴细胞的功能丧失,使辅助 T 淋巴细胞不受抑制而自由地刺激淋巴细胞生成免疫球蛋白.直接作用于甲状腺。球蛋白中的 TSI 刺激甲状腺使甲状腺功能增强。Kriss 认为,Graves 病的浸润性突眼是由于眼眶肌肉内沉积甲状腺球蛋白抗甲状腺球蛋白免疫复合物,引起的免疫复合物炎症反应;另一种假说认为眼肌作为抗原与辅助 T 淋巴细胞之间的相互作用引起自体的免疫反应。甲状腺患者发生皮肤病变的机制尚不清楚,可能也是自身免疫性病变在胫前等部位皮肤的体现。

二、临床表现

甲亢的临床表现可轻可重,可明显也可不明显,由于患者的年龄、病程以及产生病变不同,引起各器官的异常情况的不同,临床表现也不完全一样。甲亢可能是暂时的,也可能是持续存在的。其中最常见的是弥漫性毒性甲状腺肿。世界上讲英语国家称之为 Graves 病,欧洲大陆其他国家称之为 Basedow 病。这是甲亢最常见的原因,也是临床上最常见的甲状腺疾病。Graves 病在 20～40 岁最常见,10 岁以前罕见,极少为"淡漠型"。临床主要现包括弥漫性甲状腺肿、甲状腺毒症、浸润性眼病,偶尔有浸润性皮肤病。

(一)代谢增加及交感神经高度兴奋表现

患者身体各系统的功能均可能亢进。常见有怕热、多汗、皮肤潮湿,也可有低热;易饿,多食,而消瘦;心慌,心率增快,严重者出现心房纤维性颤动、心脏扩大以及心力衰竭;收缩压升高,舒张压正常或者偏低,脉压增大;肠蠕动增快,常有大便次数增多,腹泻;容易激动、兴奋、多语、好动、失眠、舌及手伸出可有细微颤动;很多患者感觉疲乏、无力、容易疲劳,多有肌肉萎缩,常表现在肢体的近躯干端肌肉受累,神经肌肉的表现常常发展迅速,在病的早期严重,治疗后数月内能迅速缓解。

(二)甲状腺肿大

呈弥漫性.质地软,有弹性,引起甲状腺肿大原因是多方面的,其中和甲状腺生长抗体关系密切,此种抗体对甲状腺功能影响不大.故病时甲状腺肿大程度与病情不一定平行。在肿大的甲状腺上可以听到血管杂音或者扪及震颤。

(三)眼病

大部分患者有眼部异常或突眼,而眼突重者,甲亢症状常较轻。

(四)较少见的临床表现

小儿和老年患者病后临床表现多不明显。不少年龄较大的患者,只表现有少数 1～2 组症状,或只突出有某个系统的症状。有些年龄较大的患者,以心律不齐为主诉;也有的因为体重下降明显去医院检查。还有的诉说食欲不佳,进食减少;或以肢体颤抖作为主诉。极少数老年患者,表现身体衰弱、乏力、倦怠、神情淡漠、抑郁等,称之为"淡漠型甲亢"。有的儿童在患甲亢以后,体重并不减轻。有些患者的甲状腺不肿大,或非对称肿大。还有的患者指甲变薄、变脆或脱离。少数患者可分别伴有阵发性肢体麻痹、胫前局限性黏液水肿,白癜风、甲状腺杵状指或有男性乳房增生等。Graves 病可伴有先天性角化不良及耳聋,但很少见。有些患者出现甲状腺毒症表现,轻重程度可能不同,但持续存在。另外一些患者的临床表现时好时坏,可表现不同程度的缓解和加重。这种时轻时重的过程是不同的,常不是固定的,这对安排治疗来说是重要的。

三、诊断

(一)辅助检查

1.血清游离甲状腺素(FT_4)与游离三碘甲状腺原氨酸(FT_3)

FT_3、FT_4是循环血中甲状腺激素的活性部分,它不受血中 TBG 变化的影响,直接反应甲状腺功能状态。近年来已广泛应用于临床,其敏感性和特异性均明显超过总 T_3(TT_3)、总 T_4(TT_4),正常值 FT_4 9～25pmol/L;FT_3 3～9pmol/L(RIA),各实验室标准有一定差异。

2.血清甲状腺素(TT_4)

是判定甲状腺功能最基本筛选指标.血清中 99.95％以上的 T_4 与蛋白结合,其中 80％～90％与球蛋白结合称为甲状腺素结合球蛋白(简称 TBG),TT_4是指 T_4 与蛋白结合的总量,受 TBG 等结合蛋白量和结合力变化的影响;TBG 受妊娠、雌激素、病毒性肝炎等因素影响而升高,受雄激素、低蛋白血症(严重肝病、肾病综合征)、泼尼松等影响而下降。分析时必须注意。

3.血清总三碘甲状腺原氨酸(TT3)

血清中 T_3 与蛋白结合达 99.5％以上,也受 TBG 的影响,TT_3浓度的变化常与 TT_4 的改变平行,但甲亢复发的早期,TT_3上升往往很快,约 4 倍于正常;TT_4上升较缓,仅为正常的 2.5 倍;故测 TT_3为诊断本病较为敏感的指标;对本病初起,治程中疗效观察与治后复发先兆,更视为敏感,特别是诊断 T_3 甲亢的特异指标,分析诊断时应注意老年淡漠型甲亢或久病者 TT_3 也可能不高。

4.血清反 T_3(rT_3)

rT_3无生物活性,是 T_4 在外周组织的降解产物,其在血中浓度的变化与 T_4、T_3 维持一定比例,尤其与 T_4 变化一致,也可作为了解甲状腺功能的指标,部分本病初期或复发早期仅有 rT_3 升高而作为较敏感的指标。在重症营养不良或某些全身疾病状态时 rT_3 明显升高,而 TT_3 则明显降低,为诊断低 T_3 综合征的重要指标。

5.TSH 免疫放射测定分析(sTSH IRMA)

正常血循环中 sTSH 水平为 0.4～3.0 或 0.6～4.0μIU/mL。用 IRMA 技术检测,能测出正常水平的低限,本法的最小检出值一般为 0.03μIU/mL,有很高的灵敏度,故又称 sTSH("sensitive"TSH)。广泛用于甲亢和甲减的诊断及治疗监测。

6.甲状腺激素释放激素(TRH)兴奋试验

甲亢血清 T_4,T_3增高,反馈抑制 TSH,故 TSH 不受 TRH 兴奋,如静脉注射 TRH 200μg 后 TSH 升高者,可排除本病;如 TSH 不增高(无反应)则支持甲亢的诊断。应注意 TSH 不增高还可见于甲状腺功能正常的 Graves 眼病、垂体病变伴 TSH 分泌不足等,本试验副作用少,对冠心病或甲亢性心脏病者较 T_3 抑制试验更为安全。

7.甲状腺摄[131]I 率

本法诊断甲亢的符合率达 90％,缺碘性甲状腺肿也可升高,但一般无高峰的前移,可作 T_3 抑制试验鉴别,本法不能反映病情严重度与治疗中的病情变化,但可用于鉴别不同病因的甲亢,如摄[131]I 率低者可能为甲状腺炎伴甲亢,碘甲亢或外源激素引起的甲亢症。应注意本法受多种食物及含碘药物(包括中药)的影响,如抗甲状腺避孕药使之升高,故测定前应停此类药物 1～2 个月以上,孕妇和哺乳期禁用。正常值:用盖革计数管测定法,3h 及 24h 值分别为 5％～

25％和 20％～45％,高峰在 24h 出现。甲亢者:3h＞25％,24h＞45％,且高峰前移。

8.三碘甲状腺原氨酸抑制试验

简称 T_3 抑制试验。用于鉴别甲状腺肿伴摄^{131}I 率增高系由甲亢或单纯性甲状腺肿所致。方法:先测基础摄^{131}I 率后,口服 T_3 20μg,每日 3 次,连续 6d(或口服干甲状腺片 60mg,每日 3 次,连服 8d),然后再摄^{131}I 率。对比两次结果,正常人及单纯甲状腺肿患者摄^{131}I 率下降 50％以上,甲亢患者不能被抑制故摄^{131}I 率下降小于 50％。本法对伴有冠心病或甲亢心脏病者禁用,以免诱发心律不齐或心绞痛。

9.甲状腺刺激性抗体(TSAb)测定

GD 患者血中 TSAb 阳性检出率可达 80％～95％以上,对本病不但有早期诊断意义,对判断病情活动,是否复发也有价值,还可作为治疗停药的重要指标。

(二)症状

典型病例经详细询问病史,依靠临床表现即可拟诊,早期轻症,小儿或老年表现不典型甲亢,常须辅以必要的甲状腺功能检查方可确认。血清 FT_3、FT_4、TT_3、TT_4 增高者符合甲亢;仅 FT_3 或者 TT_3 增高而 FT_4、TT_4 正常者可虑为 T_3 型甲亢;仅有 FT_4 或 TT_4 增高而 FT_3、TT_3 正常者为 T_4 型甲亢;结果可疑者可进一步作 sTSH 测定和(或)TRH 兴奋试验。在确诊甲亢基础上,应排出其他原因所致的甲亢,结合患者眼征、弥漫性甲状腺肿等特征,必要时检测血清 TSAb 等,可诊断为 GD。有结节须与自主性高功能甲状腺结节,或多结节性甲状腺肿伴甲亢相鉴别,后者临床上一般无突眼,甲亢症状较轻,甲状腺扫描为热结节,结节外甲状腺组织功能受抑制,亚急性甲状腺炎伴甲亢症状者甲状腺摄^{131}I 率减低,桥本甲状腺炎伴甲亢症状者血中微粒体抗体水平增高,碘甲亢有碘摄入史,甲状腺摄^{131}I 率降低,有时具有 T_4、rT_3 升高,T_3 不高的表现,其他如少见的异位甲亢,TSH 甲亢及肿瘤伴甲亢等均应想到,逐个排除。

四、治疗

(一)一般治疗

诊断后在甲亢病情尚未得到控制时,尽可能取得患者的充分理解和密切合作,合理安排饮食,需要高热量高蛋白质高维生素和低碘的饮食;精神要放松;适当休息,避免重体力活动,是必需的、不可忽视的。

(二)药物治疗

硫脲嘧啶类药物,这是我国和世界不少国家目前治疗甲亢主要采取的治疗方法。本治疗方法的特点:为口服用药,容易被患者接受;治疗后不会引起不可逆的损伤;但用药疗程长,需要定期随查;复发率较高。即便是合理规则用药,治后仍有 20％以上的复发率。硫脲嘧啶类药物的品种:临床选用顺序常为,甲巯咪唑(他巴唑、MMI)、丙硫氧嘧啶(PTU)、卡比吗唑(甲亢平)和甲硫氧嘧啶。PTU 和甲硫氧嘧啶药效较其他小 10 倍,使用时应剂量大 10 倍。药物选择:不同地区不同医生之间依据其习惯和经验有其不同的选择。在美国常选用 PTU,而在欧洲首选 MMI 的更多。在我国,选用 PTU 和 MMI 都不少,选用前者考虑其可减少循环中的 T_4 转换为 T_3,孕妇使用更为安全,而选用后者则认为该药副作用更小,对甲状腺激素的合成具有较长时间的抑制作用,有经验显示该药每日给药 1 次即可,患者的依从性较好。辅助药物:普萘洛尔(心得安),碘剂以及甲状腺制剂的使用。

(三)手术治疗

药物治疗后的甲状腺次全切除,效果良好.治愈率达到90%以上,但有一定并发症的发生概率。

(四)放射性碘治疗

此法安全、方便,治愈率达到85%～90%,复发率低,在近年来越来越多的国家开始采用此种方法治疗甲亢。治疗后症状消失较慢,约10%的病患永久地发生甲状腺功能减退。这是安全的治疗,全世界采用此种治疗方法的几十年中,对选用的患者尚未发现甲状腺癌和白血病。

(五)甲状腺介入栓塞治疗

是20世纪90年代以来治疗(Graves病的一种新方法,自从1994年首例报道以后,我国部分地区已开展此种治疗。方法是在数字减影X线的电视之下,经股动脉将导管送入甲状腺上动脉,缓慢注入与造影剂相混合的栓塞剂量——聚乙烯醇、吸收性明胶海绵或白芨粉,至血流基本停止。一般甲状腺栓塞的面积可过80%～90%,这与次全手术切除的甲状腺的量相似。此种治疗方法适应证是甲状腺较大,对抗甲状腺药疗效欠佳或过敏者;不宜采用手术或放射性碘者;也可用于甲状腺非常肿大时的手术前治疗。而初发的甲亢,甲状腺肿大不明显,有出血倾向及有明显的大血管硬化者应为禁忌之列。

(六)传统中医治疗

传统的中医中药及针灸疗法对一些甲亢也有较好的效果。由于医家对病情认识的辨证不同,各家采用的治法也有差别,疗效也不相同。对用硫脲嘧啶类药治疗有明显血象改变的甲亢患者,也可选用传统中医中药治疗。

第三节 甲状腺功能减退

甲状腺功能减退(简称甲减),是由于甲状腺激素合成及分泌减少,或其生理效应不足所致机体代谢降低的一种疾病。按其病因分为原发性甲减,继发性甲减及周围性甲减三类。

一、病因
病因较复杂,以原发性者多见,其次为垂体性者,其他均属少见。

二、临床表现
(一)皮肤与指甲
面色苍白,眼睑和颊部虚肿.表情淡漠,痴呆,全身皮肤干燥、增厚、粗糙多脱屑,非凹陷性水肿,毛发脱落,手脚掌呈萎黄色,体重增加,少数患者指甲厚而脆裂。

(二)神经精神系统
记忆力减退,智力低下,嗜睡,反应迟钝,多虑,头晕,头痛,耳鸣,耳聋,眼球震颤,共济失调,腱反射迟钝,跟腱反射松弛期时间延长,重者可出现痴呆,木僵,甚至昏睡。

(三)心血管系统

心动过缓,心排血量减少,血压低,心音低钝,心脏扩大,可并发冠心病,但一般不发生心绞痛与心衰,有时可伴有心包积液和胸腔积液。重症者发生黏液性水肿性心肌病。

(四)消化系统

厌食、腹胀、便秘。重者可出现麻痹性肠梗阻。胆囊收缩减弱而胀大,半数患者有胃酸缺乏,导致恶性贫血与缺铁性贫血。

(五)运动系统

肌肉软弱无力、疼痛、强直,可伴有关节病变如慢性关节炎。

(六)内分泌系统

女性月经过多,久病闭经,不育症;男性阳痿,性欲减退。少数患者出现泌乳,继发性垂体增大。

(七)甲减危象

病情严重时,由于受寒冷、感染、手术、麻醉或镇静剂应用不当等应激可诱发黏液性水肿昏迷或称"甲减危象"。表现为低体温(T<35℃),呼吸减慢,心动过缓,血压下降,四肢肌力松弛,反射减弱或消失,甚至发生昏迷,休克,心肾功能衰竭。

(八)呆小病

表情呆滞,发音低哑,颜面苍白,眶周浮肿,两眼距增宽,鼻梁扁塌,唇厚流涎,舌大外伸,四肢粗短、鸭步。

(九)幼年型甲减

身材矮小,智力低下,性发育延迟。

三、诊断

(一)辅助检查

(1)甲状腺功能检查:血清 TT_4,TT_3,FT_4,FT_3 低于正常值。

(2)血清 TSH 值。①原发性甲减症:TSH 明显升高同时伴游离 T_4 下降。亚临床型甲减症血清 TT_4,TT_3 值可正常,而血清 TSH 轻度升高,血清 TSH 水平在 TRH 兴奋试验后,反应比正常人高。②垂体性甲减症:血清 TSH 水平低或正常或高于正常,对 TRH 兴奋试验无反应。应用 TSH 后,血清 TT_4 水平升高。③下丘脑性甲减症:血清 TSH 水平低或正常,对 TRH 兴奋试验反应良好。④周围性甲减(甲状腺激素抵抗综合征):中枢性抵抗者 TSH 升高,周围组织抵抗者 TSH 低下,全身抵抗者 TSH 有不同表现。

(3)X 线检查:心脏扩大,心搏减慢,心包积液,颅骨平片示蝶鞍可增大。

(4)心电图检查:示低电压,Q-T 间期延长,ST-T 异常。超声心动图示心肌增厚,心包积液。

(5)血脂、肌酸磷酸激酶活性增高,葡萄糖耐量曲线低平。

(二)症状

最重要的是鉴别继发性与原发性甲状腺功能减退;继发性甲状腺功能减退少见,常常由于下丘脑－垂体轴心病变影响其他内分泌器官。已知甲状腺功能减退妇女,继发性甲状腺功能减退的线索是闭经(而非月经过多)和在体检时有些体征提示区别。继发性甲状腺功能减退皮肤和毛发干燥,但不粗糙;皮肤常苍白;舌大不明显;心脏示心包无渗出浆液积贮;低血压;因为同时伴有肾上腺功能不足和 GH 缺乏,所以常常出现低血糖。

四、治疗

(一)甲状腺制剂终身替代治疗

早期轻型病例以口服甲状腺片或左甲状腺素为主。检测甲状腺功能,维持 TSH 在正常值范围。

(二)对症治疗

中、晚期重型病例除口服甲状腺片或左甲状腺素外,需对症治疗如给氧、输液、控制感染、控制心力衰竭等。

第四节　甲状腺炎

甲状腺炎是因甲状腺组织变性、渗出、坏死、增生等炎症病变致甲状腺滤泡破坏引起的一系列临床病症,临床上可分为急性、亚急性和慢性三类,甲状腺功能可正常、亢进、减退,常见的有亚急性甲状腺炎与自身免疫性甲状腺炎,急性化脓性较少见。本章重点介绍亚急性甲状腺炎与自身免疫性甲状腺炎。

一、亚急性甲状腺炎

亚急性甲状腺炎又称肉芽肿性甲状腺炎、巨细胞性甲状腺炎,是由病毒感染引起的自限性甲状腺炎,甲状腺疼痛性疾病中最为常见,其发病率约占甲状腺疾病的 5%,男女发病比例为 1：3～1：6,30～50 岁女性多发,一般不遗留甲状腺功能减退症。

(一)病因

一般认为与病毒感染有关,患者发病前 1～3 周常曾发生上呼吸道感染、腮腺炎或麻疹等病史,发病时患者血清中发现流感病毒、柯萨奇病毒、腺病毒、腮腺炎病毒等病毒抗体滴度增高,在患者甲状腺组织中亦可发现这些病毒。有与 HLA-B35 相关报道提示遗传因素亦可能参与发病。

(二)病理

甲状腺肿大可表现为甲状腺的一部分、一侧甲状腺或双侧甲状腺,常不对称。早期受累滤泡有淋巴细胞与多形核白细胞浸润,致滤泡细胞破坏;进一步发展,滤泡内胶质减少或消失,滤泡内上皮细胞与多核巨细胞形成结核样肉芽肿组织,此为其特征性改变;之后炎症消退,出现纤维化,滤泡细胞开始再生,均能恢复至正常甲状腺结构。

(三)临床表现

该病具有季节趋势,夏秋季节多发。起病急,起病时常伴有畏寒、发热、咽痛、肌肉疼痛、乏力等上呼吸道感染症状、体征。特征性表现为甲状腺部位疼痛和压痛,可突然发生,也可逐渐出现,伴有放射痛,可累及同侧耳、咽、喉、下颌角等。初期可出现心悸、体重减轻、神经过敏等甲状腺毒症症状。体格检查可发现甲状腺轻度肿大,常可触及质地较硬结节,压痛明显,可先位于一侧,一段时间后可消失,之后另一侧又出现。整个病程多持续 6～12 月,少数患者可反复迁延不愈,超过 2 年者少见。大多可完全恢复,极少复发。

(四)实验室和其他检查

白细胞计数轻度至中度增高,血沉明显增快,多≥40mm/h,甚而可达 100mm/h。急性期由于甲状腺滤泡大量破坏,TT_3、TT_4 释放入血而升高,致 TSH 受抑制降低,而甲状腺摄取[131]I 率明显降低,呈现"分离现象",是本病的特征。本病初期血清 TT_3、TT_4 升高;之后出现一过性甲状腺功能减退期,血清 TT_3、TT_4 降至正常水平以下,TSH 回升至高于正常,[131]I 摄取率开始恢复;继而进入甲状腺功能恢复期,血清 TT_3、TT_4、TSH 与[131]I 摄取率均恢复正常。甲状腺彩色多普勒超声无血流增加,可呈弥漫性或局灶性低回声。

(五)诊断和鉴别诊断

1.诊断

有典型症状,发病前有上呼吸道感染病史,结合甲状腺疼痛、肿大,实验室检查等一般较容易诊断。

2.鉴别诊断

应注意与以下情况鉴别诊断:①化脓性甲状腺炎早期的主要症状有时为咽部疼痛,可误诊为上呼吸道感染或咽炎等,当出现甲状腺局部症状时才得以诊断,实验室检查白细胞明显增高,甲状腺功能、[131]I 摄取率正常;②结节性甲状腺肿、甲状腺腺瘤内出血,也可出现甲状腺部位疼痛,无全身症状,甲状腺摄[131]I 率不降低,血沉不增快;③少数自身免疫性甲状腺炎可有局部疼痛与压痛,与本病易混淆,但甲状腺常呈弥漫性肿大,TGAb 和 TPOAb 常明显增高,血沉升高不明显;④甲状腺癌有时可有局部疼痛与压痛,甲状腺穿刺活组织检查有助于诊断;⑤极少数患者可合并 Graves 病,测定 TRAb 水平增高,甲状腺穿刺活组织检查同时存在多核巨细胞肉芽肿、甲状腺滤泡增生及放射状黏液丝,[131]I 摄取率检查增强及高峰前移有助于诊断。

(六)治疗

该病常为自限性,轻症病例不需特殊治疗,予以非甾体类消炎、止痛,吲哚美辛(消炎痛)每次 25mg 口服,3～4 次/d,症状 2 周后多明显减轻。症状较重者,持续发热、甲状腺肿大、疼痛明显,每日口服泼尼松 20～40mg,可迅速控制症状,体温下降,疼痛消失,甲状腺肿大亦缩小或消失。2～3 周后可逐渐减量,疗程 2～3 个月,停药后可复发,再次治疗仍有效。有甲状腺毒症者可服用普萘洛尔以控制症状。少数患者可出现一过性甲状腺功能减退,如症状明显,可适当补充左甲状腺素。极少数患者发生永久性甲减,应予以 TH 替代治疗。

二、自身免疫性甲状腺炎

自身免疫性甲状腺炎(AIT)可分为五种类型。①桥本甲状腺炎(HT):以往称慢性淋巴细胞性甲状腺炎,是 AIT 的经典类型,甲状腺显著肿大,50% 伴临床甲减。②萎缩性甲状腺炎(AT):以往称为特发性甲状腺功能减低症、原发性黏液水肿,甲状腺萎缩,多数伴临床甲减。③甲状腺功能正常的甲状腺炎(ET):甲状腺功能正常,仅表现为甲状腺淋巴细胞浸润,甲状腺自身抗体 TPOAb 或(和)TgAb 阳性。④无痛性甲状腺炎:又称亚急性淋巴细胞甲状腺炎、寂静型甲状腺炎,甲状腺多呈轻度弥漫性肿大,有不同程度的淋巴细胞浸润,甲状腺功能变化类似亚急性甲状腺炎,即甲亢、甲减、恢复期,部分患者发展为永久性甲减。产后甲状腺炎(PPT)

是无痛性甲状腺炎的一个亚型,发生在妇女产后,可出现甲状腺功能一过性或永久性异常。⑤桥本甲亢:少数 Graves 病可以和桥本甲状腺炎并存,称为桥本甲亢,有典型甲亢的临床表现和实验室检查,血清 TgAb 和 TPOAb 滴度高,甲状腺穿刺活检同时存在两种病变。本节重点阐述桥本甲状腺炎。

(一)病因和发病机制

(1)本病有家族聚集现象:有研究显示本病遗传易感性与 HLA-DR3、HDL-DR5 有关。流行病学研究结果显示本病发生的一个重要环境因素是饮食中的碘化物,在碘摄入量高的区域AIT 的发病率显著增加,隐性患者可因碘摄入量增加发展为临床甲减。

(2)本病发生公认的病因是自身免疫。从患者血清中可检出效价很高的抗甲状腺各种成分的自身抗体:抗甲状腺球蛋白抗体(TGAb)、TSH 受体刺激阻断性抗体(TSBAb)、抗甲状腺过氧化物酶抗体(TPOAb)等。自身免疫主要为抑制性 T 淋巴细胞遗传性缺陷,其对 B 淋巴细胞功能缺少正常的抑制作用,导致甲状腺自身抗体的产生,TPOAb 和 TGAb 有固定补体和细胞毒性,参与甲状腺细胞的损伤。研究表明,桥本甲状腺炎与细胞凋亡有关。在 HT 患者,T 淋巴细胞在甲状腺自身抗原的刺激下释放细胞因子(TNF-α、IFN-γ、IL-2 等),致炎细胞因子可调节促凋亡蛋白 Fas 的表达增加,导致甲状腺细胞凋亡。

(二)病理

甲状腺呈弥漫性增大,可出现结节,质地坚韧。显微镜下有不同程度的淋巴细胞和浆细胞浸润以及纤维化,多数病例有淋巴滤泡形成,伴有生发中心,上皮细胞随病程有不同形态学变化,早期滤泡增生,后变小、萎缩,呈 Askanazy 细胞,进而滤泡上皮细胞被破坏。

(三)临床表现

本病起病隐匿,多见于女性,可达 90%,各年龄均可发病,以 30～50 岁多见。临床发病缓慢,多数患者以甲状腺肿大或甲减症状就诊。甲状腺肿大常为中度肿大,两侧可不对称,可呈结节状,质地坚硬。萎缩性甲状腺炎则表现为甲状腺萎缩。HT 初期时甲状腺功能可正常,也可表现为甲亢,继而功能减退发展至甲减。少数病例发病过程类似于亚急性甲状腺炎,但疼痛、发热等不明显,故称之为无痛性甲状腺炎。分娩后发生者则称为产后甲状腺炎。

(四)实验室和其他检查

(1)血清 TPOAb 滴度明显增高为本病特征之一,TGAb 也常明显升高。

(2)甲状腺激素和 TSH 随甲状腺破坏程度相应变化,早期血清 TT_3 与 TT_4 在正常范围内,甲状腺^{131}I 摄取率正常或增高,但可被 T_3 所抑制;后 TSH 逐渐升高形成亚临床甲减;最后甲状腺^{131}I 摄取率下降,此时出现明显甲状腺功能减退的症状。

(3)甲状腺超声显示甲状腺肿,回声不均;甲状腺核素扫描呈均匀弥漫性摄碘功能减低;细针穿刺活检常用于与结节性甲状腺肿鉴别,可见典型的大量淋巴细胞浸润和(或)纤维增生。

(五)诊断和鉴别诊断

凡是患者有弥漫性甲状腺肿大,质地较韧,特别是伴峡部锥体叶肿大,尤其中年妇女,无论其甲状腺功能是否改变,均应疑为本病;如 TGAb、TPOAb 测定呈显著增高,即可诊断。伴临床甲减或亚临床甲减支持该诊断,甲状腺细针穿刺可帮助诊断和鉴别诊断。

本病甲状腺可有多个结节,质地较硬,应和甲状腺腺癌相鉴别,分化型甲状腺癌以结节为首发症状,甲状腺无明显肿大,抗体阴性,必要时行甲状腺活检确诊。少数病例发病较急,可出现局部疼痛和结节,需与亚急性甲状腺炎相鉴别;后者经询问病史,并结合其具有自限性、泼尼松治疗效果显著等特点鉴别不难。

(六)治疗

目前不能针对病因治疗,现提倡低碘饮食。早期甲状腺肿大或症状常不明显,可不给药物治疗,密切随访观察。如有血清 TSH 增高(亚临床甲减)而症状不明显者可予以 L-T_4 治疗;如甲状腺肿大明显且有压迫症状而甲状腺功能正常者,亦应予以 L-T_4 治疗,必要时需行手术治疗。对有甲减表现者,则必须进行替代治疗。如甲状腺迅速肿大或伴疼痛、压迫症状者,可短期应用糖皮质激素,以较快缓解症状,症状缓解后逐渐递减,病情稳定后停药。

第五节　糖　尿　病

糖尿病(DM)是一种由复合病因引起的以慢性血葡萄糖(简称血糖)水平增高为主要特征的临床综合征,由胰岛素分泌和(或)作用缺陷所致。本病可引起糖、脂肪和蛋白质的代谢紊乱,导致肾、眼、心脏、血管、神经等全身多组织器官慢性进行性病变、功能减退和衰竭,严重者可出现水、电解质代谢和酸碱平衡失常,引发糖尿病酮症酸中毒、高血糖高渗综合征等危及生命。

在我国,糖尿病最早追溯至《黄帝内经》。现在,糖尿病已经成为常见病和多发病,可致患者生活质量下降、寿命缩短、病死率增高,是目前危害全人类健康的最重要的慢性非传染性疾病之一。与现代生活方式、人口老龄化、超重和肥胖等关系密切,全球糖尿病的患病率迅速增加。据调查显示,我国糖尿病患者仅有 40% 获得诊断,低于全球平均水平。我国政府非常重视糖尿病的防控工作,2009 年将其作为首批病种纳入《国家基本公共卫生服务规范》。

一、糖尿病分型

目前,国际上通用的是 1999 年 WHO 糖尿病专家委员会定义的病因学分类。

(一)1 型糖尿病(T1DM)

β 细胞破坏导致胰岛素绝对缺乏。分为免疫介导性和特发性两种。

(二)2 型糖尿病(T2DM)

以胰岛素抵抗为主伴胰岛素相对不足,或以胰岛素分泌缺陷为主伴胰岛素抵抗。

(三)其他特殊类型糖尿病

病因相对明确,患者人数不多但种类多。

1.β 细胞功能遗传缺陷

单基因突变导致 β 细胞功能缺陷。

(1)青少年的成人起病型糖尿病(MODY):目前已发现 13 种亚型。常见的亚型与其突变基因有 MODY1/HNF-4α(肝细胞核因子)基因、MODY2/GCK(葡萄糖激酶)基因、MODY3/HNF-1α 基因、MODY4/IPF-1(胰岛素增强子因子 1)基因、MODY5/HNF-1β 基因、MODY6/

NeuroD1(神经源性分化因子 1)基因。除 MODY2 与"葡萄糖感受器"GCK 基因突变有关外，上述突变基因多为调节胰岛素基因表达的转录因子。

（2）线粒体基因突变糖尿病。

（3）其他。

2.胰岛素作用遗传缺陷

A 型胰岛素抵抗综合征、矮妖精貌综合征、Rabson-Mendenhall 综合征、脂肪萎缩性糖尿病等。

3.胰腺外分泌疾病

胰腺炎、创伤或胰腺切除术后、胰腺肿瘤、胰腺囊性纤维化、血色病、纤维钙化性胰腺病等。

4.内分泌疾病

库欣综合征、甲状腺功能亢进症、胰高血糖素瘤、醛固酮瘤、嗜铬细胞瘤、肢端肥大症、生长抑素瘤等。

5.药物或化学品所致的糖尿病

Vacor(N-3 吡啶甲基 N-P 硝基苯尿素，一种杀鼠剂)、喷他脒、烟酸、甲状腺激素、糖皮质激素、β-肾上腺素受体激动剂、噻嗪类利尿剂、苯妥英钠、二氮嗪、α-干扰素等。

6.感染

先天性风疹、巨细胞病毒感染等。

7.不常见的免疫介导性糖尿病

僵人综合征、抗胰岛素受体抗体病（又称 B 型胰岛素抵抗综合征）、胰岛素自身免疫综合征等。

8.其他与糖尿病相关的遗传综合征

Down 综合征、Klinefelter 综合征、Wolfram 综合征、Turner 综合征、Friedreich 共济失调、Huntington 舞蹈病、强直性肌营养不良、Laurence-Moon-Biedl 综合征、Prader-Willi 综合征等。

（四）妊娠期糖尿病(GDM)

妊娠期间首次发生或发现的糖耐量减低或糖尿病，不包括糖尿病合并妊娠。2013 年，WHO 将妊娠期间首次发生和发现的高血糖分别定义为妊娠期糖尿病和妊娠期间的糖尿病。

在我国，T1DM 和 T2DM 的患者人数分别约占患者总人数的 5％和 90％以上。

二、病因、发病机制和自然史

遗传因素和环境因素共同参与其发病，但病因和发病机制极为复杂，目前尚未完全阐明。

（一）T1DM

绝大多数是免疫介导性，其发生发展分为六个阶段。

1.遗传易感性

遗传易感性涉及人类白细胞抗原（HLA）基因和非 HLA 基因，尚未被完全识别。位于染色体 6P21 的 HLA 基因是主效基因，其主要成分是 HLA-Ⅱ类分子的 DQ 和 DR 编码基因，其他为次效基因。HLA-Ⅰ、Ⅱ类分子均为抗原递呈分子，可选择性结合抗原肽段并转移到细胞表面被 T 淋巴细胞受体识别，启动免疫应答反应。约 90％具有 HLA-DR3，DQ2 或 DR4，DQ8

组成的单倍体型者会发展为 T1DM。需要指出,遗传易感基因只能赋予个体对该病的易感性,其发病依赖多个易感基因的参与和环境因素的影响。

2.环境因素

在遗传易感基因存在下,环境因素可启动自身免疫反应。

(1)病毒感染:是主要的环境因素,如风疹病毒、腮腺炎病毒、柯萨奇 B4 病毒、巨细胞病毒、脑心肌炎病毒等。病毒可直接损伤 β 细胞,并可同时暴露其抗原成分,进一步启动自身免疫反应致选择性 β 细胞损伤。后者是病毒感染导致 β 细胞损伤的主要机制。

(2)化学毒物和饮食因素:如 Vacor、四氧嘧啶、链脲佐菌素、喷他脒等对 β 细胞有毒性的化学物质或药物可直接损伤 β 细胞,并暴露其抗原成分,启动自身免疫反应。婴儿期过早接触牛奶或谷物与麸质食物也可增加发病风险,可能与其肠道功能不完善致免疫失衡有关,抑或与通过分子模拟机制启动自身免疫反应有关。

3.自身免疫激活

约 90% 新发病患者的血循环中存在多种胰岛细胞自身抗体,如谷氨酸脱羧酶自身抗体(GADA)、胰岛细胞自身抗体(ICA)、胰岛素自身抗体(IAA)、酪氨酸磷酸酶自身抗体(IA-2A)等。这些抗体均是胰岛细胞自身免疫损伤的标志物。在糖尿病发病前,某些抗体已经存在于血清中,其出现对 T1DM 的预测、分型和指导治疗有一定与体液免疫相比,细胞免疫更为重要。目前认为,T1DM 是一种由 T 淋巴细胞介导的、以免疫性胰岛炎和选择性 β 细胞损伤为特征的自身免疫性疾病。

4.β 细胞数量进行性下降

β 细胞数量逐渐减少,血糖尚能维持正常或轻度增高。此阶段有急有缓,与自身免疫反应的强弱程度有关。

5.临床糖尿病

出现明显的高血糖,以及糖尿病的部分或典型症状,甚或以糖尿病酮症酸中毒为首发症状。此期 β 细胞数量残存约 10% 左右。

6.胰岛素依赖

发病数年后,多数患者 β 细胞几乎完全消失,失去对刺激物的反应,需要依赖外源胰岛素维持生命。

(二)T2DM

是一组高度异质性的复杂病。在多基因多环境因素的作用下胰岛素抵抗发生、β 细胞功能失代偿,血糖渐进性增高,直至发展为糖尿病前期状态和糖尿病。

1.遗传易感性和环境因素

遗传易感性是参与发病的多基因异常形成的总效应。每个基因参与发病的程度虽然不同,但只赋予个体一定的遗传易感性,每个基因均不足以致病,也不一定是致病所必需的。

环境因素包括中心性肥胖(又称内脏型肥胖)、年龄增长、高热量高脂肪饮食、体力活动不足、都市化程度、子宫内环境、应激和化学毒物等,而中心性肥胖与 T2DM 关系最密切。"节约基因"学说认为,食物长期匮乏形成的"节约基因"在食物充足时可致过多能量堆积引发肥胖。宫内环境营养不良可致新生儿出生时低体重,也与成年后易发生肥胖有关。高热量高脂肪饮食不仅可致能量过剩,还可导致肠道菌群结构紊乱引发肥胖。

2.胰岛素抵抗和β细胞功能缺陷

是 T2DM 的主要发病机制。

(1)胰岛素抵抗(IR):指靶器官对胰岛素的敏感性降低,即一定剂量的胰岛素产生低于正常生物学效应的一种状态。胰岛素作用的靶器官主要包括外周组织(包括骨骼肌和脂肪组织等)与肝脏。胰岛素抵抗可致外周组织摄取和利用葡萄糖的能力降低、肝脏葡萄糖输出增加。近年发现,下丘脑(与摄食行为有关)和β细胞也是其靶器官。

机体长期能量摄入超负荷,在胰岛素的介导下,多余能量在脂肪组织、肝脏和骨骼肌等胰岛素敏感组织处以甘油三酯的形式被贮存,继而引发慢性低度炎症反应和胰岛素抵抗。早期胰岛素抵抗的出现是为了避免肥胖的自我保护与适应,若给予生活方式干预(即减少能量摄入、增加体力活动)尚可逆转。胰岛素抵抗与 T2DM 常合并的代谢障碍(如肥胖或超重、血脂异常、高血压和高凝倾向)及其常伴发的缺血性心血管病等高度相关。

胰岛素抵抗的发生机制复杂,目前有炎症论和脂质超载论。两者相互交叉,互有补充。

(2)β细胞功能缺陷:在持续外周组织胰岛素抵抗及其发生的内环境的作用下,β细胞功能可由最初的代偿阶段发展到失代偿的功能缺陷阶段。

B 细胞功能缺陷主要表现为:①胰岛素分泌量的缺陷:空腹胰岛素水平正常或升高,疾病早期葡萄糖刺激后胰岛素分泌代偿性增多,之后胰岛素最大分泌量会逐渐降低;②胰岛素分泌模式异常:静脉注射葡萄糖后(静脉葡萄糖耐量试验或高糖钳夹试验时),胰岛素分泌的第一时相减弱或消失;口服葡萄糖耐量试验时胰岛素分泌的早时相减弱或消失,晚时相则呈代偿性升高和高峰后移;胰岛素脉冲式分泌缺陷;③胰岛素分泌质的缺陷:胰岛素原与胰岛素的比值增加。

影响β细胞功能的生物学过程主要包括胰岛素的合成和分泌过程,以及β细胞增殖、更新和死亡的过程。目前对引起β细胞功能缺陷的易感因素、启动和加重的机制尚未明了。低体重儿、胎儿期或出生早期营养不良可损伤β细胞发育。糖脂毒性、氧化应激、内质网应激、类淀粉样物质沉积、肠促胰岛素的分泌或作用降低、胰高血糖素的分泌增多、β细胞低分化与过度凋亡等都可引起β细胞数量的减少和分泌胰岛素的功能缺陷。

3.糖尿病前期

即糖调节受损(ICR),包括糖耐量减低(IGT)和(或)空腹血糖调节受损(IFG)。此阶段胰岛素抵抗持续存在,β细胞功能进行性下降,血糖逐渐高于正常,但尚未达到糖尿病的高血糖状态。IGR 是糖尿病发生的高度危险状态,这一阶段强化生活方式干预,可减少或延缓T2DM 的发生。

4.临床糖尿病

糖尿病发生,此期β细胞数量减少 50% 左右,而其功能损伤可达 90%。早期合理治疗有利于β细胞功能的逆转,延缓病情进展。

三、病理生理

胰岛素能够促进葡萄糖的摄取和利用及脂肪和蛋白质的合成,并抑制其分解。胰岛素分泌和(或)作用缺陷可使各组织脏器摄取和利用葡萄糖的能力降低,糖酵解、三羧酸循环与磷酸戊糖旁路减弱,糖原合成减少,分解增多,能量供给不足;胰岛素对脂肪组织的抗脂解效应和促合成代谢的作用下降,血游离脂肪酸和甘油三酯浓度增高,导致肝脏糖异生增加、胰岛素抵抗和极低密度脂蛋白合成增加;蛋白质合成减少,分解增多,出现负氮平衡,导致乏力、体重下降或消瘦、组织修复和抵抗力降低,儿童生长发育障碍。

胰岛素极度缺乏时,血糖显著增高致渗透性利尿,出现多尿、继而多饮,严重时可致水和电解质代谢紊乱。同时,脂肪分解增加,脂肪酸在肝脏经 β-氧化产生大量的乙酰辅酶 A,由于糖代谢紊乱,草酰乙酸不足,乙酰辅酶 A 不能进入三羧酸循环而缩合成酮体。酮体包括乙酰乙酸、β-羟丁酸和丙酮。前两者均为强有机酸,大量酮体堆积可导致糖尿病酮症酸中毒(DKA)。

四、临床表现

(一)基本临床表现

1.代谢紊乱症状群

典型症状为"三多一少",即多尿、多饮、多食和体重下降。在血糖轻度或中度升高时个体差异明显。多数患者无任何症状,仅于健康体检或在其他疾病就诊时发现。有些患者出现皮肤瘙痒,尤其是外阴瘙痒,或因血糖升高较快导致眼房水、晶状体的渗透压改变引起屈光改变,出现视物模糊。

2.并发症和(或)伴发病

见下文。

(二)常见类型糖尿病的临床特点

1.T1DM

(1)免疫介导性:分为急性型和缓发型,后者称为成人晚发性自身免疫性糖尿病(LADA)。多数患者青少年期发病,起病较急,"三多一少"症状明显,有自发酮症倾向。通常起病初期即需要胰岛素治疗,使代谢恢复正常。随后可能会因 β 细胞功能得到部分恢复,出现持续数周至数月时间不等的"蜜月期",此期可停用胰岛素或所需胰岛素剂量很小。蜜月期后则需要依赖胰岛素控制血糖或维持生命。LADA 患者,发病年龄通常大于 18 岁,起病缓慢,早期临床表现不明显,诊断后至少半年不需要胰岛素治疗,但最终会很快进展到依赖胰岛素控制血糖或维持生命。免疫介导性 T1DM 的患者很少肥胖,但不排除肥胖的可能性;其空腹胰岛素水平低于正常,糖负荷后胰岛素分泌曲线平坦;胰岛自身抗体多为阳性,还常与其他自身免疫性疾病相伴随。

(2)特发性:临床特征仍不十分清楚,无自身免疫参与证据,常见于美国黑人及南亚印度人。1999 年 WHO 的定义中有两种形式:一种为酮症倾向,需要长期依赖胰岛素治疗;另一种只在特定阶段发生 DKA,之后可长期不依赖胰岛素治疗。近年提出的暴发性 T1DM 被认为是其第三种形式。

2.T2DM

发生于任何年龄,40 岁后居多。多数患者起病隐匿,"三多一少"症状不明显。病程中很少发生 DKA,但高糖饮食、应激、严重感染等情况可以诱发。多有糖尿病家族史,常与肥胖、血脂异常、脂肪肝、高血压、缺血性心血管病等同时或先后发生。胰岛自身抗体多为阴性。由于诊断时患者所处病程不同,其 β 细胞功能差异较大。与胰岛素抵抗有关,糖负荷后胰岛素分泌的高峰后移,因此有些患者可因餐后 3~5h 的胰岛素水平不适当地升高,出现"反应性低血糖"。在疾病相对早期的阶段,部分患者可以通过生活方式干预使血糖得到控制,但多数患者需要在此基础上使用口服降糖药物以控制血糖达标,通常这一阶段可以维持相当长的时间,期间应病情需要会短期使用胰岛素强化治疗。若病程较长或病情恶化,则需要胰岛素控制血糖或维持生命。

3.其他特殊类型糖尿病

(1)MODY:受突变基因的影响,其临床表现不尽相同。主要临床特点:①有三代及以上家族史,呈常染色体显性遗传;②一般发病年龄小于 25 岁;③无酮症倾向,通常病程 5 年内不需要胰岛素治疗。

(2)线粒体基因突变糖尿病:主要临床特点:①母系遗传;②发病年龄早;③常伴不同程度的听力下降;④易损害能量需求量大的组织,导致神经、肌肉、视网膜、造血系统的功能障碍;⑤常伴高乳酸血症。

(3)类固醇性糖尿病:糖皮质激素的使用可诱发或加重糖尿病,与其使用的剂量和时间相关。多数患者停药后血糖代谢可恢复正常。不管既往是否有糖尿病,使用糖皮质激素时应监测血糖,必要时采用胰岛素降糖,并依据血糖的变化及时调整降糖方案。

4.GDM

与妊娠期间的糖尿病不同,通常出现在妊娠 24~28 周以后,表现为轻度无症状的高血糖。分娩后血糖多可恢复正常,但未来发生 T2DM 的风险增加。

五、并发症

(一)急性严重代谢紊乱

主要指糖尿病酮症酸中毒和高血糖高渗综合征,见本章第六节和第七节。

(二)感染性并发症

容易并发各种感染,血糖控制差是其易患因素。疖、痈等皮肤化脓性感染可反复发生,有时可引起败血症或脓毒血症。膀胱炎和肾盂肾炎容易反复发作,多见于女性患者,严重者可发生肾及肾周脓肿、肾乳头坏死。还可见化脓性汗腺炎和急性气肿性胆囊炎。此外,皮肤真菌感染、龟头包皮炎、真菌性阴道炎和巴氏腺炎也常见,多为白色念珠菌感染。毛霉菌病是糖尿病合并真菌感染的最严重类型,常累及鼻、脑、肺、皮肤和肠胃,或以弥散性毛霉菌病形式出现。糖尿病合并肺结核的发病率较非糖尿病患者显著增高,病灶多呈渗出性或干酪样坏死,易形成空洞,病变的扩展与播散较快。

(三)慢性并发症

可累及全身各重要器官,这些并发症可单独出现或以不同组合同时或先后出现。与非糖尿病者相比,糖尿病患者所有原因死亡、心血管病死亡、失明、终末期肾脏病、下肢坏疽与截肢风险均明显增高。目前认为,慢性并发症的发生与遗传易感性、胰岛素抵抗、高血糖、慢性炎症、内皮细胞功能紊乱、血凝异常等多种因素有关。高血糖导致血管损伤的机制与多元醇通路活性增高、晚期糖基化终末产物形成增加、蛋白激酶 C 激活及己糖胺通路活性增高等有关。

1.大血管病变

其特征为大、中动脉粥样硬化和中、小动脉硬化,病变主要侵犯主动脉、冠状动脉、脑动脉、肾动脉和外周动脉等。动脉粥样硬化的某些危险因素如肥胖、高血压和血脂异常等常与糖尿病相伴随。与非糖尿病者相比,糖尿病者动脉粥样硬化的患病率增高,其冠心病、卒中和外周动脉疾病发生风险增加 2～4 倍,且发病年龄较早、病情进展也较快。外周动脉疾病常表现为下肢动脉粥样硬化病变(LEAD),出现下肢发凉、疼痛、感觉异常和间歇性跛行,严重者可导致肢体坏疽。

2.微血管病变

微血管是指微小动脉和微小静脉之间,管腔直径在 $100\mu m$ 以下的毛细血管和微血管网。微血管病变是糖尿病的特异性并发症,典型改变是微循环障碍和微血管基底膜增厚。病变可累及全身,主要表现在肾脏、视网膜和心肌等组织。

(1)糖尿病肾病(DN):是常见的微血管并发症,是引发终末期肾病和死亡的主要原因。糖尿病导致的肾损害几乎可累及肾脏的所有结构。主要病理改变为结节性或弥漫性肾小球硬化,结节性病变有高度特异性,肾小球系膜区的嗜伊红结节(即 K-W 结节)是诊断的可靠指标;而弥漫性病变最常见,对肾脏功能影响最大,但特异性较低。

目前采用 Mogensen 分期,将糖尿病肾损害过程分为五期。Ⅰ期:肾病初期,肾体积增大,肾小球内压增加,肾小球滤过率(GFR)明显升高。Ⅱ期:肾小球毛细血管基底膜增厚,尿白蛋白排泄率(UAER)多数正常,可间歇性增高(如运动后、应激状态),GFR 轻度增高。Ⅲ期:早期肾病,出现微量白蛋白尿,UAER 持续在 $20\sim199\mu g/min$(正常 $<10\mu g/min$),GFR 仍高于正常或正常。Ⅳ期:临床肾病,尿蛋白逐渐增多,UAER$\geqslant200\mu g/min$,或尿白蛋白排出量$>300mg/24h$,相当于尿蛋白总量$>0.5g/24h$,GFR 下降,可伴有水肿和高血压,肾功能逐渐减退。Ⅴ期:尿毒症,多数肾单位闭锁,UAER 降低,血肌酐升高,血压升高。鉴于尿蛋白诊断的局限性,需要定期评估患者 eGFR 水平。

当尿蛋白明显增高但同时存在下述情况时要与其他肾脏疾病相鉴别,包括:糖尿病病程较短者、单纯肾源性血尿或蛋白尿伴血尿者、短期内肾功能迅速恶化者、不伴视网膜病变者、突然出现水肿和大量蛋白尿而肾功能正常、显著肾小管功能减退者、合并明显异常管型者。难于鉴别时应肾脏穿刺进行病理检查。

(2)糖尿病视网膜病变(DR):是常见的微血管并发症,是致盲的主要原因。我国专家将其分为六期,Ⅰ～Ⅲ期为非增生性视网膜病变,Ⅳ～Ⅵ期为增生性视网膜病变(PDR)。Ⅰ期:仅有微血管瘤。Ⅱ期:介于Ⅰ期到Ⅲ期间,可合并视网膜出血、硬性渗出和(或)棉絮斑。Ⅲ期:每个象限有≥20 个视网膜出血点,或者至少 2 个象限已有明确的静脉串珠样改变,或者至少 1个象限视网膜内微血管异常,无明显特征的 PDR。Ⅳ期:出现视网膜新生血管或视盘新生血管等。Ⅴ期:纤维增生,可伴视网膜前出血或玻璃体积血。Ⅵ期:牵拉性视网膜脱离等。新生血管形成是 PDR 出现的标志,是视力严重丧失的主要危险因素。

糖尿病眼病包括几乎所有的眼病,如眼底出血、青光眼、白内障、视神经萎缩、黄斑水肿或变性、失明等,其患病率明显高于非糖尿病者。而 DR 是糖尿病最严重的眼部并发症。

(3)其他:心脏微血管病变和心肌细胞代谢紊乱可引起心肌广泛灶性坏死,发生糖尿病心肌病,并可诱发心力衰竭、心律失常、心源性休克和猝死。与其他心脏病共存时,预后更差。

3.糖尿病神经病变

是常见的糖尿病并发症,可累及中枢神经和周围神经。发生机制涉及大血管和微血管病变、代谢因素、自身免疫机制以及生长因子不足等。

(1)中枢神经病变:可累及大脑、小脑、脑干、脊髓的神经元和神经纤维等,如脑白质脱髓鞘、脑萎缩、脑软化、卒中、认知功能障碍、低血糖性脑病等。

(2)周围神经病变(DPN):常见类型有:①远端对称性多发性神经病变:是最常见的类型,通常表现为双侧对称且远端重于近端,典型者呈手套或袜套式分布。多先出现肢端感觉异常,可伴痛觉过敏、疼痛;后期感觉丧失,伴有运动神经受累,手足小肌群萎缩,以及感觉性共济失调和神经性关节病(Charcot 关节);②自主神经病变:也较常见,并可较早出现,累及心血管、消化、呼吸、泌尿生殖等系统,还可出现体温调节、排汗异常和神经内分泌障碍等;③局灶性单神经病变:可累及任何颅神经或脊神经,但以动眼、正中及腘神经最常见,呈自限性;④非对称性的多发局灶性神经病变:指同时累及多个单神经的神经病变;⑤多发神经根病变(糖尿病性肌萎缩):最常见为腰段多发神经根病变,典型表现为初起股、髋和臀部疼痛,之后骨盆近端肌群软弱、萎缩。

DPN 诊断时需要排除其他病因引起的神经病变。

4.糖尿病足

与下肢远端神经异常和不同程度周围血管病变相关的足部溃疡、感染和(或)深层组织破坏,是截肢的主要原因。轻者表现为足部畸形、皮肤干燥和发凉、胼胝(高危足),重者可出现足部溃疡、坏疽。

5.其他

牙周病、皮肤病变、脂肪肝,以及焦虑、抑郁、某些肿瘤(如胰腺癌、膀胱癌)等患病率均有不同程度的增高。

六、实验室检查

(一)糖代谢相关检查

1.尿糖

是诊断的重要线索,尿糖阳性提示血糖值超过肾糖阈值。

2.血糖

是诊断的依据,也是判断病情和控制情况的主要指标。血糖值反映的是瞬间血糖状态。检测时采用静脉血浆葡萄糖氧化酶法(目前临床上也广泛采用静脉血清己糖激酶终点法)。当血细胞比容正常时,静脉血浆的血糖比全血血糖高 15%。

3.口服葡萄糖耐量试验(OGTT)

在无任何热量摄入 8h 后,于清晨空腹进行,成人口服 75g 无水葡萄糖或 82.5g 含一分子水的葡萄糖,溶于 250～300mL 水中,5min 内慢饮,检测空腹和糖负荷后 2h 静脉血糖的浓度。试验期间避免急性疾病、应激或可能影响的药物,试验前 3d 内摄入的碳水化合物不少于 150g。

4.糖化血红蛋白(HbA1)

HbA1 是葡萄糖与血红蛋白非酶促反应生成的一种不可逆的蛋白糖化产物。HbA1 有 a、

b,c 三种,以 HbA1c 为主,其含量与血糖浓度正相关。正常人 HbA1c 占血红蛋白总量的 3%～6%。受红细胞在血循环中寿命的影响,HbA1c 反映患者近 8～12 周的平均血糖水平,是评价血糖控制的金指标。但其不能反映瞬时血糖水平和血糖波动情况,也不能确定是否发生过低血糖。检测受测定方法、是否贫血或是否存在血红蛋白异常的疾病、红细胞转换速度和年龄等多因素影响。

5.糖化血浆白蛋白

即果糖胺,是血浆蛋白(主要为白蛋白)与葡萄糖发生非酶促糖化反应形成的一种不可逆的蛋白糖化产物。白蛋白在血循环中半衰期为 19d,因此果糖胺反映患者近 2～3 周内的平均血糖水平。当血白蛋白水平降低时,该指标不可靠。

(二)β 细胞功能检查

1.胰岛素释放试验

正常人群空腹血胰岛素浓度为 5～20mU/L,75g 无水葡萄糖(或 100g 标准面粉做的馒头餐)负荷后,血胰岛素浓度在 30～60min 上升至高峰,峰值为空腹值的 5～10 倍,2h 后下降至峰值的 1/2,3～4h 恢复到空腹水平。血循环中胰岛素抗体和外源胰岛素可干扰检测值。

2.C 肽释放试验

不受外源胰岛素等干扰,反映内源性胰岛素水平。试验方法同上。正常人群空腹 C 肽浓度不小于 400pmol/L,峰值为空腹值的 5～8 倍。

(三)并发症检查

根据病情需要检查心血管、眼和神经系统,以及肝肾功能、血脂、尿蛋白等,急性严重代谢紊乱时需检测血或尿酮体、血电解质、血气等。

(四)有关病因和发病机制的检查

GADA、ICA、IAA 及 IA-2A 等检测,基因分析等。

七、诊断与鉴别诊断

(一)诊断线索

①三多一少症状。②以糖尿病的各种急、慢性并发症或伴发病首诊的患者。③糖尿病的高危人群:年龄超过 40 岁、IGR、肥胖或超重、静坐生活方式、巨大儿生产史、GDM、糖尿病和(或)肥胖家族史、高血压和(或)血脂异常、动脉粥样硬化性心脑血管疾病、一过性类固醇糖尿病病史、多囊卵巢综合征、长期接受抗精神病药物和(或)抗抑郁药物治疗者。此外,30 岁以上健康体检或因各种疾病、手术住院时均应筛查糖尿病。

(二)诊断标准

目前国际上通用的是 1999 年 WHO 糖尿病专家委员会定义的诊断标准,要点如下。

1.糖尿病诊断标准

基于空腹血糖(FPG)、任意时间血糖(也称随机血糖),以及 OGTT 中 2h 血糖(2hPG)和糖尿病症状。空腹指 8～10h 内无任何热量摄入。任意时间指 1d 内任何时间,与上一次进餐的时间及食物的摄入量无关。糖尿病症状指多尿、多饮、多食和难以解释的体重减轻。诊断标准(WHO)为:①糖尿病症状加随机血糖≥11.1mmol/L,②空腹血糖(FPG)≥7.0mmol/L,③OGTT 2h 血糖(2h PG)≥11.1mmol/L。需再测一次予以证实,诊断才能成立。

2.血糖值

诊断采用静脉血血糖,如使用全血或毛细血管血,则诊断的血糖切点有变动。对于无糖尿病症状,仅一次血糖值达到诊断标准者,须在另一天复查核实后才能确诊。目前我国暂不推荐HbA1c作糖尿病的诊断指标。血糖单位的换算:1mmol/L=18mg/dL。

3.GDM诊断

与WHO的诊断标准不同,《中国妊娠合并糖尿病诊治指南(2014)》定义的诊断标准是:妊娠24～28周时行OGTT试验,达到或超过下述至少一项指标,包括:FPG≥5.1mmol/L,1h PG≥10.0mmol/L,2h PG≥8.5mmol/L。若妊娠期间首次发现且血糖达到1999年WHO定义的非妊娠者糖尿病诊断标准时,诊断是孕前糖尿病而非GDM。GDM高危因素包括T2DM家族史、高龄、孕前超重或肥胖、伴多囊卵巢综合征、巨大儿分娩史、既往GDM史、无明显原因的多次自然流产史、胎儿畸形或死胎史、足月新生儿呼吸窘迫综合征分娩史,以及本次妊娠孕期体重增长过快或胎儿生长大于孕周、妊娠早期多次空腹尿糖阳性等。

(三)鉴别诊断

注意与其他原因引起的尿糖阳性和一过性的血糖增高相鉴别。胃空肠吻合术后、甲状腺功能亢进症者,因碳水化合物在肠道吸收快,可引起进食后30～60min血糖过高,出现糖尿,但血糖正常。严重肝病者肝糖原储存减少、合成受阻,进食后30～60min血糖过高,出现糖尿,但空腹血糖偏低,餐后血糖正常或低于正常。在急性感染、创伤或各种应激情况下可出现血糖暂时升高,应追踪随访。

(四)分型

确诊糖尿病后,要进行分型。重点鉴别T1DM和T2DM,主要根据患者临床特点、疾病发展过程,从家族史、肥胖程度、发病年龄、起病急缓、症状轻重、DKA倾向、是否依赖胰岛素治疗等,结合胰岛自身抗体及功能检查结果综合分析。对暂时不能明确分型者,应追踪观察。

其他特殊类型糖尿病容易漏诊,分型时要重视。MODY和线粒体基因突变糖尿病的确诊有赖于基因诊断。

(五)并发症和伴发病的诊断

对糖尿病相关并发症及其常伴随出现的肥胖、高血压、血脂异常和缺血性心血管病等要进行筛查,以便综合管理。

八、治疗

目前尚缺乏糖尿病的病因治疗。糖尿病治疗的近期目标是消除症状,防止出现急性的严重代谢紊乱;远期目标是预防和(或)延缓慢性并发症的发生发展,维持良好学习、劳动能力,保障生长发育,提高患者生活质量,降低病死率,延长寿命。治疗原则包括早期和长期、积极和理性、综合治疗与全面达标,以及治疗措施个体化等。管理措施包括糖尿病健康教育、医学营养治疗、运动治疗、病情监测和药物治疗。

糖尿病的有效防控依赖于以患者为中心的团队式管理,以及定期随访和评估系统的建立。医务人员和患者的密切配合可显著提高糖尿病综合控制目标的达标率。

(一)糖尿病健康教育

是重要的基础治疗措施之一,也是管理成败的关键。健康教育的对象包括:参与糖尿病防治的专业人员,糖尿病患者及其家属和广大群众。对患者及其家属进行的针对性健康教育能够提高患者的主观能动性,收到理想的疗效。健康教育时,要强调糖尿病综合控制目标达标,以及体重管理和戒烟的重要性。

(二)医学营养治疗

是另一项重要的基础治疗措施,应长期执行。医学营养治疗的目标:维持理想体重,提供均衡营养,减轻胰岛素抵抗和降低 β 细胞负荷,以利于血糖、血脂和血压的管理。对于 T1DM 患者合理配餐还有利于避免过高血糖及避免低血糖。医学营养治疗方案如下。

1.制定每日总热量

首先计算标准体重[标准体重(kg)=身高(cm)-105],确定体型。实际体重在标准体重±10%的范围内是理想体重,大于标准体重 10%为超重,大于标准体重 20%为肥胖,小于标准体重 10%为消瘦。然后根据日常劳动强度,通过查表等方式计算相对应体重状态下的每日所需的总热量。控制每日总热量有利于逐渐控制体重达到标准体重±5%的范围。

2.营养素的热量分配

碳水化合物的摄入量通常占总热量的 50%~60%。提倡食用粗制米、面和一定量杂粮,少食蔗糖、葡萄糖、蜜糖及其制品。脂肪的摄入量要严格限制在总热量的 30%以内,其中饱和脂肪酸<7%,单饱和脂肪酸 10%~20%。胆固醇摄入量<300mg/d。蛋白质摄入量占总热量的 10%~15%(即每千克标准体重每日 1.0~1.2g),其中动物蛋白占 1/3。有显性蛋白尿者应减少蛋白质的摄入量至(每千克标准体重每日 0.6~0.8g)。妊娠或哺乳、营养不良及伴有消耗疾病等特殊人群的蛋白质摄入量可适当增加。

此外,膳食纤维的摄入量 14g/(1000kcal·d)。食盐的摄入量不超过 6g/d,伴肾病或高血压者应<3g/d。可适量饮酒,一般不超过 1~2 份标准量/d(1 份标准量约含乙醇 10g),忌大量饮酒,可诱发 DKA 和低血糖。

3.制定食谱

根据生活习惯、病情和药物治疗的需要,可按每日三餐分配为 1/5、2/5、2/5 或 1/3、1/3、1/3;也可按四餐分配为 1/7、2/7、2/7、2/7。

4.随访

以上仅是原则估算,在治疗过程中随访调整十分重要。

(三)运动治疗

长期、规律、合理的运动非常重要,应在医务人员指导下进行。对于肥胖的 T2DM 患者,运动不仅能改善胰岛素的敏感性,降低体重,改善血糖、血压和血脂,而且能够增强体质,改善心肺功能和心理健康,提高生存质量,延长寿命。运动要在医生指导下进行,固定在某一餐为宜,可于餐后 1h 开始,一般采用中等强度的有氧运动,运动时间 30min/d 左右,每周可辅助适量的抗阻运动。要关注运动中的低血糖问题,尤其是 T1DM 患者。

以下人员不宜运动:自身胰岛素严重分泌不足者,收缩压大于 180mmHg 者,血糖大于 14mmol/L 者,严重心脏病、脑供血不足等并发症者,严重糖尿病慢性并发症者(包括肾脏、视网膜、神经和足病变等),以及合并急性感染者等。

(四)病情监测

血糖监测包括空腹血糖、餐后血糖和 HbA1c。建议患者应用便携式血糖仪进行日常自我血糖监测(SMBG),以利于治疗方案的调整和优化。HbA1c 用于评价长期血糖控制情况。持续血糖监测(CGM)可作为无症状低血糖和(或)频发低血糖患者 SMBG 的补充。此外,还要重视糖尿病综合控制目标中其他项目以及并发症的监测。

(五)药物治疗

口服药物有胰岛素促泌剂、双胍类、α-葡萄糖苷酶抑制剂、噻唑烷二酮类、二肽基肽酶-Ⅳ抑制剂和钠-葡萄糖协同转运蛋白-2 抑制剂。注射药物有胰高血糖素样肽-1 受体激动剂、胰岛素及其类似物。

1.传统口服药物

(1)胰岛素促泌剂:包括磺脲类、格列奈类。①磺脲类(SUs),可作用于 β 细胞膜上 ATP 敏感的钾离子通道促进胰岛素释放,使 HbA1c 降低 1%~1.5%。SUs 发挥作用需要机体有功能的 β 细胞至少在 30%以上,适用于经生活方式干预不能使血糖控制达标,或应用双胍类药物治疗后血糖控制不满意或药物不耐受的 T2DM 患者。主要禁忌证:T1DM、β 细胞功能较差的 T2DM、合并严重感染或急性并发症者、合并严重慢性并发症或伴发病者,以及妊娠和哺乳期妇女。常见不良反应是低血糖反应,其次是体重增加。偶见皮肤过敏反应及消化和血液系统症状。目前常用的磺脲类药物包括:格列本脲:剂量范围 2.5~15mg/d,1~2 次/d,持续时间 16~24h;格列吡嗪:剂量范围 2.5~30mg/d,1~2 次/d,持续时间 8~12h;格列齐特:剂量范围 80~320mg/d,1~2 次/d,持续时间 10~20h;格列喹酮:剂量范围 30~180mg/d,1~2 次/d,持续时间 8h;格列苯脲:剂量范围 1~8mg/d,1 次/日,持续时间 24h,此类药物宜于餐前半小时口服。②格列奈类,为非磺脲类胰岛素促泌剂。作用机制与 SUs 相同,但因结合位点不同,具有刺激胰岛素早时相分泌,吸收快、起效快和作用时间短的特点,主要用于控制餐后高血糖,使 HbA1c 降低 0.5%~1.5%。适应证、禁忌证和不良反应均与 SUs 相似,但低血糖的风险和程度较 SUs 轻。主要药物有:瑞格列奈,为苯甲酸衍生物,可用于肾功能不全者,每次 0.5~4mg,每天 3 次;那格列奈,为 D-苯丙氨酸衍生物,每次 60~120mg,每天 3 次;米格列奈,每次 10~20mg,每天 3 次。此类药物临餐口服。

(2)双胍类:可抑制肝脏葡萄糖输出,促进肌肉组织摄取葡萄糖和促进葡萄糖的无氧酵解,使 HbA1c 降低 1%~1.5%。此外,还有减轻体重、改善血脂、增加纤溶系统活性、降低血小板聚集性、抑制动脉壁平滑肌细胞和成纤维细胞生长等作用,有助于延缓或改善糖尿病大血管并发症。主要药物是二甲双胍,日剂量 500~2000mg,分 2~3 次口服,是 T2DM 患者药物治疗的首选。主要禁忌证:肾功能不全(血肌酐水平男性>132.6μmmol/L,女性>123.8μmol/L,或 eGFR<45mL/min)、肝功能不全、严重感染、缺氧、高热、接受大手术、酗酒、慢性胃肠病和慢性营养不良者。此外,静脉注射碘化造影剂造影检查时需暂停本药;年老患者使用时药量可酌减并监测肾功能。常见不良反应:①消化道反应较常见,进餐时服用及小剂量开始服用可减少发生;②乳酸性酸中毒罕见。

(3)α-糖苷酶抑制剂(AGI):可抑制小肠黏膜刷状缘的 α-糖苷酶,延迟食物中淀粉、糊精和双糖的吸收,亦可减轻体重,使 HbA1c 降低 0.5%。主要药物:①阿卡波糖,每次 50~100mg,

每日3次;②伏格列波糖,每次0.2mg,每日3次;③米格列醇,每次50～100mg,每日3次。此类药物进餐时口服。适用于餐后高血糖的T2DM患者。主要禁忌证:肝肾功能不全者、胃肠功能紊乱者。常见不良反应是消化道反应。与其他类药物联用发生低血糖时,需直接给予葡萄糖口服或静脉注射。

(4)噻唑烷二酮类(TZDs):可激活过氧化物酶体增殖物激活受体γ,减轻靶组织的胰岛素抵抗,亦可促进内脏脂肪向皮下转移,使HbA1c降低1%～1.5%。主要药物:①罗格列酮,4～8mg/d,每日1～2次;②吡格列酮,15～30mg/d,每日1次。适用于明显胰岛素抵抗的T2DM患者。主要禁忌证:心力衰竭(NYHA心功能分级Ⅱ级以上)、活动性肝病或氨基转移酶升高超过正常上限2.5倍以及严重骨质疏松和骨折病史、伴黄斑水肿的患者。常见不良反应:体重增加和水肿,骨折和心力衰竭风险增加。

2.胰高血糖素样肽-1(GLP-1)

受体激动剂和二肽基肽酶-Ⅳ(DPP-Ⅳ)抑制剂GLP-1由肠道L细胞分泌,有葡萄糖依赖的促胰岛素分泌、抑制胰高血糖素分泌、延缓胃内容物排空、抑制食欲等作用,在体内可迅速被DPP-Ⅳ降解而失活,半衰期不足2min。

(1)GLP-1受体激动剂:可激动GLP-1受体促进胰岛素分泌,使HbA1c降低0.8%～1.5%,还可降低体重、甘油三酯和降压。目前国内上市有艾塞那肽、利拉鲁肽,每天1～2次皮下注射,注射时间与进餐无关。适用于T2DM,尤其是肥胖和胰岛素抵抗明显者。主要禁忌证:T1DM、有胰腺炎病史者。肝肾功能不全者慎用。利拉鲁肽不宜用于既往有甲状腺髓样癌史或家族史的患者。常见不良反应:消化道症状,主要见于起始治疗时。长期安全性未知。

(2)DPP-Ⅳ抑制剂:可抑制DPP-Ⅳ活性提高内源性GLP-1水平,使HbA1c降低0.5%～1%。目前国内上市有西格列汀、沙格列汀、维格列汀、利格列汀和阿格列汀。适用于T2DM。主要禁忌证:T1DM。利格列汀可用于肝肾功能不全者。常见不良反应:头痛、超敏反应、肝酶升高、上呼吸道感染、胰腺炎等。长期安全性未知。

3.钠-葡萄糖协同转运蛋白-2抑制剂(SGLT-2抑制剂)

是新型的口服降糖药物,可选择性抑制肾脏近端小管钠－葡萄糖协同转运蛋白－2的活性,从而抑制葡萄糖的重吸收。代表药物有达格列净、伊格列净、卡格列净、恩格列净等。

4.胰岛素及其类似物

胰岛素及其类似物治疗是控制高血糖的重要手段。治疗期间患者需要坚持生活方式干预和自我血糖监测,掌握低血糖的危险因素、症状和自救措施。

(1)适应证:①T1DM。②T2DM合并急性并发症、严重感染、接受大/中型手术的围手术期、妊娠和哺乳期。③合并严重慢性并发症或伴发疾病。④新诊断T2DM伴酮症或DKA,或伴高血糖(FPG>11.1mmol/L,或HbA1c>9.0%),或与T1DM鉴别困难者。⑤T2DM经饮食治疗和三种口服降糖药物较大剂量联用时血糖控制不能达标。⑥无明显诱因的体重显著下降。⑦部分其他特殊类型糖尿病、GDM、应激性高血糖和胰腺切除者。

(2)制剂类型。

胰岛素:按来源分为人胰岛素和动物胰岛素;按作用时间分为短效、中效和长(慢)效:①短效:普通胰岛素(RI)(人胰岛素R),起效时间0.5h,峰值时间2～4h,作用持续时间6～8h。

②中效:低精蛋白胰岛素(NPH)(人胰岛素 N),起效时间 1～3h,峰值时间 6～12h,作用持续时间 18～26h。③长效:精蛋白锌胰岛素(PZI),起效时间 3～8h,峰值时间 12～24h,作用持续时间 28～36h。④预混:人预混胰岛素 30R,起效时间 0.5h,峰值时间 2～12h,作用持续时间 14～24h;人预混胰岛素 50R,起效时间 0.5h,峰值时间 2～3h,作用持续时间 10～24h。但胰岛素作用时间受剂量、吸收和降解等多因素影响,个体差异相对大

短效胰岛素起效相对快,持续时间相对短,于餐前 15～30min 皮下注射后,可控制该餐后的血糖;也是唯一可静脉使用的胰岛素,用于抢救 DKA 等急性代谢紊乱状态。中效胰岛素餐前皮下注射后可控制两餐后的血糖,以第二餐为主;其常用于睡前注射,以提高夜间的基础胰岛素水平。长效胰岛素无明显作用高峰,主要提供基础胰岛素,因易蓄积发生低血糖,临床已很少使用。预混胰岛素是一类预先将一定量的短效胰岛素和中效胰岛素按比例混合好的制剂,如预混胰岛素 30R 注射液(即 30％短效胰岛素＋70％中效胰岛素)。胰岛素有笔芯和瓶装两种剂型,浓度分别为 100U/mL 和 40U/mL。

胰岛素类似物:按作用时间分为速效和长效。速效胰岛素类似物有赖脯胰岛素(将胰岛素B 链 28 位的脯氨酸与 29 位赖氨酸的位置进行了调换)、门冬胰岛素(将门冬氨酸取代胰岛素B 链 28 位的脯氨酸)。经过修饰后的胰岛素分子自我聚合能力减弱,易快速吸收,通常 15min起效,30～60min 达峰,持续 2～5h,可临餐皮下注射。长效胰岛素类似物有甘精胰岛素(将胰岛素 A 链 21 位的门冬氨酸换成甘氨酸且在 B 链 C 末端加了两分子精氨酸)和地特胰岛素(将胰岛素 B 链 29 位赖氨酸上接了游离脂肪酸侧链且切去第 30 位苏氨酸),经过修饰后的胰岛素吸收速度明显延长。适用于提供基础胰岛素不足者,低血糖风险小。每天注射 1 次,与进餐无关。胰岛素及其类似物需皮下注射给药。

(3)治疗方法:理想的胰岛素治疗应接近生理性胰岛素分泌模式。生理性胰岛素分泌有两种模式:一是持续性基础分泌,保持空腹状态下葡萄糖的产生和利用相平衡;二是进餐刺激增高分泌,餐后迅速增加的胰岛素将血糖维持在生理范围内。

治疗方法:①基础胰岛素(中效胰岛素或长效胰岛素类似物)单独或联合口服降糖药物;②预混胰岛素或预混胰岛素类似物,1～2 次/d。如果 1 次/d,用于晚餐前;如果 2 次/d,用于早、晚餐前,此时需停用长效胰岛素促泌剂,或可仅于午餐前使用短效胰岛素促泌剂;③强化胰岛素治疗,包括多次胰岛素注射(基础胰岛素联合三餐前短效胰岛素或速效胰岛素类似物)、预混胰岛素类似物每日 3 次餐前注射、持续皮下输注胰岛素(CSII)。强化治疗时不联用胰岛素促泌剂。

使用原则:①在饮食和运动管理的基础上,合理选择胰岛素治疗方法;②胰岛素剂量取决于患者血糖水平、β 细胞功能、胰岛素抵抗程度、肝肾功能、饮食和运动量等。一般从小剂量开始,每日 1 次胰岛素治疗时,初始剂量按 0.2U/(kg·d)计算;每日 2 次及以上胰岛素治疗时,初始剂量为 0.4～0.5U/(kg·d),其中的 40％～50％用于提供基础胰岛素,剩余剂量平均分配到三餐前;预混胰岛素每日 2 次治疗时,全天剂量平均分配到早、晚餐前;③重视胰岛素治疗期间低血糖和体重增加的问题。对低血糖的高危患者,如糖尿病长病程、有无感知性低血糖病史、伴肝肾功能不全等严重疾病、全天血糖波动大并反复出现低血糖症状者需谨慎。危重症患者血糖维持在 7.8～10.0mmol/L 为宜,避免低血糖。

CSII 通过胰岛素泵实现,泵内只能使用短效胰岛素或速效胰岛素类似物。以下情况不适合胰岛素泵治疗:①DKA 急性期、高渗性昏迷急性期;②伴严重循环障碍的高血糖患者;③对皮下输液管或胶布过敏者;④无监护人的年幼或年长患者;⑤生活无法自理或精神异常者。

胰岛素治疗后空腹血糖仍未达标,常见于:①夜间基础胰岛素剂量不足;②黎明现象,即夜间血糖控制良好且无低血糖发生,仅于黎明短时间内出现高血糖,可能由于清晨拮抗胰岛素的激素如皮质醇、生长激素等分泌增多所致;③Somogyi 效应,即夜间出现睡眠中未被察觉的低血糖,导致体内拮抗胰岛素的激素分泌增加,继而发生低血糖后的反跳性高血糖。夜间多点血糖的测定,有助于鉴别空腹高血糖的原因。

(4)抗药性和不良反应胰岛素:及其类似物制剂均有抗原性。与动物胰岛素相比,人胰岛素的抗原性相对较弱。胰岛素类似物与人胰岛素的抗原性相似。胰岛素抗药性通常指原因不明的连续 3d 胰岛素需要量超过 200U/d,可能与免疫机制障碍有关。处理原则包括更换胰岛素制剂种类、增加胰岛素剂量、联合应用糖皮质激素及口服降糖药物治疗等。因不除外存在胰岛素抗体的可能,要严密监测血糖,避免发生低血糖。胰岛素的抗药性经适当治疗后可消失。

常见不良反应:首先是低血糖,与胰岛素剂量过大和(或)饮食失调、运动不当,以及 β 细胞严重受损有关,多见于接受强化胰岛素治疗者。低血糖的危害较大,严重者可致中枢神经系统受损或诱发心肌梗死,甚至危及生命。其次是体重增加,要通过运动和适度节食予以控制。胰岛素治疗初期还可因钠潴留发生轻度水肿,但能自行缓解,严重者可短期使用利尿剂。部分患者可出现视物模糊,系晶状体屈光改变所致,常于数周内自然恢复。胰岛素的过敏反应通常表现为注射部位瘙痒、荨麻疹样皮疹、胃肠道症状等,全身性荨麻疹少见,严重过敏反应罕见。处理措施包括更换胰岛素的制剂类型,使用抗组胺药物和糖皮质激素以及脱敏疗法等。严重者需停止或暂时中断胰岛素治疗。胰岛素注射部位可以发生皮下脂肪的萎缩或增生,通过经常更换注射部位可以预防。

(六)T2DM 高血糖治疗路径

T2DM 是一种进展性疾病,疾病控制越差进展速度越快。对于高血糖的管理,生活方式干预(即饮食和运动治疗)贯穿于治疗全程。疾病早期,生活方式干预后 HbA1c≥7.0%,应及早给予药物降糖,可首选二甲双胍。如果没有禁忌证,二甲双胍应一直保留在治疗方案中。如果二甲双胍单药大剂量治疗 3 个月 HbA1c≥7.0%,可联用其他类型口服降糖药物。两种口服降糖药物较大剂量治疗 3 个月 HbA1c 仍≥7.0%,可三种口服降糖药物治疗或联合胰岛素治疗,如治疗 3 个月后 HbA1c 持续≥7.0%,应启动强化胰岛素治疗。

(七)其他治疗方法

1.手术治疗

减重手术可明显改善肥胖 T2DM 患者的血糖,术后 2~5 年的血糖缓解率为 60%~80%。

2.胰腺移植和胰岛细胞移植

单独胰腺移植或胰肾联合移植主要用于 T1DM 患者,安全性和有效性较好。但因同种异体胰岛移植的供体来源短缺限制了临床推广。移植后患者内源性胰岛素分泌重建,但无法长期维持功能性胰岛细胞的存活,可使不足 10% 的患者血糖水平维持正常 5 年。

3.干细胞治疗

近年发现采用造血干细胞或间充质干细胞等治疗糖尿病及其并发症具有潜在的应用价值,此治疗方法目前还处于临床前研究阶段。

(八)慢性并发症的防治原则

糖尿病慢性并发症是患者致残、致死的主要原因。T1DM 病程超过 5 年,以及所有 T2DM 患者确诊后应至少每年进行慢性并发症和心血管危险因素的评估。循证医学证据证实,糖尿病早期综合管理能够有效延缓并发症的发生和发展,但对预期寿命有限、低血糖高危患者等须采用宽松的血糖控制目标。

所有糖尿病患者,尤其是 T2DM,要进行心血管风险评估,适时启动阿司匹林等抗血小板治疗药物;合并高血压者可单药或联合多种降压药物控制血压达标,首选血管紧张素转换酶抑制剂或血管紧张素 II 受体拮抗剂;合并血脂代谢紊乱或动脉粥样硬化者,首选他汀类药物并控制 LDL-C 达标,当甘油三酯≥5.7mmol/L 时可在饮食干预的基础上使用贝特类药物,以降低发生急性胰腺炎的风险。

(九)糖尿病合并妊娠和 GDM 的管理

糖尿病合并妊娠和妊娠期间诊断的孕前糖尿病容易出现胎儿先天畸形、自然流产,以及糖尿病肾病和视网膜病变的恶化。GDM 出现巨大儿、剖宫产术和子痫前期的概率亦明显增加。因此,糖尿病计划妊娠需要胰岛素控制血糖达标并全面评估适合妊娠后方可受孕,而无糖尿病史的孕妇应在妊娠 24～28 周时规范进行 GDM 筛查。治疗上,均需要以医学营养治疗为基础,适时启动胰岛素治疗,控制 FPG 在 3.3～5.3mmol/L,餐后 1h≤7.8mmol/L,餐后 2h≤6.7mmol/L,HbA1c<6.0%,且避免低血糖。妊娠期间密切监测胎儿情况和孕妇的血糖、血酮体或尿酮体、血压、肾功能、尿蛋白和眼底等。合理选择分娩的时间和方式,产后及时筛查有无新生儿低血糖。GDM 产后 6～12 周行 OGTT 试验,重新确认其归属,并长期追踪观察。

(十)糖尿病围手术期管理

择期手术者,术前控制 FPG<7.8mmol/L,餐后 2h<10mmol/L。接受大、中型手术者,术前 3d 开始胰岛素治疗,并对可能影响手术预后的糖尿病并发症进行评估。需急诊手术且合并水、电解质和酸碱代谢失常者要及时纠正相关代谢紊乱,术中、术后密切监测血糖,期间血糖控制在 8.0～10.0mmol/L 为宜。

九、预防

糖尿病已经成为世界性公共卫生问题之一。各级政府、卫生部门和社会各界应共同参与糖尿病的三级预防。一级预防目标是预防糖尿病的发生,通过健康教育,改变人群中与糖尿病发病有关的不良环境因素,如能量摄入过多、超重或肥胖、缺乏体力活动及久坐的生活方式等,同时加强糖尿病高危人群的筛查。二级预防目标是预防糖尿病并发症的发生。三级预防目标是延缓糖尿病并发症的进展,降低致残率和致死率,提高患者生存质量。

第六节 糖尿病酮症酸中毒

糖尿病酮症酸中毒(DKA)是最常见的糖尿病急性并发症之一,以高血糖、高酮症和代谢性酸中毒为主要临床表现,是胰岛素不足和升糖激素不适当升高引起的糖、脂肪和蛋白质代谢严重紊乱的综合征。T1DM 有自发 DKA 倾向,T2DM 在某些诱因下也可发生 DKA。常见诱因:急性感染、胰岛素治疗中断或不适当减量、饮食不当、胃肠疾病、酗酒、使用某些药物(如糖皮质激素),以及心肌梗死、卒中、创伤、手术、精神刺激、妊娠和分娩等应激状态。

一、病理生理

(一)酸中毒

血 β-羟丁酸、乙酰乙酸及蛋白质分解产生的有机酸不断蓄积最终可导致失代偿性酸中毒。酸中毒时胰岛素敏感性降低、组织分解增加、能量代谢受抑制。严重酸中毒可使微循环恶化、心肌收缩力降低,出现低血压和低体温。动脉血 pH<7.2 时,可刺激呼吸中枢使呼吸代偿性加深加快。若酸中毒纠正过快,失去此代偿作用,则组织缺氧加重,当脑缺氧加重时可致脑水肿。动脉血 pH<7.0 时,呼吸中枢被抑制并可诱发心律失常等。

(二)严重失水、周围循环衰竭和肾功能障碍

严重高血糖、高血酮和各种酸性代谢产物引起渗透性利尿,丙酮可经肺排出继而带走大量水分,厌食、呕吐使水分摄入减少,血浆渗透压不断增加,导致细胞内外都严重失水。严重者可出现低血容量性休克;肾灌注量减少引起少尿或无尿,以及急性肾衰竭。

(三)电解质平衡紊乱

渗透性利尿、呕吐及摄入减少等导致血钠、钾等电解质缺乏,组织分解增加,磷的丢失也增加。但因失水后血液浓缩,就诊时不易发现。由于胰岛素作用不足,且酸中毒可促使钾离子从细胞内逸出,加重血钾流失。治疗时,血容量的补充一方面有稀释作用,另一方面增加了尿钾的排出,而酸中毒的纠正与胰岛素的应用可促使钾离子转入细胞内,因而可出现严重的低血钾,并诱发心律失常,甚至心脏骤停。

(四)组织缺氧

DKA 时糖化血红蛋白含量增多,增强氧与血红蛋白的亲和力;缺磷可致红细胞 2,3-二磷酸甘油减少,影响氧自血红蛋白解离,两者均导致组织缺氧。但由于 Bohr 效应,即酸中毒时,动脉血 pH 下降,氧和血红蛋白亲和力下降,在某种程度上可改善组织缺氧。

(五)中枢神经功能障碍

严重酸中毒、失水、缺氧、循环衰竭可导致脑细胞失水或脑水肿、中枢神经功能障碍。治疗时,过快过多补充碳酸氢钠可致反常性脑脊液酸中毒加重,而血糖下降过快或输液过多过快、渗透压不平衡可引起继发性脑水肿并加重中枢神经功能障碍。

二、临床表现

多尿、烦渴多饮和乏力症状加重。酸中毒失代偿后出现食欲减退、恶心、呕吐,常伴头痛、烦躁、嗜睡等症状,呼吸深快,呼气中有烂苹果味(丙酮气味),继而出现严重失水,尿量减少、皮

肤黏膜干燥、眼球下陷,脉快而弱,血压下降、四肢厥冷,各种反射迟钝甚至消失,直至昏迷。有患者以腹痛为首发症状来诊,机制尚未明了。合并感染时可因外周血管扩张,体温不升高甚至偏低,容易掩盖病情。

三、实验室检查

尿糖、尿酮体阳性或强阳性。血糖多在 13.9～33.3mmol/L,血酮体增高(血 β-羟丁酸≥1.0mmol/L 为高血酮,≥3.0mmol/L 提示酸中毒)。血 β-羟丁酸在酮体的三种成分中含量最多,对于酮症的诊断价值高。尿酮体主要检测的是乙酰乙酸,相对于血酮体诊断滞后,且受肾糖阈的影响较大。血钾在治疗前高低不定,阴离子间隙增加。血尿素氮和肌酐轻中度升高,一般为肾前性。部分患者无胰腺炎但出现血淀粉酶和脂肪酶的升高,DKA 纠正后可恢复正常。即使无感染也可出现白细胞数及中性粒细胞比例的升高。

四、诊断和鉴别诊断

对昏迷、酸中毒、失水、休克的患者,要想到 DKA 的可能性。DKA 的诊断标准如下。①糖尿病酮症:血酮体≥3.0mmol/L 或尿酮体阳性伴血糖>13.9mmol/L 或已知为糖尿病患者,动脉血 pH>7.3 或血清 HCO_3^->18mmol/L。②DKA:血酮体≥3.0mmol/L 或尿酮体强阳性伴血糖>13.9mmol/L 或已知为糖尿病患者,同时存在明显失代偿的酸中毒。根据酸中毒程度和意识状态又分为:轻度,即动脉血 pH≤7.3 或血清 HCO_3^-≤18mmol/L,阴离子间隙>10mmol/L;中度,即动脉血 pH<7.25 或血清 HCO_3^-<15mmol/L,阴离子间隙>12mmol/L;重度,即动脉血 pH<7.0 或血清 HCO_3^-<10mmol/L,阴离子间隙>12mmol/L,或出现意识障碍(DKA 伴昏迷)。

当血糖高于 33.3mmol/L 时,多伴有高血糖高渗综合征或肾功能障碍。鉴别时还需注意:①糖尿病相关的其他昏迷,如高血糖高渗综合征、糖尿病乳酸性酸中毒以及低血糖昏迷等;②其他疾病所致的昏迷,如尿毒症、脑血管意外等。

五、治疗

诊断明确后应立即给予治疗,治疗的前 6～12h 对疾病的转归至关重要。治疗目的:①促进胰岛素敏感组织的葡萄糖利用。②逆转酮症和酸中毒。③纠正水、血电解质代谢紊乱。对于轻度 DKA,神志清楚并能进食者,可经消化道补充液体,以及皮下胰岛素治疗。重症者,特别是休克及意识障碍者要积极抢救。治疗原则:尽快补液以改善组织灌注,胰岛素降糖,纠正电解质代谢紊乱及酸中毒,去除诱因,防治并发症,降低病死率。

(一)补液

是治疗的关键环节。组织灌注有效改善才能充分发挥胰岛素的生物效应。基本原则为"先快后慢,先盐后糖"。可按体重的 10% 估计失水量,在第 1～2h 静脉滴注 0.9% 氯化钠液 1～2L,前 4h 补充失水量的 1/3～1/2,前 12h 补充失水量的 2/3,一般前 24h 的补液总量为 4～6L,严重者 6～8L。监测患者血压、心率、每小时尿量及周围循环状况,控制好输液量和输液速度。如治疗前已有低血压或休克,经快速输液仍不能有效提高血压,可给予胶体溶液并采用其他抗休克措施。老年人及有心、肾疾病的患者可根据中心静脉压指导治疗,避免补液过度,同时密切观察病情。当血糖下降至 11.1mmol/L 时,视血钠浓度决定改为 5% 葡萄糖溶液或葡萄糖生理盐水(每 4g 葡萄糖须加入 1U 短效胰岛素)。鼓励清醒患者喝温开水(或淡盐水),也可经胃管灌注温开水或 0.9%氯化钠液,要分次缓慢灌注,避免呕吐造成误吸,有呕吐、胃肠胀气或上消化道出血者禁用。

(二)胰岛素

采用小剂量短效胰岛素持续静脉滴注,能有效降低血糖、充分抑制脂肪分解和酮体生成,且促进钾离子向胞内转运的作用较弱。起始剂量按照每小时每公斤体重给予 0.1U,若第 1 个小时血糖下降不足 10%,或血酮体下降速度<0.5mmol/L,则胰岛素用量增加 1U/h。之后每 1～2h 测定血糖、血酮体,根据血糖和血酮体下降速度调整胰岛素用量,控制血糖下降速度 2.8～4.2mmol/(L·h),或血酮体下降速度≥0.5mmol/(L·h)为宜。当血糖下降至 11.1mmol/L 时,减少胰岛素用量至 0.02～0.05U/(kg·h),维持血糖在 8.3～11.1mmol/L 水平,直至血酮体<0.3mmol/L 后转为皮下胰岛素治疗。停用静脉胰岛素前应提前 1～2h 皮下注射基础胰岛素。DKA 的缓解标准包括血糖<11.1mmol/L,血酮体<0.3mmol/L,血清 HCO_{3-}≥15mmol/L,阴离子间隙≤12mmol/L。DKA 缓解后仍需监测血酮体 2d。

(三)补钾

低钾血症常见,严重时可致心脏骤停和呼吸肌麻痹而危及生命。出现严重低钾血症时应即刻静脉补钾,直至血钾上升到 3.5mmol/L 时,方可开始胰岛素治疗。当血钾<5.2mmol/L,且尿量≥40mL/h 时应开始补钾;血钾正常、尿量<30mL/h,暂缓补钾,待尿量增加后再行补钾;血钾高于正常,暂缓补钾。治疗期间须根据血钾和尿量的变化,调整补钾的量和速度。静脉补钾常用 10%氯化钾溶液,每小时输入量不超过 1.5g(相当 20mmol/L)。

意识清醒者可同时口服补钾。

(四)酸中毒

主要由血酮体引起,经补液和胰岛素治疗后,可自行纠正,一般不必补碱。但严重酸中毒可影响心血管、呼吸和神经系统功能,应给予相应治疗,但补碱不宜过多、过快。基于目前的研究证据,我国相关指南均建议动脉血 pH<6.9 时适量补碱,直至上升到 7.0 以上。通常给予碳酸氢钠 8.4g 及氯化钾 0.8g 配于 400mL 无菌用水(等渗等张液)中,以 200mL/h 的速度静脉滴注至少 2 小时。

(五)去除诱因和治疗并发症

早期要防治各种并发症,包括休克、感染、心力衰竭和心律失常、脑水肿、肾衰竭、血栓和血电解质失衡等。其中,肾衰竭和脑水肿的病死率较高,要密切观察尿量变化和意识状态。治疗期间如果出现血糖有所下降,酸中毒亦改善,但昏迷加重,或虽然一度清醒又再次昏迷,或出现烦躁、心率慢而血压偏高、肌张力增高等现象时应警惕脑水肿的可能。脑水肿常与脑缺氧、补碱或补液不当、血糖下降速度过快等相关,可给予地塞米松、呋塞米,或给予白蛋白治疗。慎用甘露醇。

(六)护理

有效的护理措施非常重要,包括监测生命体征、意识状态、出入量、吸氧、保持口腔卫生、预防误吸、压疮和继发感染等。因酸中毒引起呕吐或伴有急性胃扩张者,可用 1.25%碳酸氢钠溶液洗胃,清除残留食物,预防吸入性肺炎。

六、预防

早期及时抢救可使 DKA 的死亡率降至 5% 以下,但老年人和已经患有严重慢性并发症者死亡率仍然较高。保持良好的血糖控制,避免和及时治疗感染等诱发因素,加强糖尿病健康教育,提高患者和家属对 DKA 的认识等都有利于疾病的预防。

第七节　高血糖高渗综合征

高血糖高渗综合征(HHS)是常见的糖尿病急性并发症之一,以严重高血糖而无明显酮症酸中毒、血浆渗透压显著升高、失水和意识障碍为特征。多见于老年 2 型糖尿病患者,超过2/3的患者无糖尿病病史或仅有轻度高血糖。

HHS 起病常比较隐匿。常见诱因有引起血糖增高和脱水的因素,包括急性感染,外伤、手术、脑血管意外等应激事件,使用糖皮质激素、免疫抑制剂、利尿剂、甘露醇等药物,水摄入不足或失水,透析治疗,静脉高营养治疗等。过多摄入含糖饮料或静滴葡萄糖溶液也可诱发本病或使病情恶化。主要临床表现有严重失水和神经系统的症状体征。

实验室诊断的参考标准:①血糖>33.3mmol/L;②有效血浆渗透压>320mOsm/L。有效血浆渗透压(mOsm/L)=2(Na^++K^+)+血糖(均以 mmol/L 计算);③动脉血 pH>7.3 或血清 HCO_{3-}>18mmol/L;④尿糖强阳性,而尿酮阴性或弱阳性。临床上凡遇到原因不明的脱水、休克、意识障碍以及昏迷者均应考虑本症的可能,尤其是低血压而尿量多者,不论有无糖尿病史,均应进行有关检查以肯定或排除本病。对于无糖尿病病史首次因意识障碍就诊的老年,患者容易误诊为脑血管意外而延误治疗,应提高警惕。

治疗原则与 DKA 基本相同,包括积极合理的补液、小剂量胰岛素静滴、纠正水和电解质代谢紊乱、去除诱因与治疗并发症等。需要注意:①本病失水可达体重的 10%~15%,补液要更加积极谨慎,24h 补液量 6~10L,主张补液时先用等渗溶液如 0.9% 氯化钠液,因大量输入等渗液时不会引起溶血,有利于恢复血容量和肾脏调节功能。休克者应另予血浆或全血。如无休克或休克已纠正,在给予 0.9% 氯化钠液后血浆渗透压高于 350mOsm/L,血钠高于155mmol/L,可考虑适量给予低渗溶液如 0.45% 氯化钠液,血浆渗透压基本正常后改等渗液,视病情决定是否给予胃肠道补液;②胰岛素起始剂量按体重给予 0.05~0.1U/(kg·h),根据血糖下降速度调整胰岛素用量,控制血糖下降速度 2.8~4.2mmol/(L·h)为宜。当血糖下降至 16.7mmol/L 时,须补充 5% 葡萄糖液(每 4g 葡萄糖加入 1U 短效胰岛素),同时减少胰岛素用量至 0.02~0.05U/(kg·h),维持血糖在 13.9~16.7mmol/L 水平,直至高渗状态和神经症状得到改善,患者临床状态稳定为止。应当注意高血糖是维护患者血容量的重要因素,如血糖迅速降低而补液不足,将导致血容量和血压进一步下降,或引发脑水肿等。

HHS 预后不良,病死率为 DKA 的 10 倍以上,早期诊治极为重要。抢救失败的主要原因是高龄、严重感染、肾衰竭、重度心力衰竭、急性心肌梗死和脑梗死等。

第八章 免疫系统疾病

第一节 类风湿关节炎

类风湿关节炎(RA)是一种以关节滑膜炎为特征的慢性全身性自身免疫病,其基本病理改变为滑膜炎,可导致关节内软骨和软骨下骨组织破坏,关节功能障碍,并可累及关节外多种脏器。RA 是最常见的风湿病之一,全球患病率 0.2%~5.3%,我国为 0.26%~0.5%。RA 可发生于任何年龄,发病高峰为 40~60 岁,男女患病比约为 1:3。RA 致残率高,未经治疗患者的 2 年致残率为 50%,3 年致残率为 70%,是造成人类丧失劳动能力及残疾的主要原因之一。

一、病因及发病机制

(一)病因

本病病因不清。目前认为,遗传、感染、内分泌及环境因素等是 RA 可能的发病因素。

1.遗传因素

研究提示,参与机体特异性识别和免疫应答的 HLA-Ⅱ类基因与 RA 发病相关,其他遗传因素(如 T 细胞受体基因、免疫球蛋白基因、多肽转运蛋白基因等)亦可能与 RA 发病相关。

2.感染因素

某些感染因素历来被认为与 RA 发病有关,但至今尚未找到直接证据。

3.内分泌因素

性激素在发病中的作用尚不清楚。通常认为,雌激素、孕激素、雄激素或其代谢产物可通过各自的结合蛋白、受体或介导蛋白对 RA 的发生和演变产生影响。

4.其他因素

精神因素(如应激反应)、机体状态(如营养不良、疲劳、创伤)、环境因素(如寒冷、潮湿)、吸烟等均可能与 RA 发病有关。

(二)发病机制

RA 的发病机制至今尚不完全清楚。目前认为,其发生可能是具有遗传倾向的个体在众多外因作用下,引发体内的免疫学异常,进而诱导 RA 受累关节滑膜过度增生,新血管形成,炎细胞大量浸润,最终导致关节软骨、骨、韧带等关节结构的破坏。

1.HLA

RA 患者体内多携带被称为 RA 共同表位(SE)、共同序列为 HLA-DRβ1 抗原结合槽的主要构成序列,RA 抗原或自身抗原可通过分子模拟或模糊识别与抗原结合槽结合,激活 T 细胞,引发自身免疫反应。

2.T 细胞

近年的研究提示,RA 可能是一种主要由 T 细胞介导的疾病。现已知,RA 自身免疫反应的激发和延续是 CD4$^+$T 细胞对抗原提呈细胞（APC）提呈的抗原多肽发生自身免疫反应所致。另一方面，失控的 CD4$^+$T 细胞又可激活多克隆 B 细胞，产生大量的免疫球蛋白（如 RF，抗 CCP 抗体等），形成免疫复合物，进而激活补体，进一步加重关节损害，并形成关节外表现。此外，RA 的发病还与体内一群 CD4$^+$CD25$^+$T 细胞功能的异常有关。这群表达核转录因子 FOXP3 的细胞主要为调节性 T 细胞，在抑制自身免疫反应的发生发展中起重要作用。其功能缺陷可导致 RA 患者体内自身免疫反应的发生及调控异常。

3.B 细胞

如今，B 细胞在 RA 发病中的作用日益受到重视。研究发现，RA 患者体内存在大量自身抗体，如 RF、抗 CCP 抗体、AKA、抗 APF 抗体、抗热休克蛋白（HSP）抗体、抗软骨抗体、抗Ⅱ型胶原（CⅡ）抗体等。这些自身抗体与抗原结合后形成的免疫复合物可激活补体，在关节滑膜炎症及关节外表现中起重要作用。

4.细胞因子

在 RA 发病的各个病理过程中均有细胞因子参与，且这些细胞因子之间关系密切。众多细胞因子组成一个旁分泌和自分泌网络，使 RA 滑膜炎性反应和关节软骨及软骨下骨的损伤进行性发展，其中尤其以 TNF-α、IL-6、IL-17 等细胞因子与 RA 发病关系密切。

5.其他

在某种/某些感染因素的直接刺激下，机体固有免疫机制亦参与了 RA 的发病过程。此外，RA 软骨破坏的另一重要机制是 IL-1、TNF-α 等细胞因子可刺激滑膜细胞释放各种能降解软骨间质的酶类（如基质金属蛋白酶、组织蛋白酶等）等。

二、病理

RA 主要的病理特点是关节滑膜炎及血管炎。

RA 的关节滑膜病变主要表现为受累关节部位以血管为中心的灶性淋巴细胞（以 T 细胞为主）和巨噬细胞等炎性细胞的浸润以及滑膜细胞的增生、血管翳形成等。血管翳是由增生的滑膜细胞和成纤维细胞、大量新生血管及炎性细胞构成的一种肉芽组织。大量增生活化的滑膜细胞和其他单个核细胞持续分泌蛋白酶、细胞因子（如 IL-1、IL-6、TNF-α 等）等多种炎性介质，诱导基质金属蛋白酶（MMPs）产生，并激活破骨细胞，最终造成关节软骨及骨的损伤。

血管炎是 RA 关节外表现的主要病理基础。RA 血管炎多累及中、小动脉，亦可侵犯微静脉，可有血管壁全层的单核细胞浸润、血管内膜增生、闭塞，致相应部位的组织缺血、坏死。类风湿结节是 RA 最具特征的关节外病理损害。

三、临床表现

RA 是一种以滑膜炎所致关节症状为主要临床表现的自身免疫病，可兼有全身多脏器受累表现，起病类型和病程多样。

(一)关节表现

RA 以对称性多关节炎为主要临床表现，其受累关节主要为有滑膜衬里的周围大、小可动关节，以手近端指间关节、掌指关节、腕关节、足小关节最易受累，中轴关节（如胸、腰及骶髂关节等）较少累及，但部分患者可因齿状突周围的滑膜及相关韧带病变造成颈椎（尤其寰椎和枢椎）受累症状，甚至导致寰枢关节半脱位（以前脱位较多见）。关节受累后可出现以下表现。

1.晨僵

清晨出现的关节部位的活动障碍及僵硬感。RA 的晨僵表现突出,常持续 1h 以上。晨僵程度和持续时间常与 RA 病情活动程度相一致,故其常作为 RA 病情的评估指标之一。

2.关节疼痛及压痛

常呈对称性,且持续不缓解,可为 RA 发病的最早表现。

3.关节肿胀

多为对称性,以近端指间关节、掌指关节及腕关节最多见。一般认为,近端指间关节梭形肿胀及腕背部肿胀可能是 RA 较早期易出现的症状和体征之一,而尺骨茎突周围炎引起的局部软组织肿胀和压痛则可能是诊断 RA 较有意义的体征之一。

4.关节畸形

常为 RA 中、晚期的表现。手和腕关节是 RA 晚期最易出现特征性畸形的部位,如受累关节纤维性和(或)骨性强直、掌指关节半脱位、手指尺侧偏斜、"天鹅颈"样畸形(又称"鸭嘴兽"畸形)、"钮孔花"样畸形等。

5.关节功能障碍

持续的关节炎症常导致其关节局部的侵蚀/修复持续进行,造成受累关节强直,功能丧失。

根据轻重程度,关节功能障碍可分为 4 级:Ⅰ 级,能正常进行各种工作和日常生活活动;Ⅱ级,能正常进行各种日常生活活动和某些特定工作,其他工作受限;Ⅲ级,能正常进行各种日常生活活动,不能胜任工作;Ⅳ级,各种日常生活和工作活动均受限。

(二)关节外表现

关节外表现是 RA 全身表现的一部分,其中某些表现(如发热、乏力、消瘦、贫血等)可发生于疾病的早期,另一些表现(如类风湿结节、血管炎等)则常发生于血清 RF 阳性患者。某些 RA 关节外表现或并发症严重时可危及患者的生命。

1.类风湿结节

见于 20%~30%的 RA 患者,为 RA 特征性的表现,具有诊断价值。类风湿结节为圆形或椭圆形、质地较硬的无痛性肿块,不易活动,直径可自数毫米至数厘米不等,数量可为 1 至数个。该结节多见于反复摩擦、受压的肢体伸侧和关节隆突部的皮下(如前臂尺侧、肘部的关节鹰嘴突及骶部或跟腱等,称为浅表结节),亦可发生于内脏及其他组织中(如眼、胸膜、心包膜及肺、心脏等,称为深部结节)。类风湿结节的出现多反映病情活动,并常伴高滴度血清 RF 阳性。

2.血管炎

发生率约 25%,是重症 RA 的表现之一,可广泛累及全身各个系统及部位。RA 血管炎可影响各类血管,但以中、小动脉受累更为常见(如阻塞性终末动脉炎最多见),可表现为内脏血管炎、浆膜炎、周围神经病变(单发或多发性神经炎等)、指(趾)端坏死、皮肤溃疡、雷诺现象、血栓形成或出血倾向、巩膜炎、角膜炎、视网膜血管炎等。多部位血管炎常提示病变广泛,预后不佳。

3.呼吸系统表现

常见的肺及胸膜损害主要有胸膜炎及胸腔积液(约 20%)、肺间质纤维化(约 30%)、肺类风湿结节、肺血管炎、PAH 等。RA 与尘肺同在时,肺内可出现多发或散在分布于肺边缘部位、直径＞10mm 的结节(病理显示为成纤维细胞反应增强及肺内结节纤维化),称为 Caplan 综合征。

4.循环系统表现

50％的患者可发生心包积液或其他心包异常,尤以疾病活动期多见,常无临床症状(有症状者约 10％),多数 GC 治疗有效,偶见缩窄性心包炎和心包填塞。此外,RA 患者亦可出现心内膜炎、心肌炎及瓣膜损害等。

5.血液系统表现

活动性 RA 常有正细胞或小细胞性贫血及血小板增多。重症且 RF 阳性者还可出现高嗜酸性粒细胞血症(发生率约 40％)。淋巴结肿大常见于病情活动、RF 阳性、ESR 增快的 RA 患者。此外,部分患者还可出现脾大及白细胞减少,两者伴发时称为 Felty 综合征。

6.其他

RA 患者肾脏受累发生率较低,少数患者可有肾小球肾炎、肾小管间质性肾炎及肾脏淀粉样变等。当患者关节肿胀致局部神经受压时可出现神经系统症状,如正中神经在腕部受压可出现腕管综合征、脊髓受压则表现为双手感觉异常及无力等。同时,血管炎还可导致外周单神经炎。约 30％的 RA 患者可有继发性 SS,另有部分患者可因耳骨关节受累或药物毒副作用致听力下降。此外,还可有巩膜炎、肌炎和(或)肌无力、氨基转移酶升高、食管炎等。

四、实验室及影像学检查

(一)常规检查

病情活动时,可有轻、中度贫血及嗜酸性粒细胞和血小板增多。ESR 增快与否是 RA 实验室指标中最常用于监测炎症或病情活动的指标(但约 5％的 RA 患者病情活动时 ESR 不增快),CRP 则是目前评价 RA 活动性更有效的实验室指标之一,而 SAA 也是与 RA 病情活动密切相关的急性时相反应蛋白。RA 患者的总补体、C3、C4 多正常或轻度增高,但重症及关节外表现较多的活动性 RA 患者可有补体水平下降。此外,RA 患者还可有 IgG、IgA 及 γ-球蛋白水平的增高。

(二)自身抗体检测

1.RF

常见 RF 有 IgG、IgA、IgM、IgE 共 4 种形式,常规乳胶凝集法主要测定的是 IgM-RF,RA 患者中此型 RF 检测阳性率为 60％～78％。通常,持续高滴度的 RF 阳性提示 RA 疾病活动,骨侵蚀发生率高。一般认为,经治疗后 RF 滴度仍持续不降者,提示预后不佳。但 RF 特异性较差,许多其他 CTD(如 SLE、pSS、SSc、MCD 等)甚至某些非 CTD 的慢性疾病(如结核、乙型病毒性肝炎、淋巴瘤等)亦可能阳性。此外,约 5％正常人群也可出现 RF 低滴度阳性,且随年龄增高,阳性率有增高趋势。

2.AKA 和 APF

AKA 对 RA 有较高特异性,其在 RA 患者中的阳性率约 36％～59％。APF 在 RA 患者中的阳性率为 49％～91％。上述两者均可出现在 RA 早期,且同属环瓜氨酸多肽家族,目前已渐被抗 CCP 抗体替代。

3.抗 CCP 抗体

以环化瓜氨酸多肽作为抗原基质检测抗 CCP 抗体现已成为 RA 检测中高度特异的一个指标。研究证实,抗 CCP 抗体主要为 IgG 类抗体,其对 RA 有极高的敏感性(60%～70%)和特异性(90%以上),且该抗体可出现在 RA 早期,并与病情的严重程度及骨侵蚀密切相关。

4.其他自身抗体

RA 患者体内还可有许多其他的自身抗体,其中部分自身抗体具有一定的特异性,但敏感性较低,如抗 Sa 抗体、抗 RA33 抗体等,而另一些则缺乏特异性,如 ANA、抗 SSA 抗体、抗 SSB 抗体、抗 ANCA 等。

(三)滑液检查

RA 患者的滑液呈非特异性炎性改变,白细胞计数可达 $10 \times 10^9 /L$ 以上。滑液易发生自发凝集。滑液内可测出 RF、抗 CⅡ抗体及免疫复合物等。补体 C3 多降低。

(四)关节镜与滑膜活检

通过关节镜可直接观察病变关节腔内的变化,并可取滑膜组织进行病理活检,以明确诊断。然而,滑膜活检的最大价值则在于评估诊断不明的慢性炎性单关节炎,对临床与辅助检查均不能确定诊断者意义更大。

(五)影像学检查

影像学检查是 RA 诊断的重要手段和依据,也是判断预后和观察疗效的重要指标。

1.X 线检查

X 线片可见受累关节软组织肿胀、软骨及软骨下骨质破坏、骨质疏松、关节融合或畸形等,其典型表现是近端指间关节梭形肿胀、关节面模糊或毛糙及囊性变,晚期则有关节间隙变窄甚至消失。然而,RA 不可逆的关节改变(软骨变薄或骨侵蚀)至少需 3 个月至半年方可出现,故早期 RAX 线征象除关节周围软组织肿胀外,可无其他明显异常。

2.CT

CT 不但能提高早期微小骨关节侵蚀的分辨率,还可清楚显示病变关节周围的软组织,因而使 RA 的早期诊断水平大大提高,故对疑诊 RA 患者可选用此项检查。

3.MRI

MRI 对显示关节渗出的敏感性及以此判断早期炎症和治疗后评估疗效方面优于其他影像学方法,是判断早期滑膜炎的敏感措施。此外,MRI 还可显示微小骨侵蚀及关节内透明软骨、肌腱、韧带、滑液囊肿和脊髓受累等病变。

4.关节超声

关节超声是近 10 年发展起来的对 RA 检测敏感、特异、方便的手段,可早期发现滑膜炎症、骨侵蚀破坏、腱鞘炎、关节积液等变化,并可半定量。其在 RA 诊断、鉴别诊断、病情评估监测、指导治疗、判断预后方面均具有重要价值。

五、诊断与鉴别诊断

(一)诊断

RA 的诊断主要依据病史及临床表现和影像学检查,并结合实验室检查结果综合分析。目前,国际上应用较广泛的临床诊断标准仍为 1987 年 ACR 修订的 RA 分类标准和 2010 年

ACR/EULAR 共同推出的 RA 分类评分标准。其中,1987 年标准敏感性较差,不适合早期诊断,而 2010 年标准敏感性提高,但特异性降低。

1.RA 分类标准及注释(ACR)

(1)晨僵:关节内及周围的僵硬感在获得最大改善前至少持续 1h。

(2)3 个/3 个以上关节部位的关节炎:关节肿痛涉及双侧近端指间关节、掌指关节、腕关节、肘关节、膝关节、踝关节和跖趾关节共 14 个关节区中至少 3 个关节区域,而非骨质增生。

(3)手关节炎:关节肿痛累及近端指间关节、掌指关节及腕关节中至少 1 个关节区域。

(4)对称性关节炎:同时累及左右两侧相同的关节区域(如双侧近端指间关节、掌指关节或跖趾:关节受累),但不要求绝对对称。

(5)类风湿结节:医生观察到在骨突部位、伸肌表面或近关节区域的皮下结节。

(6)血清 RF 阳性:任何方法证明血清中 RF 含量异常,而同样方法在正常对照人群中阳性率<5%。

(7)放射学改变:在手和腕后前位的关节相.上有典型的 RA 放射学改变,如骨质侵蚀或关节局部及其邻近部位明确的骨质疏松等。

上述标准中,1~4 项至少持续 6 周;7 项中符合 4 项或 4 项以上标准,即可诊断为 RA。

2.RA 分类标准评分表(ACR/EULAR)

(1)关节受累情况(0~5 分):关节受累是指关节肿胀和压痛。为与 OA 鉴别,上述关节中不包括远端指间关节(DIP)、第一腕掌关节(CMC)和第一跖趾关节(MTP)。

1 个中大关节:0 分。

2~10 个中大关节:1 分。

1~3 个小关节:2 分。

4~10 个小关节:3 分。

>10 个小关节:5 分。

(2)血清学(0~3 分)。

RF 和抗 CCP 抗体均为阴性:0 分。

RF 和(或)抗 CCP 抗体低滴度阳性(滴度超过正常,但<3 倍正常上限):2 分。

RF 和抗 CCP 抗体高低度阳性(滴度≥正常上限 3 倍):3 分。

(3)滑膜炎的病程(0~1 分)。

<6 周:0 分。

≥6 周:1 分。

(4)急性反应时相(0~1 分)。

CRP 和 ESR 均正常:0 分。

CRP 或 ESR 异常:1 分。

评分≥6 分即可诊断为 RA(每项评估中,取患者符合的最高分值。如患者有 5 个小关节和 4 个大关节受累,评分为 3 分)。

（二）鉴别诊断

1.SpA

SpA 中，AS 是以侵犯骶髂及脊柱关节为特点的全身性关节疾病，其特征为：①青壮年男性较多见，起病缓慢；②多为中轴关节（如骶髂关节及脊柱）受累，或伴不对称下肢大关节肿痛；③常有肌腱及韧带附着点疼痛等肌腱端病表现；④有家族发病倾向，90％以上患者 HLA－B27 阳性；⑤血清 RF 阴性；⑥骶髂关节炎及脊柱的典型 X 线改变。而 PsA 的表现则形式多样，其中的多关节炎型与 RA 相似。但是，该病手指远端指间关节受累常见，累及关节通常较少，易出现关节畸形，RF 阴性，多伴有银屑病的皮肤和（或）指甲表现。

2.OA

该病为退行性骨关节病，其特点为：①多见于中、老年人，起病缓慢；②以累及负重关节（如膝、髋、脊柱等）为主，手部可见 Heberden 结节和 Bouchard 结节；③X 线可见受累关节间隙狭窄、关节边缘唇样增生或骨疣形成；④ESR、RF 等多正常。

3.风湿性关节炎

该病是风湿热的临床表现之一，其特点是：①多发生于青少年，且起病常急骤；②可有咽痛、发热和白细胞增高，2～3 周前常有链球菌感染病史；③临床表现为游走性大关节肿痛，关节症状消失后少有畸形；④常伴发心肌炎、皮下结节及环形红斑等；⑤血清抗链球菌溶血素 O（ASO）可增高，RF 阴性。

4.其他 CTD

如 SS、SLE、DM 等均可伴有关节症状，或以关节表现为首发症状，并可有 RF 阳性，但这些疾病均有其相应的特征性临床及实验室表现。

六、治疗

RA 尚无根治措施，其主要治疗目的在于减轻关节的炎症反应，抑制病变的发展及骨质破坏，最大限度地改善患者的生活质量。主要治疗目标是实现病情缓解（其定义为无炎症活动的症状及体征）或低疾病活动度。而治疗原则是早期治疗，达标治疗（treat to target），个体化治疗，严密控制（tight control）。

RA 的治疗措施包括一般治疗、药物治疗、外科手术治疗等。

（一）一般治疗

病情活动期，适当休息。急性炎症期，可局部理疗和（或）按摩，以增加并改善局部的血液循环，缓解肌肉痉挛。关节肿痛缓解后，应注意关节的功能锻炼。

（二）药物治疗

RA 的治疗药物主要包括 NSAIDs、DMARDs、免疫抑制剂、生物制剂及植物药等。

1.非甾体抗炎药（NSAIDs）

NSAIDs 具有抗炎、镇痛作用，对缓解关节肿痛症状有较好效果，但无阻止 RA 病变进展的作用，因此，应同时加用 DMARDs，以控制病变进展。通常不主张两种以上 NSAIDs 药物联合应用。使用过程中，应注意监测 NSAIDs 最常见的毒副作用，如胃肠道反应、心血管意外等。

2.缓解病情抗风湿药（DMARDs）

DMARDs 通常起效缓慢，一般需 1～6 个月方可发挥最大疗效，对疼痛缓解作用较差，但可以控制 RA 病情发展,减慢关节的侵蚀、破坏等。其使用原则为:任何确诊为 RA 的患者均应尽早使用此类药物,且病情缓解后,还应长期维持治疗。部分患者需使用两种以上 DMARDs 联合治疗。

DMARDs 种类繁多,主要有 MTX、LEF、抗疟药(如氯喹、HCQ)、柳氮磺吡啶(SSZ)、艾拉莫得、CTX、AZA、CsA 等,其中 MTX 是 RA 治疗首选的 DMARDs。如果 MTX 不能耐受或无效时,可以选用其他 DMARDs。使用 DMARDs 时,需密切监测药物的毒副作用。

3.糖皮质激素(GC)

此类药物具有强大的抗炎作用,对缓解关节肿痛及全身炎症作用迅速,而且有一定减缓关节侵蚀性改变的作用。在本病的治疗中,宜小剂量(如泼尼松≤10mg/d)、短疗程用于病情活动期。同时,GC 应与 DMARDs 联合使用。当炎症缓解时,应逐渐减少 GC 的用量,甚至停用。通常不主张单独大剂量长期使用 GC,且不宜作为首选,因为长期大剂量应用 GC 可出现严重的毒副作用以及药物的依赖性。对于单个关节炎症较重者可关节腔内注射得保松,该措施对缓解局部症状、控制炎症有效,但应注意避免感染,通常每年注射不超过 3 次。对于有心脏、肺脏、肾脏、神经系统、眼部受累及血管炎的患者,可以使用中等剂量以上 GC,但控制病情后应快速减量。

4.免疫及生物学治疗

免疫及生物学治疗是针对 RA 的发病和使病变进展的主要环节进行的干预性治疗措施。此类治疗是近年来 RA 治疗的最大进展。免疫及生物治疗主要包括:①针对细胞表面分子(如 T 细胞及 B 细胞表面分子、HLA 分子、黏附分子等)及细胞因子等靶分子的免疫治疗,如抗 TNF-α 拮抗剂及抗 IL-6、IL-1、IL-17 等细胞因子的抑制剂,抗 CD20 单克隆抗体,抗 CTLA-4 抗体等;②以去除血浆中异常免疫球蛋白及免疫复合物为主要目的的免疫净化治疗,如血浆置换、免疫吸附、去淋巴细胞治疗等;③以免疫重建为主的外周造血干细胞移植以及基因治疗等。由于生物制剂具有药理作用环节选择性高、毒副作用较小的优点,现已被认为是新一代 DMARDs,称生物 DMARDs(bDMARDs)。目前,临床使用最广泛的是抗 TNF-α 拮抗剂及抗 IL-6 拮抗剂。上述药物作用强,起效快,是治疗 RA 的最有效药物之一,常用于传统 DMARDs 治疗效果不佳(不能达标)或有预后不良因素的 RA 患者,通常联合 MTX 等传统 DMARDs。然而,此类药物在使用前需严格筛查乙型病毒性肝炎、丙型病毒性肝炎、人类免疫缺陷病毒(HIV)感染、结核及肿瘤等。

5.植物药

目前已知有多种植物药可用于 RA 的治疗,如雷公藤、青藤碱等。其中,部分药物对缓解关节肿痛、晨僵等具有一定作用,但远期疗效及不良反应尚待观察。

(三)外科治疗

RA 患者经药物积极治疗后,关节炎症无明显改善,滑膜仍持续增厚时,可采用滑膜切除手术将病灶去除,以缓解病情。但是,手术后仍需药物治疗。晚期病变静止、关节明显畸形的患者,可行截骨矫正术。关节强直或破坏者,可行关节成形术、人工关节置换术等,负重关节可作关节融合术。

七、预后

多数 RA 患者呈现进行性骨侵蚀破坏的过程。如未早期诊断、早期治疗,其残疾率高。部分 RA 患者可自发缓解或缓解与加重交替。近年来随着诊治水平的提高,尤其生物制剂的使用,RA 的预后有了显著的改善。

总体来看,本病除全身性血管炎和寰枢关节半脱位可致死外,一般不直接引起死亡。心血管事件是影响患者预后的重要因素,也是长病程患者死亡的主要原因之一。晚期、重症或长期卧床患者还可因合并感染、消化道出血、心肺疾患或肾脏淀粉样变等引起死亡。免疫抑制剂、GC 或 NSAID 长期应用(尤其不当使用)亦可能增加患者发生意外事件的可能性。

第二节 系统性红斑狼疮

系统性红斑狼疮(SLE)是一种原因不明、青年女性多发、因免疫调节功能紊乱而出现多种自身抗体,以多系统受累为特征的自身免疫病。其临床表现多种多样,病情迁延难愈。感染、肾脏受累、动脉粥样硬化及心血管损害、神经系统损伤等是 SLE 死亡的主要原因。

SLE 好发于育龄女性,多见于 20～40 岁。育龄期男女患病比为 1∶8～1∶9。初步调查显示,我国 SLE 发病率平均为 70/10 万人,女性中为 115/10 万人。儿童 SLE(≤16 岁)常更易出现重要脏器(包括肾脏、神经精神系统等)受累。老年发病的 SLE(≥50 岁)多隐袭起病,重要脏器受累少,疾病活动度低。男性 SLE 患者较女性更易累及肾脏。

一、病因

本病病因不明,以各种免疫异常为特征。遗传、感染、环境(物理)、药物、内分泌(性别)等因素均与发病密切相关。

(一)遗传

SLE 在某些种族中发病率明显高于其他种族,且不同种族患者的临床表现差异较大。东方人较白种人发病率高。发病有家族聚集倾向,一级亲属发病一致率约 10%,单卵双生子发病一致率为 24%～57%,而双卵双生子为 3%～9%。上述现象提示,遗传对发病具有重要影响。

基因易感性是罹患 SLE 的重要危险因素。SLE 的发生有极强的基因基础,为多基因遗传病,主要组织相容性复合体(MHC)基因及许多非 MHC 基因参与了发病,如 HLA-DR2、DR3、DQ 基因以及 C3,C4 基因等。Ⅰ型干扰素基因异常在 SLE 发病机制中也扮演重要角色。

(二)环境因素

遗传背景相同者发病率不同,提示环境因素也与参与了 SLE 的发病。紫外线、药物、食物、感染及化学物质、精神压力等因素可能均与 SLE 发病密切相关。

1.紫外线

紫外线可诱发或加重 SLE 皮损。可能机制为:紫外线可使 DNA 二聚化,形成胸腺嘧啶二聚体。变性后的 DNA 成为自身抗原,诱生相应的自身抗体,形成免疫复合物,激活补体。同时,紫外线还可诱导角质细胞产生 IL-2、IL-3、IL-6 及粒细胞-巨噬细胞集落刺激因子(GM-CSF)等细胞因子,影响抑制性 T 细胞功能,并提高抗 Ro、抗 La 和抗 RNP 抗体与活化角质细胞的结合能力。此外,紫外线尚可改变细胞膜磷脂代谢机制。

2.药物

某些药物(如青霉素、保泰松、金制剂等)进入体内后可引起超敏反应,然后激发狼疮,或使潜在 SLE 患者发生特发性 SLE,或使 SLE 患者病情加重,停药不能阻止病情进展。另一类药物(如肼苯达嗪、普鲁卡因胺、氯丙嗪、异烟肼及包括抗 TNF-α 抑制剂在内的生物制剂等)则可在长时间、大剂量使用后,使患者出现 SLE 样临床症状和实验室改变(称为"狼疮样综合征")。药物停止使用后,其诱发的药物性狼疮样综合征症状可自行消退。

3.感染

慢病毒、细菌、寄生虫感染等与本病发病有关。感染可能通过改变自身抗原、分子模拟、多克隆激活和旁路激活及某些感染因子成分作为超抗原等引起自身免疫反应而诱发本病。

4.食物

含补骨脂素的食物(如芹菜、无花果、欧芹等)具有增强 SLE 患者光敏感的潜在作用。蘑菇、烟熏食物等则含有联胺基团,可诱发和(或)加重 SLE。含 L-刀豆素的食物(如苜蓿类的种子、新芽及其他豆荚类食物等)也与 SLE 发病有一定相关性。

5.其他

严重的生理及心理压力、含芳香族胺的染发剂等化学制剂、寒冷刺激等可能也与 SLE 发病相关。

(三)性激素

SLE 患者女性多于男性。生育期发病率高,而绝经后男、女发病率相仿。妊娠可加重 SLE。口服避孕药可诱发及加重狼疮样综合征。无论男性或女性 SLE 患者,其雄激素水平均下降,而雌二醇水平升高。以上结果均提示,雌激素与 SLE 发病相关。现已证实,雌激素对体液免疫有刺激作用,可促进 B 细胞分化,使 B 细胞产生免疫球蛋白及抗 DNA 抗体能力增加。同时,雌激素对 T 细胞具有抑制作用。此外,雌激素还可使细胞因子的产生失调。

二、发病机制

在易感基因与环境因素的相互作用下,机体出现以 T 细胞、B 细胞和单核细胞等共同参与的一系列免疫异常,致正常免疫耐受机制破坏,B 细胞多克隆激活,增殖、分化活跃,导致抗体产生细胞数目增加,大量自身抗体产生和免疫复合物形成,造成免疫病理损伤,最终导致 SLE 的发生。

(一)B 细胞异常

B 细胞在 SLE 发病中发挥重要作用。SLE 患者 B 细胞数量和活性均明显增加,可产生大量免疫球蛋白和针对核抗原及细胞表面抗原的自身抗体,经形成免疫复合物、补体介导的溶解和调理吞噬作用、抗体依赖细胞介导的细胞毒作用及抗受体作用等致免疫损伤。B 细胞异常激活后可产生不同的自身抗体,这些抗体的致病机制各异。其中,部分自身抗体可形成免疫复合物,引发免疫复合物性肾小球肾炎、关节炎、皮疹、血管炎、浆膜炎等;部分抗体则作用于细胞表面决定簇,导致溶血性贫血、血小板减少性紫癜、中枢神经系统损害等。同时,异常活化的 B

细胞除产生自身抗体外,尚存在分泌细胞因子异常及抗原递呈的异常。

(二)T 细胞异常

T 细胞在 SLE 的免疫病理机制中起中心作用。SLE 患者 T 细胞即可通过 T 细胞-肽-MHC 的直接作用、又可通过 T 细胞多肽性选择的间接作用参与 SLE 的免疫病理过程。此外,致病性 IgG 型自身抗体的产生也需要 $CD4^+$ T 细胞(Th 细胞)的参与。近年来发现,SLE 患者同时还存在 Th17 细胞及 IL-17 的异常。

(三)其他

单核－巨噬细胞及自然杀伤(NK)细胞异常、细胞因子及其受体网络失衡、自身免疫耐受性破坏、抗独特型抗体网络、细胞凋亡异常等可能均参与了 SLE 的发病。

三、病理

SLE 的病理改变包括炎症反应及血管异常。其基本病理变化是结缔组织黏液样水肿、纤维蛋白样变性和坏死性血管炎。黏液样水肿常见于疾病早期,多发生在基质。纤维蛋白样变性是自身免疫球蛋白、补体、DNA 等抗原及纤维蛋白混合物构成的酸性无结构物质沉积于结缔组织所致,类似结缔组织变性。内脏器官中可见苏木素小体,其为中性粒细胞、淋巴细胞和组织细胞的细胞核受相应自身抗体作用后变性而形成的嗜酸性均匀团块。

SLE 的病理改变可出现于皮肤、肾脏、肌肉、心脏、肺等组织中。心内膜的结缔组织亦可发生局灶性纤维蛋白样变性,继之出现淋巴细胞和成纤维细胞增生和纤维形成,形成特征性的疣状赘生物。肾小球受累主要表现为肾小球毛细血管壁的纤维蛋白样变性和局灶性坏死,可有透明血栓及苏木素小体形成,可见核碎裂、纤维素样坏死、银耳环及透明血栓,或基底膜灶性/弥漫性增厚,有 DNA、抗 DNA 抗体、补体和纤维蛋白等沉积。免疫荧光检查显示,各种免疫球蛋白及补体均为阳性,出现所谓"满堂亮"现象。肾小球系膜细胞呈灶性增生,肾小球囊壁上皮细胞增生可形成新月体。晚期病例则见肾小球纤维组织增多,血管闭塞,肾小球与囊壁粘连、纤维化,电镜下大量微管样结构、指纹样结构及电子致密物沉积。

四、临床表现

多数患者缓慢起病,隐袭发展。临床表现复杂,早期诊断困难。

(一)全身症状

约 40% 的患者的首发症状是发热,且病程中 70% 的以上患者可出现发热。热型多种多样,可为长期低热,亦可为高热。年龄愈轻,热度愈高,发热频率也愈高。糖皮质激素常能迅速退热,但需与感染相鉴别。约 80% 的患者有乏力,可能是 SLE 病情活动的先兆,其乏力程度常与病情相关。

(二)皮肤、黏膜损害

皮肤损害是 25% SLE 患者的首发表现,病程中 70%～80% 的患者亦可发生。其特征性皮疹包括颜面蝶形红斑、盘状红斑、甲周红斑、指(趾)甲远端红斑、躯干红斑等,约见于 40% 的患者。

SLE 皮疹分为狼疮特异性皮疹及非特异性皮疹。特异性皮疹又分为急性皮肤狼疮(ACLE)、亚急性皮肤狼疮(SCLE)、慢性皮肤狼疮(CCLE)、间歇性皮肤狼疮(ICLE)等。非特异性皮疹则主要为光过敏、血管炎性皮疹、雷诺现象、网状青斑、口腔溃疡、脱发等。

1.ACLE

其最典型、常见的皮疹是颊部红斑又称"蝶形红斑",该皮疹是 SLE 最特征的表现,见于约40%的患者。其特征为双颊部红斑,经鼻梁融合呈蝶形,多为水肿性红斑,色鲜红或紫红,边缘清楚或模糊,表面光滑,有时可见鳞屑。严重时,可有水疱、破溃、糜烂。消退后可留色素沉着。该皮疹亦可累及前额、耳垂等部位。

2.SCLE

通常为红斑、脱屑性丘疹或斑疹,广泛、对称性分布,不固定,无瘙痒,愈后不留疤痕,有光过敏现象,常见于日光暴露部位(如肩部、上臂伸侧、颈部、上胸部及背部等),面部中央常不累及。

3.CCLE

包括盘状红斑(DLE)、深部狼疮/狼疮性脂膜炎、肥厚性狼疮、肿胀性狼疮等。DLE 可以是独立的、无系统损害而仅有皮疹的皮肤型狼疮,也可以是 SLE 的一个表现。其在 SLE 发生率为 20%～30%,多位于暴露区域,如面、颈、耳、手臂、前胸部及颈部的 V 形区等,以独立的斑疹或丘疹、钱币状或盘状、伴鳞屑、红斑周边有炎症、可延伸至毛囊、中心萎缩性瘢痕为特征,上皮细胞变薄及萎缩,毛囊性栓塞及损伤,可有不可逆的毛囊损伤,愈后可留有瘢痕及色素脱失。DLE 多与 SLE 的病情相关,如伴 DLE 的 SLE 患者病情常较轻,肾脏受累少见。

4.手部红斑

SLE 手部皮疹有甲周红斑及毛细血管扩张、手掌及手指红斑等。其中,甲周红斑及毛细血管扩张、手掌及手指红斑有一定特征性,常累及手掌、手指,尤其手指关节间皮肤。

5.血管炎性皮肤病变

20%SLE 患者有血管炎性皮肤病变,表现为网状青斑及毛细血管扩张、出血点、紫癜或荨麻疹、斑丘疹等。有时可见多形性红斑、结节性红斑、杵状指和雷诺现象等。严重者可有肢端坏死。SLE 患者出现雷诺现象的概率为 10%～45%。

6.光过敏

光过敏是 SLE 病情活动的指标之一,即患者受日光或紫外线照射后,暴露部位出现红色斑丘疹,伴灼热、痒痛,或原有皮疹加重。发生率为 50%～60%。

7.黏膜损害

以口腔溃疡最为常见,多为无痛性,常累及唇、颊、硬腭、齿龈、舌和鼻腔等部位。最初颊黏膜、上腭或牙龈出现出血点,继而发展成浅的疼痛性溃疡,底部不光滑,呈浅灰色,周围伴有红晕。有时溃疡部位疼痛显著,可使患者感到吞咽困难,可有反复发作的咽喉疼痛。

8.脱发

脱发是 SLE 常见的临床表现,发生率达 50%～70%,呈局限性斑片状或弥漫性脱发,发稀疏,前额边缘头发尖直,发短,可有斑秃性脱发。

(三)关节、肌肉损害

SLE 患者常出现对称性关节肿胀、疼痛,通常不引起骨质破坏。大、小关节均可受累,但以小关节为主。半数患者有晨僵。95%的患者仅有关节疼痛而无关节炎。少数患者可有指间关节"鹅颈样"畸形,为肌腱受累和肌肉痉挛所致,无骨质破坏。上述特点可与 RA 相鉴别。近

1/3 的 SLE 患者有肌肉疼痛,可有肌酶升高及肌电图异常。肌活检病理学检查可见间质炎症反应、肌纤维空泡样变、纤维坏死、退行性变等。糖皮质激素治疗后的患者出现关节、肌肉疼痛时,应警惕缺血性股骨头坏死及糖皮质激素性肌病。其中,无血管性骨坏死又称无菌性骨坏死或缺血性骨坏死是 SLE 患者的常见并发症之一,发生率为 5%～10%,其发生既与 SLE 血管病变导致局部缺血相关,又与糖皮质激素的毒副作用相关。

(四)肾脏损害

SLE 患者的肾脏损害又称为狼疮性肾炎(LN),是 SLE 最常见的内脏损害之一。50%～70% 的 SLE 患者病程中可出现肾脏受累,而肾脏活组织检查显示有肾脏损害者为 80%～90%,尸检则显示 100% SLE 患者均有或轻或重的肾脏损害。LN 主要表现为肾炎或肾病综合征,尿中可出现红细胞、白细胞、各种管型和蛋白质等。肾病综合征患者则可有全身水肿,伴不同程度的腹腔、胸腔及心包积液及大量蛋白尿、低白蛋白血症、白/球比值倒置、胆固醇增高等。LN 晚期可致肾脏功能重度受损,出现氮质血症,甚至肾脏功能衰竭,是 SLE 死亡的主要原因之一。

(五)心血管系统损害

SLE 患者 50%～80% 有心脏症状。SLE 可侵犯心肌、心包、心内膜等,表现为心包炎、心肌炎、心内膜炎等。其中,心包积液最常见,心包填塞少见。心包可粘连,形成缩窄性心包炎。听诊可闻心音遥远、心包摩擦音等。心肌损害多不严重,但重症 SLE 可有严重心肌受累,甚至心脏功能不全,为预后不良指征。心电图可见 ST 改变,T 波低平、倒置,P-R 间期延长等。SLE 的特征性心脏表现为疣状心内膜炎(Libman-Sacks 心内膜炎),表现为瓣膜疣状赘生物,直径 1～4cm,为黄褐色或粉红色的颗粒状致密团块,多位于瓣膜的边缘,通常不引起临床症状,但可脱落形成栓塞。SLE 还可有冠状动脉受累,表现为心绞痛和心电图 ST-T 改变,甚至出现急性心肌梗死。其冠状动脉受累原因可能为 SLE 炎症因子可损伤冠状动脉、长期使用糖皮质激素可加速动脉粥样硬化、抗磷脂抗体(APL)则可致动脉血栓形成等。SLE 并发冠状动脉损害多见于年轻患者,而 35～44 岁女性患者较同龄健康女性患心肌梗死的危险增高 50 倍。

(六)呼吸系统损害

SLE 患者可出现胸膜炎、肺实质浸润性病变(狼疮性肺炎、感染等)、肺间质纤维化、肺动脉高压、肺出血等。胸膜炎是 SLE 最常见的肺部病变,发生率的 40%～50%。胸腔积液多为少量至中量,好发于 30 岁以下患者,多于疾病活动期发生,表现为胸痛、呼吸困难等,听诊呼吸音低,可闻及胸膜摩擦音。SLE 肺间质病变发生率约的 5%,可表现为慢性进行性呼吸困难,易合并反复呼吸道感染,听诊可闻及 Velcro 啰音。胸部 X 线见弥漫肺间质浸润,以双侧下肺为主,可有毛玻璃样改变和慢性肺间质纤维化。胸部 HRCT 对其诊断有重要意义。狼疮性肺炎的患病率为 1%～10%,其特征为发热、干咳、气急,偶有咯血、呼吸困难、胸痛、低氧血症等,肺底可闻及湿性啰音。胸部 X 线显示双侧性弥漫性斑片状浸润(肺泡型浸润),约 50% 的患者有胸腔积液。所有患者均可发生低氧血症,血常规中白细胞计数通常正常,抗 ds-DNA 抗体阳性。狼疮性肺炎可并发肺出血,痰液细菌培养阴性,抗生素治疗无效,大剂量糖皮质激素治疗有效。急性狼疮性肺炎的短期死亡率为 50%。同时,SLE 还可合并弥漫性出血性肺泡炎,其病情凶险,死亡率高。此外,SLE 伴发肺动脉高压概率较高,是 SLE 患者的重要死因之一。

(七)精神、神经系统损害

SLE患者的精神、神经系统损害又称精神、神经狼疮(NPLE),即狼疮脑病。NPLE轻者可仅有偏头痛、性格改变、记忆力减退或轻度认知障碍等,重者则可表现为脑血管意外、昏迷、癫痫持续状态等。NPLE的发生与患者存在抗神经元抗体、抗核糖体蛋白抗体、抗磷脂抗体(APL)及血管炎等相关。NPLE也是SLE的重要死因之一,ACR列出的19种NPLE表现如下。①中枢神经系统:无菌性脑膜炎,脑血管病,脱髓鞘综合征,脊髓病,癫痫发作,头痛,运动障碍,精神异常表现(急性精神错乱、焦虑、认知障碍、情绪失调、精神障碍等)。②周围神经系统:格林-巴利综合征,重症肌无力,自主神经系统功能紊乱,单神经病变,颅神经病变,神经丛病变,多发性神经病变等。

NPLE可为SLE本身的表现(原发性NPLE),亦可是疾病并发症或继发于治疗的毒副作用。NPLE的发生机制包括:免疫介导的神经元兴奋/损伤/死亡或脱髓鞘,和(或)由于微血管病变致血栓或栓塞造成灌注受损而产生的局部缺血,常与抗磷脂抗体(APL)相关。

(八)消化系统损害

SLE患者消化系统受累可表现为恶心、呕吐、腹痛、腹泻或便秘等,其中以腹泻较常见,可伴蛋白丢失性肠炎,并引起低蛋白血症。活动期SLE可出现肠系膜血管炎,表现类似急腹症,可因被误诊为胃穿孔、肠梗阻而手术探查。部分患者可出现假性肠梗阻,表现为恶心、呕吐、腹痛,肠鸣音消失等,腹部X线可见液平面,肠管CT可见特征性的"靶征"及"梳征",常伴发输尿管扩张及肾积水。肝酶升高常见,但仅少数患者出现严重肝脏损害和黄疸。部分患者可合并自身免疫性肝炎。SLE还可并发急性胰腺炎。部分SLE患者可以消化道症状为首发表现,需注意鉴别诊断。

(九)血液系统损害

SLE患者贫血、白细胞减少、血小板减少等常见。我国SLE患者首发表现中以血液系统损害最多见。贫血可能为慢性病贫血或肾性贫血,多为正细胞正色素性贫血。短期内出现重度贫血需考虑自身免疫性溶血所致,多有网织红细胞升高,Coomb's试验阳性。SLE还可出现白细胞减少,但治疗SLE的细胞毒药物也常引起白细胞减少,故需要鉴别。此外,SLE患者亦可发生免疫性血小板减少性紫癜(ITP)及血栓性血小板减少性紫癜(TTP)等。其血小板减少与血清中存在抗血小板抗体、抗磷脂抗体(APL)以及骨髓巨核细胞成熟障碍等因素有关。部分患者在起病初期或疾病活动期伴有淋巴结肿大和(或)脾脏肿大。

(十)眼部损害

20%～25%的SLE患者有眼底改变,表现为眼底出血、乳头水肿、视网膜渗出等,还可有玻璃体积血、巩膜炎等。

总之,SLE临床表现复杂多样,可累及多系统、多脏器。多数患者呈隐匿起病,开始可仅累及1～2个系统,表现为轻度关节炎、皮疹、隐匿性肾炎、血小板减少性紫癜等。其中,部分患者长期稳定在亚临床状态或轻型狼疮,另有部分患者可由轻型突然变为重症狼疮,而更多患者则由轻型逐渐出现多系统损害,亦有部分患者起病时即累及多个系统,甚至表现为狼疮危象。SLE的自然病程多表现为病情的加重与缓解交替。此外,SLE还可与其他CTD(如皮肌炎、硬皮病、RA、SS、白塞病等)重叠出现。

五、实验室及辅助检查

(一)常规检查

常见贫血、血沉增快。CRP通常不升高,此与RA显著不同。SLE患者若CRP升高,多提示伴发感染。但当患者有大量浆膜腔积液、严重关节损害时,其CRP也可升高。免疫球蛋白升高,补体C3、C4降低,循环免疫复合物升高。20%~40%的患者RF阳性。

细胞免疫功能测定显示,其淋巴细胞转化率下降,淋巴细胞亚群$CD3^+$、$CD8^+$T细胞下降,$CD4^+$/$CD8^+$T细胞比值增高,Th1/Th2失衡。

(二)自身抗体

1.ANA

SLE患者ANA阳性率可达80%~98%。ANA对SLE诊断敏感性高,但特异性差,常作为筛选试验,当其效价≥1:80意义更大。SLE的ANA荧光核型可见周边型、均质型、斑点型、核仁型、着丝点型等,其中周边型和均质型常与抗DNA抗体有关,对SLE特异性更强。但ANA并非SLE的特异性标志,其假阳性率为5%~15%,而SLE患者中约10%呈假阴性。

ANA中对SLE诊断意义较大的有抗ds-DNA抗体及抗ENA抗体谱中的部分自身抗体。其中,抗ds-DNA抗体对SLE诊断敏感性70%,特异性95%,是SLE的特异性抗体,且与病情活动(尤其肾脏损害)相关。而抗ENA抗体谱中,抗Sm抗体是SLE的标记性抗体,其特异性高达99%,但敏感性仅为20%~30%,该抗体的存在与疾病活动性无明显相关;抗核糖体P蛋白(rRNP)抗体对SLE有较高特异性,但阳性率为20%~30%,与SLE的精神症状相关;抗核小体抗体也是SLE的特异性抗体之一,其与肾脏及神经系统受累相关;抗PCNA抗体对SLE亦高度特异,可作为SLE的标记性抗体,但阳性率仅为5%。同时,SLE患者抗SSA抗体(30%~40%)、抗SSB抗体(15%~20%)及抗RNP抗体(30%~40%)均可阳性。抗SSA(Ro)、抗SSB(La)抗体在原发性SS、SLE合并SS患者中呈高阳性率,且有重要参考价值,且抗SSA(Ro)抗体是新生儿SLE的重要血清学标志,与光敏感及新生儿心脏传导阻滞相关。此外,抗U1RNP抗体在SLE患者中阳性率为25%~50%,此抗体可在多种CTD患者中出现,常与双手指肿胀、雷诺现象、肌炎、指端硬化等相关。

2.抗磷脂抗体(APL)

APL包括抗心磷脂抗体(ACL)、狼疮抗凝物(LA)、抗β_2-糖蛋白1(β_2GP1)抗体等。其中,IgG型ACL阳性率为64%,IgM型ACL阳性率为56%。该组抗体与血栓形成、习惯性流产和(或)死胎、皮肤血管炎、血小板减少、心肌梗死、中枢神经病变等关系密切。此外,梅毒血清学试验假阳性反应亦见于2%~15%的SLE患者。该组抗体阳性伴有血栓形成、血小板减少及反复流产、死胎者称为抗磷脂综合征(APS)。

3.抗组蛋白抗体

抗组蛋白抗体是药物性狼疮的特异性抗体(阳性率约95%以上),但SLE患者阳性率也可达55%-64%,活动期患者阳性率甚至可高达80%。

4.狼疮带试验(LBT)

用直接免疫荧光技术检测皮肤组织真皮与表皮交界处局限性免疫球蛋白、补体成分的沉积即为LBT。50%~70%的SLE患者非暴露部位皮肤LBT阳性,而皮损部位的阳性率达

90%以上。

5.其他自身抗体

SLE患者体内还可有与溶血性贫血相关的抗红细胞抗体、与血小板减少相关的抗血小板抗体等。抗C1q抗体是近年来发现的对SLE诊断及病情判断有重要意义的抗体,其阳性常提示患者易出现肾脏损害。

六、诊断及鉴别诊断

(一)诊断

1.SLE分类诊断标准(ACR)

(1)颊部红斑:遍及颊部的扁平或高出皮肤的固定性红斑,不累及鼻唇沟。

(2)盘状红斑:隆起的红斑上附有角质性鳞屑和毛囊栓塞,旧病灶可有角质皮肤萎缩性瘢痕。

(3)光过敏:通过病史或查体,发现日光照射引起的皮肤红斑。

(4)口腔溃疡:口腔或鼻咽部黏膜无痛性溃疡。

(5)关节炎:非侵蚀性关节炎,可累及2个或2个以上周围关节,以关节肿胀、疼痛或渗液为特征。

(6)浆膜炎。①胸膜炎:胸痛,胸膜摩擦音或胸腔积液。②心包炎:心电图(ECG)异常,心包摩擦音或心包渗液。

(7)肾脏病变。①尿蛋白:24h尿蛋白定量>0.5g或定性>+++。②管型:红细胞管型、血红蛋白管型、颗粒管型或混合管型等。

(8)精神、神经系统异常。①抽搐:非药物或代谢紊乱(如尿毒症、酮症酸中毒或电解质紊乱等)所致。②精神病:非药物或代谢紊乱所致。

(9)血液学异常:①溶血性贫血,伴网织红细胞增多。②白细胞减少,少于$4×10^9/L$,至少2次。③血小板减少,低于$100×10^9/L$,除外药物影响。④淋巴细胞减少,少于$1.5×10^9/L$。

(10)免疫学异常:①抗ds-DNA抗体阳性。②抗Sm抗体阳性。③APL阳性,即ACL(IgG或IgM型)阳性,或LA(标准方法测定)阳性,或至少持续6个月的梅毒血清学试验假阳性,3者中具备1项。

(11)ANA:免疫荧光法ANA滴度异常,或相当于该法的其他试验滴度异常,排除药物诱导的狼疮样综合征。

上述11项标准中,4项或4项以上符合者可诊断为SLE,但应排除其他疾病,如RA、SSc、pSS、感染、结核病、淋巴瘤等。

2.SLE分类标准(SLICC)

由于SLE分类诊断标准有一定局限性,不利于早期诊断,且不能完全等同于诊断标准,因此,国际狼疮临床协作组织(SLICC)于2012年提出了新的SLE分类标准。

(1)临床指标:①急性或亚急性皮肤狼疮。②慢性皮肤狼疮。③口腔或鼻咽部溃疡。④非瘢痕形成引起的脱发。⑤炎性滑膜炎,有2个或2个以上肿胀关节或伴晨僵的压痛关节。⑥浆膜炎。⑦肾脏损害,尿蛋白/肌酐异常(或尿蛋白>500mg/24h)或红细胞管型。⑧神经、精神症状,表现为癫痫、精神异常、多发性单神经炎、多发性脊髓炎、外周或中枢神经病变及脑炎。⑨溶血性贫血。⑩白细胞减少（$<4\times10^9$/L，至少 1 次），或淋巴细胞减少（$<1\times10^9$/L，至少 1 次）。⑪血小板减少（$<100\times10^9$/L，至少 1 次）。

（2）免疫学指标：①ANA 阳性，高于实验室正常参考范围。②抗 ds-DNA 抗体高于实验室正常参考值范围（ELISA 方法应 2 次均高于实验室正常参考值范围）。③抗 Sm 阳性。④APL阳性，其中 ACL 至少 2 次异常，或中、高滴度抗 β_2-GPI 阳性，LA 阳性，梅毒血清学试验假阳性。⑤低补体，C3/C4/CH50 水平降低。⑥直接 Coombs 试验阳性（非溶血性贫血状态）。

（3）诊断 SLE：①肾活检证实为 LN，且 ANA 阳性或抗 ds-DNA 抗体阳性。②满足上述 4 条标准，包括至少 1 条临床标准和至少 1 条免疫学标准。

新 SLE 分类标准与前者[SLE 诊断标准（ACR）]相比，前者敏感性和特异性分别为 94%和 92%，而后者则为 86%和 93%。

需注意，患者就诊时不可能完全符合上述分类标准中的 4 项以上标准，因此临床诊断不应拘泥于该分类标准。诊断时，医生应对临床资料作全面综合分析判断。如患者有典型的皮肤、黏膜损害及多系统损害的证据，且多种自身抗体阳性，其 SLE 的可能性较大。

（二）鉴别诊断

本病应与风湿热、PM/DM、SS、RA、MCTD、淋巴瘤、成人 Still 病、感染、败血症等相鉴别。

（三）SLE 病情活动性和病情轻、重程度的评估

1.活动性表现

各种 SLE 的临床症状（尤其新近出现的症状）均可能提示疾病的活动，与 SLE 相关的多数实验室指标也与疾病的活动性有关。其中，提示 SLE 活动的主要表现有：中枢神经系统受累（可表现为癫痫、精神病、器质性脑病、视觉异常、颅神经病变、狼疮性头痛、脑血管意外等，但需排除中枢神经系统感染），肾脏受累（包括管型尿、血尿、蛋白尿、白细胞尿等），血管炎，关节炎，肌炎，发热，皮肤、黏膜表现（如新发红斑、脱发、黏膜溃疡等），胸膜炎，心包炎，低补体血症，抗 ds-DNA 抗体滴度增高，血常规中白细胞和（或）红细胞（血红蛋白）和（或）血小板减少（需除外药物所致骨髓抑制等），ESR 增快等。国际上常用的 SLE 活动性判断标准有英国狼疮评估小组（BILAG）指数、SLE 疾病活动指数（SLEDAI）、SLE 活动程度检测（SLAM）等，其中以 BI-LAG 和 SLEDAI 最为常用。

2.病情轻、重程度的评估

轻型 SLE 为诊断明确，但临床病情稳定且无重要脏器损害者，所有系统 BILAG 评分为 C或 D 类，SLEDAI 积分<10 分。中度活动型 SLE 为有明显重要脏器损害及需要治疗者，BILAG 评分 B 类（$\leqslant2$ 系统），或 SLEDAI 积分在 10~14 分。重型 SLE 为 SLE 累及重要脏器、任何系统 BILAG 评分至少 1 个系统为 A 类和（或）>2 系统达到 B 类者，或 SLEDAI$\geqslant15$分，包括：①心脏，冠状动脉血管受累、Libman-Sacks 心内膜炎、心肌炎、心包填塞、恶性高血压等；②肺脏，肺动脉高压、肺出血、肺炎、肺梗死、肺萎缩、肺间质纤维化等；③消化系统，肠系膜血管炎、急性胰腺炎等；④血液系统，溶血性贫血，粒细胞减少（白细胞$<1\times10^9$/L），血小板减少（$<50\times10^9$/L），血栓性血小板减少性紫癜，动、静脉血栓形成等；⑤肾脏，肾小球肾炎持续不缓解、急进性肾小球肾炎、肾病综合征等；⑥神经系统，抽搐、急性意识障碍、昏迷、脑卒中、横贯性脊髓炎、单神经炎/多神经炎、精神性发作、脱髓鞘综合征等；⑦其他，皮肤血管炎、弥漫性

严重的皮损、溃疡、大疱、肌炎,非感染性高热有衰竭表现等。狼疮危象则是急性、危及生命的重症 SLE,如急进性 LN,严重的中枢神经系统损害,严重的溶血性贫血、血小板减少性紫癜、粒细胞缺乏症,严重的心脏损害,严重的肺炎或肺出血,严重的狼疮性肝炎以及严重的血管炎等。

七、治疗

本病治疗的目的为控制病情活动,维持临床缓解,改善生活质量,延长生命。目前,本病尚无根治方法,但恰当的治疗可使大多数患者达到病情缓解。SLE 是一种高度异质性的疾病,临床医生应根据病情的轻、重程度,掌握好治疗的风险与效益比。

(一)治疗原则

SLE 的治疗原则为:①早期诊断,早期治疗,快速、持久地控制疾病活动;②根据病情轻、重及活动度选择合适的治疗方案;③减少药物毒副反应的发生率,掌握好风险/疗效比;④控制共存的危险因素;⑤治疗方案及用药剂量应高度个体化;⑥改善患者的生活质量及延长生命,控制疾病及药物的并发症;⑦加强患者教育,正确认识疾病,避免恐惧心理,树立战胜疾病的信心,劳逸结合,预防感染;⑧明确长期治疗,随访的重要性;⑨避免日光暴晒和紫外线照射(尤其伴光过敏者),祛除各种诱因,不使用可能诱发 SLE 的药物、食物、染发剂等,戒烟,节育,活动期应注意避孕,避免反复流产。

(二)SLE 治疗药物

1.糖皮质激素(GC)

GC 具有抗炎及免疫抑制作用,是 SLE 的一线用药,应根据患者病情轻、重选择不同药物及剂量。通常,重型 SLE 的 GC 标准使用剂量是泼尼松 $1mg/(kg \cdot d)$,病情稳定后 2 周或疗程 8 周开始以每 1~2 周减 10% 速度缓慢减量,减至泼尼松 $0.5mg/(kg \cdot d)$ 时,减药速度按病情适当调慢。如果病情允许,泼尼松维持治疗剂量应尽量 $<10mg/d$。在减药过程中,如病情不稳定,可暂时维持原剂量不变,或酌情增加剂量,或加用免疫抑制剂联合治疗。由于 SLE 患者使用 GC 治疗疗程较漫长,为保护其下丘脑-垂体-肾上腺(HPA)轴,应尽量避免使用对该轴影响较大的地塞米松等长效和超长效 GC。此外,还需警惕 GC 不良反应的发生。其不良反应主要有感染、高血压、高血糖、高血脂、低钾血症、骨质疏松、无菌性骨坏死、白内障、体重增加、水钠潴留等。因此,GC 治疗开始时即应记录血压、血糖、血钾、血脂、骨密度、胸部 X 线片等作为评估基线,并定期随访。

2.抗疟药

抗疟药是治疗 SLE 的基础药物,可用于皮疹、光敏感等。常用药物有氯喹 $0.25g/d$,或硫酸羟氯喹(HCQ)$0.2~0.4g/d$。其主要不良反应是眼底病变。用药 >5 年者,应每半年检查眼底一次。对该药过敏或严重心动过缓、严重传导阻滞者禁用。

3.免疫抑制剂

主要有以下几种:

(1)甲氨蝶呤(MTX):为二氢叶酸还原酶拮抗剂,可通过抑制核酸的合成发挥细胞毒作用。其常用剂量为 7.5~15mg,1 次/周。该药主要用于以关节炎、肌炎、浆膜炎和皮肤损害为主的 SLE。其不良反应主要有胃肠道反应、口腔黏膜糜烂、肝脏功能损害、骨髓抑制等,偶见

MTX 导致的肺炎和肺纤维化。

(2)硫唑嘌呤(AZA):为嘌呤类似物,可通过抑制 DNA 合成发挥淋巴细胞的细胞毒作用。其用法为 $1\sim2.5mg/(kg \cdot d)$,常用剂量 $50\sim100mg/d$。不良反应主要有骨髓抑制、胃肠道反应、肝脏功能损害等。需注意,少数患者因机体某些酶类基因缺陷,对 AZA 可极为敏感,用药短期即可出现严重脱发和造血危象,引起严重粒细胞和血小板缺乏症。轻者停药后血常规多于 $2\sim3$ 周内恢复正常,而重者则需按粒细胞缺乏或急性再生障碍性贫血处理,且以后不宜再用。因此,使用该药 1 周后即应查血细胞计数,并应定期随访,密切监测。

(3)环磷酰胺(CTX):是治疗重症 SLE 的有效药物之一,尤其在伴 LN 和血管炎的 SLE 患者中,CTX 与糖皮质激素联合治疗能有效诱导疾病缓解,阻止和逆转病变的发展,从而改善远期预后。目前,普遍采用的标准 CTX 冲击疗法是:CTX $0.5\sim1.0g/m^2$ 体表面积,加入 250mL 生理盐水中,静脉滴注,1 次/3~4 周。多数患者 6~12 个月后病情可缓解。巩固治疗阶段亦需继续 CTX 冲击治疗,可延长用药间歇期至约 1 次/3 个月维持 1~2 年。由于对 CTX 敏感性存在个体差异,年龄、病情、病程和体质等亦使患者对该药物的耐受性有所区别,故治疗时应根据患者的具体情况选择使用剂量、冲击间隔期和疗程,以期既达到治疗目的,又避免不良反应的发生。血常规中的白细胞计数对指导 CTX 治疗有重要意义。治疗中应注意避免白细胞过低,通常要求白细胞计数 $\geqslant3.0\times10^9/L$。除白细胞减少和诱发感染外,CTX 冲击治疗的不良反应还包括性腺抑制(尤其女性卵巢功能衰竭等)、胃肠道反应、脱发、肝脏功能损害等,少见远期致癌作用(主要为淋巴瘤等血液系统肿瘤)及出血性膀胱炎、膀胱纤维化和长期口服导致的膀胱癌等。

(4)吗替麦考酚酯(MMF):又称为霉酚酸酯,为次黄嘌呤单核苷脱氢酶抑制剂,可抑制嘌呤从头合成途径,从而抑制淋巴细胞活化。该药可有效控制活动性 LN 的病情,且其不良反应总体低于 CTX,但尚不能替代 CTX。其常用剂量为 $1\sim2g/d$,分 2 次口服。值得注意的是,随着 MMF 剂量的增加,其感染风险亦随之增加。

(5)环孢素(CsA):可特异性抑制 T 细胞产生 IL-2,发挥选择性细胞免疫抑制作用,是一种非细胞毒免疫抑制剂,对 LN(尤其 V 型 LN)有效。CsA 剂量为 $3\sim5mg/(kg \cdot d)$,分 2 次口服。用药期间应注意肝脏、肾脏功能及高血压、高尿酸血症、高血钾等。有条件者应监测血药浓度,并根据其调整剂量。血肌酐较用药前升高 30% 时,应减量或停用。CsA 对 LN 的总体疗效不如 CTX 冲击疗法,但因其对血液系统影响较小,故对血液系统累及者有其治疗优势。

(6)其他:来氟米特(LEF)、他克莫司等近年来也愈来愈多地被用于 SLE 及 LN 的治疗。沙利度胺(反应停)可作为抗疟药不敏感的顽固性 SLE 皮损的选择用药,其常用剂量为 $50\sim100mg/d$。因该药有较强致畸性,故 1 年内有生育意向者禁用。

4.其他药物及治疗方法

①大剂量静脉输注免疫球蛋白(IVIG)主要用于严重血小板减少、严重感染、难治性 LN、狼疮危象、SLE 伴妊娠等。通常,其使用剂量为 $150\sim400mg/(kg \cdot d)$,静脉滴注,连续 3~5 日为 1 疗程。②血浆置换、自体干细胞移植等治疗目前尚未列入 SLE 诊疗常规,应视患者具体情况选择应用。③靶向治疗是使用主要针对 B 细胞的生物制剂的治疗方法,如抗 CD20 单抗(利妥昔单抗)、Belimumab(抑制 BlyS/BAFF 的人源化单抗)、抗 CD22 单抗(依帕珠单抗)

及 TACI-Ig[阿塞西普(TACI-Ig 融合蛋白)]等。上述生物制剂均已进行临床前及临床治疗 SLE 的研究,可能具有良好前景。2013 年,美国食品药品管理局(FDA)已批准 Belimumab 用于治疗轻、中度活动性 SLE,该药也成为 FDA 批准的第一个治疗 SLE 的生物制剂。

(三)SLE 治疗方案的选择

1.轻型 SLE 的治疗

可以用以下措施:①NSAIDs 可控制关节炎等;②抗疟药(如氯喹 0.25g/d 或 HCQ 0.2~0.4g/d)可控制皮疹、减轻光敏感等;③沙利度胺(50~100mg/d)可用于对抗疟药不敏感的顽固性皮损;④局部短期应用外用 GC 制剂治疗皮疹,但脸部应尽量避免使用强效此类外用药,且一旦使用,不应超过 1 周;⑤小剂量 GC(如泼尼松≤10mg/d)口服有助于控制病情;⑥必要时可用 AZA、MTX 等免疫抑制剂。在治疗过程中,应特别注意,轻型 SLE 患者的病情可因超敏反应、感染、妊娠及生育、环境变化等因素而加重,甚至发生狼疮危象。

2.中度活动型 SLE 的治疗

个体化 GC 治疗是必要的,通常为泼尼松 0.5~1mg/(kg·d),联合 HCQ,常需联用其他免疫抑制剂,如 CTX、MMF、CsA、LEF 等。

3.重型 SLE 的治疗

重型 SLE 的治疗应分为 2 个阶段,即诱导缓解和维持治疗。

(1)诱导缓解:其目的在于迅速控制病情,阻止或逆转内脏损害,力求疾病完全缓解。但要注意 GC 及免疫抑制剂的毒副作用,尤其感染及性腺抑制等。其治疗应为:在 HCQ 的基础上,常用 GC 标准剂量是泼尼松 1mg/(kg·d),必要时甲泼尼龙 500~1000mg/d,连用 3d,病情稳定后酌情减量,并在此基础上联合免疫抑制剂,如 CTX、MMF 等。通常,诱导缓解应在 6~12 个月内实现,之后则进入长期(3~5 年)的维持治疗阶段。

(2)维持治疗:重症 SLE 在诱导缓解实现后,需长期维持治疗,以减少病情复发,改善长期愈后。维持治疗应高度个体化,既要控制病情,又要防止长期大剂量使用 GC 及免疫抑制剂带来的毒副作用。维持治疗通常为 HCQ 联合小剂量 GC(泼尼松<10mg/d),根据病情合理使用免疫抑制(如 MMF、AZA、LEF、CsA 等)。

4.特殊情况下的治疗

(1)SLE 合并血小板减少性紫癜的治疗:血小板减少是 SLE 一个常见、危重、难治的并发症,$<50 \times 10^9$/L 通常是判定病情轻重的临界线,而$>50 \times 10^9$/L 也成为可接受的治疗目标,且临床不宜过分追求血小板的完全正常化。患者血小板$<20 \times 10^9$/L 时,可有自发出血倾向,需要积极治疗。常用方案为:GC 剂量 1~2mg/(kg·d),甚至甲泼尼龙 500~1000mg/d 联用 3d。IVIG 治疗对重症血小板减少性紫癜有效,可按 400mg/(kg·d)静脉滴注,连续 3~5d 为 1 个疗程。值得一提的是,IVIG 一方面对 SLE 本身具有免疫治疗作用,另一方面其还具有非特异性抗感染作用,可以对大剂量免疫抑制所致的免疫力挫伤起到一定的保护作用,因而成为重症 SLE 治疗的重要组成部分。此外,还可静脉滴注长春新碱(VCR)1~2mg/周,总量常不宜超过 6mg。CsA 由于无明显骨髓抑制作用,是常用的联合治疗药物。无骨髓增生低下者,还可试用 CTX、AZA 等其他免疫抑制剂。内科保守治疗无效者,可考虑脾脏切除。

(2)SLE 合并肺动脉高压(PAH):PAH 在 SLE 人群中的发生率为 3%~14%,是 SLE 严重的并发症之一。疑为 PAH 患者应进行心脏彩色多普勒超声和(或)右心导管肺动脉测压筛查、确诊,并结合心功能分级(参照纽约心脏协会心功能评定标准)和 6min 步行距离进行病情的评估。PAH 的定义为平均肺动脉压静息状态>25mmHg(1mmHg=0.133kPa)或运动状态>30mmHg,重度 PAH 压力>70mmHg。任何疾病患者伴发 PAH 时,均应根据其心脏功能状态给予相应处理(如改善左心功能、瓣膜手术、氧疗、抗凝、抗感染等)。对 SLE 引起的 PAH 患者,除加强 GC、CTX 等基础疾病的治疗外,还可选择使用钙通道阻滞剂、前列环素类似物、内皮素受体阻滞剂、5-磷酸二酯酶抑制剂等治疗。

(3)狼疮危象的治疗其治疗:目的在于挽救生命、保护受累脏器、防止后遗症。通常需要大剂量甲泼尼龙冲击治疗、针对受累脏器的对症治疗和支持治疗,以帮助患者度过危象。后继治疗可按照重型 SLE 的治疗原则,继续诱导缓解和维持巩固治疗。甲泼尼龙冲击治疗对狼疮危象患者常具有立竿见影的效果,疗程多少和间隔期长短可视患者具体病情而定。然而,甲泼尼龙冲击疗法只能解决急性期的症状,疗效常不能持久,故必须与其他免疫抑制剂(如 CTX 冲击疗法等)配合使用,否则病情容易反复。需强调的是,在大剂量 GC 冲击治疗前、中、后均应密切观察有无感染发生。

5.辅助治疗

防晒剂、小剂量阿司匹林、钙剂及维生素 D、二磷酸盐、他汀类药物及血管紧张素转化酶抑制剂等均可用于特定情况的 SLE 患者。

八、SLE 与妊娠

SLE 好发于育龄期女性,故妊娠与生育成为 SLE 患者面临的一个重要问题。目前认为,SLE 与妊娠可相互影响。妊娠可增加 SLE 病情活动,导致轻至中度病情复发,多为皮疹、关节症状及血液系统表现等。LN 及 APL 阳性是 SLE 女性妊娠高血压及先兆子痫的危险因子。部分 SLE 患者妊娠过程中可出现肾脏病变或使原有肾脏病变加重,甚至引起尿毒症,导致孕妇死亡。SLE 伴妊娠者胎死宫内、自然流产及胎儿宫内发育迟缓等发生率高于正常人群,活动性 LN 患者异常妊娠的发生率亦明显增高。心脏传导阻滞是 SLE 患者孕育的胎儿可能发生的并发症,与母亲体内抗 SSA/Ro 抗体及抗 SSB/La 抗体有关。

SLE 患者应避免多次妊娠和流产,避免口服避孕药,以免加重病情。其妊娠时机最好选在病情缓解并稳定 1 年后,即:服用小剂量泼尼松(≤10~15mg/d):或不服用 GC,无病情活动≥12 个月,停用免疫抑制剂≥6 个月。泼尼松及其他不含氟 GC、HCQ 等药物对 SLE 妊娠女性有效且安全,而 MMF、CTX、MTX 等免疫抑制剂均不可用于此类患者。

九、预后

20 世纪 50 年代,SLE 曾被认为是不治之症,其 5 年存活率仅为 50%。随着早期诊断率的提高及治疗手段的进步,SLE 的预后与过去相比已有显著提高。目前,SLE 患者 1 年存活率96%,5 年存活率 90%,10 年存活率也已超过 80%。如今,SLE 急性期患者死亡的主要原因是 SLE 的多脏器严重损害和感染,尤其伴严重神经、精神狼疮和急进性 LN 者。而慢性肾脏功能不全和药物(尤其长期使用大剂量 GC)不良反应及心血管事件(如冠心病等)等则是 SLE 远期死亡的主要原因。

第三节　雷诺症及硬皮病

雷诺现象是一种好发于肢端的阵发性、可逆性的血管收缩现象,常由寒冷或精神紧张等因素诱发,典型的发作为肢端相继出现苍白－发绀－变红,分别提示血管收缩－缺血－再灌注各阶段。可为原发或继发,原发性雷诺现象即为雷诺症。继发性雷诺现象常见于系统性硬化症等结缔组织疾病。

硬皮病,也叫系统性硬化症(SSc),是一种弥漫性结缔组织病,可累及全身多脏器,主要表现为皮肤和内脏系统的变硬、纤维化和萎缩,常根据临床特点,分为局限性和弥漫性皮肤型SSc、无皮肤硬化的 SSc、重叠综合征四种亚型。

一、流行病学

普通人群中可有 3%～5% 存在雷诺症,常发生于青年女性,常呈家族聚集性。

SSc 好发于 30～50 岁,女性多于男性,但男性患病有其特点,如弥漫性皮肤型 SSc、手指溃疡、肺动脉高压发病率更高,预后更差。不同种族患病率不同,黑人的发病率更高,预后更差。

二、病因与发病机制

(一)病因

雷诺症目前病因尚不明确。它是一种个体对寒冷的过度的生理性反应。可能与交感神经活性增高、血管壁和微循环改变有关。

SSc 目前病因尚不明确,可能与遗传因素及环境因素相关。

1.遗传因素

SSc 疾病易感性与年龄、性别和种族均相关,好发于育龄期女性,黑人的发病率高于白人,发病更早,预后更差。同卵双胞胎患 SSc 的概率为 4.7%,一级亲属患 SSc 的概率为 1.6%,均较普通人群显著升高,这些现象均提示其发病与遗传密切相关。已有研究明确多个位点上的单核苷酸多态性(SNP)与 SSc 易感性及特定的临床表现及疾病亚型相关,目前对组织相容性复合体 I(MHC 1)的研究提示疾病与多基因多态性相关性更强,主要组织相容性复合体(MHC)及淋巴细胞的激活和信号转导相关的多种基因参与发病。目前发现了一些和特定的SSc 表现或亚型相关的遗传基因位点,如结缔组织生长因子(CTGF)和肺间质病变(ILD)相关,HLA-DRB1 和硬皮病肾危象相关。许多 SSc 相关的基因多态性也在其他结缔组织疾病中出现,提示这些疾病可能存在共同通路。

2.环境因素

环境因素如感染、肠道菌群、职业、饮食和药物史,均可能与 SSc 的发病相关。可能的病原体有 EB 病毒(EBV)和巨细胞病毒(CMV),可能的职业暴露包括硅尘、聚氯乙烯和芳香族化合物,可能相关的药物包括博来霉素、喷他佐辛、可卡因等。

(二)发病机制

SSc 的病理生理基础主要包括弥漫性微血管病变、自身免疫炎症反应和多脏器纤维化。

血管损伤及微血管病:血管损伤是 SSc 病程中最早发生也是最主要的病变,其可导致毛细血管减少、血管平滑肌增殖、血管壁增厚、管腔狭窄、组织缺氧及氧化应激。激活的内皮细胞可以分泌炎症因子,导致炎细胞聚集。疾病早期表现为炎症和免疫反应,激活成纤维细胞,导致病理性的纤维增生和组织损伤。血管损伤引起组织缺血,进一步促进组织纤维化和萎缩。

自身免疫炎症反应:疾病早期表现为炎症和免疫反应,在靶器官及组织存在大量炎细胞及炎症特征,免疫细胞的数量及功能发生改变,多种自身抗体产生。

纤维化:SSc 的特征之一是纤维基质,包括胶原蛋白、弹性蛋白和纤连蛋白等在组织内聚集,导致组织瘢痕化,正常组织结构被致密的纤维结缔组织代替,功能发生异常。

三、病理

SSc 的主要病理学特点是毛细血管缺失、阻塞性微血管病变和多脏器纤维化。疾病早期主要表现为血管周围炎性细胞的浸润,主要为 T 淋巴细胞、单核/巨噬细胞和浆细胞等。疾病晚期多脏器出现阻塞性微血管病变及广泛的组织纤维化。皮肤早期出现胶原纤维积聚,晚期纤维化进程侵袭导致表皮萎缩,脂肪层减少。肺脏早期出现肺泡壁的炎性细胞浸润,晚期表现为肺间质纤维化和血管病变。SSc 的肺间质病变中最常见的病理学类型是非特异性间质性肺炎(NSIP),肺血管内膜增厚可导致肺动脉高压。肾脏血管损伤主要累及小叶间和弓状动脉,慢性肾脏缺血与肾小球萎缩相关,硬皮病肾危象与血栓性微血管病变相关。

四、临床表现

(一)症状及体征

雷诺症患者常有家族史,一般仅表现为反复出现的雷诺现象,不出现指端坏死、溃疡和坏疽,ANA 等抗体均阴性。

典型的雷诺现象常见于手指和脚趾,偶尔也可累及鼻尖和耳垂,常由寒冷及情绪波动诱发。典型的发作初始为肢端的苍白,然后出现发绀,随后出现充血变红,可伴疼痛或麻木,这三种颜色分别提示血管收缩或痉挛、缺血缺氧和再灌注阶段。

SSc 患者根据皮肤受累情况和临床特点,一般分为局限性和弥漫性皮肤型 SSc、无皮肤硬化的 SSc、重叠综合征四种亚型。①局限性皮肤型 SSc(lcSSc):患者的皮肤硬化限于肢体的远端,但可累及面部、颈部。CREST 综合征是 lcSSc 的一个亚型,表现为钙质沉着(C)、雷诺现象(R)、食管功能障碍(E)、指端硬化(S)和毛细血管扩张(T)。②弥漫性皮肤型 SSc(dcSSc):患者除面部、肢体远端外,皮肤硬化还可累及肢体近端和躯干。③无皮肤硬化的 SSc:患者表现为雷诺现象、SSc 特征性的内脏病变和血清学抗体,但无皮肤硬化表现。④重叠综合征:患者同时患有其他弥漫性结缔组织病,如系统性红斑狼疮、多发性肌炎、皮肌炎或类风湿关节炎。

SSc 起病隐匿,早期常表现为雷诺现象及皮肤硬化,晚期常累及多脏器。

1.雷诺现象

雷诺现象和其他疾病表现的间隔时间可以很短(数周到数月),也可长达数年。SSc 患者的雷诺现象,较雷诺症患者的临床症状更严重,发作更频繁,发作时间更长,可为痛性,可伴缺血性指端溃疡和坏死。雷诺样的血管痉挛也可出现在 SSc 的肺脏和肾脏等内脏血管。

2.皮肤表现

皮肤硬化为本病的标志性改变,早期常累及肢端和面部,晚期可累及躯干。典型病变分为三个阶段:①肿胀期:皮肤出现非凹陷性肿胀和严重瘙痒,可呈现为腊肠指样改变,也可出现压迫症状如腕管综合征;②硬化期:皮肤呈现蜡样光泽,紧贴于皮下组织,不易捏起,关节可因皮肤变硬出现僵硬感,手指可弯曲挛缩。面部可出现表情减少,口周出现放射性沟纹,口唇变薄,张口度减小,鼻端变尖,呈现为面具样面容,为本病特征性的"面具脸";③萎缩期:一般5~10年后出现皮肤萎缩变薄,表皮松弛,可出现皮下组织钙化及皮肤溃疡。

3.关节肌肉表现

疾病早期可出现关节、肌肉疼痛和腕管综合征,晚期可因关节周围广泛的软组织纤维化出现关节挛缩,可出现"皮革样"摩擦感。仅少数患者出现侵蚀性关节炎。肌无力常因营养不良和失用性萎缩导致。疾病晚期常出现肢端的骨质吸收,导致肢端残障。

4.消化系统

大部分SSc患者均可出现消化系统受累,主要为平滑肌、胃肠道黏膜萎缩及阻塞性血管病变导致。患者可出现张口度减小,舌系带缩短。胃食管反流症常见,可出现食管狭窄和Barrett食管,后者为癌前病变。消化道的毛细血管扩张可导致慢性消化道出血,胃部的血管扩张病变内镜下可表现为"西瓜胃"。消化道的受累还可导致肠道运动功能受损,可表现为胃轻瘫、假性肠梗阻,可导致吸收障碍、营养不良,也可导致肠道菌群紊乱和慢性腹泻。

5.肺脏病变

SSc患者肺部病变常见,为本病首要的死因,主要为肺间质病变(ILD)和肺动脉高压(PAH)。也可出现胃食管反流症引起的吸入性肺炎、支气管内毛细血管扩张导致的肺脏出血等。ILD常见于dcSSc,早期症状为劳力性呼吸困难和慢性干咳,听诊可闻及肺底的"Velcro"啰音,胸片对早期ILD的检测不敏感,高分辨CT(HRCT)可显示肺下叶的胸膜下网格影、磨玻璃样改变、牵拉性肺不张和蜂窝肺,肺功能检查提示限制性呼吸困难。PAH可和ILD同时出现,也可单独出现,早期症状亦为劳力性呼吸困难,随后可出现心绞痛、劳力性晕厥和其他右心衰的症状和体征。SSc相关的PAH预后极差。

6.心脏病变

SSc患者的心脏病变可能为本病表现,也可继发于PAH、ILD和肾脏病变,可表现为心内膜、心肌、心包和传导系统病变,如心包炎、传导阻滞等,常见于dcSSc。临床上有症状的心脏病变和预后不良相关。反复的血管痉挛和缺血再灌注损伤可导致心肌和传导系统纤维化,最终可进展至心衰。超声心动图、心脏核磁和核素显像可能有助于SSc患者心脏病变的检测。

7.肾脏病变

肾脏病变中最严重的为硬皮病肾危象,可出现于10%~15%的患者中,常出现于疾病早期。病理表现为阻塞性微血管病变和肾脏弓形及小叶间动脉的管腔狭窄,进而导致肾素分泌增加,血管紧张素系统活化,最终形成恶性循环。常见于广泛进展性皮肤受累、抗RNA聚合酶I抗体阳性的dcSSc患者,而lcSSc患者或抗着丝点抗体阳性的患者则较少出现。特征性表现为恶性高血压和急骤进展性肾功能不全,可能出现头痛、视物模糊和充血性心衰等症状,可伴发红细胞破碎和血小板减少的微血管病性溶血。

8.其他

许多患者可出现口干和眼干症状,唾液腺病理常提示纤维化。甲状腺功能减退常见,病理亦常提示为纤维化。神经系统症状少见,可出现三叉神经痛。SSc 的孕妇可能出现不良妊娠。男性患者可能出现勃起功能障碍。SSc 患者肿瘤风险增加。

(二)实验室和辅助检查

SSc 患者可见轻度的正细胞性或小细胞性贫血,血小板和白细胞减少常提示药物毒性。血沉可正常或升高,免疫球蛋白可升高。几乎所有患者均为抗核抗体阳性。抗拓扑异构酶Ⅰ(Scl-70)和抗着丝点抗体均较为特异,但一般不同时出现。前者常见于 dcSSc,和 ILD 及预后不良相关;后者常见于 lcSSc,尤其是 CREST 综合征,偶尔也可出现于干燥综合征。PM-Scl 抗体常见于 SSc 重叠多发性肌炎的患者。甲襞毛细血管镜检查提示 SSc 患者的甲襞毛细血管扭曲,间隔增宽且不规则,管腔扩张,血管区缺失。消化道钡餐可见患者消化道蠕动减弱,可有消化道部分狭窄或扩张。胸片对肺间质病变敏感性较低,HRCT 可早期提示肺间质病变,常见肺下叶的胸膜下网格影、磨玻璃样改变,晚期可出现牵拉性肺不张和蜂窝肺。肺功能检查提示限制性呼吸困难。超声心动图可无创性提示肺动脉高压,右心导管检查是肺动脉高压诊断的金标准。

五、诊断与鉴别诊断

(一)诊断标准

雷诺症主要根据家族史、典型的临床表现做出诊断,需除外可能导致雷诺现象的继发原因。症状不典型者也可进行冷水激发试验,甲襞毛细血管镜可见正常毛细血管,肢端血管造影可提示血管病变。

SSc 常用的诊断标准是 1980 年美国风湿病学会(ACR)提出的 SSc 分类标准,该标准包括:①主要条件:近端皮肤硬化,即手指及掌指或跖趾关节近端皮肤增厚、紧绷、肿胀,可累及整个肢体、面部、颈部和胸腹部躯干;②次要条件:指端硬化(仅限于手指);指尖凹陷性瘢痕或指垫消失;双肺底纤维化。具备主要条件或 2 条及 2 条以上次要条件者即可诊为 SSc。雷诺现象、多发性关节炎或关节痛、食管蠕动异常、皮肤活检示胶原纤维肿胀和纤维化、血清有抗核抗体、抗 Scl-70 抗体和抗着丝点抗体阳性均有助于诊断。

2013 年美国风湿病学会(ACR)联合欧洲抗风湿病联盟(EULAR)公布了最新的诊断和分类标准。新的诊断标准有较高的敏感性和特异性:①近端皮肤硬化,9 分。②手指皮肤硬化:手指肿胀,2 分;指端硬化:4 分。③指尖病灶:指尖溃疡,2 分;指尖凹陷性瘢痕,3 分。④毛细血管扩张,2 分。⑤甲襞毛细血管异常,2 分。⑥肺部受累(ILD/PAH),2 分。⑦雷诺现象,3 分。⑧相关自身抗体[抗着丝点抗体,抗拓扑异构酶Ⅰ(Sel-70)抗体或抗 RNA 合成酶Ⅲ抗体],3 分。总分≥9 分即可诊断为 SSc,同一条目内得分不累加。

(二)鉴别诊断

本病应与局部硬皮病、嗜酸性筋膜炎、硬化性黏液水肿、肾源性系统性纤维化及副肿瘤综合征等疾病相鉴别。

六、治疗

雷诺症的治疗主要依靠戒烟、保暖、防止冻伤及情绪激动,避免使用 β-受体拮抗剂等可能诱发本病的药物。可使用钙离子拮抗剂,严重时可使用影响交感神经功能的药物。

SSc 系统性硬化症的治疗,目前尚无根治措施。无特效或靶向药物。但积极的药物治疗可以有效地缓解症状、减缓疾病进展、改善生活质量。治疗原则包括:早期诊断;疾病的临床表现、脏器受累具有高度异质性,建议根据患者需要进行个体化治疗,治疗原则包括迅速而准确的诊断;基于临床和实验室检查评估疾病分类和危险分层;早期识别器官受累,评估其范围及严重程度;规律监测疾病的进展、活动度、新的并发症和治疗反应;根据病情变化积极调整治疗;持续患者教育。

(一)一般治疗

戒烟,加强保暖,防止冻伤及情绪波动,避免使用加重本病的药物。

(二)糖皮质激素及免疫抑制剂

疾病早期使用糖皮质激素可能改善患者症状,但不能减缓疾病进展,还可能增加硬皮病肾危象风险,故糖皮质激素仅在必要时小剂量使用。出现关节肌肉症状时可使用非甾类抗炎药和甲氨蝶呤。甲氨蝶呤和和吗替麦考酚酯可能改善皮肤硬化。环磷酰胺能减缓疾病进展,改善呼吸道症状和皮肤硬化。

(三)抗纤维化治疗

青霉胺被广泛用于本病的抗纤维化治疗,可能具有改善皮肤硬化,预防新发内脏病变的作用,但其疗效尚不确定。

(四)雷诺现象的治疗

二氢吡啶类钙离子拮抗剂,如硝苯地平、氨氯地平或者地尔硫卓可以改善雷诺现象。治疗反应不佳时,也可使用 5-磷酸二酯酶抑制剂如西地那非及前列腺素类药物。伴缺血性指尖溃疡的患者,内皮素-1 受体拮抗剂可改善症状,减少新发溃疡的风险。

(五)硬皮病肾危象的治疗

硬皮病肾危象是医学急症,迅速及早期识别非常重要,应积极治疗。应避免使用潜在的肾脏毒性药物,激素仅在必要时小剂量使用。硬皮病肾危象患者应立即使用血管紧张素转换酶抑制剂(ACEI)治疗,使血压迅速降至正常,即使进行透析治疗,也应坚持使用。内皮素-1 受体拮抗剂和前列环素治疗可能有效。患者肾功能不全时需要透析治疗,晚期可行肾移植。

(六)肺动脉高压的治疗

PAH 预后极差。SSc 患者应在初诊时即评估是否存在 PAH,并每年复查。常用药包括内皮素-1 受体拮抗剂如波生坦、5-磷酸二酯酶抑制剂如西地那非、前列环素类似物如依前列环素等,必要时上述药物可联合治疗。出现心功能不全时,患者需使用氧疗、利尿剂和强心治疗。药物治疗无效时可行肺移植。

(七)胃肠道症状的治疗

胃食管反流症患者可予质子泵抑制剂减少胃酸反流。胃排空延迟患者可予促胃动力药。肠道细菌过度繁殖可应用抗生素。营养不良时可予肠外营养。

七、预后

雷诺症预后良好,患者一般不出现肢端坏死、溃疡和坏疽。

SSc 主要的死因为 PAH、ILD、胃肠道病变、心脏病及硬皮病肾危象。预后不良因素包括男性、非洲裔美国人、老年发病、广泛皮肤硬化伴躯干受累及显著进展性内脏受累。dcSSc 患者较 lcSSc 的患者预后差。

第四节　干燥综合征

　　干燥综合征(SS)是一种以侵犯涎腺、泪腺等外分泌腺为主的慢性自身免疫病。由于其自身免疫炎症反应主要表现在外分泌腺上皮细胞,故又称为自身免疫性外分泌腺上皮细胞炎或自身免疫性外分泌腺病。本病以淋巴细胞浸润腺体为主要病理特征,临床上常见表现有口干、眼干、皮肤干燥、大便干燥等。SS 还可累及其他系统(如呼吸、消化、泌尿、血液、神经及肌肉、关节等),造成多系统、多器官受损。

　　SS 分为原发性和继发性两种。其中,原发性干燥综合征(pSS)通常指不具有另一诊断明确的结缔组织病(CTD)的单纯性 SS,而继发性 SS 则是指合并有另一诊断明确(如 RA、SLE、SSc、DM、MCTD 等)的 SS。本节主要介绍 pSS。

一、流行病学

　　pSS 女性多发,男女患病比 1∶9～1∶10,成年女性患病率为 0.5%～5%。多数患者中年起病,好发年龄 30～60 岁(约 90%),但也可见于儿童及青少年。在美国,pSS 是仅次于 RA 的第二位常见的自身免疫病。1993 年,张乃峥教授等的调查研究显示,我国 pSS 的总体患病率为 0.29%～0.77%,老年人中的患病率为 2%～4.8%。需注意,pSS 临床表现可因年龄、性别及地理环境的不同而有所不同。

二、病因及发病机制

　　本病病因及发病机制尚不十分清楚,可能与遗传、病毒感染、性激素、免疫学异常等因素有关。

(一)遗传因素

1.组织相容性抗原(MHC)

　　近年来,通过免疫遗传研究测定,某些 MHC 基因(如 HLA-DR3、HLA-B8)的频率在 pSS 患者中增高,但这种相关性可因种族的不同而不同。据报道,西欧白人 pSS 与 HLA-B8、DR3、DRW52 相关,希腊人与 HLA-DR5 相关,日本人与 HLA-DR53 相关,而我国则与 HLA-DR8 相关。另有研究提示,HLA 基因与 pSS 自身抗体的产生和临床表现也有相关性,如携带 HLA-DR3、DQ1/DQ2 的 pSS 患者均具有高滴度的抗 SSA、抗 SSB 抗体,临床症状较重,且均有血管炎的表现。上述结果表明,某些 HLA-Ⅱ类基因可能为 pSS 易感性遗传标记,其在 pSS 的发病、临床表现与疾病持续中具有重要作用。

2.家族史

　　pSS 患者中可见姐妹、母女同时患病者,提示遗传因素在发病中发挥重要作用。

(二)病毒

　　外分泌腺细胞一过性或持久的潜在病毒感染可能是触发 pSS 自身免疫反应的一个重要因素。病毒感染可引起辅助 T 细胞、T 记忆细胞和 B 细胞在腺体局部聚集,在抗原的选择性刺激和 T 细胞的辅助下,B 细胞克隆增殖,进而导致组织的损伤。目前认为,有多种病毒与 pSS 发病及病情持续可能有关,如 EB 病毒、疱疹病毒 6 型、巨细胞病毒、反转录病毒等。

(三)性激素

pSS 患者体内雌激素水平升高,且本病患者大多数为女性,提示雌激素水平可能与 SS 的发生和病情进展相关。

(四)免疫学异常

1.细胞免疫

(1)淋巴细胞

pSS 患者外周血中 T、B 细胞存在明显的分化、成熟及功能异常,而在唇小涎腺组织间质内可见大量淋巴细胞聚集成灶,其中以 T 细胞为主,T 细胞中又以具有活化标记的 $CD4^+$/$CD45RO^+$ 的 T 辅助细胞占优势,且 pSS 患者眼结膜的小泪腺组织中也有类似的变化。

(2)自然杀伤细胞(NK):pSS 患者外周血中 NK 细胞数目正常,但功能下降,而在其外分泌腺体的单核细胞浸润病灶中缺乏此类细胞。

2.体液免疫

pSS 患者最突出的临床表现是高球蛋白血症和多种自身抗体阳性,这反映了其 B 细胞功能高度亢进和 T 细胞抑制功能的低下。

(1)高球蛋白血症:95% 的患者 γ 球蛋白可有不同程度的增高,大部分呈多克隆状。免疫球蛋白 IgG、IgM、IgA 均可增高,其中以 IgG 增高最多见,但也可呈单克隆性增高。少数患者尿中可以出现 κ 或 λ 链片段。pSS 患者高球蛋白血症通常较其他 CTD(如 SLE、RA 等)更为突出。同时,其唇腺局部组织中灶性浸润的 B 细胞也具有合成大量免疫球蛋白的功能。

(2)自身抗体:由于 B 细胞克隆增殖,可产生大量自身抗体,如抗 SSA(Ro)抗体、抗 SSB(La)抗体、RF、APL、抗腮腺导管抗体、抗甲状腺抗体、抗胃体细胞抗体、抗线粒体 M2 抗体(AMA-M2)等,这些抗体可与体内相应的自身抗原结合,形成免疫复合物,导致局部组织、器官的免疫损伤。

(3)免疫复合物:约 80% pSS 患者有循环免疫复合物(CIC)的增高,其原因是大量自身抗体和抗原结合形成 CIC,而网状内皮系统清除功能障碍。

(4)细胞因子:利用免疫组化和原位杂交技术发现,唇腺上皮细胞及单个核细胞内存在促炎因子 IL-1β、IL-6、TNF-α 和干扰素 γ(IFN-γ)等,提示细胞因子参与了 SS 局部唇腺炎的发病过程。

(五)其他机制

近来,有人对水分子通道蛋白(AQPs)及毒蕈碱胆碱受体 3(M3R)在 pSS 患者发病中的作用进行了研究。但到目前为止,对 AQPs 在人唾液腺中的作用了解很少,相关知识主要来源于动物试验。研究提示,在小鼠泪腺中明确定位的有 AQP1、AQP3、AQP4 和 AQP5 共 4 种 AQP,并认为 pSS 的异常免疫反应可能改变亚细胞水平上 AQPs 分子的分布,引起口、眼干燥等症状。

现已知,唾液腺的分泌受交感和副交感神经调控,乙酰胆碱的释放以及神经递质与 M3R 的结合触发二级信号传导级联反应,引起 Ca^{2+} 浓度增加、Cl^- 通道激活和水分、电解质分泌等。

研究发现,pSS 患者体内存在抗 M3R 抗体,该抗体可能导致上述过程缺陷。皮下注射乙酰胆碱能受体激动剂(如毛果芸香碱,salagen)后可使患者泪液产生增加亦提示,在 pSS 的发病机制中,抗 M3R 抗体可能具有重要作用。

三、病理

本病的唾液腺、泪腺以及体内任何器官均可受累,其主要病理改变有两种。

(一)外分泌腺炎

主要累及由柱状上皮细胞构成的外分泌腺体,表现为腺体间有大量淋巴细胞(包括浆细胞及单核细胞等)的浸润,并形成淋巴滤泡样结构。这种聚集的淋巴细胞浸润性病变是本病的特征性病理改变,它可出现在唾液腺(包括唇、腭部的小涎腺等)、泪腺(包括眼结膜的小泪腺等)、肾间质、肺间质、消化道黏膜、肝脏汇管区、胆小管及淋巴结等部位,最终导致局部导管和腺体的上皮细胞增生、肥大,腺体导管扩张和(或)狭窄,继之退化、萎缩、破坏,并以纤维组织代之,因而丧失其应有的功能。有人将唾液腺、泪腺以外组织中出现大量的淋巴细胞浸润称之为假性淋巴瘤。

(二)血管炎

血管受损是本病的一个基本病变,由冷球蛋白血症、高球蛋白血症或免疫复合物沉积所致。此类血管炎多为白细胞型或淋巴细胞型血管炎,常表现为急性坏死性血管炎或闭塞性血管炎等,是本病并发肾小球肾炎、肾间质病变、肺间质纤维化、周围和中枢神经系统病变、皮疹、雷诺现象等的病理基础。

四、临床表现

本病起病隐袭,缓慢进展,可累及全身各系统,临床表现多样,症状轻重不一,以外分泌腺受累和腺体外受累表现为主。系统性腺体外表现主要有全身症状(乏力、关节痛、肌肉痛和低热等)、关节炎、皮疹、白细胞破碎性血管炎、雷诺现象、淋巴结病、血液系统异常、中枢及外周神经系统病变、肾脏受累、肺部病变、肝脏受累及淋巴瘤等。

(一)口腔

轻者仅为唾液黏稠感,易被忽视。较重时则唾液少,自觉口干,"饼干"试验阳性(即当吃一片饼干时,若不同时喝水便觉咀嚼和咽下困难),舌系带底部无唾液积聚。此外,重症患者还可有舌红、唇裂,口角干燥皲裂,口腔疼痛,可影响味觉和嗅觉。由于缺乏唾液的冲洗,牙龈炎和龋齿的发生率显著增高,牙齿逐渐变黑,继而呈粉末状或小片破碎脱落,最终只留残根,称为"猖獗龋"。此类患者常并发口腔念珠菌感染,且半数患者可反复发生两侧腮腺肿、痛,重症时形成"松鼠样"脸型。对部分腮腺持续性肿大者,应警惕恶性淋巴瘤的可能。

(二)眼

患者常诉眼干,表现为干涩、痒痛、灼热或异物(砂粒)摩擦感等,傍晚为著。患者可因泪液分泌减少致视物模糊、畏光、眼红、结膜充血、角膜浑浊、糜烂或溃疡等(称干燥性角结膜炎),并易伴发细菌和真菌感染。

(三)皮肤、黏膜

皮肤干燥者占 50%,其中约 25% 可有脱屑,呈"鱼鳞病"样表现。女性阴道黏膜、肛门和直肠黏膜干燥和萎缩可导致局部瘙痒性炎症和功能障碍。其发生炎性血管病变时可出现的皮肤表现则有可触及性紫癜、环状红斑、结节红斑、光敏性皮炎、雷诺现象和皮肤溃疡等,其中紫癜的发生率约占 30％,以高球蛋白血症性紫癜最多见。

(四)血液系统

约 25％的 pSS 患者有贫血,多为轻度的正细胞正色素性贫血;30％的患者血常规中白细胞计数低于正常值,25％嗜酸性粒细胞或淋巴细胞增多;6％～33％的患者血小板降低,而血小板低下严重者可出现出血现象。pSS 血液系统损害多为 1 系细胞损害,2 系同时受累者少见。

(五)血管炎

约 15％的 pSS 患者可合并血管炎,从超敏性血管炎至类似结节性多动脉炎的坏死性血管炎均可发生,程度不等,主要表现为局部血管炎,以过敏性紫癜样皮疹最为常见,此与高 γ 球蛋白血症导致血管脆性增加、进而发生血管壁出血有关。雷诺现象见于 13％～66％的患者,可于口干症状之前出现。此外,还可出现结节红斑、荨麻疹、皮肤溃疡等,并可反复发作。口腔、外阴部黏膜可出现疼痛性溃疡,阴道黏膜干燥、萎缩等。

(六)关节、肌肉

pSS 患者中 80％有轻度关节症状,并可伴滑膜炎,症状多不严重,且呈一过性。若有对称性多关节炎伴畸形以及 X 线片证实的骨侵蚀改变则提示为 RA 伴发继发性 SS。轻度肌痛、肌无力见于部分患者,5％可出现肌炎。肌肉活检为伴有淋巴细胞浸润的间质性肌炎改变。需注意,本病也可伴发 PM/DM。

(七)呼吸系统

呼吸道黏膜受累可引起鼻腔干燥及结痂、鼻出血、鼻中隔炎、萎缩性鼻炎、咽喉干燥、声音嘶哑、干咳、痰液黏稠等,当其并发支气管炎、气管炎时可出现呼吸困难。胸部 X 线片异常见于 20％～30％的患者,可见肺间质纤维化或肺部浸润阴影。HRCT 可发现更多肺间质受累患者。本病偶见胸膜炎。其肺功能检测可有弥散功能障碍、限制性或阻塞性通气功能障碍等。另有少数患者可发生 PAH,重度 PAH 者提示预后不佳。

(八)肾脏

30％～50％的患者有肾脏病变,主要累及远端肾小管,病理改变常为慢性间质性肾炎,其临床表现多为 I 型肾小管酸中毒(可引起低血钾性肌肉麻痹,严重者出现肾钙化、肾结石及骨软化症等)和肾性尿崩症(多饮、多尿等,此现象亦常出现于肾小管酸中毒患者)。近端肾小管损害少见,且大多预后较好。肾小球损害者亦较少见。

(九)消化系统

本病患者可因消化道黏膜层的外分泌腺受累而出现萎缩性胃炎、胃酸减少、消化不良等非特异性症状,亦可发生吞咽困难、食管功能障碍和胃、食管反流等。约 20％的患者可伴肝脏损害。当其合并自身免疫性肝病中的原发性胆汁性肝硬化(PBC)时,实验室检查可有碱性磷酸酶(ALP)升高、谷氨酰转肽酶升高、AMA-M2 阳性等。肝、脾肿大约见于 1/5 的病例,偶见慢性胰腺炎。

(十)神经系统

神经系统损害发生率约为 10％,可累及中枢神经系统和周围神经系统,常见为脱髓鞘病变,或由神经组织的炎症性血管病变而导致的缺血或出血改变,或因淋巴细胞浸润所致直接损害等。其临床表现多样,可为局灶性或弥漫性损害,包括认知障碍、偏盲、失语、偏头痛、抽搐、偏瘫、截瘫、共济失调、视神经脊髓炎、进行性痴呆等。

(十一)甲状腺

1/3 的患者可合并自身免疫性甲状腺炎,其表现为甲状腺呈轻度或中度弥漫性肿大,或可出现结节。活检显示,甲状腺内有不同程度的淋巴细胞浸润,类似于桥本甲状腺炎。可致甲状腺功能低下。

(十二)淋巴结

本病可有局部或全身淋巴结肿大,通常质地正常,可反复发作,呈良性淋巴病变表现。当淋巴结中等度肿大,质地变硬,尤其呈非对称性肿大,但仍不具备恶性肿瘤的组织学特征时,称为假性淋巴瘤。若淋巴结高度肿大,质地中坚,表面不规则结节状,提示恶性淋巴瘤的可能。5%的 pSS 患者可发生淋巴瘤(较正常人群高 44 倍),以非霍奇金淋巴瘤(NHL)最多见,且 NHL 中多为 B 细胞来源的淋巴瘤。

应该警惕 pSS 患者可能发生淋巴瘤的征象为:①出现单克隆冷球蛋白血症,尤其具有巨球蛋白血症和单克隆高 γ 球蛋白血症的 SS 患者 γ 球蛋白水平下降至正常或偏低,自身抗体消失(如 RA、ANA、抗 SSA 抗体、抗 SSB 抗体转阴),常是发生恶性淋巴瘤的先兆;②长期出现腮腺、脾脏、淋巴结的持续肿大,唾液腺体积显著增大(尤其伴硬结时);③出现可触及性紫癜;④补体 C4 降低。

五、实验室与辅助检查

(一)常规检查

血常规中,常见正细胞正色素性贫血(程度较轻,有时亦可为低色素性贫血),白细胞计数可减少,6%~33%的患者有血小板减少。ESR 增快。白蛋白减少,巨球蛋白和冷球蛋白可阳性。

(二)免疫学检查

患者常有多种自身抗体阳性。其中,75%以上 RF 阳性,50%~80% ANA 阳性,抗 SSA 抗体和抗 SSB 抗体阳性分别见于约 70%和 40%的患者(二者对 pSS 诊断有重要意义,前者敏感性高,后者特异性强)。此外,pSS 还可出现抗 RNP 抗体、ACA、ACL、抗甲状腺球蛋白抗体(约 30%)、抗胃壁细胞抗体(约 30%)等自身抗体的阳性,但通常不出现抗 Sm 抗体。

pSS 其他免疫异常还包括 IgG 和 IgM 升高、抗人球蛋白试验(Coombs 试验)阳性(10%)等,多数患者血清 CIC 增高,5%~10%的 pSS 患者补体 C3、C4 降低(尤其伴血管炎时)。

(三)泪腺功能检测

主要方法有以下几种。

1.Schirmer 试验

即用滤纸测定泪液流量。方法:以 5mm×35mm 滤纸在 5mm 处折弯成直角,高温消毒后放入患者结膜囊内观察泪液湿润滤纸长度。≤5mm/5min 为阳性。

2.泪膜破碎时间(BUT 试验)

<10 秒为不正常。

3.角膜染色指数

用丽丝胺绿和2％荧光素作角膜活体染色,在裂隙灯下观察角膜及结膜的完整性。丽丝胺绿可使缺乏黏蛋白无泪膜形成的上皮细胞着色,荧光素则可使角膜细胞损坏部位着色。在裂隙灯下检查染色斑点的强度及形态,若≥4(Van Bijsterveld计分法)为阳性。由于孟加拉红有角膜毒性,现已不再使用。

(四)涎腺功能检测

主要方法有以下几种。

1.唾液流率测定

用中空导管相连的小吸盘以负压吸附于单侧腮腺导管开口处,收集唾液分泌量。正常人＞0.5mL/min,≤1.5mL/15min为阳性。

2.腮腺造影

可见腮腺管不规则、僵硬,有不同程度的狭窄和(或)扩张,碘淤积在腺体末端,如雪花状或葡萄状。

3.涎腺同位素扫描

观察^{99}Tc锝化合物的摄取、浓缩和排泄能力。

(五)下唇黏膜活检

下唇黏膜活检是诊断pSS敏感且特异的方法。活检目的是明确淋巴细胞浸润的数量和组织破坏的程度,并对腺泡组织中聚集的淋巴细胞进行计分,以≥50个细胞聚集在一起称为一个病灶,计数4mm²组织中的病灶数,若≥1为阳性。

六、诊断与鉴别诊断

pSS诊断的主要依据有口、眼干燥的症状和干燥性角、结膜炎的客观体征以及抗SSA抗体和(或)抗SSB抗体阳性、唇腺活检示灶性淋巴细胞浸润等,其中后两项特异性较强。

(一)诊断标准

本病诊断现多采用2002年pSS国际分类(诊断)标准(该标准敏感性＞88％,特异性＞95％)。

Ⅰ口腔症状:3项中有1项或1项以上:①每日感口干持续3个月以上;②成年后腮腺反复或持续肿大;③吞咽干性食物时需用水帮助。

Ⅱ眼部症状:3项中有1项或1项以上:①每日感不能忍受的眼干持续3个月以上;②感到反复砂子进眼或砂磨感;③每日需用人工泪液3次或3次以上。

Ⅲ眼部体征:下述检查中任1项或1项以上阳性:①SchirmerⅠ试验(＋)(≤10mm/5min);②角膜染色(＋)(≥4Van Bjsterveld计分法)。

Ⅳ组织学检查:下唇腺病理示淋巴细胞灶≥1(4mm²组织内至少有50个淋巴细胞聚集于唇腺间质者为一灶)。

Ⅴ唾液腺受损:下述检查任1项或1项以上阳性:①唾液流率(＋)(≤1.5mL/15min);②腮腺造影(＋);③腮腺同位素检查(＋)。

Ⅵ自身抗体:抗SSA抗体和(或)抗SSB抗体(＋)(双扩散法)。

然而,上述标准因含有主观症状且较为复杂,故2012年ACR又提出新的pSS分类标准,用客观检查更为严格地限定了 pSS 的分类。

Ⅰ血清抗 SSA/Ro 抗体和（或）抗 SSB/La 抗体阳性，或 RF 阳性和 ANA 阳性（滴度＞1∶320）。

Ⅱ下唇腺活检示：局灶性淋巴细胞性涎腺炎，淋巴细胞灶积分＝1（4mm² 组织内至少有 50 个淋巴细胞聚集于唇腺间质者为一个淋巴细胞灶）。

Ⅲ有干燥性角、结膜炎，角膜染色积分＝3（目前未每日使用治疗青光眼的滴眼液、过去 5 年未进行过角膜手术或眼睑的美容手术）。

注：疑似患者如满足以上 3 个条件中的两项可诊断为 SS。必须除外颈、头面部放疗史以及 HCV 感染、AIDS、淋巴瘤、结节病、GVHD、使用抗乙酰胆碱药物（如阿托品、莨菪碱、溴丙胺太林、颠茄等）等。

（二）鉴别诊断

本病易被误诊或漏诊，其主要原因为口干和眼干症状常未被重视，且少数患者并无明显自觉的口干、眼干症状，或因未做相关检查而诊断为其他疾病。临床上常需与其他自身免疫病和 CTD 相鉴别。

1.SLE

pSS 多见于中、老年女性，发热少见，无面部蝶形红斑，口、眼干燥明显，肾脏损害以肾小管酸中毒多见，高球蛋白血症明显，少见低补体血症，预后良好。

2.RA

pSS 的关节症状通常较轻且不明显，罕见关节破坏、畸形和功能受损。而 RA 则常表现为手指小关节、腕关节等多关节炎症，呈慢性侵蚀性破坏，常有 RF 升高，抗 SSA 抗体可阳性，但抗 SSB 抗体阳性少见。

3.HCV 感染

HCV 感染可模拟 pSS 的主要临床、组织学和免疫学特征，但其干燥主要表现为持续性口干，常见肝脏损害，多伴冷球蛋白血症，但缺乏 SS 的特异性抗 SSA/抗 SSB 抗体及其他肺脏、肾脏等内脏受累。

4.其他

如老年性腺体功能减退、糖尿病或药物等原因引起的口干则有赖于病史资料加以鉴别。

七、治疗

本病目前尚无根治方法，可针对不同受累特点采取不同治疗手段。对于只有外分泌腺受累的患者主要是替代及对症治疗，而有腺体外系统受累的患者则需要系统治疗。其治疗目的是改善症状，控制病情进展，避免或减少多系统损害。

（一）一般治疗

主要有：适当休息，保证充足的睡眠，避免过劳，戒烟、酒，室内保持一定湿度，预防上呼吸道感染等。

（二）干燥症状的治疗

1.干燥性角膜炎的治疗

用 0.5% 甲基纤维素的人工泪液滴眼可以使 50% 的患者症状缓解，并可防止眼部并发症。

他克莫司点眼液、玻璃酸钠点眼液亦可选用。对尚保存部分泪腺功能的患者,用电凝固法闭塞鼻泪管可使有限泪液聚积,缓解干燥症状。可的松眼膏有促使角膜溃疡穿孔的可能,应避免应用。乙酰胆碱能受体激动剂(如毛果芸香碱)及选择性胆碱能受体激动剂 evoxac(化学名cevimeline)可以刺激泪液分泌,有一定治疗作用。

2.口腔干燥的治疗

应禁烟、酒及避免服用引起口干的药物(如阿托品等)。可用液体湿润口腔,缓解症状。口腔唾液减少易发生感染,尤其常见念珠菌感染,可局部用制霉菌素预防和治疗。平时注意口腔卫生,定期作牙科检查,有助于防止或延缓龋齿发生。枸橼酸漱口、咀嚼无糖口香糖等可刺激唾液腺的分泌。此外,2%甲基纤维素餐前涂抹口腔可改善口干症状,溴己新(16mg,每日 3次)亦可改善口、眼干燥症状。乙酰胆碱能受体激动剂(如毛果芸香碱)及选择性胆碱能受体激动剂 evoxac 可刺激唾液腺分泌。口服糖皮质激素(GC)能否增加唾液流率目前尚无有说服力的证据。MTX 和 CsA 可以改善主观症状,但并不能改善腺体的外分泌功能。

3.其他干燥症状的治疗

鼻腔干燥可用生理盐水滴鼻,但不建议用含油剂润滑剂,以免吸入引起类脂性肺炎。皮肤干燥一般无须治疗,但出汗减少者,天热时应防止高热中暑。

(三)全身系统治疗

如患者出现关节痛、关节炎、皮疹、疲劳乏力、肌肉疼痛以及淋巴结病等症状,并同时伴有ESR 增快、γ 球蛋白升高时,可选用 NSAIDs 及 HCQ。临床研究发现,HCQ 并不能改善干燥症状,但其可使 pSS 患者的急性期蛋白减少。由于本病关节破坏少见,因此很少应用DMARDs。对有严重关节疼痛及活动障碍的患者,偶尔需短时间使用低剂量 GC(泼尼松 5～10mg/d),而对于难治性关节炎可以考虑使用 MTX、LEF 等。

如患者伴有系统损害(如神经系统损害、间质性肺炎、肌炎、血液系统损害及肝脏、肾脏损害等)时,应据受损器官及严重程度进行相应治疗。对于病情进展迅速者,可给予 GC 联合免疫抑制剂(如 CTX、AZA 等)治疗。当出现重要脏器受累时(如肺间质性病变、神经系统病变、血管炎、溶血性贫血、血小板减少、肝脏损害、肾小球肾炎、肌炎等),则需使用中、大剂量 GC 和CTX、MTX、AZA、CsA 等免疫抑制剂治疗。有严重脏器活动性受累者,甚至可予甲泼尼龙冲击治疗。

八、预后

本病病程常呈慢性,口、眼干燥症状多为非进展性,预后较好。若无内脏受累,其生存时间接近普通人群。伴内脏损害者,经恰当治疗,大多可以控制病情,达到缓解,但停止治疗又可复发。在有内脏损害的 pSS 患者中,出现进行性肺纤维化、中枢神经病变、肾小球受损伴肾脏功能不全、恶性淋巴瘤等病变者预后较差。SS 患者的死亡原因主要为肺间质纤维化、PAH、肾脏功能衰竭、恶性淋巴瘤、中枢神经系统病变等。

第五节　特发性炎性肌病

特发性炎性肌病(IIM)是一组病因未明的异质性系统性自身免疫性风湿病,以慢性四肢近端肌肉无力、肌肉疲劳以及骨骼肌单个细胞浸润为主的非化脓性炎症性疾病。包括多发性肌炎(PM)、皮肌炎(DM)、儿童皮肌炎、非特异性肌炎、免疫介导的坏死性肌病、恶性肿瘤相关性 PM 或 DM、其他结缔组织病伴发 PM 或 DM、包涵体肌炎(IBM)、无肌病性皮肌炎等亚型。

一、流行病学

IIM 的实际发病率随种族、年龄及性别不同而有所不同。IIM 可以在任何年龄发病,不同亚型的发病年龄不同,PM 平均发病年龄为 50～60 岁,而 DM 有两个发病高峰,分别为 5～15 岁和 45～65 岁,而 IBM 多于 50 岁以上发病。PM 和 DM 中男女比例为 1∶2,而 IBM 为 2∶1。IIM 合并其他结缔组织病患者占所有肌炎患者的 11%～40%。肌炎合并不同恶性肿瘤的发生率差异很大,但是总体而言 DM 合并恶性肿瘤的发生率最高。肌炎患者发生某种恶性肿瘤的相对危险度目前还很难确定。

二、病因及发病机制

(一)病因

IIM 的病因不明,与遗传因素、环境因素等有关。目前已知 HLA-DR3 为 IIM 的高风险基因。部分 IIM 患者发病与环境因素有关,包括感染因素如细菌和病毒感染与非感染因素如药物和食物因素。肠道病毒如流感病毒、柯萨奇病毒和反转录病毒如人 T 淋巴细胞病毒可以引起肌肉炎症。动物模型中肠道病毒可诱导出肌炎以及患者血清和组织中存在高滴度的抗病毒抗体和病毒颗粒,提示病毒感染可能是 IIM 的致病因素之一。许多药物可以引起类似肌炎的病变,如青霉胺、他汀类降脂药等可引起与肌炎非常相似的症状与病理表现。DM 在越接近赤道发病率高,而 PM 在北方国家发病率高,这种纬度倾向差异性可能直接与紫外线辐射有关。恶性肿瘤也是肌炎发生的危险因素之一。肌炎患者发生肿瘤可能和慢性炎症以及长期使用免疫抑制剂有关。

(二)发病机制

PM 和 DM 的确切发病机制目前还不明确。因为患者常合并其他自身免疫病,且许多患者体内可检测出自身抗体,因此认为 IIM 属于自身免疫病的范围。细胞免疫和体液免疫均参与其中。肌炎患者出现的抗体可分为肌炎特异性自身抗体(MSA)和肌炎相关性自身抗体(MAA)。MAA 包括多种抗细胞核核细胞质的自身抗体,以抗核抗体 ANA 最常见,与肌炎的特定亚型无关。而 MSA 直接针对蛋白质合成途径的相关成分和某些核成分,与肌炎的临床表现及亚型相关,如抗组氨酰 tRNA 合成酶抗体(Jo-1)见于 16%～20% 的肌炎患者,抗核旋酶 Mi-2 抗体与 DM 具有很强的相关性,特别是与 Gottron 丘疹、向阳疹、"V"形征和披肩征等有关。PM/IBM 发病以细胞免疫为主,DM 发病以体液免为主。淋巴细胞亚群在不同类型 IIM 患者肌肉组织中的分布、定位明显不同,一种是 CD4$^+$ T 细胞、巨噬细胞和树突细胞分布于血管周围特别是肌束膜区域,多见于伴有皮疹的 DM 患者;另一种是 CD8$^+$ T 细胞和巨噬细胞围绕在肌内膜区域或侵入非坏死肌纤维,常见于 PM 和 IBM。CD8$^+$细胞毒性 T 细胞(CTL)识别肌细胞表面的 MHC-Ⅰ类分子并介导肌细胞损伤。局部浸润的 CTL 通过穿孔素靶向地损伤肌纤维。补体激活及膜攻击复合物在内皮细胞沉积,导致毛细血管损伤,引起缺血性改变。DM 患者的血管受累并可以表现在皮肤黏膜组织。另外,在肌炎患者肌肉组织中一些促炎细胞因子如 IL-1、TNF-α 等表达增加。

三、病理

IIM 的病理改变包括一般特征和某种亚型的特殊表现。一般特征如肌纤维肿胀、坏死,横纹肌消失,肌浆透明化和肌纤维膜细胞核增多,肌肉组织内炎症细胞浸润等。PM 病理特点是单个核细胞侵入非坏死肌纤维的肌内膜,CD8$^+$ T 细胞浸润为主,形成 MHC-Ⅰ 与 CD8$^+$ T 细胞形成免疫复合物。DM 病理特殊表现包括毛细血管床减少、毛细血管坏死伴补体复合物沉积、肌肉梗死、束周萎缩、血管周围炎症细胞浸润,以 CD4 T 细胞和巨噬细胞为主。

四、临床表现

(一)PM 和 DM

PM 和 DM 的主要临床表现是对称性四肢近端肌无力和肌肉耐力下降。多隐袭起病,于数周、数月及数年发展至高峰。可出现乏力、发热、关节疼痛、厌食及体重减轻等全身症状。

1.肌肉骨骼

近端肌肉无力为主要临床表现,特别是颈部、骨盆、大腿和肩部肌肉,呈对称性分布。患者常诉上楼、上坡、举上臂、蹲起等动作困难,可伴有肌肉疼痛,病情严重者无法行走。少数患者可以出现吞咽困难、呼吸困难。四肢远端肌肉受累少见,眼肌几乎不受累。

2.皮肤

DM 患者常伴有特征性皮疹。典型的皮肤表现为向阳疹,以眼睑为中心眶周紫红色水肿斑;Gotron 丘疹,略隆起的紫色、粉色或暗红色丘疹,位于肘、膝关节伸侧面和内踝附近、掌指关节、指间关节伸侧面,伴有毛细血管扩张、色素减退,上覆盖有细小鳞屑。其他常见皮疹还包括"V"形征,患者颈前及上胸部"V"字形红色皮疹;披肩征,颈部后皮疹;技工手,部分患者双手外侧掌面皮肤出现过度角化、脱屑、裂纹;钙质沉着,主要见于青少年 DM,多在摩擦或创伤部位,主要位于皮下组织,短期内大量沉积可导致局部溃疡形成。此外,DM 的皮肤损害还包括甲周红斑、甲襞毛细血管扩张和皮肤过度角化。皮疹可以先于肌肉症状数月甚至数年出现,通常不伴有皮肤瘙痒及疼痛,缓解期可消失或遗留色素沉着或者脱失、皮肤萎缩等。

3.其他脏器

(1)肺部受累:常见于 PM 和 DM,是影响肌炎死亡率的主要因素之一。患者可表现为咳嗽和呼吸困难。呼吸肌无力可导致限制性肺部疾病,咽部肌肉受累增加吸入性肺炎的风险,小气道炎症导致肺部间质性病变。患者间质性肺疾病的临床和病理表现与特发性肺间质疾病相似。大部分患者肺部表现轻微且进展缓慢,部分患者可快速进展出现肺纤维化。高分辨率 CT 检查及肺部组织活检可以帮助发现肺部病变及病理分型,对指导治疗和判定预后有帮助。

(2)心脏受累:较为罕见,但它是患者死亡危险因素之一。患者可无明显症状,心电图检查提示有传导异常和心律不齐,可能是由心肌炎、冠状动脉病变以及心肌小血管受累导致。由于 CK 及 CK-MB 升高对评价心肌损伤并不特异,可以选用更加特异的血清肌钙蛋白-I 或者 CK-

MB/CK 比值增加大于等于 3%,作为心肌受损的指标。

(3)肾脏受累:少见,患者可出现蛋白尿、血尿、肾衰竭等。

(4)关节受累:关节炎及关节痛在 PM 和 DM 患者中均可出现,以手足小关节对称性非侵蚀性关节炎为主,多见于抗合成酶抗体阳性患者以及合并其他风湿性疾病的重叠综合征患者。关节周围皮肤和腱鞘纤维化,可导致关节发生挛缩僵直。

(5)胃肠道受累:患者可因现舌肌、咽肌和食管下端肌肉受累,出现吞咽困难、吸入性肺炎、胃食管反流等症状。极少患者因胃肠道血管炎导致肠出血。

(6)PM 和 DM 可以伴发恶性肿瘤,尤其是 DM,发病年龄越高伴有肿瘤的机会越大。常见的肿瘤有血液系统肿瘤如淋巴瘤和实体瘤如肺癌、卵巢癌、乳腺癌、胃肠道肿瘤和淋巴瘤。肌炎可以在恶性肿瘤前 1~2 年出现,也可以与恶性肿瘤同时或者更晚出现。对于 40 岁以上的患者在 DM 诊断和复发,尤其是糖皮质激素和免疫抑制剂联合治疗效果欠佳时,需要筛查恶性肿瘤。

(7)PM 和 DM 可以和其他结缔组织病,如系统性红斑狼疮、系统性硬化症、干燥综合征、混合性结缔组织病、类风湿关节炎等同时存在。患者有肌无力的表现,容易发生雷诺现象、肌痛、关节炎、高滴度的 ANA 和抗 U1RNP 抗体。典型的 PM 和 DM 合并系统性红斑狼疮、系统性硬化症或类风湿关节炎诊断"重叠综合征",提示病情重,预后差。

(二)包涵体肌炎(IBM)

在临床表现及组织病理学上均与 PM 和 DM 不同。IBM 多见于老年人,隐袭起病的肌无力,进展缓慢,可累及四肢近端及远端肌肉,患者可出现抬腿困难,频繁跌倒,伴有腱反射减弱或者消失,病情进展可出现肌肉萎缩,特别是大腿和前臂肌肉萎缩。吞咽困难可以是早期症状之一。累及心血管以高血压最常见。肌电图检查表现为神经或者神经肌肉混合改变。

病理的特征性改变为肌细胞胞质和核内出现嗜碱性包涵体及镶边空泡纤维,电镜下显示肌纤维内有管状细丝或淀粉样细丝包涵体,疾病早期可能病理改变不明显,需要重复肌活检。激素和免疫抑制剂治疗效果欠佳。

(三)无肌病性皮肌炎

无肌病性皮肌炎是 DM 的一种亚型,患者可以有 DM 的典型皮疹,6 个月或者更长时间内无肌肉受累临床和实验室表现,皮肤活检表现与 DM 相同。部分患者可有肌炎的亚临床表现,有部分患者以后会发展为典型 DM。患者可以出现肌肉外组织器官受累如间质性肺炎,也可能伴发恶性肿瘤。

五、实验室与辅助检查

(一)一般检查

常规检查可见白细胞增高,血沉增快,血肌酐下降,血清肌红蛋白增高。

(二)血清肌酶谱

肌酶谱检查是一项评价肌炎病情的重要血清生化检查。可见肌酸激酶(CK)、醛缩酶、天冬氨酸氨基转移酶、丙氨酸氨基转移酶、乳酸脱氢酶增高,以 CK 升高最敏感。这些酶在心脏、肝脏、肾脏等器官也广泛存在,因此,对肌炎诊断的特异性不强。CK 的改变与肌力强度和功能无关,但是可以用来评价疾病的进展情况及治疗效果。

(三)自身抗体谱

抗核抗体阳性见于大部分肌炎患者。除此之外,还有肌炎特异性抗体,如抗组氨酰 tRNA 合成酶抗体(抗 Jo-1、EJ、PL-12、PL-7 和 OJ 抗体等),其中 Jo-1 抗体检出率较高,此类抗体阳性患者易出现肺间质病变、关节炎、"技工手"和雷诺现象等,称之为"抗合成酶综合征";抗 SRP 抗体,此抗体阳性患者常表现为急性发作的严重肌炎,并伴有心脏受累,可以无皮肤及肺部症状,极少出现关节炎及雷诺现象,对激素治疗反应差,对 PM 特异性更强,但是敏感性差;抗核旋酶 Mi-2 抗体,对 DM 的特异性强,该抗体阳性患者多伴有皮疹,但是肺间质病变少见,预后良好。

(四)肌电图

肌电图异常无特异性,但可以提示肌源性损害。包括低波幅、短程多相波,异常电激惹如正锐波、自发性纤颤波,自发性、杂乱、高频放电等。肌电图检查不仅可以发现早起肌源性病变,还可以鉴别肌源性和神经源性损害。

(五)肌肉活检

肌肉活检在肌源性病变的诊断和鉴别诊断中发挥重要作用。最好选择中度无力的肌肉进行活检。

(六)影像学检查

超声检查可以探测异常血管生成,彩色多普勒检查可以检测血流量。CT 主要用于明确软组织钙化,断层 CT 图像可以对深部肌肉萎缩和脂肪替代进行测量。MRI 已经成为肌肉和软组织首选的检测手段,可以发现肌肉炎性病变、脂肪浸润、钙化、肌肉重建等,能够指导肌肉活检,还能用于长期治疗的疗效评估,但对病变的敏感性尚不确定。肌炎患者容易合并肺间质病变,因此,需要早期行肺部高分辨率 CT 检查。

(七)肺功能检查

肌炎患者合并肺部病变,表现为限制性通气障碍。肺功能检查可以发现肺总量、功能残气量、第一秒用力呼气量(FEV_1)以及用力肺活量(FVC)减少,但是 FEV_1/FVC 比值正常或者升高,一氧化碳弥散量下降。

六、诊断与鉴别诊断

(一)诊断

目前 IIM 的诊断和分类尚无确切的标准。目前采用诊断标准为:①对称性四肢近端肌无力;②肌酶谱升高;③肌电图显示肌源性损害;④肌肉活检异常;⑤皮肤特征性改变。具备前 4 条诊断为 PM,前 4 条具备 3 条加第 5 条诊断 DM;前 4 条具备 3 条,诊断为"很可能的 PM",前 4 条具备 2 条加第 5 条诊断为"很可能的 DM";前 4 条具备 2 条,诊断为"可能的 PM",前 4 条具备 1 条加第 5 条诊断为"可能的 DM"。

(二)鉴别诊断

炎症性肌病需要与其他疾病鉴别诊断,包括以下几种。

1.肌营养不良

基因缺陷病,患者可出现进行性面肌、肩胛肌群、肢带肌和心肌受累,CK 增高,染色体和基因检测有异常。

2.代谢性肌病

包括酸性麦芽糖酶缺乏症和肌肉磷酸化酶缺乏症。前者是酸性 α-葡萄糖苷酶基因突变,患者可出现近端肌无力和呼吸肌受累,CK 增高,肌电图呈异常激惹,肌活检可见空泡性肌病,空泡内含有大量糖原,酸性磷酸酶染色强阳性;后者是肌磷酸化酶基因突变,患者表现为运动不耐受和近端肌无力,CK 增高,肌肉活检可见肌纤维边缘的肌膜下糖原沉积。

3.内分泌性肌病

(1)Cushing 综合征:内源性糖皮质激素过剩导致肌无力和消瘦。长期类固醇激素治疗患者也可以出现肌力下降。主要累及近端肌肉,下肢严重,CK 多正常,肌肉活检见 2 型肌纤维内空泡形成和糖原聚积。

(2)甲状腺功能亢进及功能减退肌病:主要是近端肌无力和肌萎缩,运动不耐受、乏力、呼吸急促、站立或抬举上臂困难。甲状腺功能亢进时肌酶水平正常或减低,而甲状腺功能减退时肌酶多升高。肌肉活检可见肌纤维萎缩、神经末梢损伤、脂肪浸润、孤立的肌纤维坏死、淋巴细胞和巨噬细胞浸润。

4.神经肌肉疾病

(1)运动神经元病:脊髓、脑干及大脑运动皮质的进行性、退行性运动神经元病变,主要表现肌萎缩和反射亢进。患者有选择性上或下运动神经元功能缺失,CK 可轻度升高,肌电图显示四肢或延髓肌肉纤颤及束状点位。肌肉活检在长期缺少神经支配部位肌肉失神经萎缩和继发的肌病表现。

(2)重症肌无力改变:为全身性疾病,累及眼外肌。患者反复或持续用力导致肌无力,抗胆碱能药物试验阳性。

5.感染性肌病

包括 HIV、人类 T 淋巴细胞病毒-1(HTLV-1)感染以及寄生虫等感染出现的神经肌肉表现。病原学检测可以帮助鉴别诊断。

6.药物诱导性肌病

核苷类似物如齐多夫定,他汀类降脂药如洛伐他汀、辛伐他汀,D-青霉胺,两性药物如氯喹、羟氯喹和胺碘酮,秋水仙碱和长春新碱等药物可以通过直接作用于肌纤维或者间接影响肌细胞存活和生长所需的各种因子导致肌肉损伤坏死,肌酶升高。

七、治疗

PM 和 DM 主要推荐的治疗方案包括药物治疗和运动锻炼。药物治疗需要对患者进行全面评估,遵循个体化原则。治疗首选糖皮质激素,最初为每天泼尼松(龙)1～2mg/kg,一般1～4周可出现病情改善,4～12 周缓慢减量,持续治疗 1 年以上 90％的患者病情明显改善,部分患者可完全缓解,但是容易复发。对重症以及对糖皮质激素反应不佳者,可以联合免疫抑制剂,最常用的是甲氨蝶呤每周 5～25mg 口服或肌内注射;或者加用硫唑嘌呤每日 2～3mg/kg。有报道酶酚酸酯、环孢素 A 或他克莫司也可能有效,合并肺间质病变者可用环磷酰胺,但是效果不肯定。对难治性或危重患者可以使用大剂量甲泼尼龙冲击治疗或者联合大剂量丙种球蛋白静脉冲击治疗。长期使用糖皮质激素需要注意类固醇疾病、低血钾症等。皮肤损害者可以加用羟氯喹。

第六节　痛　风

痛风是一种单钠尿酸盐(MSU)沉积引起的晶体性关节炎,与嘌呤代谢紊乱和(或)尿酸排泄减少导致的高尿酸血症相关的一组异质性、代谢相关性风湿病。MSU可沉积于关节及其周围组织、肾脏组织,可引起急慢性炎症及组织损伤,临床可表现为痛风性关节炎、痛风石及肾脏损害。

痛风分为原发性和继发性两种。前者为代谢相关性风湿病,病因未明,具有一定家族易感性,患者常伴发肥胖、高血压、高脂血症、糖尿病等代谢综合征;后者则常继发于肾脏疾病导致尿酸排泄减少,血液系统疾病及肿瘤放化疗导致的尿酸增高,一些药物抑制尿酸排泄导致尿酸增高。法国的 Richette 教授等为了研究痛风及其并发症之间的关系对痛风作了聚类分析,结果呈现出 5 种聚类特征:单纯性痛风;痛风并发肥胖;痛风并发糖尿病;痛风并发代谢综合征;痛风并发心血管疾病和肾病,且这类患者正接受利尿剂治疗。

一、流行病学

痛风见于世界各地区及民族,好发于中老年男性及绝经后女性。我国患病率为0.34%~2.84%。近年由于生活方式及饮食习惯的改变,发病率显著增加,患者有逐渐年轻化的趋势,一些地区痛风患病率高达 10%,推测我国至少有 1.2 亿痛风患者。

二、病因与发病机制

(一)病因

病因尚不明确,可能与遗传及环境因素相关。高尿酸血症形成的原因见第七篇第十四章。

1.遗传因素

本病具有一定家族易感性。患者存在嘌呤代谢紊乱导致的尿酸生成增加和(或)尿酸排泄减少,前者常为嘌呤代谢途径酶缺陷,后者常为肾脏功能异常如肾小管分泌减少导致,上述因素导致患者存在高尿酸血症,MSU 结晶进一步沉积于组织致病。

2.环境因素

高嘌呤、高糖、高脂饮食如海鲜、啤酒等常为本病的诱因,寒冷、负重、创伤等因素也可诱发关节炎发作。

(二)发病机制

痛风是一种在遗传及环境因素作用下的自身炎症性疾病。5%~15%高尿酸血症会发展为痛风。血尿酸增高可导致 MSU 结晶析出,沉积于组织,MSU 可趋化白细胞,白细胞吞噬尿酸盐而后释放白三烯 B_4(LTB$_4$)和糖蛋白等;单核细胞受尿酸盐刺激后可释放白细胞介素-1(IL-1)。炎症细胞及因子在关节局部形成炎症小体,炎症小体中最重要的是 NALP3,活化caspase-1、调控 IL-1β 成熟和分泌,最终释放炎症因子导致反应。IL-1 在痛风的炎症反应中居中心地位,拮抗 IL-1 的药物是痛风治疗的有效药物。长期 MSU 结晶沉积可导致炎症细胞、上皮细胞浸润,形成痛风石结节。MSU 结晶沉积于肾脏间质,炎症细胞浸润导致肾脏病变,也可析出导致肾脏结石。

三、病理

本病特征性病理表现为组织出现 MSU 结晶,在偏振光显微镜下可见双折光的针状或杆状的晶体,周围组织出现炎症细胞浸润。

(一)急性关节炎

是由于尿酸盐结晶沉积引起的炎症反应。关节组织血液供应少,温度低,pH 低,且关节周围含较多酸性黏多糖,尿酸盐易沉积。关节滑囊内尿酸盐沉积,白细胞吞噬尿酸盐,释放白三烯 B_4(LTB_4)、补体 C_5a 及糖蛋白等化学趋化因子;巨噬细胞、单核细胞受尿酸盐刺激后可释放前列腺素 E_2(PGE_2)及白介素 1(IL-1)。

(二)痛风石

高血尿酸可使尿酸盐以结晶形式沉积在关节、骨组织及皮下,引起慢性炎症反应,致单核细胞、上皮细胞和巨噬细胞浸润,形成异物结节即痛风石。

(三)痛风性肾病

是痛风特征性的病理变化之一,尿酸盐沉积在肾髓质和锥体,周围有白细胞和巨噬细胞浸润,导致慢性间质性肾炎。

(四)痛风性骨病

痛风石与成骨细胞互相黏附,改变骨的正常功能。体外实验中成骨细胞可吞噬尿酸结晶,产生 PGE_2,与 IL-1 共同激活 COX-2,使骨细胞表达的 IL-6 和 IL-8 增多,碱性磷酸酶和骨钙素表达下降,导致骨破坏。

四、临床表现

(一)症状及体征

痛风的自然病程分为无症状期、急性关节炎期、间歇期、慢性关节炎及痛风石形成期、肾脏病变期。

1.无症状期

患者可仅有高尿酸血症,而无关节症状、肾脏病变及痛风石形成,称为无症状性高尿酸血症。

2.急性关节炎期

患者发作前常有暴饮暴食、进食海鲜、啤酒等诱因,典型发作为夜间剧烈关节痛,初期常累及第一跖趾关节,其后可累及踝关节等其他关节,受累关节红肿、触痛明显,皮温升高,可伴功能受限,疼痛程度剧烈,难以忍受。部分患者可有发热等全身症状。患者可于服用止痛药后缓解或自行缓解。

3.间歇期

早期急性关节炎期缓解后,常无遗留症状,可数月甚至数年后再发。未行降尿酸治疗的患者常反复发作,发作间期逐渐缩短,发作时间逐渐延长,受累关节逐渐增多,症状逐渐加重。

4.慢性关节炎及痛风石形成期

长期高尿酸血症可导致大量 MSU 结晶沉积于全身多关节、关节周围软组织及皮下组织,导致关节骨质破坏、关节周围软组织纤维化及痛风石形成。关节症状常为持续性关节肿痛,严重时可出现关节畸形及功能障碍,也可在慢性基础上反复急性发作。痛风石的典型部位为耳郭及反复发作的关节周围,为皮下隆起的大小不一的黄白色赘生物,表面菲薄,破溃后可排出黄白色粉状或糊状物,难以愈合。

5.肾脏病变

常见的肾脏病变主要为痛风性肾病及尿酸性肾结石,少部分患者可出现急性肾功能不全。

(1)痛风性肾病为 MSU 结晶沉积于肾间质,引起慢性肾小管－间质性病变,严重者可出现肾小管萎缩、肾间质纤维化及肾小球缺血硬化。常见临床表现为夜尿增多,小分子蛋白尿、血尿、脓尿及管型尿,浓缩功能下降可导致低比重尿,晚期可出现肾功能不全。

(2)尿酸性肾结石为 MSU 结晶沉积形成结石,可导致肾绞痛、排尿困难、血尿、肾积水及泌尿系感染等。

(3)急性肾功能不全常见于继发性痛风患者,尤其是恶性肿瘤及其放化疗治疗后,即肿瘤溶解综合征患者。患者因血和尿中尿酸水平突然急剧升高,大量 MSU 晶体沉积于肾小管,肾小管阻塞,造成少尿、无尿、急性肾功能不全,尿中可见大量 MSU 晶体。

(二)实验室检查及影像学

人体中血尿酸绝大部分以钠盐形式存在,血清中 MSU 的最大饱和度约为 70mg/L。血尿酸值男性为 35～70mg/L,女性为 25～60mg/L。尿尿酸的测定有助于判断患者是否存在尿酸排泄减少的情况。偏振光显微镜下发现关节液中双折光的针状或杆状 MSU 晶体是诊断痛风的“金标准”。

急性发作期的关节 X 线片可见关节周围软组织肿胀,慢性关节炎伴痛风石形成期可见痛风石呈偏心性圆形囊性变,呈虫噬样、穿凿样缺损,边界较清,可出现关节间隙狭窄,关节半脱位或脱位等关节改变。关节超声检查可见特征性“双轨征”,为 MSU 结晶沉积于软骨表面,也可见关节内滑膜增生、关节积液、关节软骨及骨质破坏和痛风石形成。双能 CT 可以直观、无创地显示关节局部尿酸盐晶体沉积。尿酸性肾结石 X 线片下不显影。肾脏超声可发现肾髓质强回声光点,提示肾间质 MSU 沉积,也可发现尿酸性肾结石。

五、诊断与鉴别诊断

(一)诊断标准

血尿酸值男性>70mg/L,女性>60mg/L 时即可诊断为高尿酸血症。但是大部分高尿酸血症患者并不进展为痛风,少部分痛风患者急性发作的时候,血尿酸也不一定升高。痛风的诊断是根据特征性的诱因、临床表现、血尿酸检测、关节影像学尤其是关节超声及双能 CT 检查综合判断,若能在偏振光显微镜下观察到双折光的 MSU 结晶,也可以明确诊断。

ACR 急性痛风性关节炎分类标准:a.关节液中有特异性尿酸盐结晶,或 b.用化学方法或偏振光显微镜证实痛风石中含尿酸盐结晶,或 c.具备以下 12 项(临床、实验室、X 线表现)中的6 项:①急性关节炎发作>1 次;②炎症反应在 1d 内达高峰;③单关节炎发作;④可见关节发红;⑤第一跖趾关节疼痛或肿胀;⑥单侧第一跖趾关节受累;⑦单侧跗骨关节受累;⑧可疑痛风石;⑨高尿酸血症;⑩不对称关节内肿胀(X 线证实);⑪无骨侵蚀的骨皮质下囊肿(X 线证实);⑫关节炎发作时关节液微生物培养阴性。

2015 年美国风湿病学会(ACR)和欧洲抗风湿病联盟(EULAR)共同提出了新的分类标准,如下。

1.第 1 步——进入标准(满足方可进行以下评分)

至少 1 次外周关节的肿胀、疼痛或压痛发作。

2.第 2 步——充分条件(满足即可诊断痛风)

在有症状的关节滑液中发现 MSU 晶体或有痛风石存在。

3.第 3 步——评分标准(临床)

(1)关节肿痛发作部位。

踝或足中部(1 分)。

第一跖趾关节(2 分)。

(2)关节痛发作特点:①关节发红;②触痛或压痛;③行走或活动受限。

1 个特点(1 分)。

2 个特点(2 分)。

3 个特点(3 分)。

(3)发作时间(满足 2 条以上即为典型发作):①1 天内疼痛达峰值;②疾病 2 周内缓解;③发作间期完全缓解。

1 次典型发作(1 分)。

反复典型发作(2 分)。

(4)痛风石临床证据:存在(4 分)。

(5)实验室。

血尿酸:＜40mg/L(－4 分);60～80mg/L(2 分);80～100mg/L(3 分);≥100mg/L(4 分)。

滑液检查 MSU 晶体:阴性(－2 分)。

(6)影像学。

超声提示双轨征或双能 CT 提示尿酸盐沉积:存在(4 分)。

常规影像学检查提示手或脚关节骨质侵蚀:存在(4 分)。

评分≥8 分即可诊断痛风。

(二)鉴别诊断

诊断痛风需除外其他关节炎,如类风湿关节炎、骨关节炎、感染性关节炎、反应性关节炎、假性痛风等,急性发作还应除外丹毒、蜂窝织炎等。

(1)风湿性关节炎是风湿热的一种表现。起病急,青少年多见,关节红、肿、热、痛明显,不能活动,发病部位常见于膝、髋、踝等下肢大关节,其次是肩、肘、腕关节,手足小关节少见;亦可侵犯心脏,引起风湿性心脏病,并有发热、皮下结节和皮疹等表现。辅助检查示血沉加快,血尿酸不高。治愈后很少复发,关节不留畸形,有些患者可遗留心脏病变。

(2)类风湿性关节炎是一种以关节滑膜炎为特征的慢性全身性自身免疫性疾病,该病好发于手、腕、足等小关节,反复发作,呈对称分布,常伴有晨僵。类风湿因子多为阳性,血尿酸不高。

(3)继发性痛风能引起继发性高尿酸血症的疾病主要包括核酸代谢亢进和肾脏排泄尿酸盐降低两类,多具有原发疾病的临床特征。实验室检查血清尿酸含量明显升高,痛风症状不典型,多有肾脏受累。

(4)假性痛风关节滑囊液检查可发现有焦磷酸钙结晶或磷灰石,X线可见软骨呈线状钙化或关节旁钙化;发作时血沉增快,白细胞增高,血尿酸正常;膝关节多受累。

六、治疗

痛风的治疗主要为缓解症状的急性期治疗和预防复发的降尿酸治疗,同时还有针对并发症的治疗。

(一)一般治疗

患者教育、调整生活方式和饮食习惯非常重要,是痛风治疗的基础。应教育患者低嘌呤饮食,避免进食海鲜、啤酒、动物内脏、浓肉汤等高嘌呤饮食及高糖高脂饮食,可多吃水果蔬菜,多喝水,每日饮水量2000mL以上。多摄入低脂食品、咖啡、维生素C可以降低尿酸。肥胖者减重,严格控制体重达标。

(二)急性期治疗

急性发作期不开始降尿酸治疗,以避免加重症状;已开始降尿酸治疗的患者不需要停药,以免引起尿酸波动。

常用一线治疗药物包括非甾体抗炎药(NSAIDs)、秋水仙碱和糖皮质激素,应早期、足量使用,逐渐减停。各种NSAIDs药物均可有效缓解症状,应注意其可导致消化道溃疡及出血,选择性环氧化酶(COX)-2抑制剂胃肠道不良反应较少。秋水仙碱作为传统药物,目前主张小剂量使用,如每次0.5mg、每日2次。常见的不良反应为胃肠道反应如呕吐、腹泻等,肾功能不全患者应减量使用,可与NSAIDs或小剂量糖皮质激素联合使用。短期口服小剂量糖皮质激素常用于不能耐受上述两种药物或肾功能不全患者。少关节累及时,可予患者关节腔注射长效糖皮质激素。严重及难治者可用IL-1拮抗剂,如重组IL-1受体拮抗剂、可溶性IL-1受体融合蛋白、人源化IL-1β单抗。

(三)降尿酸治疗

降尿酸治疗的指征为:反复急性发作,多关节受累,痛风石形成及肾脏病变等。一般在急性发作缓解后2周后开始,药物需由小剂量开始,逐渐加量,根据尿酸水平调整至最小有效剂量并长期维持以控制尿酸水平达标。开始降尿酸治疗前,可予秋水仙碱或NSAIDs药物预防复发。降尿酸治疗强调达标治疗,不同情况降尿酸的目标不同,一般痛风治疗尿酸达标值为60mg/L,有痛风石痛风降尿酸治疗达标值为50mg/L。

常用药物主要为抑制尿酸生成的别嘌醇和非布司他,促进尿酸排泄的苯溴马隆和丙磺舒,碱化尿液的碳酸氢钠和枸橼酸钾等,可联用不同作用机理的药物。别嘌醇为黄嘌呤氧化酶抑制剂,少量患者可出现严重的过敏反应、剥脱性皮炎等,甚至致死。非布司他为非嘌呤类选择性黄嘌呤氧化酶抑制剂,过敏反应较别嘌醇明显减少。苯溴马隆主要促进尿酸排泄,可用于轻、中度肾功能不全患者,肾脏结石患者慎用。碱化尿液可促进尿酸溶解排泄,需定期监测尿pH,长期使用可导致酸碱平衡紊乱。

(四)肾脏病变的治疗

痛风性肾脏病变为降尿酸治疗指征。肾功能不全患者急性期应慎用NSAIDs及秋水仙碱,降尿酸治疗建议使用别嘌醇及非布司他,并联合碳酸氢钠碱化尿液,轻、中度肾功能不全时可使用苯溴马隆。患者应避免使用影响尿酸排泄的呋塞米及噻嗪类利尿剂。重度肾功能不全患者可行透析治疗或肾移植。肾脏结石患者应避免使用苯溴马隆，降尿酸治疗达标后，一般结石可自行溶解或排出，若未缩小或排出，且有临床症状者，可行体外碎石、内镜或手术取石治疗。

(五)代谢综合征的治疗

痛风患者伴发代谢综合征时应积极治疗相关并发症。部分治疗药物同时具有弱的降尿酸治疗作用，可选择使用，但不能单用于降尿酸治疗。相关药物包括降压药如氯沙坦、氨氯地平，降脂药如阿托伐他汀、非诺贝特等。

七、预后

痛风为代谢相关疾病，积极治疗预后良好，关节症状及肾脏病变可好转，痛风石可缩小或消失。若未经正规降尿酸治疗，滥用 NSAIDs 或糖皮质激素止痛，可导致医源性消化道出血、感染等后果，预后较差。

第七节　风湿热

风湿热(RF)是一种与 A 组乙型溶血性链球菌咽喉部感染有关的全身性结缔组织的炎症性疾病，曾经是危害学龄儿童及青少年生命和健康的主要疾病之一，可累及心脏、关节、中枢神经系统和皮下组织等，临床表现以心脏和关节的炎症最为明显，可伴有发热、环形红斑、舞蹈症和皮下结节等。病变可呈急性或慢性反复发作，可遗留心脏瓣膜病变，形成慢性风湿性心瓣膜病或风湿性心脏病。

一、流行病学

RF 任何年龄均可发病，但主要为 5～15 岁的儿童和青少年，少见于 3 岁以下幼儿和成年人，男女发病率大致相等。发病率的高低与生活水平有关，营养低下和医疗水平不足使 RF 的发生率在发展中国家明显高于发达国家。世界的平均发生率为 19/10 万。

二、发病机制

A 组乙型溶血性链球菌咽部感染与 RF 密切相关。感染后具有遗传易感性的个体发生了异常免疫反应。具体机制尚不完全明确，目前认为由人体产生针对链球菌的交叉抗体攻击心肌、滑膜组织及基底神经节等导致。分子模拟导致这种炎症过程。在心脏炎中，激活的自身抗体导致 T 细胞在瓣膜内皮浸润。

三、临床表现

在症状出现前 1～6 周，常有咽喉炎或扁桃体炎等上呼吸道感染前驱感染表现，如发热、咽痛、颌下淋巴结炎等。热型不规则，轻中度发热较常见，也可见高热。

(一)典型表现

1.关节炎

是最常见的临床表现，表现为游走性、非对称性的大关节炎，导致关节的红、肿、热、疼痛、触痛及活动受限。关节疼痛很少持续 1 个月以上，通常在 2 周内消退，无变形遗留，但常反复发作。关节炎对于非甾体抗炎药（NSAIDs）反应良好。放射学检查可见受累关节少量渗出，关节液化验显示为无菌性炎症。

2.心脏炎

是风湿热最严重的临床表现，病情轻重不一，严重可导致心力衰竭，甚至死亡。本病可以导致全心炎，累及心包、心外膜、心肌及心内膜。患者可出现运动后心悸、气短、心前区不适。二尖瓣炎时可有心尖区高调、收缩期吹风样杂音或短促低调舒张中期杂音。主动脉瓣炎时在心底部可听到舒张中期柔和吹风样杂音。心肌炎可导致充血性心力衰竭，这种充血性心力衰竭是由严重的二尖瓣或主动脉瓣反流导致的左心扩张引起。患者可以出现多种心律失常，包括出现与体温不相称的窦性心动过速。超声心动图对于评估患者心脏受累的情况非常重要。

3.环形红斑

是风湿热的少见表现，发生率＜5%。为淡红色、环状红斑，界限清楚，中央苍白。骤起，可能由发热引起，数小时或 1～2d 消退，不痒不痛。分布在四肢近端和躯干，面部很少出现。

4.皮下结节

少见，发生率＜5%。为稍硬、无痛性结节，直径＜2cm，多位于关节伸侧的皮下组织，尤其肘、膝、腕、枕或胸腰椎棘突处，与皮肤无粘连，表面无红肿。多见于有心脏炎的患者。

5.舞蹈病

多见于女性和青少年。为神经系统的后遗表现，可在风湿热急性发作的几月甚至几年后出现。为无目的、不自主的躯干或肢体动作，可出现情绪异常及肌无力。风湿热导致的舞蹈病具有自限性。

(二)其他表现

可累及肺、胸膜、腹膜、肾脏等，导致相应的临床表现。

四、实验室及辅助检查

包括链球菌前驱感染的检测、急性期反应物以及心电图及影像学检查等方面的改变。

(一)链球菌感染检测

咽部 A 组乙型溶血性链球菌培养阳性，是链球菌性咽炎的金标准。但只有 25% 的 RF 患者细菌培养阳性。链球菌培养至少需要 48h，而快速链球菌抗原检测可以在数分钟内得到结果，但是存在假阴性结果。咽部培养及抗原检测在存在慢性定植菌时对于 RF 的诊断是不准确的。血清学链球菌感染的证据有链球菌抗体检测。常用的是检测抗链球菌溶血素 O（ASO）及抗链球菌脱氧核糖核酸酶 B 滴度。ASO 抗体滴度是最常用的检查，阳性率约 75%。但这两项检测只能证实患者在近期内有 A 组乙型溶血性链球菌感染，不能提示体内是否存在链球菌诱发的自身免疫反应。

(二)急性炎症反应指标与免疫学检查

在急性期，可以检测到红细胞沉降率（ESR）和 C 反应蛋白（CRP）升高，尤其是在患者有多关节炎或急性心脏炎时升高更加明显。因此，ESR 和 CRP 可以帮助监控患者病情。非特异性免疫指标如免疫球蛋白（IgM，IgG）、循环免疫复合物和补体 C3 增高占 50%～60%。另外，肿瘤坏死因子（TNF）-α、血清白细胞介素（sIL）-2 受体在急性风湿热活动期显著增高。

（三）心电图及影像学检查

对于心脏炎患者非常有价值。心电图可以发现 P－R 间期延长、窦性心动过速和其他的心律失常。胸部 X 线可以发现心脏增大。超声心动图可以发现早期、轻症心脏炎以及亚临床型心脏炎及轻度心包积液。

五、诊断

RF 临床表现多种多样，迄今尚无特异性的诊断方法。临床上应用较多的诊断标准如下。

（一）Jones 诊断标准

主要依靠临床表现，辅以实验室检查。该标准只能指导诊断，并不是"金标准"。

1.主要表现

（1）心脏炎：①杂音；②心脏增大；③心包炎；④充血性心力衰竭。

（2）多发性关节炎。

（3）舞蹈病。

（4）环形红斑。

（5）皮下结节。

2.次要表现

（1）临床表现：既往风湿热病史；关节痛；发热。

（2）实验室检查：ESR 增快，CRP 升高；P－R 间期延长。

3.链球菌感染证据

（1）咽部链球菌培养阳性。

（2）快速抗原检测阳性。

（3）ASO 等链球菌抗体滴度升高。

如有前驱的链球菌感染证据，并有 2 项主要表现或 1 项主要表现加 2 项次要表现，高度提示可能为急性风湿热。但对以下 3 种情况，可不必严格遵循上述诊断标准，即：以舞蹈病为唯一临床表现者；隐匿发病或缓慢出现的心脏炎；有风湿热病史或现患风湿性心脏病，当再感染 A 组乙型溶血性链球菌时。有风湿热复发高度危险者。

（二）WHO 2002－2003 年修订标准

世界卫生组织（WHO）2002－2003 年修订标准，对风湿热分类地提出了诊断标准。对于不典型或轻症风湿热，临床上往往达不到上述标准，需要排除其他许多疾病，如类风湿关节炎、反应性关节炎等。

（1）初发风湿热：2 项主要表现或 1 项主要及 2 项次要表现加上前驱链球菌感染证据。

（2）复发性风湿热不患有风湿性心脏病：2 项主要表现或 1 项主要及 2 项次要表现加上前驱链球菌感染证据。

（3）复发性风湿热患有风湿性心脏病：2 项次要表现加上前驱链球菌感染证据。

（4）舞蹈病隐匿发病的风湿性心脏炎：风湿热主要表现或 A 组链球菌感染证据可不需要。

（5）慢性风湿性心瓣膜病：风湿性心脏病不需要风湿热任何标准即可诊断。

（6）主要表现：心脏炎、多关节炎、舞蹈病、环形红斑、皮下结节。

（7）次要表现：①临床表现：发热，多关节痛。②实验室：急性期反应物升高（ESR 或白细胞数）。③心电图:P－R 间期延长。

(8)近 45d 内有支持前驱感染的证据:ASO 等链球菌抗体升高。咽培养阳性或抗原快速试验阳性或新近患猩红热。

六、鉴别诊断

许多疾病的早期与风湿热引起的关节炎或心脏炎常易混淆,容易造成误诊,排除性诊断是确诊风湿热的必需的诊断步骤。类风湿关节炎:与本病的区别是小关节累及多见,关节炎呈持续性,伴晨僵,类风湿因子滴度升高,可导致关节损毁。反应性关节炎:有肠道或泌尿道感染史,以下肢关节炎为主,可伴肌腱端炎、腰痛,属于脊柱关节炎,可有人类白细胞抗原(HLA)-B27 阳性。亚急性感染性心内膜炎:有进行性贫血、脾肿大、栓塞、瘀斑、血培养阳性。病毒性心脏炎:有鼻塞、流涕等病毒感染前驱症状,病毒核酸检测阳性,抗体效价明显增高。有明显及顽固的心律失常;排除先天性心脏病。

七、治疗

治疗原则是清除链球菌感染的诱因,控制临床症状。

(一)一般治疗

注意保暖。有心脏炎者应卧床休息,待心动过速控制、心电图改善后,继续卧床休息 3～4 周后恢复活动。急性关节炎亦应注意休息,至 ESR、体温等正常后开始活动。

(二)抗链球菌感染

抗生素是 RF 治疗的重要措施,旨在消除潜伏的链球菌感染灶。目前公认苄星青霉素是首选药物,推荐应用青霉素一次肌内注射,或口服青霉素 10d。对于青霉素过敏者,可用红霉素作为替代。对于耐药者,可用阿奇霉素、克拉霉素、克林霉素等替代。

(三)抗风湿治疗

首选非甾体抗炎药,常用阿司匹林,儿童每日 80～100mg/kg,成人 4～8g/d,分 3～4 次口服,单纯关节受累者疗程 6～8 周,心脏炎患者大于 12 周。也可应用其他非甾体抗炎药。对于存在严重心脏炎者伴有充血性心力衰竭者,应采用糖皮质激素治疗,常用泼尼松,分 3～4 次口服,成人 30～40mg/d,小儿 1.0～1.5mg/(kg・d),病情缓解后逐渐减量。

(四)其他

对有舞蹈病的患者应尽量避免强光及噪声刺激。亚临床心脏炎若既往无心脏炎病史,近期有过 RF,只需定期追踪及坚持长效青霉素预防,无须特殊处理。如心脏瓣口反流严重,药物治疗达不到治疗目的需行换瓣手术。

(五)预防

RF 的预防分为一级预防和二级预防,能够减少发病率,以及患病的严重程度。一级预防:阻断 A 组乙型溶血性链球菌感染的传播,阻止 RF 的发生。加强儿童、青少年的保健和卫生宣教工作,改善居住情况及卫生条件。RF 具有家族多发性,有家族史的患者应重点预防。推荐在确诊有 A 组溶血性链球菌咽炎的患者,或者 5 岁以上的青少年在拟诊上呼吸道链球菌感染时,即应给予治疗,可用单剂长效青霉素肌内注射,分 2～4 次,连续用药 10d。二级预防:针对有高度易感因素、RF 多次复发、有过心脏炎和有瓣膜病后遗症者。目的是预防和减轻心脏损害。以长效青霉素,每 3～4 周肌内注射 1 次,用药至少 10 年,或直至 40 岁,甚至终生预防。

八、预后

主要取决于是否发生心脏炎及其轻重。急性期 65% 左右的患者心脏受累，如不及时合理治疗，70% 可发生心脏瓣膜病。大约 70% 的急性风湿热患者可在 2～3 个月内恢复。舞蹈病及多关节炎预后较好，仅少数患者遗留神经精神症状。

第八节　混合性结缔组织病

混合性结缔组织病（MCTD）是一种具有多种结缔组织疾病特点如雷诺现象、关节炎、肌炎等临床表现，血清学特征为高滴度抗核抗体（ANA）和抗 U1RNP 抗体的临床综合征。本病虽具有多种弥漫性结缔组织病的特点，如系统性红斑狼疮（SLE）、系统性硬化症（SSc）、类风湿关节炎（RA）、多发性肌炎/皮肌炎（PM/DM）和干燥综合征（SS），但不能满足上述疾病的诊断标准，且具有特征性自身抗体抗 U1RNP 抗体，是一种独立的疾病。部分患者可能随疾病进展逐渐转化为上述某种弥漫性结缔组织病。

一、流行病学

本病好发于青年女性。关于本病的发病率报道很少，我国的发病率尚不明确。

二、病因与发病机制

本病病因及发病机制尚不明确。有报道认为 B 细胞的高反应性和 T 细胞的活化均参与本病的发病。

三、病理

本病的特征性病理表现为中小血管内膜轻度增生和中膜肥厚，血管闭塞常见，发生于肺脏及肾脏可引起肺动脉高压（PAH）和肾血管危象。

四、临床表现

患者可表现为多种弥漫性结缔组织病的特点，如 SLE、SSc、RA、PM/DM 等，上述临床表现可同时或相继出现，临床表现具有异质性。

（一）早期症状

疾病早期常表现为发热、易疲劳、雷诺现象、双手肿胀、关节痛、肌痛等非特异症状。

（二）皮肤黏膜表现

雷诺现象是患者最常见的早期病变，常伴双手肿胀。患者可出现狼疮样皮疹如颊部红斑、黏膜溃疡和血管炎表现。

（三）关节表现

关节痛和晨僵常见，患者可出现类风湿因子（RF）阳性，部分患者可出现骨质侵蚀、关节畸形和关节破坏，可进展至 RA。

（四）肌肉病变

肌痛症状常见，但肌无力、肌酶升高及肌电图异常少见。本病相关的肌炎具有特发性炎性肌病（IIM）及 PM/DM 的部分特点，常在疾病活动时发作，对糖皮质激素治疗反应较好。

(五)消化系统

大部分患者可出现消化道受累,常表现为消化道动力减弱,亦可出现肠系膜血管炎、原发性胆汁性肝硬化、自身免疫性肝炎、蛋白丢失性肠病、吸收不良综合征等表现。

(六)肺脏病变

大部分患者可出现肺脏病变,常见肺间质病变(ILD)和肺动脉高压(PAH)。30%～50%的患者可出现 ILD,早期症状为干咳和劳力性呼吸困难,高分辨 CT(HRCT)有助于早期识别 ILD,可出现双下肺小叶间隔增厚及磨玻璃样改变,晚期可出现蜂窝肺。PAH 常继发于肺间质纤维化,可导致右心功能不全,预后差,右心导管检测为诊断 PAH 的金标准。

(七)心脏病变

心脏病变可表现为心肌肥厚、心包炎、传导系统功能异常和心功能不全等。右心功能不全可继发于 PAH,超声心动图可无创性检测肺动脉压及心脏病变。

(八)肾脏病变

肾脏病变可表现为肾小球肾炎和肾病综合征,高滴度的抗 U1RNP 抗体可能对弥漫性肾小球肾炎的进展有保护作用。

(九)血液系统

患者可出现贫血、白细胞减少,血小板减少相对少见。亦可出现全身淋巴结及肝脾肿大。

(十)其他

神经系统病变可出现头痛及三叉神经痛,少部分患者可出现无菌性脑膜炎、脑血管病变等。患者可出现口干、眼干症状,可出现甲状腺功能减低。

五、诊断与鉴别诊断

(一)诊断标准

具有多种结缔组织疾病特点且抗 UIRNP 抗体阳性的患者,若不满足其他弥漫性结缔组织病的诊断标准,可诊断为 MCTD;若能满足其他弥漫性结缔组织病的诊断标准,应首先考虑其他诊断,如 SLE、SSc、RA 等。目前常用的诊断标准为 Alarcon-Segovia 和 Kahn 提出的 2 个诊断标准。

1.Alarcon-Segovia 标准

(1)血清学标准:抗 U1RNP 抗体滴度≥1:1600。

(2)临床标准:①手指肿胀;②滑膜炎;③肌炎;④雷诺现象;⑤肢端硬化。

(3)确诊标准:血清学标准＋3 条以上的临床标准,必须包括肌炎或滑膜炎。

2.Kahn 标准

(1)血清学标准:高滴度抗 U1RNP 抗体＋斑点型 ANA 滴度≥1:1200。

(2)临床标准:①手指肿胀;②滑膜炎;③肌炎;④雷诺现象。

(3)确诊标准:血清学标准阳性,雷诺现象＋其他临床标准的至少 2 项。

(二)鉴别诊断

诊断 MCTD 之前,应首先判断患者是否满足弥漫性结缔组织病的诊断标准,如 SLE、SSc、PM、DM、RA、SS。MCTD 疾病具有异质性,患者可能在不同疾病阶段表现出不同的疾病特点,也可能转化为某一种弥漫性结缔组织病。因此对于确诊患者,也应根据病情变化重新评估诊断。

MCTD 还应与重叠综合征及未分化结缔组织病（UCTD）鉴别。重叠综合征一般指患者同时患两种及以上明确诊断的结缔组织病，如 SSc 重叠其他结缔组织病，或肌炎重叠其他结缔组织病。UCTD 则是指疾病早期，患者仅出现 1～2 个非特异的临床表现，如雷诺现象、关节痛、ANA 阳性等，但不能诊断为弥漫性结缔组织病和 MCTD 的情况。UCTD 可进展至弥漫性结缔组织病或 MCTD。

六、治疗

本病的治疗原则与其他弥漫性结缔组织病的治疗原则相似，主要针对相应的疾病特点治疗。

（一）一般治疗

患者应注意休息，注意保暖，戒烟，避免情绪波动，避免使用加重本病的药物。

（二）雷诺现象的治疗

二氢吡啶类钙离子拮抗剂，如硝苯地平可以改善雷诺现象。症状严重时，如指端坏疽时，可予 5-磷酸二酯酶抑制剂如西地那非，内皮素-1 受体拮抗剂如波生坦及前列腺素类药物，局部交感神经阻断也有一定疗效。

（三）关节症状的治疗

关节痛患者可予非甾体抗炎药（NSAIDs）改善症状，治疗反应不佳时可加用小剂量糖皮质激素（＜10mg/d）。关节炎患者，尤其是出现活动性滑膜炎症、骨质侵蚀及关节破坏的患者，应加用甲氨蝶呤（MTX）、羟氯喹（HCQ），必要时可使用生物制剂。

（四）肌炎的治疗

肌炎患者可予糖皮质激素每天 1～1.5mg/kg，难治者可予 MTX 及免疫球蛋白治疗。

（五）肺动脉高压的治疗

PAH 是 MCTD 患者死亡的主要原因。MCTD 患者应在初诊时即评估是否存在 PAH，并每年复查。早期无症状的 PAH 可尝试使用糖皮质激素、环磷酰胺（CTX）、小剂量阿司匹林及血管紧张素转换酶抑制剂（ACEI）。治疗伴有临床症状的 PAH 的常用药包括内皮素-1 受体拮抗剂如波生坦、5-磷酸二酯酶抑制剂如西地那非、前列环素类似物如依前列环素等。

（六）肾脏病变的治疗

蛋白尿患者可予 ACEI 降尿蛋白，小剂量阿司匹林或双嘧达莫抗血小板，症状严重时可予糖皮质激素每天 0.5～1mg/kg，联合 CTX 治疗。

（七）胃肠道症状的治疗

胃食管反流症状患者可予质子泵抑制剂，胃肠动力减退患者使用促胃动力药，肠道细菌过度繁殖可应用抗生素。

（八）心肌炎的治疗

心肌炎患者可尝试使用糖皮质激素和 CTX，避免应用地高辛。传导阻滞的患者应避免使用 HCQ。

七、预后

MCTD 患者预后相对良好，重要脏器受累者预后差。进展性 PAH 和心脏并发症是 MCTD 患者死亡的主要原因。早诊断、早治疗可改善预后。

参考文献

[1]汤希雄.内科常规诊疗[M].长春:吉林科学技术出版社,2019.

[2]乔崇.内科疾病诊治指南[M].长春:吉林科学技术出版社,2019.

[3]赵军.当代内科疾病诊疗新进展[M].沈阳:辽宁科学技术出版社,2021.

[4]徐新娟,杨毅宁.内科临床诊疗思维解析[M].北京:科学出版社,2021.

[5]王继红,安茹,李新平.内科临床诊疗技术[M].长春:吉林科学技术出版社,2021.

[6]洪湘隆.内科临床诊疗技术创新实践[M].汕头:汕头大学出版社,2021.

[7]张平.临床内科疾病诊治技术[M].南昌:江西科学技术出版社,2021.

[8]扈红蕾.内科疾病临床指南[M].长春:吉林科学技术出版社,2020.

[9]薛武.当代内科诊断与治疗[M].哈尔滨:黑龙江科学技术出版社,2019.

[10]张蕊.临床内科常见病诊疗指南[M].上海:上海交通大学出版社,2020.

[11]孟祥彬.实用内科疾病诊疗进展[M].北京:科学技术文献出版社,2022.

[12]齐士林.实用内科疾病基础与临床诊疗[M].北京:科学技术文献出版社,2022.

[13]时吉来.实用内科诊治医学[M].赤峰:内蒙古科学技术出版社,2021.

[14]李红.现代实用内科疾病诊疗[M].北京:科学技术文献出版社,2021.

[15]李欣吉.实用内科疾病诊疗常规[M].青岛:中国海洋大学出版社,2020.

[16]张红.实用内科诊疗学[M].长春:吉林科学技术出版社,2022.